Paul Diepgen / Geschichte der Medizin

GESCHICHTE DER MEDIZIN

DIE HISTORISCHE ENTWICKLUNG DER HEILKUNDE UND DES ÄRZTLICHEN LEBENS

VON

PAUL DIEPGEN

PROFESSOR DR. MED. ET PHIL. DR. H.C.
MAINZ

II. BAND: 2. HÄLFTE:

DIE MEDIZIN VOM BEGINN DER ZELLULARPATHOLOGIE BIS ZU DEN ANFÄNGEN DER MODERNEN KONSTITUTIONSLEHRE
(etwa 1858—1900)
MIT EINEM AUSBLICK AUF DIE ENTWICKLUNG DER HEILKUNDE IN DEN LETZTEN 50 JAHREN

MIT 33 ABBILDUNGEN

WALTER DE GRUYTER & CO.

VORMALS G. J. GÖSCHEN'SCHE VERLAGSHANDLUNG · J. GUTTENTAG, VERLAGSBUCHHANDLUNG · GEORG REIMER · KARL J. TRÜBNER · VEIT & COMP.

BERLIN 1955

Archiv-Nr. 51 50 55 — Printed in Germany

Satz: Walter de Gruyter & Co., Berlin W 35 — Druck: Franz Spiller, Berlin SO 36

Meinem Freunde

ERNEST WICKERSHEIMER

zu seinem 75. Geburtstag
am 12. 7. 1955

Niemals werden wir aus den Bildern der Vergangenheit, die wir gestalten, die Zusammenhänge eigenen Lebens los.
Friedrich Meinecke,
Aphorismen (1942), S. 118.

Vorwort

Die Darstellung der historischen Entwicklung der Heilkunde und des ärztlichen Lebens, um die wir uns bemühen, stößt im Schlußband dieser Geschichte der Medizin auf besondere Schwierigkeiten. Seit der Mitte des vorigen Jahrhunderts hat sich der geographische Schauplatz der Forschung und Praxis — man kann es ohne Übertreibung sagen — in ungeheuerem Ausmaß erweitert. Die Medizin ist in des Wortes eigentlicher Bedeutung zur Weltmedizin geworden. Die Unzahl der neuen Entdeckungen läßt sich von einem einzelnen Menschenhirn nicht mehr übersehen, geschweige in jeder Einzelheit ihrer Bedeutung würdigen. Prioritätsfragen verwirren den Blick. Viele Forscher sind unabhängig voneinander zu gleichen oder ähnlichen Ergebnissen gekommen. Wir haben uns redlich bemüht, das Wichtigste ins rechte Licht zu stellen, und wenn uns die bange Frage bedrängte, ob man es überhaupt wagen kann, an eine solche Aufgabe heranzugehen, haben wir uns mit zwei Gedanken getröstet. *Friedrich Meinecke*, der große Historiker, dem wir aus unserer Freiburger Zeit viel verdanken, hat uns einmal gesagt: „Der Historiker kann nicht alles übersehen und bringen, was in der Geschichte vor sich geht. Er muß eine Auswahl treffen, und trifft er sie nach bestem Wissen und Gewissen, so hat er seine Pflicht getan". Was die persönlichen und nationalen Prioritätsstreitigkeiten angeht, so haben wir uns an ein Wort des ebenso bescheidenen wie bedeutenden dänischen Physiologen *P. L. Panum* erinnert, der in Virchows Archiv 50 (1876) das zu beherzigende Wort ausspricht: „Ist es ja doch für die Wissenschaft vollkommen gleichgültig, ob derjenige, der so glücklich war ein Factum festzustellen, Peter oder Paul heißt". Wir meinen, das Gleiche gilt nicht nur für den einzelnen, sondern auch für die Nationen, und betonen das deshalb, weil wir von Rezensenten der ersten Bände auf eine ungenügende Würdigung von einzelnen bedeutenden Männern oder auch von heilkundlichen Gesamtleistungen bestimmter Nationen aufmerksam gemacht worden sind.

Soweit der Ausfall das Verständnis der Gesamtentwicklung beeinträchtigt, erkennen wir diese Monierung ebenso dankbar an wie die Rügung jedes Fehlers, die uns neben der großen, oft viel zu liebenswürdigen Anerkennung für die beiden ersten Bände zugegangen ist; denn man lernt mehr aus dem Tadel als aus dem Lob.

Man wird in diesem Bande mehr deutsche als fremdländische Namen finden. Man vergleiche die in Amerika, England, Italien, Frankreich und anderen Ländern erschienenen älteren und neueren Geschichten der Medizin. Bei ihnen scheint uns wieder mancher deutsche Name zu fehlen. Aber wir meinen, es sei das gute Recht jedes Autors, die Leistung seiner Landsleute und seines Landes besonders zu betonen. Oft tut er es unbewußt, ja er kann nicht anders, schon wegen der Schwierigkeiten, die seinem Einblick in die ausländischen Originalquellen entgegenstehen. Es ist vielleicht gut so; denn durch die Verschiedenheit der Darstellung bei den

Autoren verschiedener Länder findet eine schöne Ergänzung und gegenseitige Befruchtung statt. Was bei uns fehlt, soll man bei anderen Medizinhistorikern lesen.

Selbstverständlich haben wir die gesamte europäische und außereuropäische Fachliteratur herangezogen, soweit sie uns zugänglich war. Das Überwiegen der deutschen Literatur soll den Blick auf das Ganze in keiner Weise beeinträchtigen. Ähnliche Gedanken, Forschungswege, Ziele und Erfolge findet der Historiker in allen Ländern.

Heute spricht man gerne von einer Problemgeschichte der Medizin. Wir wissen nicht, wodurch sie sich von der gewöhnlichen Geschichte der Medizin, die es ständig mit „Problemen" zu tun hat, unterscheidet. Auch die gewöhnliche Geschichte der Medizin — man hat sie, ein bißchen mitleidig, die „deskriptive" genannt — bemüht sich, den Geist der Heilkunde in seiner geschichtlichen Entwicklung zu erfassen, und weiß, daß es dazu sehr gründlich gesicherter Einzeltatsachen bedarf und daß man nicht ohne Gefahr das „Blickfeld vom üblichen Material" wegwenden darf.

Bis auf wenige Ausnahmen haben wir die Originalarbeiten der von uns im Text genannten alten Autoren in der Hand gehabt. Auch das meiste von dem, was in Anlehnung an moderne Autoren von uns zitiert wird, wurde mit wenigen Ausnahmen, bei denen es nicht möglich war, im Original nachgeprüft. Für die von uns gebrachten Zahlen und Daten glauben wir einstehen zu können. Wenn sie nicht selten von überlieferten abweichen, glaube man uns, daß sie die richtigen sind. Unwesentliche Differenzen sind manchmal dadurch bedingt, daß der eine Autor den ersten Vortrag, der andere die erste gedruckte Veröffentlichung für wichtiger hält oder aus dem Text entnimmt, daß der Forscher selbst den Beginn einer Arbeit oder eine neue Erkenntnis weiter zurückdatiert als seine erste Mitteilung.

Neben den bekannten großen Ärzten und Forschern erscheint in unserem Buch mancher kleine, kaum oder nicht beachtete, weil sein Werk charakteristisch für die Medizin seiner Zeit ist. So sehr wir uns bemühten, nicht zu viel Einzelheiten zu bringen, es mußten doch sehr viele bleiben, wenn wir unser Ziel erreichen wollten, einen Einblick in die Psychologie der Forschung und Praxis zu geben. Schon aus diesem Grund ist die ausführlichere Betrachtung von Einzelfragen wichtig, und anderes kann daneben zurücktreten. Man lese z. B. die Kapitel über die Geschichte der Entzündung, der Lehre von der Tuberkulose, von den Geschwülsten oder die Zusammenfassung über die Denkweisen der medizinischen Grundlagenforschung.

Wir erinnern noch einmal daran, daß wir uns in erster Linie an praktische Ärzte und Studierende wenden. Sie werden bemerken, daß die Auswahl so getroffen ist, daß sie die Vorgeschichte ihres eigenen Handelns und Wirkens am einzelnen Krankenbett, in der Sprechstunde und in der Klinik kennen lernen, ihrer modernen Denkgrundlagen, ihrer Biologie und Pathologie, ihrer methodischen Hilfsmittel, ihrer Diagnostik und Therapie, ihrer Maßnahmen zur Epidemienbekämpfung, Krankheitsverhütung und Hygiene mit all den Mühen, den Irrwegen und Fortschritten, die die Geschichte verzeichnet. Alles das wurzelt im 19. Jahrhundert. Die Wandlung zum neuen Denken, das wir so stolz ein Kind des 20. Jahrhunderts nennen, weil wir seine Geburtsstunde in die Zeit vor 50 Jahren verlegen, setzt — das hat uns die Arbeit an diesem Schlußband gelehrt — schon in der Mitte der 80er Jahre des 19. Jahrhunderts ein. Damals begannen die Wehen, die der Geburt unserer modernen Heilkunde vorausgehen. Während der Arbeit wurde uns immer klarer, daß wir die traditionellen Ansichten über den Geist der „naturwissenschaftlichen Medizin" des 19. Jahrhunderts gründlich ändern müssen. Deshalb haben wir unsere Bemühungen fast ganz auf diesen Zeitraum gerichtet.

Über die letzten 50 Jahre konnten wir — entgegen unserem ursprünglichen Plan — nur einen allgemeinen Überblick geben und mußten uns damit begnügen, in einzelnen Kapiteln, wo es am Platze war, auf besonders interessante Übergänge hinzuweisen. Die Geschichte der Medizin unseres Jahrhunderts zu schreiben, ist kommenden Generationen vorbehalten. Eine Zeit, die er selbst als Arzt erlebt hat, und in der so viel Neues auf ihn einstürmt, wie es unserer Ärztegeneration beschieden ist, kann auch der Medizinhistoriker, so sehr er darum ringt, nicht mit der Objektivität des Geschichtsschreibers würdigen.

Der kritische Leser wird manches an diesem Buche auszusetzen haben, niemand mehr als der Verfasser. „Unser Wissen ist Stückwerk."

Vielen Kollegen aus verschiedenen Ländern haben wir für freundliche Hilfe bei unserer Arbeit zu danken. Leider gestattet es der Raum nicht alle zu nennen, aber es ist ihnen nicht vergessen. Zu größtem Dank für unermüdliche Hilfsbereitschaft sind wir vor allem zwei Herren verpflichtet, Herrn *F. N. L. Poynter*, Bibliothekar an der Wellcome Historical Medical Library in London und unserem Freunde, dem hervorragenden Medizinhistoriker Dr. *Ernest Wickersheimer*, früherem Generaldirektor der Staats- und Universitätsbibliothek Straßburg, dem wir diesen Band in Dank und Freundschaft widmen. Sie haben uns viele biographische und bibliographische Kenntnisse vermittelt, die uns ohne sie niemals zugänglich gewesen wären. Herzlicher Dank gebührt auch vielen wissenschaftlichen Bibliotheken im In- und Auslande, Universitätssekretariaten, städtischen Standes- und Einwohnermeldeämtern, die die Forschung nach dem Schicksal mancher Gelehrter in den politischen Wirren und Kriegen der letzten Vergangenheit ermöglichten, und nicht zuletzt der steten Arbeitsfreudigkeit des Herrn Bibliothekars *Heinrich Gabelmann* von der Mainzer Universitätsbibliothek bei der Beschaffung des Arbeitsmaterials und der Institutssekretärin, Frau *Ruth Trützler*, bei der Mitarbeit am Manuskript.

Mainz, im Frühjahr 1955 *Paul Diepgen*

Inhalt

Die Heilkunde vom Beginn der Zellularpathologie bis zu den Anfängen der modernen Konstitutionslehre

(Von etwa 1858–1900)

I. Die allgemeinen Grundlagen der Heilkunde der zweiten Hälfte des 19. Jahrhunderts

1. Die politische, wirtschaftliche und kulturelle Situation der Zeit

Den mittleren Jahrzehnten des 19. Jahrhunderts, der Zeit, in der die von *Virchow* begründete Zellularpathologie sich die Medizin der Welt eroberte, drückten nach *Walter Goetz* zwei politische Strömungen den Stempel auf, der Liberalismus und ein immer mehr erstarkender Nationalismus, dessen Anfänge wir schon in der vorausgegangenen Entwicklungsperiode der Heilkunde konstatierten. Man vergleiche Bd. II, 1, S. 86 u. 204. Im weiteren Verlauf der zweiten Hälfte des 19. Jahrhunderts schwellen beide Strömungen noch mächtiger an. Überall tritt die Nation in den Vordergrund. Jedes Volk betont seine Eigenart und sucht sich dem Nachbarn gegenüber abzusperren oder auch auf Kosten des anderen auszudehnen, um den eigenen Lebensstandard so hoch wie möglich zu gestalten. Hand in Hand damit gehen imperialistische Bestrebungen. Die Folge sind blutige Kriege. Auf der Weltkarte müssen die Landesgrenzen umgezeichnet werden. Man denke an den Krieg Frankreichs und Sardiniens gegen Österreich (1859), an den Sezessionskrieg der Vereinigten Staaten (1861—1865), an den Krieg in Mexiko (1861—1867), den Deutschen Krieg von 1866 und den Deutsch-Französischen Krieg (1870/71), sowie an den Russisch-Türkischen Krieg (1877/78).

Als wichtigste Ergebnisse dieser Kämpfe auf europäischem Raum kann man das Zustandekommen der Einheit Italiens (1870) und die Gründung des deutschen Kaiserreiches (1871) bezeichnen. In dem Krieg zwischen Österreich und Piemont wurde die Schlacht bei Solferino von ähnlicher Bedeutung für die Medizin wie früher die Belagerung von Sebastopol (vgl. Bd. II,1, S. 86). Ein junger, wohlhabender Schweizer, *Henri Dunant* (1828—1910), sah, wir er selbst schreibt, als Tourist das Elend der verwundeten und kranken Soldaten, insbesondere, wenn sie in Feindeshand fielen. Sein mitleidiges Herz konnte mit diesem Jammer nicht fertig werden. In die Heimat zurückgekehrt, schilderte er diese unhaltbaren Zustände in seinem berühmt gewordenen Buch: „Souvenir de Solférino". Bei Fürsten und Volk, bei hohen und niedrigen Behördenstellen kämpfte und warb er unverdrossen für eine internationale Übereinkunft zur Milderung des Loses dieser Armen. Das Ergebnis war die Gründung der Internationalen Konvention vom Roten Kreuz in Genf im Jahre 1864. An der Spitze ihrer Satzungen stand die Forderung, daß alle verwundeten und kranken Heeresangehörigen ohne Unterschied der Nationalität von der Kriegspartei, in deren Händen sie sich befinden, zu achten und zu versorgen sind. Ihre Pfleger und Ärzte, ihre Bergungsstätten wurden unter internationalen Schutz gestellt, das rote Kreuz auf weißem Feld zu einem Weltsymbol der Menschlichkeit, Schonung und des Mitleids erhoben. Man kann einen Vorläufer *Dunants* in dem großen englischen Militärchirurgen *John Pringle* (1707—1782) sehen. Während der Schlacht bei Dettingen im Österreichischen Erbfolgekrieg (1743) sagte er, die Hospitäler müßten von beiden Armeen als unantastbare Heiligtümer angesehen werden. Eine ähnliche Rolle wie *Florence Nightingale* spielte in den amerikanischen Bürgerkriegen *Dorothea Lynde Dix* (1802—1887). Damals organisierte sie im Auftrag des Präsidenten *Lincoln* die weibliche Krankenpflege in der Armee der Union. Von ihr wurden — zum ersten Male in der Geschichte Amerikas — Pflegeschwestern ausgebildet, die in den Feldlazaretten des Heeres Dienst taten.

Auf den Verlauf und Ausgang des deutschen Krieges hatten Krankheiten einen Einfluß. Im Juli 1866 trug ein Anfall von Prostataentzündung dazu bei, daß *Napoleon III.* sich nicht zu einer Unterstützung der Österreicher mit Waffengewalt entschließen konnte. Den Preußen lähmte in demselben Feldzug die Cholera die Schlagkraft. Sie raffte aus ihrer Armee 6427 Mann dahin, während an Verwundungen nur 4450 starben. *Bismarck* benutzte den Hinweis auf die Choleragefahr, um *Wilhelm I.* zur Milderung seiner Forderungen an die unterlegenen Österreicher zu bewegen. Der König litt selbst an einem Ruhranfall, der ihm das Nachgeben erleichterte.

Auf amerikanischem Boden wurde der Sezessionskrieg der Vereinigten Staaten bedeutungsvoll, weil er nach der Niederlage der Südstaaten zur allgemeinen Aufhebung der Sklaverei führte, und weil er den amerikanischen Chirurgen reichlich Gelegenheit zum Lernen gab. Die Beendigung dieses Krieges entschied auch über das Schicksal des österreichischen Erzherzogs *Maximilian*. Er war mit Hilfe *Napoleons III.* für einige Jahre Kaiser von Mexiko gewesen und wurde 1867 von seinen republikanischen Gegnern standrechtlich erschossen. Sein treuer ärztlicher Begleiter in den schweren Jahren dieses mexikanischen Abenteuers war *Samuel Friedrich Karl v. Basch* (1837—1905), der später der bekannte Erforscher des Blutdrucks und seiner klinischen Bedeutung werden sollte. Rußland russifizierte Polen nach der blutigen Unterdrückung des polnischen Aufstandes im Jahre 1863. Der russisch-türkische Krieg entsprang dem Bedürfnis der Balkanstaaten nach Selbständigkeit und der panslawistischen Ideologie Rußlands. Er führte zu einer starken Einschränkung der türkischen Herrschaft auf dem Balkan. Die russischen Ansprüche wurden unter dem Einfluß der Politik *Bismarcks* auf dem Berliner Kongreß 1878 etwas gemildert. Der Kongreß sah den deutschen Kanzler auf der Höhe seiner Macht; nicht nur Europa blickte auf ihn. Durch die Neuordnung der Verhältnisse auf diesem Kongreß wurden die guten Beziehungen zwischen Rußland und Deutschland getrübt; denn durch sie wurden die Russen daran gehindert, ihre weitergehenden Expansionswünsche zu befriedigen und in den Besitz von Konstantinopel zu gelangen.

Imperialistische Bestrebungen dieser Art charakterisieren die ganze Weltpolitik mehr als in den vorausgegangenen Dezennien. Sie wurden wichtig für die weitere Entwicklung der Heilkunde zur Weltmedizin (vgl. Bd. I, S. 278). Bisher hatten fast nur die Engländer weltpolitische und weltwirtschaftliche Ziele verfolgt, und selbst bei ihnen waren diese Ziele in letzter Zeit wenig hervorgetreten. Seit der Mitte des 19. Jahrhunderts verlangen auch andere europäische Völker über den Kontinent hinaus energischer ihren Anteil an den außereuropäischen Ländern. Ein reger Wettbewerb setzt ein. Unter den alten Großmächten entstehen neue Interessengegensätze und Interessengemeinschaften. Die Vereinigten Staaten fühlten sich nach der Beendigung des Sezessionskrieges in ihrer Einheit gesichert. Nun beginnt ihr Streben, die Herrschaft über ganz Amerika zu gewinnen. Ein äußeres Zeichen dafür ist, daß sie 1867 von den Russen Alaska kaufen. Der kurze Krieg gegen Spanien (1898) bringt ihnen Cuba, Puerto Rico und die Philippinen. Rußland bringt unter *Alexander II.* die zentralasiatischen Gebiete von Turkestan und Transkaspien in Besitz. 1880 beginnt der Bau der transkaspischen Bahn, um diese Gebiete wirtschaftlich zu erschließen. Schon 1858 hatten die Russen im fernen Osten Chinas das Amurgebiet, 1860 die Küstenprovinz bis Wladiwostok und die vor der Amurmündung liegende Insel Sachalin erworben. 1854 trat Japan aus seiner Abgeschlossenheit heraus. Auf Drängen Amerikas öffnete es sein Land für den Verkehr durch Freigabe von zwei Häfen. Von 1868 an vollzieht sich seine schnell fortschreitende Europäisierung. Bald beginnt auch seine Expansion. Sie führt ihm in den 70er Jahren weitere Inseln und eine Ausdehnung seiner Interessensphäre über die Halbinsel Korea zu. Im Krieg gegen China 1894/95 gewinnt es die Insel Formosa. Um dieselbe Zeit vollzieht sich in England ein energischer Umschwung der Politik mit dem Ziel, den kolonialen Besitz zu sichern, zu erweitern und straffer an das Mutterland zu binden, mit ausgesprochen imperialistischer Tendenz. 1877 erfolgt die Einverleibung der Transvaalrepublik in seinen südafrikanischen Besitz, 1882 die Besetzung Ägyptens. Gegen das russische Vordringen in Asien richtet sich demonstrativ die Annahme des Titels „Kaiserin von Indien" durch die Königin *Viktoria* im Jahre 1876. Zur Sicherung des Weges nach Indien durch das Mittelmeer tragen die Erwerbung der Insel Perim in der Straße von Bab el Mandeb am Eingang zum Roten Meer im Jahre 1857, von Zypern im Jahre 1878 und der Kauf der Aktienmehrheit des 1869 eröffneten Suezkanals von dem ägyptischen Khedive durch England bei. Frankreich hatte im italienischen Nationalkrieg Nizza und Savoyen gewonnen. In den 80er Jahren annektiert es Tunis und übernimmt das Protektorat über Annam und Madagaskar. 1891 bzw. 1893 gelangt es in den Besitz von Tahiti und großer Gebiete von Siam. Deutschland gründet seinen afrikanischen Kolonialbesitz und gewinnt seine fernöstlichen Schutzgebiete auf Neuguinea, dem Bismarckarchipel und den Marschallinseln.

Die Kolonialpolitik der Briten, Franzosen und Deutschen und Forschungsreisen nach Afrika rufen ein reges Interesse für diesen Erdteil wach. Kairo und Ägypten werden in den 60er und 70er Jahren ein beliebtes Ziel deutscher Maler. 1864 werden durch *Louis Stangen* die ersten Gesellschaftsreisen nach dem Orient organisiert. Schon 1856 fuhr die erste afrikanische Eisenbahn zwischen Alexandria und Kairo.

Aber, was wichtiger war, der koloniale Besitz der europäischen Länder bedingte nicht nur im eigenen Interesse zur Wahrung der Volksgesundheit und des materiellen Vorteils ein sorgfältiges Studium der Tropenkrankheiten und die Ausbildung einer Tropenhygiene, für die die ausgezeichneten ärztlichen Maßnahmen bei dem Bau des Panamakanals am bezeichnendsten sind, sondern hatte auch, wie in früheren Zeiten, den Import nützlicher Heilmittel in die Heimat zur Folge.

Das trotz Kampf und Krieg bei den Nationen lange Zeit vorhandene Bestreben, politische Streitfragen auf friedlichem Weg zu lösen, Kulturgüter zum Austausch zu bringen und in friedlichem Wettbewerb auf dem Weltmarkt aufzutreten, an das wir Kinder der Jetztzeit nach den furchtbaren Erfahrungen der beiden Weltkriege nur noch schwer glauben können, hat der Medizin wie den anderen Wissenszweigen Förderung und Nutzen gebracht. Dadurch werden Ereignisse wie die Durchstechung der Landenge von Suez durch den Kanal, der im Februar 1867 vom ersten größeren Schiff passiert wurde und drei Weltteile einander näher rückte, der Bau der transsibirischen Bahn 1891—1904 und des Panamakanals 1903—1914, die großen Weltausstellungen und vieles andere nicht nur als Symptome für die Heilkunde bedeutungsvoll.

Der Zündstoff, der in der Weltpolitik unter der Decke glühte, schwelte weiter.

Mehr als zuvor wurden die politischen Entscheidungen von wirtschaftlichen Fragen beeinflußt. Neben die Weltpolitik trat die Weltwirtschaft. Man kämpfte um neue Rohstoff- und Absatzgebiete. Gewiß wurde die ganze Erde Schauplatz der Geschichte, aber der treibende Faktor blieben die Lebensfragen und Lebensnotwendigkeiten der einzelnen Völker. Äußere und innere Politik waren untrennbar. Es blieb eine politisch und sozial unruhige Zeit. Niemand war zufrieden. Blutige Revolutionen und Aufstände, dynastische Kämpfe, innere Unruhen, Attentate auf führende Staatsmänner und gekrönte Häupter erschütterten zusammen mit den außerpolitischen Spannungen die Welt. Für das innerpolitische Leben ist der zunehmende Einfluß des bürgerlichen Liberalismus und des demokratischen Gedankens maßgebend, wie wir ihn in Deutschland bei *Rudolf Virchow* und seinen Zeitgenossen kennenlernten.

Amerika erlebte einen wirtschaftlichen Aufschwung, den man nach *Herkner* nur in Superlativen schildern kann. Während im „alten Europa" jede technische Neuerung zunächst mit Argwohn und Mißtrauen betrachtet wurde, weil sie so viele arme Leute verdienstlos machte, war in Amerika schon des Leutemangels wegen ein dringendes Bedürfnis zur Schaffung neuer Maschinen vorhanden; denn hier reichten trotz der Millionen von Einwanderern die Kräfte nicht aus. Als 1862 in London eine Weltausstellung stattfand, empfing der Besucher den Eindruck, daß London nicht nur die größte Stadt, sondern auch der wichtigste Markt und Hafenplatz der Welt geworden war. Unter *Napoleon III.* errangen die Pariser Warenhäuser mit ihren Modewaren und der Stärke der französischen Produktion den Weltruf vorbildlichen Geschmacks, großer Auswahl, guter Qualität und mäßiger Preise. Die zweite französiche Weltausstellung im Jahre 1867 brachte zum erstenmal Gegenstände und Einrichtungen zur Schau, die sich mit der hygienischen Fürsorge für breite Volksmassen beschäftigten. Aber in dem Industriezentrum Lyon wurden die Seidenwebstühle bis zum Jahre 1875 noch mit der Hand bedient. In Deutschland blühte wie in England die Stahlindustrie, seitdem man das von *Henry Bessemer* (1813—1898) im Jahre 1856 erfundene Verfahren zur Massenerzeugung von Gußstahl verwenden konnte und das Siemens-Martinsche Verfahren verwerten lernte, welches auch verschrottetes Altmaterial zu verarbeiten erlaubte. Durch *Werner Siemens* wurde 1866/67 mit der Erfindung des Dynamoprinzips die Herstellung praktisch brauchbarer Gleichstrommaschinen und damit die technische Verwendung der Elektrizität im Großen ermöglicht. In der Landwirtschaft erntete man die Früchte der Meliorisation des Bodens, die man der Arbeit *Justus von Liebigs* (vgl. Bd. II, 1, S. 100) über die Ernährungsverhältnisse der Nutzpflanzen verdankte. So fand z. B. bei den Kornfrüchten eine Ertragssteigerung von 50—100% statt. Den deutschen Gutsbesitzern ging es damals besser als je.

Überall gab es liberale Reformen. Wie man in Amerika die Sklaverei aufgehoben hatte, so beseitigte in Rußland *Alexander II.* 1861 die Leibeigenschaft. Das Denken und Handeln der Bürger befreite sich von dem Druck, den die nachrevolutionäre Reaktion ihnen auferlegt hatte. Selbst in Rußland wurde die provinzielle Selbstverwaltung und eine Städteordnung eingeführt, ja die Abtretung eines Teils der Adelsgüter an die Dorfgemeinden angeordnet. In England gewannen in der zweiten Hälfte der 60er Jahre demokratische und liberale Reformen im Wahlrecht und auf anderen Gebieten immer mehr Boden. Das reaktionäre Österreich *Metternichs* wandelte sich zum liberalen Staat. Vom Zunftzwang befreit, blühte das Gewerbe auf. Kunst und Wissenschaft wurden verständnisvoll gefördert. Ein Protestantenpatent gewährte endlich volle Religionsfreiheit. Die Presse bekam ein modernes Pressegesetz. Das alles ging natürlich nirgendwo ohne Schwierigkeiten und Kämpfe ab. Unter ihnen hatten in Preußen vor allem die Anfänge der Regierung *Wilhelms I.* und *Bismarcks* zu leiden. Anfang der 60er Jahre schien zwischen der konservativen Gesinnung des Trägers der Krone und seiner Berater einerseits und dem anwachsenden Liberalismus des Parlamentes andererseits ein unausgleichbarer Gegensatz zu bestehen. 1862 tat *Wilhelm* den Ausspruch, man werde auf dem Berliner Opernplatz erst *Bismarck* und etwas später ihm selbst den Kopf abschlagen. Das ist bezeichnend für die innere Spannung und Gärung. Aber *Bismarck* kämpfte den Kampf erfolgreich durch. Später wurden die Liberalen seine Partei. Im neuen Deutschen Reich begann für den Liberalismus eine goldene Zeit. Schon im Gebiet des Norddeutschen Bundes gab es Freizügigkeit und Gewerbefreiheit. Der Paßzwang fiel fort, die Eheschließung wurde erleichtert, Lohnarrest, Schuldhaft, Zinsbeschränkung wurden aufgehoben. Arbeitnehmer und Arbeitgeber erhielten das Koalitionsrecht. Die Genossenschaften, die ihr Emporkommen bis dahin lediglich privater Initiative zu verdanken hatten, wurden durch das Gesetz anerkannt und geschützt. Maß und Gewicht erfuhren eine einheitliche Regelung nach dem neuen Dezimalsystem. Eine große Erleichterung für die medizinische und naturwissenschaftliche Fachliteratur! Das Postwesen wurde verstaatlicht. 1869 wurde zuerst in Österreich die Postkarte eingeführt, damals Korrespondenzkarte genannt. Auf Anregung des Organisators des deutschen Postwesens *Heinrich von Stephan* (1831—1897) entstand 1874 der Weltpostverein. Die europäischen und die meisten außereuropäischen Staaten einigten sich auf einem

Kongreß in Bern über gemeinsame, dem Verkehr günstige Grundsätze der Postverwaltung. Die Einheit der Rechtsentwicklung wurde gefördert, 1873 die Kompetenz des Reiches auf das ganze bürgerliche Recht ausgedehnt. Im gleichen Jahr führte ein Reichsmünzgesetz die Markrechnung und die Goldwährung ein.

Aber die inneren Kämpfe und Spannungen hörten nicht auf. Die Güter dieser Welt blieben ungleich verteilt. Die früher geschilderten sozialen Verhältnisse änderten sich nur in geringem Maße. Der Gegensatz zwischen arm und reich verschärfte sich. Hier gründlich durchzugreifen, dazu war der Liberalismus nicht angetan. Die Versuche der Regierungen zu bessern, blieben Stückwerk. In England, der klassischen Stätte freier Erwerbswirtschaft, gelang es mit einem gewissen Erfolg, die Arbeiterschaft zur Anerkennung des Wirtschaftsliberalismus zu gewinnen. Die Löhne wurden höher, Konsumverbände und Arbeiterverbände ermöglichten die billigere Lieferung täglicher Bedarfsartikel. Die Gewerkschaften erfuhren vor dem Gesetz eine Besserung ihrer Rechtsstellung. Allmählich gewöhnte sich die herrschende Gesellschaftsklasse daran, in den Führern der Gewerkschaften die rechtmäßigen Vertreter der Arbeiterschaft zu sehen. In Amerika blieb es im Zeitalter der Multimillionäre und Industriekönige trotz der großen Unterschiede im Einkommen und Vermögen unter der Arbeiterschaft zunächst ruhig. Die Reallöhne stiegen zwar nur langsam, aber von einer zunehmenden Verarmung der Arbeiter war nicht die Rede. Sie vertraten ihre Interessen durch parteipolitisch neutrale Gewerkschaften, ähnlich, wie es in England der Fall war. Im Lande der unbeschränkten Möglichkeiten war der Aufstieg aus der Arbeiterklasse zu einer höheren Stellung leichter als anderswo. Frankreich hatte in *Napoleon III.* einen Herrscher von großem Verständnis für die vom Schicksal wenig Begünstigten. In seinen Prätendentenschriften hatte er erklärt: „Die napoleonische Idee geht in die Hütten, nicht um den Armen die Erklärung der Menschenrechte zu bringen, sondern um ihren Hunger zu stillen und ihre Schmerzen zu lindern." Trotzdem kam es unter seinem „Industriellen Kaisertum" nicht zum Ausbau einer Arbeiterschutzgesetzgebung. Im Gegenteil! Die unter dem Eindruck der Februarrevolution 1848 erfolgte Herabsetzung der Arbeitszeit wurde de facto wieder abgeschafft. Kinder mußten nach wie vor 12 Stunden arbeiten, manchmal sogar nachts. Über Entwürfe zur Verbesserung kam man nicht hinaus.

Die Arbeiter mußten sich selbst helfen und suchten diese Hilfe in der Schaffung einer internationalen Arbeiterassoziation. Im September 1864 fand das erste Treffen in London statt. Unter dem Eindruck der besseren Zustände in England waren die Forderungen mäßig. Sie entsprachen nicht gerade dem radikalrevolutionären Programm des Kommunistischen Manifestes (vgl. Bd. II, 1, S. 87). Es war mehr ein demokratischer Sozialismus, der auch dem Individuum Rechnung trug. Später kamen in die dort gegründete Internationale sehr verschiedene Elemente, vom gemäßigten englischen Gewerkschaftler bis zum extremen, dem Terror zugeneigten russischen Anarchisten. Das führte zum inneren Zerfall. 1876 wurde die ganze Organisation aufgelöst.

In Deutschland war es nach dem Zusammenbruch der Revolution von 1848/49 nicht nur in den Kreisen der Ärzte zunächst still um die sozialen Reformen geworden. Den jetzt von den Arbeitern ausgehenden Bestrebungen, ihre Lage durch Zusammenschluß und politische Vertretung zu bessern, setzte der Liberalismus stärksten Widerstand entgegen mit der ganzen Macht, die ihm die wachsende Großindustrie in die Hand gab. Den meisten Industriellen und dem liberalen Bürger überhaupt schien mit Bildungsvereinen, Konsumgenossenschaften, mit Spar- und Hilfskassen die soziale Aufgabe der Zeit erfüllt zu sein. Ein bedeutender Exponent dieser Einstellung war *Alfred Krupp* (1812—1887). Er tat für seine Arbeiter, was er konnte, schuf ihnen schöne Heime und baute großartige Wohltätigkeitseinrichtungen aus, aber politische Forderungen ließ er nicht zu. Bei den Nationalökonomen der Universitäten war mehr Verständnis für die soziale Frage vorhanden. Diese „Kathedersozialisten" waren bei ihren Gegnern recht unbeliebt. Am wichtigsten wurde für die Weiterentwicklung, daß den Arbeitern aus ihren eigenen Kreisen bedeutende und energische Führer erwuchsen, wie *August Bebel* (1840—1913). Unter seiner Mitwirkung wurde die Sozialdemokratische Arbeiterpartei gegründet. Im Jahre 1874 wurden bereits 9 sozialistische Abgeordnete in den Reichstag gewählt. Die Regierung tat unter *Bismarck* alles, um die Bewegung zu unterdrücken. Im Jahre 1878 nahm der Kanzler Attentate auf *Wilhelm I.*, mit denen die Sozialdemokratie nicht das geringste zu tun hatte, zum Anlaß, die Partei unter ein Ausnahmegesetz zu stellen. Dieses „Sozialistengesetz" ermächtigte die Polizei überall zur Auflösung sozialdemokratischer Vereine, zur Ausweisung sozialdemokratischer Agitatoren und zur Unterdrückung sozialdemokratischer Zeitungen und Schriften. Dieser Versuch, die Sozialdemokratie zu diffamieren, erreichte das Gegenteil seiner Absicht; denn er schuf Märtyrer, stärkeres Zusammenhalten und radikalere Einstellung der Parteimitglieder.

Die innerpolitischen Kämpfe beschränkten sich nicht auf den Streit um die soziale Frage. Fast noch mehr bewegte viele Gemüter der Kampf um die Macht der Kirche. Er griff vom Religiösen auf die Politik über. Am intensivsten wurde er in Deutschland ausgetragen. Am 18. Juli 1870 war vom Vatikanischen Konzil in Rom feierlich das Dogma von der Unfehlbarkeit des Papstes verkündet worden. Seine weltliche Herrschaft fand am 20. September des gleichen Jahres mit der Beschießung der Stadtmauern von Rom ihr Ende. Man kann sich denken, welcher Aufruhr in den Seelen der gläubigen Katholiken und der Andersdenkenden durch diese Ereignisse entstand. Die Opposition gegen den Verlust des Kirchenstaates trug dazu bei, daß sich in ganz Europa, mit Ausnahme von England, Rußland und den skandinavischen Staaten, den Liberalen eine katholische Partei gegenüberstellte. Mit dem Steigen des Einflusses dieser neuen Partei stiegen ihre Forderungen. In Deutschland wurde sie seit 1871 vom Zentrum vertreten. Mit 67 Abgeordneten war sie im Reichstag erschienen. Der Kampf gegen diese Partei wurde für *Bismarck* das Hauptmotiv, bis zum Jahre 1878 mit den Liberalen zusammenzuarbeiten. Dadurch wurde Deutschland in jene zersplitternde Bewegung geführt, die man „Kulturkampf" nannte. Das Wort geht auf *Virchow* zurück.

Die Gegensätze zwischen den kirchlich und den antikirchlich gesinnten Parteien übertrugen sich auch auf die Wissenschaft. *Virchow*, der mitten in diesen Kämpfen stand, hat das besonders lebhaft empfunden. „Jeder bedeutende Fortschritt", sagt er, „bringt ein solches Ereignis mit einer gewissen Notwendigkeit mit sich, indem er eine Reihe von Voraussetzungen zerstört, auf denen ein Teil der kirchlichen und politischen Dogmen errichtet ist". Er konstatiert 1862, daß sich aus diesem Grunde in den letzten Jahren bei den Trägern der kirchlichen und staatlichen Gewalten ein ganz allgemeines Mißtrauen gegen die naturwissenschaftliche Richtung als eine destruktive und ihrem Wesen nach negierende gebildet hat und daß man unter dem Namen des Materialismus alle freie Forschung mit empirischem Charakter für verdächtig erklärt.

Die geschilderten wirtschaftlichen Verhältnisse und politischen Kämpfe bewegten die ganze Kulturwelt; denn sie waren nicht nur durch die materielle Situation der Zeit ausgelöst, sondern in weitem Umfange auch durch weltanschauliche, philosophische, nationalökonomische und naturwissenschaftliche Bewegungen bedingt. Das wissenschaftliche und praktische Leben der Ärzte sollte von ihnen aufs tiefste beeinflußt werden. Die mechanistische und materialistische Auffassung des Lebens und vor allem der Darwinismus haben zu ihrer Ausgestaltung sehr viel beigetragen. Je mehr die Ergebnisse der Biologie der Annahme einer transzendenten Welt und eines besseren Jenseits zu widersprechen schienen, desto mehr schien es berechtigt, für ein materielles diesseitiges Glück zu kämpfen. Darin trafen sich Liberalismus, Sozialismus und der im politischen Leben Europas unverkennbar erstarkende demokratische Gedanke.

Es wurde denn auch in der zweiten Hälfte des 19. Jahrhunderts vieles besser für den arbeitenden Mann und seine Familie. Man braucht nicht an den fast in allen Kulturländern eingeführten gesetzlichen Schulzwang und die Hebung des Niveaus der Volksbildung zu denken oder an die gewaltige Förderung der öffentlichen Hygiene und Sorge für die Gesundheit des Arbeiters daheim und in der Fabrik, ein Gebiet, um das sich die medizinische Wissenschaft große Verdienste erworben hat, sondern vor allem an die von Deutschland ausgehende, tief in die Entwicklung des ärztlichen Standes einschneidende Invaliditätsgesetzgebung. Sie sicherte dem Arbeiter in kranken Tagen freie ärztliche Behandlung und Medikamente und bei Arbeitsunfähigkeit Unterstützung und Rente. Hier bedeutet die Botschaft Kaiser *Wilhelms I.* vom 17. November 1881, welche die Sozialversicherung ankündigte, Epoche. Ihr folgte im Jahre 1883 das Krankenversicherungsgesetz, das dem kranken Arbeiter unentgeltliche ärztliche Behandlung zusicherte, 1884 die Unfallversicherung und 1889 das Invaliditätsgesetz, welches dem alt oder invalid gewordenen Arbeiter eine bescheidene Rente gab. Im Juli 1899 erhielt das Gesetz eine neue Fassung, die den Versicherten wesentliche Verbesserungen brachte. Diese Sozialversicherung sollte für manche andere Länder zum Vorbild werden.

Der Sozialismus sah im Darwinschen Entwicklungsgedanken eine wesentliche Stütze seiner Forderungen. Er war nicht der erste, der die naturwissenschaftliche Entwicklungstheorie auf die menschliche Entwicklung in Staat und Gesellschaft anwendete. Schon der Engländer *Thomas Henry Buckle* (1821—1862) hatte im Gefolge von *Comtes* Positivismus die Erforschung der historischen Prozesse aus der Abhängigkeit des Menschen von der Natur nach Art eines Naturgesetzes verlangt und versucht, dieses Prinzip in seiner Geschichte der Zivilisation in England durchzuführen. Das Buch erschien 1857 bzw. 1861 und blieb unvollendet. Ähnliche Ideen lernten wir bei *Herbert Spencer* kennen. Ganz unter Darwinschem Einfluß standen die deutschen Historiker *Friedrich von Hellwald* (1842—1892) in seiner Kulturgeschichte vom Jahr 1874 und später, an der Wende des 19. Jahrhunderts, *Otto Seeck* (1850—1921) mit seiner 5bändigen Geschichte des Untergangs der antiken Welt (1895—1920).

Für die Sozialdemokratie wurde der Darwinismus zu einer Parteiangelegenheit. Vor *Darwin* erscheinen alle Menschen ursprünglich gleich und alle entwicklungsfähig. Es muß also möglich sein, alle Menschen allmählich zu Gesellschaftsmitgliedern zu machen, die gleichberechtigt nebeneinanderstehen und gleich wertvolle Leistungen produzieren. Man darf nicht, wie es die bisherige Gesellschaftsordnung getan hat, gegen die Natur handeln und den einzelnen bevorzugen. Die Entwicklung der menschlichen Gesellschaft hat aus den frühen Stufen der Arbeitsteilung in Gestalt der Sklaverei zur Stufe des dritten Standes, der freien Arbeiterschaft und des Kapitalismus geführt. Sie muß weiter zu einer Stufe der Kollektivierung der Arbeit und des Kapitals führen, die den Klassenunterschied aufhebt, genau so, wie im Darwinismus die Entwicklung der Lebewesen einer immer höheren Vervollkommnung zustrebt. Im „Volksstaat" wird 1873 die Darwinsche Lehre als „unbewußte Sanktion des Sozialismus von seiten der Naturwissenschaft" bezeichnet. Die Haupterrungenschaft und die praktische Bedeutung der Darwinschen Lehre liegt für diese politische Richtung nicht nur in einem tiefen Einblick in das Wirken der organischen Natur, sondern hauptsächlich in der strikten Anerkennung des Satzes von der Gleichheit aller Menschen. Die Darwinsche Lehre vom freien Kampf ums Dasein machte den Sozialisten mehr Schwierigkeiten. Sie entsprach dem Manchesterprinzip der liberalen Fabrikherren und Kapitalisten, dem „laisser faire", jeder sollte auf eigene Faust handeln und sehen, wie er zurechtkam. Bei *Darwin* schützte die Natur keinen Schwächen. Da gab es keine Edelmütigen und Kollektivgesinnten, die bei der Zuchtwahl durch Auslese übrigbleiben und sich weiter fortpflanzen. Die Sozialdemokraten halfen sich aus der Verlegenheit mit Gedankengängen, wie sie vor allem der Neukantianer und hervorragende Kritiker des Materialismus *Albert Lange* (1828—1875) in seinem Buche „Die Arbeiterfrage" entwickelte. Es erschien zum erstenmal 1865. Darin hofft *Lange*, daß bei der weiteren Entwicklung des menschlichen Geistes eine natürliche humane Differenzierung zutage treten wird. Sie soll zu einer Vergeistigung des materiellen Kampfes führen, zu einem geistigen Ringen um die Humanität.

Die Engländer zogen aus *Darwins* Kampf ums Dasein den Schluß, daß ihre imperialistische Weltpolitik gerechtfertigt sei.

Das geistige Leben wies am Anfang unseres Zeitabschnittes noch nicht so unruhige Formen auf, wie man es nach dem Gesagten erwarten sollte. Das Hetzen und Jagen unserer Tage gehörte noch nicht zum guten Ton. Zwar wurden die aufregenden Romane von *Jules Verne:* Die Reise um die Erde in 80 Tagen, Zwanzigtausend Meilen unter dem Meeresspiegel, Die Reise nach dem Mond und andere heißhungrig verschlungen. Sie spiegeln das Interesse wider, mit dem man die Entwicklung der Technik verfolgte, und zeigen Ahnungen vom U-Boot, vom Flugzeug und anderen technischen Errungenschaften der Gegenwart. Aber die Menschen liebten die Ruhe. Es ragt noch ein Stück Biedermeiertum in die Anfänge dieser Entwicklung hinein. Das 1855 erfundene Fahrrad war ein teurer Luxusartikel. Die Gelehrten gingen gemütlich zu ihren Instituten und Kliniken. Sie konnten ruhig am Mikroskop und am Experimentiertisch sitzen und brauchten ihre Veröffentlichungen nicht zu beschleunigen aus Angst, es könne ihnen jemand zuvorkommen. Öllicht und Kerze wurden auf dem Studiertisch allmählich durch die Petroleumlampe verdrängt. 1859 schuf man in New York die erste elektrische Hausbeleuchtungsanlage. Das Behagen der Zeit spiegelt sich in den vielbewunderten, gemütvollen Bildern von *Ludwig Richter*, *Moritz v. Schwindt* u. a. wider. Es weht noch ein Stück Romantik durch die Zeit. Der beste Beweis dafür ist *Bismarck*. Auf diesen harten Realisten hat die Spätromantik mit ihrer Selbstironie, ihrem geistreichelnden Witz und ihrem Weltschmerz noch in seinen späteren Jahren deutlich abgefärbt. Bei vielen Dichtern mischen sich realistische mit romantischen Zügen, bei *Raabe*, *Storm*, *Fontane*, *Gustav Freytag*, *Fritz Reuter*, *C. Ferdinand Meyer*. Der Musiker der Zeit, *Richard Wagner*, ist durch und durch Romantiker.

Mit dem Einbruch der Technik und der zunehmenden Beherrschung des Lebens durch sie wird das anders. Die Zeit des Naturalismus in der Kunst und Literatur hat begonnen. Der Schriftsteller *M. G. Conrad* verkündet in dem von ihm 1885 gegründeten Organ der „Realistischen Moderne", der „Gesellschaft", als Programm die Emanzipation der periodischen schöngeistigen Literatur und Kritik von der Tyrannei der „höheren Töchter" und der „alten Weiber beiderlei Geschlechts", ein Ton, der uns etwas an die Kampfzeit von *Virchow* mit den Vertretern der physiologischen Medizin erinnert. *Gustave Flauberts* Madame Bovary erschüttert die Seelen. *Emile Zola*, *Björnson*, *Strindberg* und *Ibsen*, *Leo Tolstoj*, *F. M. Dostojewski* rütteln mit ihren Werken die satten Bürger auf. *Gerhart Hauptmann* schildert (1892) in seinen „Webern" das Elend der zur Verzweiflung getriebenen Massen. *Hermann Sudermann* kritisiert in seinen Schauspielen „Ehre" (1889) und „Heimat" (1893) die sozialen Vorurteile der bürgerlichen Gesellschaft. *Max Dreyer* beschäftigt sich in seiner Komödie „In Behandlung" mit der schwierigen Lage der um ihre Daseinsberechtigung kämpfenden Ärztin.

Man malt und zeichnet das Leben der Armen, die Fabriken und Industriewerke, die Stätten des Vergnügens und Lebensgenusses, wie der Franzose *Courbet* und der Deutsche *Adolf Menzel*. Seit den 60er Jahren entwickelt sich als Weiterbildung des Naturalismus unter Führung Frankreichs der Impressionismus mit Meisterwerken der Malerei. Mit seinem Bestreben, alle erzählenden und stimmungshaften Züge auszuschalten und den Eindruck der Erscheinungswelt auf das Auge möglichst treu nachzubilden, läßt er einen Hauch des dem Positivismus verwandten Geistes spüren, der die biologische und medizinische Forschung der Zeit erfüllt.

Eine besondere Vorliebe für die Genremalerei erfüllt das Bürgertum der zweiten Hälfte des 19. Jahrhunderts, der Zeit des „Nippes"-Schmuckes der Zimmer. In manchem Salon hing das sentimentale Bild des Arztes, der am Bett eines schwerkranken, phantasierenden Knaben sitzt, oder des unmöglichen Anatomen im Gehrock, der gedankenvoll das Leintuch von der Leiche eines schönen Mädchens wegzieht, von *Gabriel Max*. Mit diesen Reproduktionen wurden gute Geschäfte gemacht. Die Bilder hingen oft neben trockenen Makartbouquets in vielen trotz ihrer großen Aufmachung mit Boden- und Wandteppichen ungemütlichen Räumen. Mit ihren schweren Gardinen, Portieren und dunklen Farben der modischen Tapeten und Möbel fehlte es ihnen an Licht. Aber der blasse Teint war Mode. Man pflegte ihn, sofern nicht die Natur in Gestalt der weit verbreiteten Chlorose dafür sorgte; denn er galt als Zeichen der Vornehmheit. Die Reichen bevorzugten große und hohe Räume mit Riesenmöbeln. Das Wohnen der Arbeiter und der kleinen Leute ließ, was Raum und Hygiene angeht, nach wie vor viel zu wünschen übrig, soweit nicht weitblickende Fabrikherren wie *Krupp* ihnen Siedlungshäuser bauten. Das gilt namentlich für die Großstädte. Alles macht einen gesuchten, unechten Eindruck. Auch der am Ende des Jahrhunderts entstehende Jugendstil läßt in seinem kurzen Leben Züge dieser Maniriertheit nicht vermissen. Heute kann man sich die Freude an diesen Schnörkeleien, der gequälten Ornamentik und der Zuckerbäckerei in der Architektur und im Kunstgewerbe schwer erklären. Für die „Reformkleidung" der Frau hatte der Jugendstil nicht das Prinzip: um jeden Preis etwas Neues, sondern die Hygiene für sich.

Vieles erscheint im gesellschaftlichen Leben des ausgehenden 19. Jahrhunderts im Rückblick oberflächlich. Aber dem Neureichen steht das gediegene Bürgertum gegenüber, von dessen solider Lebensführung, gediegener Weltanschauung, Sparsamkeit und Wohltätigkeit nichts nach außen dringt. In der fin-de-siècle-Stimmung spürt man die Unruhe und spannungsgeladene Atmosphäre der Zeit. Man trägt den Fortschrittsoptimismus zur Schau, der das 19. Jahrhundert ähnlich erfüllt wie die Aufklärung, aber im Innern traut man der Sache nicht ganz. Nicht umsonst ruft man überall nach Sicherheit. Unsicher ist auch, wie wir sehen werden, am Ende des Jahrhunderts die Medizin über das Fundament ihres Aufbaues geworden, während sie am Anfang unseres Zeitabschnittes felsenfest überzeugt war, als angewandte Naturwissenschaft allen Anforderungen gerecht werden zu können.

2. Die Philosophie in ihren Beziehungen zu den Naturwissenschaften und zur Medizin

Der Realismus und Naturalismus in der Kunst und Literatur entspricht im weiten Umfang den Wegen der zeitgenössischen Philosophie. Man hat das Aufkommen der Darwinschen Deszendenztheorie als den tiefsten Einschnitt in das geistige Leben des 19. Jahrhunderts bezeichnet. Mit ihr nahm in den 60er Jahren der früher geschilderte Materialismus zu. Am intensivsten wirkte er sich in der Form aus, die ihm *Ernst Haeckel* gab, der begeisterte Anhänger *Darwins* und phantasiebegabte, große Förderer seiner Lehre:

Der ganze Kosmos besteht aus der ewigen Substanz. Das ist das S u b s t a n z g e s e t z. Ihm steht das E n t w i c k l u n g s g e s e t z zur Seite: Der ganze Kosmos ist nichts anderes als eine ewige Entwicklung der Substanz. Daraus erklären sich alle Naturerscheinungen. Kraft und Stoff, Energie und Materie sind nur Attribute dieser einen Substanz, ihre ewig erhaltenen Attribute. Beide sind in jedem Wirklichen enthalten, auch in dem elementarsten Teilchen. Zwischen lebenden und toten Dingen gibt es keinen wesentlichen Unterschied; denn alle in der lebendigen Substanz enthaltenen Elemente kommen auch in der toten vor, und man kann organische Substanzen künstlich herstellen. Auch im Bau des lebendigen Körpers liegt kein wesentlicher Unterschied; denn die leblosen Kristalle haben ihre bestimmte Form genau so wie die lebendigen Organismen. Andererseits gibt es einfache lebendige Organismen, die ebensowenig eine bestimmte Form haben wie das Wasser. Die organische Welt wird wie die anorganische nur von zwei Kräften beherrscht: von der Anziehung und von der Abstoßung der Atome. Die Molekularbewegungen sind die Ursache von allem, auch die Ursache der seelischen Vorgänge. Das Substanz- und Entwicklungsgesetz hat auf dem Gebiet des Geistes ebenfalls absolute Gültigkeit; denn Leib und Seele sind nur ein Spezialfall des an die Substanz gebundenen kosmischen Gegensatzes von Kraft und Stoff. Beide sind Funktionen der Substanz. Man kann auch von Atom- und Zellseelen sprechen. Wie bei allen anderen Lebenserscheinungen ist das Seelenleben des Menschen an ein bestimmtes materielles Substrat gebunden. Die höchsten Geistesfunktionen sind der Ausdruck materieller Veränderungen in den Nervenzellen. Es gibt keinen Geist ohne Materie und keine Materie ohne Geist.

Die Lehre von der Einheit der Substanz wurde die Hauptbasis der von *Haeckel* inaugurierten monistischen Weltanschauung. Wie der Name sagt, führte sie alle Erscheinungen und Tatsachen auf ein einheitliches Prinzip zurück. *Haeckel* trug sie auf der Naturforscherversammlung in München 1877 begeistert vor.

In den Kreisen der Naturwissenschaftler und Ärzte fand der Materialismus zuerst nicht wenig Anhänger; er erschien ihnen als methodisches Prinzip gut verwendbar. Von den Fachphilosophen wurde er fast ausnahmslos abgelehnt. Allmählich kamen auch die meisten Naturforscher und Ärzte, die philosophisch veranlagt und naturphilosophisch interessiert waren, zu der Ansicht, daß die materialistische Weltanschauung auf die Dauer nicht befriedigen konnte. Ihre Herrschaft hielt weniger lange vor, als man gewöhnlich annimmt.

In der Abwehr des Materialismus entstanden neue philosophische Systeme. Sie bedeuteten eine Rückschwenkung zum Idealismus, aber sie trugen — anders als der aus der Mode gekommene Idealismus *Hegels* — den Ergebnissen der Naturwissenschaft in weitem Umfang Rechnung. Dadurch erleichterten sie es dem Naturforscher und Arzte, sich zu ihnen zu bekennen. Hier ist wieder *Rudolf Hermann Lotze* zu nennen.

Indem er (vgl. Bd. II/1, S. 93) das Gute die eigentliche Wirklichkeit der Welt sein ließ, huldigte er einem Theismus, mit dem der Naturforscher gut bestehen konnte. Sein berühmt gewordenes Werk „Mikrokosmos, Ideen zur Naturgeschichte und Geschichte der Menschheit" war leicht verständlich und gewann sich schon deshalb viele Anhänger. Es erschien in den Jahren 1856—1864, also vor den weltanschaulichen Schriften *Haeckels*. In der klaren Erkenntnis der Grenzen menschlichen Wissens und in der Zuverlässigkeit der Philosophie ist es diesen entschieden überlegen. Aber *Haeckel*, der immer alles bestimmt wußte und von allen Geheimnissen des Lebens und Werdens den Schleier reißen wollte, zog eine Zeit lang doch viel mehr Köpfe mit sich fort.

Durch die Entwicklungstheorie, das Gesetz von der Erhaltung der Energie u. a. waren sowohl für den Naturforscher wie für den Philosophen bedeutungsvolle Probleme allgemeiner Art aufgeworfen worden. Der Materialismus blieb die Antwort schuldig. Da erhofften in den 70er Jahren nicht wenige Männer der Wissenschaft — und wahrlich nicht die schlechtesten — Hilfe und Fortschritt von der Rückkehr zu Kant. *Arthur Schopenhauer* (zu seinem Pessimismus vgl. Bd. II/1, S. 89 u. 227) hatte die Lehre *Kants* stark popularisiert. Sie schien mit den soeben neu gewonnenen Resultaten der mächtig fortschreitenden Sinnesphysiologie — er beschäftigte sich selbst mit der Licht- und Farbenempfindung — in auffallender Weise zu harmonieren. Manche waren schließlich so begeistert, daß *du Bois-Reymond* 1872 glaubte, vor dem „Irrtum" warnen zu müssen, man könne durch Wiederbelebung *Kants* Fortschritte in der Naturforschung machen. Wertvoller war die Arbeit dieser *Neukantianer*, die der Erkenntnistheorie galt. Eine Neuorientierung über den Wert und Weg der naturwissenschaftlichen Forschung erschien als gebieterisches Erfordernis der Stunde.

Wir erläutern die Beziehungen zwischen der Naturforschung der Zeit und der *Kant*schen Philosophie am Beispiel *Hermann von Helmholtz'*. Wie objektiv dieser große Naturforscher über die philosophischen Grundlagen der Naturwissenschaften dachte, sieht man daraus, daß er sich zwar zum Realismus bekennt, wie man es von einem Physiker und Physiologen nicht anders erwartet, aber in diesem Realismus genau so wie im Idealismus nichts mehr erblickt als eine brauchbare, präzise Hypothese. Ob man *Helmholtz* zu den Neukantianern oder zu den Positivisten rechnet, ist für diese Betrachtung gleichgültig.

Nach *Kant* ist eine wirkliche Erkenntnis nur möglich von Gegenständen, die anschaulich sind, also nur durch die Erfahrung. Das Material für unsere Erfahrung sind die Sinneseindrücke. Die Seite unserer Erkenntnis, durch die uns diese Sinneseindrücke gegeben werden, heißt Anschauung. Die Anschauung ist immer beschränkt, an das gerade Gegebene gebunden, auf den einzelnen Gegenstand bezogen, der zum Beispiel beim Sehen den Reiz auf unser Auge ausübt. Sie kann über die Grenze der unmittelbaren Wahrnehmbarkeit nicht hinausgehen. Um allgemeine Vorstellungen zu erzeugen, muß sie sich mit dem zweiten Akt der Erkenntnis verbinden, mit der Abstraktion, dem Denken. Erst auf diesem Wege wird aus der Anschauung die Erkenntnis. Zuerst erkennt man den einzelnen Gegenstand und dann bei weiterer Denkarbeit das Allgemeine. Die Anschauung gibt also das Material für das Denken, das Denken selbst erst die Erkenntnis. Obwohl nach *Kant* unsere Erkenntnis mit der Erfahrung beginnt, stammt sie doch nicht nur aus der Erfahrung; denn, damit überhaupt sinnliche Reize eine Vorstellung in uns bewirken, muß eine Möglichkeit vorhanden sein, diese Reize in einem gewissen Verhältnis zu ordnen. Dasjenige, was es möglich macht, das Mannigfaltige der Erscheinungen in einem bestimmten Verhältnis zu ordnen, nennt *Kant* Form. Eine solche Form, eine solche reine Form der Anschauung, sind Zeit und Raum; denn jede Vorstellung beansprucht Zeit und Raum. In der Tat hat noch nie jemand sich etwas vorstellen können, ohne es in einem Raum zu denken oder es mit einer Zeit zu verbinden. Raum und Zeit müssen also nach *Kant* ihrer Möglichkeit nach dem Reiz, mit dem die Erfahrung beginnt, vorangehen, d. h. a priori sein. Zeit und Raum sind also als allgemeine Form der Anschauung etwas vor aller Erfahrung Mitgebrachtes, Transzendentes, einfach Gegebenes.

An der Hand ausführlicher Darlegungen über die Physiologie der Sinnesorgane, speziell des Gesichtssinnes, kommt *Helmholtz* zu der gleichen Auffassung. Auch für ihn sind Raum und Zeit a priori. Aber er wendet sich gegen eine Theorie, die viele andere Physiologen unter dem Einfluß von *Kant* vertraten, gegen die nativistische Raumtheorie. Nach dieser Theorie ist die fertige Raumanschauung auf einen angeborenen körperlichen Mechanismus zurückzuführen. Es ist angeboren organisch bedingt, daß bestimmte Gesichtsempfindungen bestimmte fertige Raumvorstellungen auslösen. Das ist nach *Helmholtz* nicht richtig. Nach ihm entspringt die Raumvorstellung erst aus Erfahrungen, die man bei Bewegungen gemacht hat. Diese Erfahrungen verdichten sich später so, daß wir von ihnen nichts mehr bemerken, und so steht die fertige Raumgestaltung in unmittelbarer Anschauung vor uns. Das ist die „empirische Raumtheorie".

In dieser Zurückführung des Besonderen der unmittelbaren Anschauung auf unbewußt verlaufende Schlüsse, in dieser Ersetzung der Anschauung durch Denkakte, geht *Helmholtz* also über *Kant* hinaus. Hier zeigt sich die enge Wechselwirkung zwischen Physiologie und Philosophie.

Es lag nahe, ähnliche Erklärungen für das Kausalitätsprinzip zu suchen. *David Hume*, der Mann der Aufklärung, (vgl. Bd. II, 1, S. 7) hatte den Begriff der Kausalität auch als etwas erklärt, das dem Menschen erst sekundär zum Bewußtsein gekommen ist, nämlich durch die Gewöhnung an die Erfahrung, daß gewisse Erscheinungen regelmäßig aufeinander folgen. Im Gegensatz dazu sieht *Helmholtz* mit *Kant* auch im Kausalitätsgesetz etwas a priori Gegebenes.

Obwohl *Helmholtz* den Bereich des abstrakten Denkens weiter ausdehnt als *Kant*, betont er als echter Naturforscher doch immer wieder den Wert der Erfahrung, des Rückschlusses von der einzelnen Erfahrung auf das Allgemeine, das Gesetz, den Wert der Induktion für die Naturwissenschaft. Das reine Denken a priori kann für ihn nur formal richtige Gesetze geben. Sie erscheinen als notwendige Gesetze des Denkens und Vorstellens zwar absolut zwingend, haben aber für die Wirklichkeit keine reale Bedeutung. Daher lassen sie niemals eine Folgerung zu, die über die Tatsachen einer möglichen Erfahrung hinausgehen.

Diese Ansicht modifizierte ein anderer Mediziner, der Lübecker *August Classen* (1835 bis 1889), Augenarzt in Rostock und Hamburg. Er sagte: Diese Denkgesetze können zwar keine neuen Erfahrungen vermitteln, aber die Erkenntnistheorie *Kants* ist der einzig richtige Weg, um die vorhandenen Erfahrungen wissenschaftlich zu erklären und für die Praxis wirklich brauchbar zu machen. Das Buch, in dem *Classen* diese Ansichten entwickelte, erschien im Jahre 1876 und führte den bezeichnenden Titel: „Physiologie des Gesichtssinnes zum ersten Mal begründet auf Kants Theorie der Erfahrung". Es ist charakteristisch für die engen Beziehungen zwischen Physiologie und Philosophie, daß beide, *Helmholtz* und *Classen*, die Experimentalphysiologie des Gesichtssinnes im weitesten Umfang heranziehen, wenn sie versuchen, *Kant* zu bestätigen, zu begründen oder zu modifizieren. *Classen* bespricht auch das Verhältnis von *Johannes Müller* zu *Fichte* und *Kant* und behandelt den Philosophen *Schopenhauer*, der sich ebenfalls mit der Licht- und Farbenempfindung beschäftigte, als Physiologen.

Alles beweist, wie lebendig philosophische Überlegungen bei den Medizinern blieben, nachdem man die romantische Naturphilosophie längst aufgegeben hatte und das Zeitalter strengster naturwissenschaftlicher Observanz angebrochen war. Gerade durch *Helmholtz* wurden die Beziehungen zwischen der Philosophie und den empirischen Wissenschaften aufs engste geknüpft. Die Erkenntnistheorie der Neukantianer war von ausgesprochen naturwissenschaftlichem Einschlag. In ihr spielte die Vorstellung von der Subjektivität der Sinneswahrnehmung, die *Johannes Müller* im Gesetz von der spezifischen Energie der Sinnesorgane besonders betont hatte, eine große Rolle.

Unter dieser hohen Bewertung der Sinnesorgane bekam diese Erkenntnistheorie eine allmählich zunehmende psychologische Färbung. Schließlich löste sich die ganze Richtung in einer Psychologie auf, die durchaus naturwissenschaftlich betrieben wurde.

Der Begründer und typische Vertreter dieser neuen Richtung war *Gustav Theodor Fechner* (1801—1887). Ursprünglich Student der Medizin, dann Physiker, kam er durch die Physik von der romantischen Naturphilosophie los und wurde Psychologe. Seiner Lehre merkt man diese Herkunft in jeder Zeile an. So scharf er als Beobachter am Experimentiertisch war, so kühn war er in seinen philosophischen Schlüssen und von einem romantischen Einschlag, der in manchem an *Herder* (vgl. Bd. II, 1, S. 11) und an *Schelling* erinnert, auf den er sich manchmal bezieht.

Das Leibseeleproblem geht *Fechner* auf folgende Weise an: Jeder Geist erscheint unmittelbar nur sich selbst, einem anderen Geist dagegen immer nur mittelbar, nämlich durch äußere, materielle Zeichen. Das wesentliche Verhältnis von Geist und Körper ist dadurch begründet, daß das, was sich selbst als Geist erscheint, einem anderen als Leib erscheint. Das ist die sogenannte Identitäts- oder Zweiseitenlehre. In gewissem Sinne läßt sich der Unterschied zwischen Physischem und Psychischem auf einen bloßen Unterschied in der Betrachtung zurückführen. Der Blitz hat z. B. auf der einen Seite den Charakter einer objektiven Naturerscheinung, auf der anderen Seite als Ausgangspunkt von Erinnerungen einen psychischen Charakter. Das Subjektive und das Objektive sind eben nur zwei Seiten, nicht zwei Sachen.

An die Stelle des Transzendenzgedankens, der über die Erfahrung hinaus will und noch etwas hinter den Erscheinungen annimmt, setzt *Fechners* Kosmologie den Phänomenalismus. Die Welt besteht in erster Linie aus Erscheinungen (Selbsterscheinung in Geist und Gott, objektive Erscheinung in der Natur). Aus den Erscheinungen besteht auch die Materie. Sie ist nur ein Komplex von Empfindungen ohne irgend etwas dahinter. Was die Anhänger des Materialismus darüber denken, ist eine unnütze Hypothese. Ebensowenig wie die Materie ist die Kraft etwas als solches Existierendes. Sie ist keine Realität, sondern ein Hilfsausdruck zur Darstellung der Naturgesetze. Auch die Atome sind nichts Reales, sondern einfache Kraftzentren, die nur einen Ort, aber keine Ausdehnung haben. Die organische Welt ist von der unorganischen prinzipiell verschieden. Das unterscheidende Merkmal liegt weder in der chemischen Konstitution noch im Aggregatzustand, sondern in der Bewegung. Die Bewegung charakterisiert das Lebendige. Die Atome der unorganischen Moleküle ändern durch gegenseitige Wirkung die Ordnung, in die sie einmal gereiht sind, nicht, die der organischen tun es dagegen wohl, und zwar durch gegenseitige Einwirkung immer von neuem. Der Unterschied ist nur relativ. Alle höheren Organismen sind Mischsysteme zwischen anorganischen und organischen Teilchen. Manche Zellsubstanzen sind dem inneren Stoffwechsel noch nicht ganz entzogen, z. B. Schalen- und Knochenteile. Sie lassen sich als Verbindungen von Teilchen betrachten, welche die Ordnung sehr langsam wechseln und insofern annähernd unter den Begriff des Anorganischen fallen. Umgekehrt werden bei der Ernährung anorganische Moleküle in die organischen aufgenommen. Eine Urzeugung in dem Sinne, daß einmal aus dem Anorganischen das Organische, aus dem Leblosen das Lebendige hervorgegangen ist, lehnt *Fechner* ab. Gerade das Umgekehrte ist der Fall. Die lebendige Erde ist die Mutter aller Dinge. Sie trug eine schöpferische Tätigkeit in sich. Zunächst vollzog sich eine Spaltung des Urzustandes in die beiden Reiche des Anorganischen und Organischen. Im Anschluß daran führte die schöpferische Tätigkeit des Mutterstockes der Erde zu einer fortschreitenden Entwicklung des organischen Lebens. Alles Geschehen unterliegt nicht dem Zufall, wie es *Darwin* annahm, sondern einem mathematischen Gesetz. Dem von *Darwin* angenommenen Kampf ums Dasein ist ein anderes Prinzip übergeordnet, nämlich die Abhängigkeit der Existenzbedingungen der organischen Geschöpfe voneinander und ihre gegenseitige Ergänzung. Diese Beziehungen der Organismen zueinander sind maßgebend für ihre Gestaltung. Innerhalb des einzelnen Organismus differenzieren sich die Organe durch die Korrelation ihrer Funktionen. Ebenso tun es draußen in der Natur die verschiedenen organischen Arten, so z. B. die Blütenorgane gewisser Pflanzen und die Körperformen und Farben der sie besuchenden Insekten. Das ist echte Naturphilosophie. Sie erinnert uns an die Zeiten *Schellings* und an die Romantiker als Versuch, den einzelnen Organismus und den großen Organismus Welt einheitlich, parallelisierend aus sinnvollen Zwecken zu erklären. Der Kampf ums Dasein ist trotz des eben Gesagten von *Fechner* nicht vergessen. Wie sich innerhalb des Organismus die Teile korrelativ unterstützen, so kämpfen sie auch in ihm um ihre Existenz. Dieser Kampf führt dadurch zu einer Mannigfaltigkeit von Organen, daß schon entwickelte Organe oder Organteile manchmal auf Kosten anderer wachsen oder sie wohl auch verdrängen. Der gleiche Gedanke sollte später von *Wilhelm Roux* (1850—1924) (vgl. S. 80f.) in die Entwicklungsmechanik hineingetragen werden.

Aus dem Bedürfnis, die Beziehungen zwischen Leib und Seele wissenschaftlich sicher zu begründen, entstand 1850 die *Fechner*sche „Psychophysik", d. h. die Wissenschaft von den meßbaren Abhängigkeitsbeziehungen zwischen physischen und psychischen Vorgängen im Menschen. Mit seinen Elementen der Psychophysik schuf *Fechner* damals ein neues wissenschaftliches Arbeitsgebiet und die Anfänge einer Psychologie, auf die man einige Dezennien die größten Hoffnungen setzte. Trotz ihrer, mit modernen Augen gesehen, dürftigen und von *Fechner* selbst mit größter Bescheidenheit bekanntgegebenen Resultate bestachen sie die Zeitgenossen durch ihre vermeintlich so exakte naturwissenschaftliche Begründung.

Fechner knüpfte an das Webersche Gesetz vom Schwellwert des Reizes (vgl. Bd. II, 1, S. 137) an und baute es weiter aus. *Weber* hatte sich in den Grenzen der Physiologie gehalten. *Fechner* zog das Psychische mit heran und betrachtete nicht nur die Wirkung des Tastreizes, sondern auch des Schall-, des Lichtreizes usw. in ihren Beziehungen zum Bewußtsein, zur Erinnerung, zum Raum, zur Zeit usw. Neben der Methode von *Weber* schlug er noch zwei andere Wege ein, die Methode der richtigen und falschen Fälle und die Methode der mittleren Fehler. Bei der ersten Methode ließ er oft nacheinander sehr kleine Reizunterschiede einwirken, so daß der Unterschied der einzelnen Reize nicht mehr deutlich war und neben den Treffern Fehler auftraten. Er notierte die Fälle richtigen und die Fälle falschen Urteils. Dann wurde für die verschiedenen Reizstärken derjenige kleine Reizunterschied bestimmt, bei welchem das Verhältnis der richtigen und falschen Fälle das gleiche war. Dabei ergab sich wieder, daß der Reizzuwachs zur ursprünglichen Reizgröße immer in dem gleichen Verhältnis stehen muß, wenn sich die gleiche relative Zahl richtiger und falscher Fälle ergeben soll. Bei der Methode der mittleren Fehler wird ein Reiz so lange abgestumpft, bis er eine Empfindung bewirkt, die einer anderen Empfindung gleich zu sein scheint, welche durch einen Reiz von gegebener Stärke bewirkt wird. Dieser Versuch wird öfter wiederholt und der dabei begangene mittlere Fehler bestimmt. Die Größe dieses mittleren Fehlers muß der Empfindlichkeit für Reizunterschiede proportional sein.

In der Auswertung dieser Methoden lag unendlich viel Mathematik, Wahrscheinlichkeitsrechnung und Berechnung von Durchschnittszahlen. Sie führten *Fechner* zur Aufstellung des „psychophysischen Gesetzes": Der Empfindungszuwachs ist konstant, solange das Verhältnis des Reizzuwachses zum Reiz das gleiche bleibt. Die Beziehung zwischen Empfindungszuwachs und Reizzuwachs ist die gleiche, wie die zwischen den Logarithmen und den zu ihnen gehörenden Zahlen. Die Logarithmen nehmen um gleiche Größen zu, wenn die Zahlen so zunehmen, daß der Zuwachs zur Größe der Zahl immer das gleiche Verhältnis hat. Man kann es auch so ausdrücken: Einem arithmetisch gleichmäßigen Anwachsen der Empfindungsintensität entspricht eine im geometrischen Verhältnis fortschreitende Verstärkung des Reizes. Graphisch dargestellt würde ein Ansteigen der Empfindung in einer geraden Linie einem parabelartigen Ansteigen der Reizstärke entsprechen.

Fechner nannte das Gesetz ein psychophysisches, um anzudeuten, daß es ein Gesetz der Wechselwirkung der Seele mit der Sinnlichkeit sei. Aber sein großer Schüler *Wilhelm Wundt* (1832—1920) hat mit Recht gesagt, daß die eigentliche Bedeutung des Gesetzes eine psychologische ist; denn es handelt sich um das Resultat eines Schlusses aus einer vergleichenden Überlegung, und dieser stellt einen psychischen Akt dar. Freilich kommt man immer nur indirekt an diesen psychischen Teil heran; denn der Weg der Reizwirkung läuft über einen weiten Bogen hin und zurück über Nerven und Zentralorgan, und alles stützt sich letzthin auf Vergleiche, kann also nur relative Ergebnisse liefern. Dadurch wurden die neuen Erkenntnisse stark eingeengt. Das hat *Fechner* selbst niemals geleugnet. Sie führten ihn zu weiteren Fragestellungen über das Leibseeleproblem. Der alte Dualismus hatte einen einfachen kausalen Zusammenhang zwischen Leib und Seele angenommen. Zwischen beiden sollte eine einfache Wechselwirkung bestehen. Geistige Ursachen haben körperliche Wirkungen und umgekehrt. Nun zeigte sich aber in dem Fechnerschen Gesetz, daß das Energiequantum, welches mit dem Eintritt des Reizes bei einem physischen Vorgang verbraucht wird, immer wieder an einer anderen Stelle als physische Energie in quantitativ gleicher Form auftritt. Es kann also nicht in einem psychischen Vorgang weiterwirken. Bei den psychischen Vorgängen ist es mit der psychischen Energie genau so. Der Dualismus widerspricht mithin dem Gesetz von der Erhaltung der Energie. Man muß daher nach *Fechner* einen Parallelismus zwischen Leib und Seele annehmen. Jeder Erscheinung der physischen Welt läuft eine solche der psychischen parallel und umgekehrt.

Dem Bestreben, diesen Parallelismus nachzuweisen, galt die Arbeit im psychophysischen, später psychologischen Laboratorium. Sie war mit zahllosen Experimenten verbunden. Ihre Hochburg wurde Leipzig. Hier wirkte *Wilhelm Wundt* als Lehrer der Philosophie von 1875—1917. Als Physiologe und Philosoph verband er aus der Geschichte gewonnenes Denken mit den konstruktiven Elementen, die aus der Seele des Naturforschers kommen. Unter anderem schrieb er eine vielbewunderte Völkerpsychologie. In der Durchführung der Ideen *Fechners* stellte er scharf durchdachte Experimente an. Sie seien an einem Beispiel erläutert.

Es kam *Wundt* darauf an, festzustellen, welche Zeit gewisse Vorstellungen brauchen, je nachdem ein Schall — oder ein Lichtreiz sie auslöst, je nachdem die Beobachtungsperson darauf vorbereitet ist oder nicht, wie die Erinnerungsbilder früherer Anschauungen mit den Vorstellungen verschmelzen, die durch äußere Sinneseindrücke geweckt werden, wie sie sich fördern oder hemmen können, die „Zeit des schnellsten Gedankens" zu messen. Dazu dient ihm der in Abb. 1a reproduzierte Apparat. An einem großen Pendel aus Metall oder Holz befindet sich unten ein Zeiger *e*. Er geht vor einem geteilten Kreise vorbei. Das Pendel hat, ungefähr in der Mitte, seinen Drehpunkt *m*. Hier ist an ihm eine waagerechte Stange *s s* aus Metall angebracht. Wenn das Pendel nach *l* schwingt, stößt diese Stange auf einen Hebel aus Messing *h*. Dieser wird umgeworfen und verursacht beim Anschlagen an die Stange einen deutlich wahrnehmbaren Schall. Nachdem der Hebel angeschlagen ist, weicht er zurück, ohne der Bewegung einen erheblichen Widerstand entgegenzusetzen. Die Versuchsperson muß bestimmen, vor welchem Teilstrich der Zeiger in dem Augenblick vorübergeht, in dem ein Signal ertönt. Den Hebel kann man auf- und abwärts verschieben, so daß die Versuchsperson nie weiß, in welchem Moment der Pendelbewegung der Schall zustande kommt.

Als Resultat ergibt sich folgendes (vgl. Abb. 1b): Der Zeiger des Pendels, der vor dem geteilten Kreise schwingt, wird im Moment des Schalles nie richtig an dem Ort gesehen, an welchem er in dem Augenblick tatsächlich vorbeistreift, während er auf den Hebel aufschlägt, sondern immer um mehrere Skalastriche von diesem richtigen Ort entfernt. Bei ungezwungener Beobachtung sieht man den Zeiger meistens, bevor man den Schlag hört, d. h. der Zeiger scheint sich dem Beobachter im Moment des Lautsignals an dem Orte *e*,

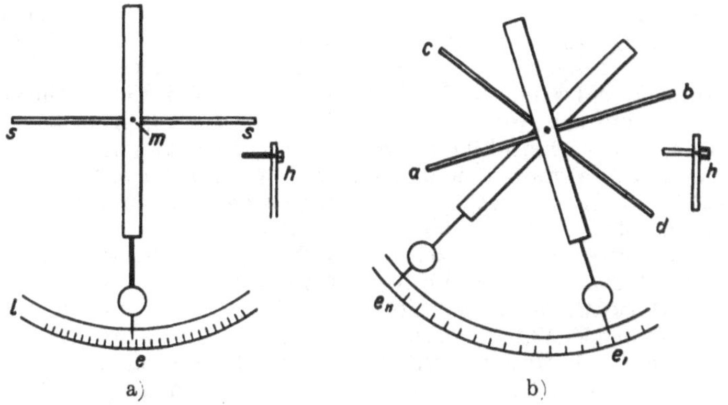

Abb. 1. Apparatur zur Messung der Zeit des schnellsten Gedankens nach *W. Wundt* (1863)

der Skala zu befinden. Das würde aber einer Stellung *a b* der Stange entsprechen, bei welcher diese noch weit von dem Hebel entfernt ist. Wenn man seine Aufmerksamkeit dagegen vorwiegend dem Schall zuwendet und diesen erwartet, um im Moment des Lautsignals die Stellung des Zeigers ablesen zu können, so sieht man den Zeiger erst, nachdem man den Schlag gehört hat, und zwar um so viel später, als man ihn zuerst zu früh gesehen hat. Der Zeiger weist in diesem Augenblick auf $e_{,,}$, die Stange scheint also in einer Stellung *c d* den Hebel anzuschlagen. Tatsächlich ist sie aber schon wieder beträchtlich von ihm entfernt. Also: Es kommt lediglich auf die Aufmerksamkeit an, ob man zuerst sieht und dann hört oder umgekehrt. Wenn man gelernt hat, seine Aufmerksamkeit willkürlich zu lenken, ist man imstande, eine bedeutende Differenz zwischen seinen eigenen Beobachtungen zu erzeugen.

Die Geschwindigkeit des Pendels läßt sich in jedem Teil seines Weges aus seiner Schwingungsdauer leicht berechnen. Daher läßt sich auch aus dem Weg, der zwischen der Stellung des Pendels, wo der Schall wirklich erfolgte, und der Stellung, bei der er gehört wurde, liegt, genau die Zeit bestimmen, welche vom Bewußtwerden des Schalleindrucks bis zum Bewußtwerden des Gesichtseindrucks verfließt oder umgekehrt. Dies ist die kürzeste Zeit, in welcher zwei Vorstellungen sich folgen können, oder die Zeit des schnellsten Gedankens. *Wundt* berechnete ihr Mittel auf $^1/_8$ Sekunde.

Wir sind auf die Einzelheiten dieser Versuchsanordnung absichtlich näher eingegangen, weil sie zeigt, wie stark diese experimentelle Psychologie vom Geist der Zeit durchdrungen ist, der auch bei der Erforschung des Seelischen nach natürlicher Exaktheit strebte. Sie brachte der Physiologie der Sinnesorgane und des Zentralnervensystems manchen Gewinn. Für die philosophische Seite der Psychologie kam nicht allzuviel dabei heraus. Trotzdem wurden diese Experimente von den Medizinern mehr beachtet als das, was die Philosophen zum Leibseeleproblem zu sagen hatten.

In dieselbe Zeit fallen die Anfänge der ,,Philosophie des Unbewußten" von *Eduard von Hartmann* (1842—1906). Ursprünglich Offizier, nahm er wegen eines Knieleidens 1865 seinen Abschied und wandte sich der Philosophie zu. Er fühlte sich von *Hegel*, *Schopenhauer* und *Schelling* beeinflußt und stand vor allem unter dem Einfluß des Entwicklungsgedankens (*Otfried Müller*). Dazu hatte er sehr viel medizinische Literatur gelesen und die Physiologie der unbewußten Vorgänge im Zentralnervensystem, der Reflexe, des Trieblebens und manches andere aus dem Bereich der Körperfunktionen in sich aufgenommen. Er verlegte ,,nicht nur den Willen (das Unlogische, Irrationale), sondern auch die Vorstellung (das Logische, Rationale) innerhalb der einzelnen Persönlichkeit mit seinen Anfängen ins Unbewußte". Damit bildete er eine Etappe auf dem Weg der Erforschung des Unbewußten, der von *Leibniz* zum Neovitalismus *Hans Drieschs*, zu *Freud* und anderen modernen Denkern führt. Damals war der bio-physiologisch eingestellte Zeitgeist der Rezeption seiner Lehre nicht günstig. Ähnliches gilt von der Psychologie des Philosophen *Wilhelm Dilthey* (1833 bis 1911), der sich bemühte, den Unterschied zwischen Naturwissenschaft und Geisteswissenschaft scharf zu bestimmen. Im Jahre 1865 äußerte er in einem Aufsatz über *Novalis* Bedenken, ,,ob es mit den Mitteln der rationalen Psychologie gelingen kann, die seelischen Phänomene zu erklären und in ihrer Eigenart naturwissenschaftlich abzuleiten", und forderte ,,an Stelle einer den exakten Methoden der Physik unterworfenen Seelenkunde eine Psychologie, die den Inhalt unserer Seele selber zu ordnen und in seinen Zusammenhängen aufzufassen unternimmt". 1894 betonte er als Aufgabe der Psychologie nachdrücklich die Bildung eigener Methoden, die der Eigenart des Objektes entsprechen, statt der Übertragung naturwissenschaftlicher Methoden auf Gegenstände der Geisteswissenschaft (nach *de Boor*).

Auch bei *Ernst Machs* (1838—1916) stark historisch orientierten Arbeiten aus den 60er und 70er Jahren kam die Anerkennung der Naturforscher spät. Wie *Fechner* war *Mach* Physiker und Philosoph. Er hat in seinem Lehrgebäude vieles mit ihm gemeinsam. An die Stelle des Materialismus und der rein mechanistischen Auffassung setzte er einen Empirismus, der dem Physischen und dem Psychischen in gleicher Weise gerecht zu werden sucht. Mit *Fechner* stimmte er darin überein, daß weder den Atomen noch den Kräften der Physiker ein reales Dasein zukommt, daß Kraft nur ein Ausdruck von Gesetzen und Materie ein bloßer Komplex von Empfindungen ist. Auch der Geist ist nichts weiter als eine Summe von Empfindungen. Diese allein bewirken Bewußtsein und Erkenntnis. Die Unzahl der durch die Sinneseindrücke bedingten Empfindungen würde jedoch in einem Chaos verkommen, wenn sie nicht durch zwei Prinzipien reguliert würden, das Prinzip der Einschränkung (Ökonomie) und das der Anpassung. Gesetze sind nur der Ausdruck einer vorläufigen, zusammenfassenden Beschreibung der jeweils vorliegenden Beobachtung, die Naturgesetze ein Erzeugnis unseres psychologischen Bedürfnisses, uns in der Natur zurechtzufinden, den Vorgängen nicht fremd und verwirrt gegenüber zu stehen. Ihrem Ursprung nach sind es Einschränkungen, die wir unter Leitung der Erfahrung unserer Erwartung vorschreiben. *Kepler* und *Galilei* hatten sich die verschiedenen Möglichkeiten der Fall- und Planetenbewegung vorgestellt und sich bemüht, die von ihnen zu erraten, welche den Beobachtungen entsprechen. Im Anschluß an die Beobachtung schränkten sie dann ihre Vorstellung ein und gestalteten diese bestimmter. Der Trägheitssatz schreibt dem Körper nach dem Erlöschen der bewegenden Kräfte eine gleichförmige, geradlinige Bewegung zu, d. h. er hebt aus unendlich vielen Denkmöglichkeiten nur eine als maßgebend für die Vorstellung heraus. Die fortschreitende Verschärfung der Naturgesetze, die zunehmende Einschränkung der Erwartung entspricht einer genaueren Anpassung der Gedanken an die Tatsachen. Eine vollkommene Anpassung an jede individuelle, künftig etwa auftretende Tatsache ist natürlich unmöglich. Aber die vielfache, möglichst allgemeine Anwendbarkeit der Naturgesetze auf konkrete Tatsachen wird wenigstens möglich durch Abstraktion, Vereinfachung, Schematisierung, Idealisierung der Tatsachen, durch ihre gedankliche Zerlegung in so einfache Elemente, daß sich aus diesen die gegebenen Tatsachen mit zureichender Genauigkeit wieder aufbauen und zusammensetzen lassen. Solche idealisierten Tatsachenelemente, wie sie in der Wirklichkeit niemals in absoluter Vollkommenheit angetroffen werden, sind nach *Mach* die gleichförmige und die gleichförmig beschleunigte Massenbewegung, die stationäre (unveränderliche), die thermische und elektrische Strömung und die Strömung von gleichmäßig wachsender und abnehmender Stärke. Aus solchen Elementen läßt sich jede variable Bewegung genügend genau zusammengesetzt denken und der Anwendung der Naturgesetze zugänglich machen.

Von *Mach* war der große Chemiker und Physiker *Wilhelm Ostwald* (1853—1932) in seiner Philosophie stark beeinflußt. Er wollte (1895) vom einseitig stofflich und mechanistischen Denken der Materialisten los, indem er sich bemühte, eine ernergetische Weltanschauung zu begründen. Für seinen Energetismus ist nicht die Materie, sondern die Energie die letzte Realität, die Materie lediglich eine räumlich zusammengesetzte Gruppe verschiedener Energien. Was wir von der Materie wissen und aussagen, ist schon in dem Begriff der Energie enthalten. Masse ist die Kapazität für die Bewegungsenergie, Raumerfüllung gleich Volumenenergie, das Gewicht eine besondere Art von Lageenergie, die chemische Eigenschaft chemische Energie. Bei den geistigen Vorgängen handelt es sich um die Entstehung und Umwandlung einer besonderen, der „geistigen Energie". Die beim Denken verwendete geistige Energie wird von einer hierbei verbrauchten chemischen Energie erzeugt. Sie hat aber nur eine kurze Dauer, die mit der des geistigen Vorgangs zusammenfällt; ist dieser abgelaufen, so ist auch die entsprechende Energiemenge in eine andere Form, sehr wahrscheinlich in Wärme verwandelt. Die seelische Energie stammt also aus der chemischen Energie der Nahrungsmittel. Durch diesen energetischen Monismus scheint der oben für das kausale Verhältnis von Leib und Seele skizzierte Widerspruch zum Gesetz von der Erhaltung der Kraft behoben. *Ostwalds* Rede auf der Naturforscherversammlung in Lübeck 1895: „Die Überwindung des wissenschaftlichen Materialismus" machte auf die Zuhörer einen großen Eindruck. Seine Philosophie hat zweifellos das Aufkommen des funktionellen Denkens und das Zurücktreten der morphologischen Betrachtungsweise stark beeinflußt, die sich, wie wir sehen werden, schon bemerkbar machten, ehe das 19. Jahrhundert zu Ende ging.

Schon um diese Zeit treten in der Philosophie Richtungen auf, die von den letzten Ergebnissen und Theorien der exakten Naturwissenschaften und der Biologie beeinflußt sind und manche Analogien mit diesen suchen und finden. Wir denken vor allem an die Vorbereitung der „Lebensphilosophie" und an *Friedrich Nietzsche* (1844—1900). Sein produktives Schaffen fällt in die 70er und 80er Jahre. An der Lehre *Darwins* vom Kampf ums Dasein und an dem Gedanken, daß das natürliche, nicht durch falsche Moral entkräftete Leben mitleidlos über den Schwachen, Lebensuntüchtigen hinwegschreitet, ist für *Nietzsche* nicht zu rütteln und deuteln. *Darwins* Anpassungslehre lehnt er dagegen ab, ebenso den Gedanken, daß Ökonomie, Kraftersparnis, der Sinn der Entwicklung unseres Denkens und Handelns sei. Nicht die Erhaltung des individuellen Lebens mit möglichst geringen und „passenden" Mitteln, sondern die Steigerung des Lebens, nicht die Kraft, die möglichst sparen, sondern diejenige, die sich ausgeben und ihre Macht fühlen will, scheint ihm Sinn und Grund des Lebens (*Ernst v. Aster*). In seinem „Übermenschen" läßt *Nietzsche* das Jasagen zum Leben über alle seine Leiden und Abgründe triumphieren. Im Gegensatz zum Pessimismus *Schopenhauers* ist die Grundidee seiner Philosophie die Bejahung des Lebens. Das Urteil der unmittelbaren Zeitgenossen war geteilt zwischen kritikloser Bewunderung und heftiger Bekämpfung seiner Ausfälle gegen die „satte, philiströse Selbstzufriedenheit" des Bürgertums. Erst seit dem Anfang des 20. Jahrhunderts macht sich der Einfluß *Nietzsches* stärker bemerkbar. Auch die Lebensphilosophie gewinnt erst von da an eine größere Bedeutung für das geistige Leben.

3. Die exakten Naturwissenschaften und die Technik in ihren Beziehungen zur Medizin

Die größte Bedeutung für das ärztliche Denken gewannen seit der Mitte des 19. Jahrhunderts in der Physik die Versuche und Theorien, die auf ein einheitliches Erfassen der Energieformen und ihres materiellen Substrates abzielten. (Vgl. Bd. II, 1, S. 95.) In diesem Zusammenhang war es ein wichtiges Ereignis, daß

Helmholtz (1871) von Heidelberg nach Berlin kam. In ihm erhielt „ein Mediziner und Professor der Physiologie den vornehmsten physikalischen Lehrstuhl in Deutschland" (du Bois-Reymond; Schimank). *Helmholtz* widmete sich von da an ausschließlich der Physik. Ihr gehörte sein Herz. Er wurde auf diesem Gebiet der Lehrer der ganzen Welt. Der naturwissenschaftlich fundierten Medizin blieb die große Anregung zum physikalischen Denken und zu einer besonders aufmerksamen Verfolgung nicht nur der experimentell-technischen, sondern auch der theoretischen Physik.

An *Faradays* Vorstellung von der duelektrischen Polarisation der kleinsten Teilchen des imponderablen Äthers, der den leeren Raum erfüllt und die Fernwirkung der Elektrizität erklärt (vgl. Bd. II, 1, S. 99), knüpfte *James Clark Maxwell* (1831—1879) an, Professor der Physik in Aberdeen, später in London und Cambridge. Er studierte 1865 die Vorgänge bei der Bildung des elektrischen Funkens, also eine Lichterscheinung. Dabei kam er zu der Überzeugung, daß die Fernwirkung der Elektrizität auf Wellen beruht und daß der Funke der Ausgangspunkt elektrischer Wellen ist, die sich, wie das natürliche Licht und mit der gleichen Geschwindigkeit, nach allen Seiten verbreiten. Im Jahre 1873 stellte er die elektromagnetische Lichttheorie auf: das Licht ist eine elektromagnetische Erscheinung. Die elektrischen Wellen, deren Ausgangspunkt der Funke ist, werden durch genau denselben Äther übermittelt wie das natürliche Licht. *Maxwell* konnte seine Hypothese durch mathematische Berechnungen und theoretische Überlegungen erhärten. Der zwingende experimentelle Beweis wurde erst 15 Jahre später durch *Heinrich Hertz* (1857—1894) geliefert. Ein im Sinne dieser Hypothese besonders wertvolles Phänomen wurde in den letzten Tagen des Jahres 1896 von dem holländischen Physiker *Pieter Zeeman* (1865—1943) beobachtet und nach ihm Zeemaneffekt genannt. Er zeigte, daß eine Lichtquelle in einem Magnetfeld ihre Farbe ändert, daß das Licht also durch magnetische Kräfte beeinflußt wird. Bei Studien über die Wellentheorie des Lichtes erfand der geniale Italiener *Guglielmo Marconi* (1874—1937) im Jahre 1895 die geerdete Senderantenne und begründete die drahtlose Telegraphie. Bei Forschungen über die elektrische Bogenlampe schuf der Physiker *Leo Arons* (1860—1919) im Jahre 1892 die Quecksilberlampe als Vorläuferin der heute von der Medizin so viel verwendeten künstlichen Höhensonne.

Die in der Physik in immer stärkeren Maße zur Geltung kommende Idee von der Einheit aller Kräfte und der Konstanz des Energievorrates wurde auch in der Chemie durch hervorragende Forscher zur Anwendung gebracht. Wir nennen den Holländer *Jacobus Hendricus van t'Hoff* (1852—1911). Er wandte thermodynamische Erkenntnisse auf chemische Vorgänge an, begründete 1874 die Stereochemie und erkannte 1884 die Beziehungen des osmotischen Drucks zur molekularen Zusammensetzung von Lösungen. Weiter nennen wir den Schweden *Svante Arrhenius* (1859—1927), der 1882 die Lehre von der Dissoziation der Lösungen schuf, den deutschen Physiker *Walther Nernst* (1864—1941), der durch die von ihm 1897 erfundene hellstrahlende Nernstlampe dem weiteren Publikum bekannter geworden ist als durch seine große theoretische Leistung, und *Wilhelm Ostwald*, den wir schon als Naturphilosophen kennenlernten.

Diese Männer wurden die Hauptbegründer der modernen physikalischen Chemie, der glanzvollen Vereinigung der beiden bisher getrennten Disziplinen.

Mit der Bd. II, 1, S. 99f. geschilderten Gründung und Festigung der Strukturtheorie begann eine Zeit glücklichen Eindringens in den Chemismus von Verbindungen und Körpern, mit denen es der Mediziner täglich zu tun hat, als *Kekulé* 1865/66 den aromatischen Verbindungen aus dem Benzolring in seiner Strukturformel einen äußerst plastischen Ausdruck verlieh. Schon in den 60er und 70er Jahren wurde ein guter Teil der Ernte eingebracht. Für die physiologische

Chemie war vor allem die Aufklärung der Stoffe wichtig, die der Fettreihe angehören. Zu den zahlreichen Forschern, die sich an den einschlägigen Studien erfolgreich beteiligten, gehören neben *Kekulé Alexander Butlerow* (1828—1886), Professor der Chemie in Kasan, später in Petersburg, *Adolf Claus* (1860—1900) in Freiburg i. Br. und *Emil Erlenmeyer* (1825—1909), Professor der Chemie an der Technischen Hochschule in München, dessen Name durch die Erfindung des *Erlenmeyer*schen Kölbchens jedem bekannt ist, der im chemischen Laboratorium arbeitet.

Die Entzifferung der Konstitution der aromatischen Verbindungen warf neues Licht auf den Körperstoffwechsel, führte zur wissenschaftlichen Erforschung der Alkohole, Äther und Ester, der Karbolsäure und Karbonsäure, der Oxy-, Amido- und Aminosäuren, der Ketone, Aldehyde und Kohlenhydrate, zahlloser Produkte des Steinkohlenteers und zur Entdeckung vieler für die Heilkunde direkt oder indirekt wertvoller Farbstoffe. Im Jahre 1867 erkannte *A. W. Hofmann* (1818 bis 1892), der große Schüler *Liebigs*, das Formalin als Aldehyd der Ameisensäure. Der Chemismus der Zellulose, des Hauptbestandteils der Wand der Pflanzenzelle, wurde dem Verständnis näher gebracht. Seit 1858 gab *Peter Grieß* (1829—1888) in zahlreichen Einzeluntersuchungen die Diazoverbindungen bekannt. Es begann die Zeit der fabrikmäßigen Herstellung der Anilin- und Azofarbstoffe. Die Teerfarbenindustrie nahm seit den 60er Jahren in Deutschland einen mächtigen Aufschwung und bot der Forschung neue Färbemöglichkeiten für das tote und lebendige Gewebe, von deren Verwendung zu großartigen neuen anatomischen, biologischen und pathologischen Erkenntnissen wir später hören werden. *Heinrich Caro* (1834—1910) schenkte ihr 1871 das Eosin, 1876 das Methylenblau.

Unmittelbar wichtig für die Medizin wurden weiterhin die Aufschlüsse über die chemische Konstitution natürlich vorkommender Verbindungen, die man in der Praxis verwendete, wie Terpentinöl und Kampfer, und die Entdeckung der Verwandtschaft von Verbindungen, die sich aus stickstoffhaltigen Ringen ableiteten, mit Pflanzenalkaloiden, wie Nikotin, Pilocarpin, Opium, Kokain, Chinin, Hydrastin u. a.; denn darauf beruhte die Möglichkeit, diese Naturprodukte durch künstliche Präparate zu ersetzen. Der große Meister der Synthese wurde der später geadelte und mit dem Nobelpreis ausgezeichnete *Adolf Baeyer* (1835—1917). Ihm gelang die Synthese des Indols, Eosins und Indigos. Das berühmte, in den Weltkriegen tausendfach bewährte DDT-Insektenbekämpfungsmittel stellte als chemische Verbindung *Othmar Zeidler* (gest. 1911 als Apotheker in Wien) in seiner Studentenzeit in Straßburg her und gab es in seiner dort unter der Leitung von *Adolph von Baeyer* angefertigten philosophischen Doktordissertation 1873 bekannt. Von der hygienischen Verwendbarkeit ahnte er nichts. Das Mittel wurde erst 1939 von dem Schweizer Chemiker und Nobelpreisträger *Paul Müller* (geb. 1899) wiederentdeckt und sein großer Wert als Insektenbekämpfungsmittel in seiner unübersehbaren hygienischen und wirtschaftlichen Bedeutung erkannt. *v. Baeyers* großer Schüler *Emil Fischer* (1852—1919) brachte 1890 die Synthese des Frucht- und Traubenzuckers zustande.

Auf anorganischem Gebiet nahm man die Bearbeitung von Elementen auf, die bis dahin nicht oder nur unvollkommen durchforscht waren. Dadurch lernte man neue, vorher unbekannte Elemente kennen. In dem gleichen Jahr (1861), in welchem *Bunsen* und *Gustav Kirchhoff* (1824—1877) das Caesium und Rubidium entdeckten, fand *William Crookes* (1832—1919) das Thallium im selenreichen Schlamm einer Schwefelsäurefabrik, im Jahre 1863 *Ferdinand Reich* (1799—1882) mit seinem Assistenten *Theodor Richter* durch die Spektralanalyse in der Freiberger Zinkblende das Indium.

Das Jahr 1869 sollte eines der bedeutungsvollsten Jahre in der Geschichte der Chemie werden. Damals stellten, unabhängig voneinander, *Lothar Meyer* (1830—1895) in Karlsruhe und *Dimitrij Iwanowitsch Mendelejew* (1834—1907) in Petersburg das periodische System der Elemente auf. Beide Forscher hatten die Anregung dazu bei ihrer Anwesenheit auf einer Chemikertagung in Karlsruhe (1860) bekommen, die dadurch historisch geworden ist. Schon 1864 hatten *Lothar Meyer* und, ebenfalls unabhängig von ihm, *John A. R. Newlands* (1838—1898), technischer Chemiker in London, eine Anzahl von Elementen nach der Größe ihres Atomgewichtes geordnet. Daraus ergab sich eine bestimmte Reihenfolge. Bei näherer Untersuchung stellte sich heraus, daß das verschiedene chemische Verhalten der in der Reihe aufeinanderfolgenden Elemente keineswegs regellos ist. Vielmehr erinnerte das chemische und physikalische Verhalten der Elemente, wenn innerhalb der Reihe eine bestimmte Periode abgelaufen war, in der neuen Periode auffallend an das Verhalten der Elemente in der vorhergehenden Periode. Ja, man konnte sagen, daß es sich wiederholte, daß sozusagen familiäre Beziehungen zwischen den Elementen beständen. Die Theorie erinnert den Historiker an aristotelische Vorstellungen (vgl. Bd. I, S. 123) und läßt die moderne Theorie vom Bau des Atoms und der Konstitution der Materie ahnen. Sie wurde wenig gewürdigt. Man fragte *Newlands* sogar hohnvoll, ob er nicht auf ähnlicher Basis auch versuchen wolle, die Elemente nach ihren Anfangsbuchstaben zusammenzustellen. Inzwischen waren die Atomgewichte mehrerer Elemente mit größerer Genauigkeit festgestellt und das System von *Meyer* und *Mendelejew* konsequenter durchdacht worden. Es stellte sich heraus, daß tatsächlich alle Eigenschaften der Elemente periodische Funktionen ihrer Atomgewichte sind, die chemische Valenz, der elektrochemische Charakter, das thermochemische Verhalten und andere physikalische Qualitäten. Dadurch wurden die Elemente in ein natürliches System gebracht. Jetzt zweifelte niemand mehr an der Richtigkeit der Theorie. Man erkannte bewundernd ihre große Bedeutung. Da jedem Element auf Grund seines Atomgewichtes ein bestimmter Platz zukommt, konnte *Mendelejew* die Überzeugung aussprechen, daß in dieser Reihe deshalb Lücken seien, weil man die Elemente von entsprechendem Atomgewicht noch nicht kenne. Die künftige Forschung werde diese Lücken ausfüllen. *Mendelejews* Prognose wurde in der Folgezeit durch die Entdeckung zahlreicher bisher unbekannter Elemente glänzend bestätigt.

Im Jahre 1875 wurden von dem Franzosen *Lecoque de Boisbaudran* (1838—1912) in Zinkerzen das Gallium, 1879 von den Schweden *Per T. Cleve* (1840—1905) und *Lars Fredrik Nilson* (1840—1899) das Scandium, 1886 von dem deutschen Chemiker *Clemens Winkler* (1838—1904) das Germanium als neue, von *Mendelejew* vorausgesagte Zwischenstufen bekannter Elemente gefunden. Die Namen erinnern an die Heimatländer der Entdecker. Vor allem beanspruchte die Entdeckung der gasförmigen Elemente, Argon durch *William Ramsay* (1852—1916) und *John William Rayleigh* (1842—1919) im Jahre 1894 und Helium durch *Ramsay*, *Morris W. Travers* (geb. 1872) und *Rayleigh* im Jahre 1898, das Interesse der Chemiker.

Das beste Hilfsmittel bei dem planmäßigen Nachspüren der Chemiker nach diesen Stoffen, bei den überraschenden Entdeckungen und den dadurch veranlaßten Wandlungen der Lehre von Kraft und Stoff waren physikalische Methoden: die Verflüssigung von Gasen, die Berechnung des spezifischen Gewichtes, der spezifischen Wärme, vor allem die Spektralanalyse, die 1860 bekannt gegeben wurde.

In Heidelberg benutzte der Chemiker *Bunsen* bei seinen Experimenten die Flammenfärbung verschiedener Salze, um daraus bestimmte Metalle nachzuweisen. Da regte ihn der theoretisch gerichtete Physiker *Gustav Kirchhoff*, der kurz vorher auf *Bunsens* Veranlassung nach Heidelberg berufen worden war, dazu an, anstatt die Flammen durch farbige Gläser und durch Lösungen zu betrachten, dazu ein Prisma zu verwenden, wie es vorher schon andere getan hatten. (Vgl. Bd. II, 1, S. 98.) Daraufhin konstruierten beide gemeinsam das erste Spektroskop und stellten mit diesem fest, daß jeder Stoff analog den Fraunhoferschen Linien des Sonnenspektrums sein eigenes Spektrum hat. Den Chemikern und Physiologen, den Ärzten und Gerichtsmedizinern war ein neues, absolut zuverlässiges Hilfsmittel für chemische Untersuchungen geschenkt. Für die Medizin braucht man nur an den Nachweis des Kohlenoxyhämoglobins bei Gasvergiftungen zu denken. Der Apparat wurde mehrfach verbessert und die Benutzung technisch vereinfacht.

Da die tierischen Flüssigkeiten Lösungen von anorganischen und organischen Substanzen sind, die sich direkt oder durch mehr oder weniger durchlässige Scheidewände hindurch miteinander mischen, mußten die Untersuchungen der Physiker über die Diffussion und Osmose für die Heilkunde von größtem Wert sein. Daß in Lösung befindliche Stoffe sich bei diesen Vorgängen verschieden verhalten, daß man also verschiedene Arten von Lösungen unterscheiden muß, hatte schon 1850 der Italiener *Francesco Selmi* (1817—1881), Professor der pharmazeutischen Chemie in Bologna, festgestellt. Er war ein bedeutender Chemiker und Toxikologe. Vor allem wurde er dadurch bekannt, daß er im Jahre 1873 die chemische Natur der Leichengifte erkannte. Wegen ihrer Ähnlichkeit mit gewissen Pflanzenalkaloiden nannte er sie Kadaveralkaloide. Später (1878) wählte er den von da an gebräuchlichen Namen Ptomaine von πτῶμα, das Gefallene, der Leichnam. Im Jahre 1850 begann auch ein bedeutender englischer Chemiker mit Untersuchungen über das Wesen der

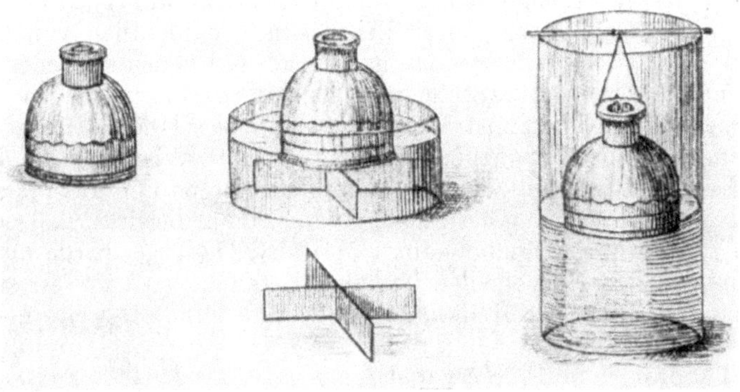

Abb. 2. Dialysierapparat von *Graham* (1862). Die zu dialysierende Substanz befindet sich in dem an seiner Basis mit Pergamentpapier abgeschlossenen glockenförmigen Gefäß und dialysiert durch das Pergamentpapier in das in dem äußeren Gefäß enthaltene Wasser

Lösung, *Thomas Graham* (1805—1869). Er zeigte 1862 durch die Dialyse (ein von ihm geprägter Ausdruck), d. h. indem er verschiedene in Lösung befindliche Stoffe durch eine tierische Membran hindurchgehen ließ, daß man zwei Arten von Stoffen unterscheiden muß, die Kristalloide, welche durch die tierische Membran leicht diffundieren, und die Kolloide, welche wegen der Größe ihrer Moleküle schwer oder gar nicht hindurchgehen. Das Wort „Kolloid" leitet er von dem griechischen κόλλα = Leim ab; denn die leimgebenden Substanzen waren die typischsten Repräsentanten der zweiten Gruppe. Hierzu gehörten die Eiweiße, die Lipoide und ähnliche, höher konstituierte organische, aber auch gewisse anorganische Verbindungen, Metalloxyde usw. Das waren die Anfänge der Kolloidchemie, die sich so bedeutungsvoll für die gesamte theoretische und praktische Medizin entwickeln sollte. Man denke an die ausgedehnte innere und äußere therapeutische Verwendung der kolloiden Silberverbindungen, etwa an das von dem Chemiker *Arthur Ernst Eichengrün* (1867 bis 1949) dargestellte, 1897 in die Medizin eingeführte Protargol.

Für den Ausbau der Lehre von der Lösung und Osmose wurden, wie schon angedeutet, die Untersuchungen *van t'Hoffs* grundlegend. Er ging von der Analogie zwischen dem Zustand gelöster Stoffe und dem der Gase aus. Wie dem Ausdehnungsbestreben der Gase der Gasdruck, so entspricht dem Ausdehnungsbestreben der gelösten Stoffe der osmotische Druck. Gleiche molekulare Mengen verschiedener

Stoffe ergeben, in dem gleichen Volumen gelöst, bei gleicher Temperatur den gleichen osmotischen Druck, und zwar ist der osmotische Druck gleich dem Gasdruck, welcher derselben Anzahl von Molekülen in dem gleichen Volumen Gas entsprechen würde. Um diese Zeit veröffentlichte *Arrhenius* seine in der Folge außerordentlich fruchtbar gewordene Theorie der elektrolytischen Dissoziation der Lösungen. Nach ihm leiten nur die Lösungen den galvanischen Strom, deren osmotischer Druck größer ist, als es dem Molekulargewicht entspricht. Daraus entnimmt *Arrhenius*, daß die Stoffe, welche die Leitung bewirken, in diesen Lösungen zum Teil gespalten sind und daß nur diese Spaltungsprodukte die Leitung vollführen. In einer leitenden Kochsalzlösung sind also neben den gewöhnlichen NaCl-Molekülen in Spaltung (Dissoziation) begriffene Natron-(Na-) und Chlor-(Cl-)Ionen enthalten. Diese sind frei und beweglich und tragen elektrische Ladungen. Daß sie nicht, wie an sich zu erwarten wäre, entsprechend ihrer chemischen Affinität zum Molekül NaCl verbunden sind, muß nach *Arrhenius* besonderen Eigenschaften des Lösungsmittels zugeschrieben werden, vielleicht seiner Fähigkeit, sich an die Ionen anzulagern und mit ihnen Komplexe zu bilden. Diese Lehre wurde namentlich von *Ostwald* und *Nernst* (1889) (osmotische Theorie des galvanischen Elements) weiter ausgebaut.

Eine besonders große theoretische und praktische Bedeutung für die Medizin sollten die Arbeiten des Nobelpreisträgers *Eduard Buchner* (1860—1917) zur Gärungschemie gewinnen. Er fand als Professor in Tübingen 1897 im Preßsaft der Hefe die Zymase und erkannte, daß dieses in der Hefe enthaltene und aus ihr abtrennbare Enzym die alkoholische Gärung des Zuckers von sich aus bewirkt, daß der lebendige Hefepilz also zur Gärung nicht unbedingt nötig ist. Dadurch wurde die Forschung nach Fermenten in den Körperzellen und ihre Beteiligung an den lebendigen Vorgängen vorbereitet, die in der Heilkunde des 20. Jahrhunderts weite neue Perspektiven eröffnete.

Aus dem Laboratorium *Plückers* und *Hittorfs* (vgl. Bd. II, 1, S. 100) gingen die Arbeiten hervor, welche die moderne Lehre von den Röntgenstrahlen und radioaktiven Substanzen vorbereiteten. Bei Versuchen mit *Geißler*schen Röhren (vgl. ebenda S. 98) bemerkte *Plücker* eine neue Strahlenart, die sein Schüler *Hittorf* (1869) näher untersuchte. Es zeigte sich, daß beim Durchschlagen elektrischer Hochspannungsfunken zwischen Anode und Kathode von der Kathode ein eigentümliches Licht ausgeht. Es ruft Fluoreszenzerscheinungen hervor. Wenn man gegenüber der Kathode metallische Gegenstände einschaltet, werfen sie einen Schatten, der von der Kathode fort gerichtet ist. Die Strahlen müssen also von der Kathode ausgehen und sich geradlinig fortpflanzen. Gleichzeitig konstatierte *Hittorf*, daß diese Strahlen durch den Magneten abgelenkt werden. *Eugen Goldstein* (1850—1930) zeigte 1876, daß dieselbe Ablenkung durch Elektrizität bewirkt wird. Er nannte die Strahlen Kathodenstrahlen. *Crookes* brachte es in den 70er Jahren zur größten Vollkommenheit in der Darstellung dieser Strahlen, als er die Versuche mit den von ihm konstruierten und nach ihm benannten „Kathodenstrahlröhren" (Crookesschen Röhren) fortsetzte. Sie sind durch einen besonders starken Verdünnungszustand gegenüber den Geißlerschen Röhren charakterisiert. Die Versuche des Engländers mit diesen Röhren brachten der Kenntnis der mechanischen, thermischen und optischen Wirkung der Strahlen große Fortschritte. Im Jahre 1892 gelang es dem Physiker *Philipp Lenard* (1862—1947), einem geborenen Ungarn, der zuletzt in Heidelberg lehrte, durch Einführung eines Fensterchens aus Aluminiumfolie in die Wand der luftverdünnten Röhre die Kathodenstrahlen aus dieser heraus in die atmosphärische Luft zu überführen und so dem Studium außerhalb der Röhre zugänglich zu machen. Fast hätte er die bahnbrechende Entdeckung gemacht, die für immer mit dem Namen *Wilhelm Conrad Röntgen* (1845—1923) verbunden ist. *Röntgen* konnte 1895 in seinem Würzburger physikalischen Laboratorium die nach ihm benannten Röntgen- oder X-strahlen ableiten.

1896 fand der Pariser Physiker *Henri Antoine Becquerel* (1852—1908), daß das Metall Uran und seine Verbindungen, insbesondere die natürliche Pechblende, Strahlen aussenden, die den Röntgenstrahlen in ihren Wirkungen ähnlich sind. Wie diese, durchdringen sie lichtdichtes Papier und andere undurchsichtige Stoffe, wie diese, verändern sie die photographische Platte. Damit wurde *Becquerel* der Entdecker der Radioaktivität. Weitere Forschungen ergaben dieselbe strahlende Eigenschaft bei anderen Stoffen, namentlich bei Mineralien. Im Jahre 1898 wurde von dem Ehepaar *Curie*, *Marie Curie*, einer geborenen Polin (1867—1934), und *Pierre Curie* (1859—1906) in der Pechblende das Radium gefunden. Als Prototyp der Träger der Strahlenenergie und anderer wunderbarer, bisher unerhörter Eigenschaften stand es bald im Vordergrund des Interesses der Physiker und Chemiker des beginnenden 20. Jahrhunderts.

Neben diesen für die Medizin praktisch so ungeheuer wichtigen Forschungsergebnissen der Physiker sollten ihre Untersuchungen und Theorien über die Beziehungen zwischen Kraft und Stoff, über das Wesen des Lichtes und der Strahlenbildung, über die Beteiligung der Elektrizität am chemischen Vorgang zu Resultaten führen, die an der Schwelle des 20. Jahrhunderts dem ganzen naturwissenschaftlichen und ärztlichen Denken eine neue Basis gaben, ja ein neues Weltbild schufen.

1879 konnte *Crookes* in einem Vortrag, den er in Sheffield im Anschluß an eindrucksvolle Versuche über Kathodenstrahlen hielt, einen „vierten Aggregatzustand der Materie" postulieren, der „ebenso fern vom gasförmigen, wie dieser vom flüssigen ist", und den prophetischen Ausspruch tun: (Wir scheinen) „endlich unter unseren Händen und im Bereiche unserer Prüfung die kleinen unteilbaren Teilchen zu haben, von denen man mit gutem Grund voraussetzt, daß sie die physikalische Grundlage des Weltalls bilden. Wir haben gesehen, daß in einigen ihrer Eigenschaften die strahlende Materie ebenso materiell ist wie dieser Tisch, während sie in anderen Eigenschaften fast den Charakter strahlender Energie annimmt. Wir haben tatsächlich das Grenzgebiet berührt, wo Materie und Kraft ineinander überzugehen scheinen".

von Helmholtz erinnerte an die duelektrische Auffassung der Elektrizitätswirkung *Faradays* (vgl. Bd. II, 1, S. 99), als er zwei Jahre später in einem Londoner Vortrag die Theorie vertrat, daß, entsprechend den Atomen der chemischen Elemente, auch die Elektrizität, die positive wie die negative, in bestimmte elementare Quanta geteilt ist, die sich wie „Atome der Elektrizität" verhalten. Daraus ergab sich, daß, ähnlich wie bei den Ionenwanderungen *Hittorfs*, bei allen chemischen Vorgängen die elektrische Ladung der Atome entscheidet, daß jede Affinitätseinheit mit einem Äquivalent positiver oder negativer Elektrizität geladen ist und daß die chemische Verbindung durch den Ausgleich dieser zustande kommt. Kurz darauf (1882) entwickelte der holländische Physiker *Hendrik Antoon Lorentz* (1853—1928) in Leiden seine Elektronentheorie. Submaterielle Teilchen, die Elektronen, sind die Träger der elektrischen Ladung. In der weiteren Entwicklung dieser Theorien erkannte man die Ursache der chemischen Affinität in der Wirkung der Elektronen und kam im Fortschreiten des 20. Jahrhunderts zu der neuen Anschauung von der Struktur des Atoms, die unsere Zeit beherrscht und deren Bedeutung für die Theorie und Praxis der modernen Medizin nicht überschätzt werden kann.

Das intensive Studium der dioptrischen Erscheinungen förderte die technische Vervollkommnung des Mikroskops, des Instrumentes, welches die theoretische und praktische Medizin damals mehr als je zuvor beherrschte. Der von *Amici* (vgl. Bd. II, 1, S. 95) um die Jahrhundertmitte eingeführten Immersionsmethode wurde von dem deutschen Optiker *Edmund Hartnack* (1826—1891), damals in Paris, seit 1860 beim Bau seiner berühmten Mikroskope Rechnung getragen. *Amici* hatte erst Wasser, dann Anisöl verwandt. Richtig brauchbar wurde die Methode erst, als der Mathematiker und Physiker *Ernst Abbe* (1840—1905) in den Jenenser Zeiss-Werken in Zusammenarbeit mit *Carl Zeiss* (1878) nach längeren Versuchen in dem eingedickten Zedernholzöl ein ideales Hilfsmittel fand. *Abbe* hatte schon 1872 seine Arbeiten an dem berühmten, nach ihm benannten Beleuchtungsapparat abgeschlossen, ohne den kein modernes Mikroskop denkbar ist. Für die früheren schwachen Vergrößerungen hatten einfache Spiegel und Linsen genügt, um das Licht auf das Objekt zu konzentrieren. Als man größere Ansprüche stellen mußte, war eine bessere Beleuchtung unerläßlich. Wie nötig sie war, zeigt eine Bemerkung des Physiologen *Willy Kühne* (1837—1900) aus dem Jahre 1862, daß man den stärkeren Vergrößerungen mit Mißtrauen begegne und die Zuverlässigkeit der mit solchen starken Vergrößerungen erhobenen Befunde trotz der Ölimmersion bezweifle. Der 1873 eingeführte Abbesche Beleuchtungsapparat, Kondensator genannt, beruht auf dem Gedanken, am Orte des Objektes eine Lichtstrahlung herzustellen, vermöge deren das Objekt aus allen Richtungen gleichzeitig Licht empfängt. Der Apparat stellt gewissermaßen ein umgekehrtes Mikroskopobjektiv dar. Mit dem Linsensystem des Tubus durch die Immersion verbunden, bildet er mit dem Mikroskop eine Einheit. Weite Perspektiven eröffneten sich der mikroskopischen Forschung. Da erschien 1873 die Arbeit von *Helmholtz*: „Über die Grenzen der Leistungsfähigkeit der Mikroskope". Danach konnte das beste Mikroskop der Welt Gegenstände von weniger als $^1/_{5000}$ Millimeter Größe dem menschlichen Auge nicht mehr von anderen unterscheidbar machen. Daran konnten auch die großen Fortschritte der Glasindustrie, welche die folgenden Jahre der Herstellung apochromatischer Linsen brachten und an deren Konstruktion *Abbe* (1886) den größten Anteil hat, nichts ändern. Das Saccharimeter von *Soleil* wurde 1865 durch das bessere Polaristrobometer von *H. Wild* und 1887 durch den noch besseren Halbschattenapparat von *L. Laurent* überholt, Apparate, die noch ständig für die quantitative Bestimmung des Zuckers im Urin von Diabetikern gebraucht werden.

Von den sonstigen Ergebnissen der Physik und Chemie aus der zweiten Hälfte des 19. Jahrhunderts, die der Medizin direkt oder indirekt zugute gekommen sind, erwähnen wir die von dem großen amerikanischen Erfinder *Thomas Alva Edison* (1847—1931) im Jahre 1879 nach dem Vorgang von *Heinrich Goebel* (vgl. Bd. II, 1, S. 103; dort in „Grebel" verdruckt) konstruierte Kohlenfadenlampe, mit der eine neue Ära des Beleuchtungswesens und der medizinischen Endoskopie begann, die Vertiefung der von *Kroenig* und *Clausius* (vgl. Bd. II, 1, S. 98) begründeten kinetischen Gastheorie durch *Maxwell* im Jahre 1860, die genauere Kenntnis der Erscheinungen der Phosphoreszenz und Fluoreszenz, denen *Edmond Becquerel* (1820 bis 1891) im Jahre 1867 ein epochemachendes Werk widmete, auf technischem Gebiet die Erfindung des Telefons durch den deutschen Lehrer und Physiker *Philipp Reis* (1834—1874) im Jahre 1861 und seine Einführung in den Verkehr durch den englischen Physiologen *Alex. Grah. Bell* (1847—1922) im Jahre 1876.

Um dieselbe Zeit erfolgten wichtige Fortschritte in der photographischen Technik. Im Jahre 1871 gab der englische Arzt *Richard L. Maddox*, der sich als Amateurphotograph für die Sache interessierte, die Bromsilbergelatinetrockenplatte bekannt. Er zog aus dieser Erfindung nicht den geringsten Nutzen und befand sich in den letzten Jahren seines Lebens in so kümmerlichen Verhältnissen, daß die englischen Berufsphotographen und Amateure ihm ein Geldehrengeschenk widmeten. Zwei Jahre nach *Maddox* entdeckte der Chemiker *Hermann Wilhelm Vogel* (1834—1898), Professor der Photochemie an der Technischen Hochschule in Berlin-Charlottenburg, das Verfahren, die photographischen Platten farbenempfindlich zu machen. Die älteren Platten hatten fast nur auf blaue und violette Strahlen reagiert, auf Rot, Gelb und sattes Grün wenig oder gar nicht. Sie waren sozusagen farbenblind. *Vogel* zeigte, daß man sie durch bestimmte Zusätze farbenempfindlich machen, „sensibilisieren", kann. Die Entdeckung beruhte auf der Erkenntnis, daß jeder Farbstoff eine photographische Schicht für die Farbe empfindlich macht, die er selbst bei durchfallendem Licht absorbiert. Bis zum Ende des Jahrhunderts wurde die photographische Technik weiterhin durch die Einführung des Films, den *Hannibal Goodwin* (1887) zum erstenmal verwandte, durch die Erfindung hochempfindlicher Platten durch die Gebrüder *Lumière* in Lyon und der Apparatur für die Serienmomentphotographie in den 70er und 80er Jahren durch den Vorläufer der Kinematographie den Amerikaner, *Eadweard Muybridge* (1830–1904) ihrer modernen Vollkommenheit ein gutes Stück näher gebracht. Seit den 40er Jahren entwickelte sich die Technik der Mikrophotographie. 1877 hob *Robert Koch* ihre Vorzüge gegenüber der vorübergehenden direkten Betrachtung bei den Bakterienstudien hervor, weil durch sie alle subjektiven Momente ausgeschaltet und die Befunde ein für allemal festgelegt wurden. Auch von dem Abbeschen Beleuchtungsapparat sprach er (1878) in begeisterten Worten und bemühte sich, die Firma Zeiss durch Anregungen und Ratschläge zu unterstützen.

Physik, Chemie und Technik haben in der zweiten Hälfte des 19. Jahrhunderts der theoretischen und praktischen Medizin nicht nur eine neue Basis des Denkens, nicht nur eine neue Zielrichtung des Forschens gegeben, sondern ihr auch eine bis dahin unerhörte Zahl von neuen technischen Hilfsmitteln geschenkt, mit denen man Schlag auf Schlag Erfolge erzielte, die alles Dagewesene in den Schatten stellten. Man braucht sich nicht zu wundern, daß man auch am Krankenbett alles Heil von der Naturwissenschaft erwartete.

II. Die biologischen Grundlagen der Medizin

Nicht nur die allgemeine Biologie, sondern auch das Denken der Anatomen, Physiologen und Pathologen der zweiten Hälfte des 19. Jahrhunderts wird souverän von zwei Leitgedanken beherrscht: vom Darwinismus und von der durch unzählige mikroskopische Untersuchungen geförderten Zelltheorie. Das, was den Sinnen zugänglich gemacht werden kann, immer feiner zu zerspalten, der Struktur des Lebendigen in gesunden und kranken Tagen durch die Analyse immer näher zu kommen und gleichzeitig alles aus dem Entwicklungsgedanken zu verstehen und zu erklären, erscheint der naturwissenschaftlich ausgerichteten Medizin mehrere Jahrzehnte lang als die Hauptaufgabe der Forschung.

1. Die Deszendenztheorie

Charles Darwin (1809—1882) gab seine Lehre im Jahre 1859 durch das Buch bekannt: „Über den Ursprung der Arten durch natürliche Zuchtwahl". Wie wir schon sagten, erregte seine Theorie ein ungeheures Aufsehen, weit über den Kreis der Naturforscher und Ärzte hinaus. In ihren Grundideen war sie seit langem vorbereitet (vgl. Bd. II, 1, S. 92). Schon in der zweiten Hälfte des 18. Jahrhunderts waren sowohl genetische Erörterungen in naturwissenschaftlichen Schriften als auch der Entwicklungsgedanke bei den Philosophen recht häufig. Die von den alten Systematikern vertretene, insbesondere von *Linné* noch einmal fest betonte Überzeugung von der Konstanz der Arten stieß mit dem Fortschreiten der Naturwissenschaft auf zunehmende Schwierigkeiten, namentlich als am Anfang des 19. Jahrhunderts von *George Cuvier* die wissenschaftliche Paläontologie begründet wurde. Er wies im Gegensatz zu abenteuerlichen älteren Anschauungen nach, daß die Versteinerungen Reste vorweltlicher Tiere sind; diese ruhen in verschiedenen Schichten der Erde und zeigen dadurch, daß sie verschiedenen Phasen der Erdentwicklung angehören, und zwar einer um so älteren Periode, je mehr sie sich von der jetzt lebenden Tierwelt unterscheiden. Jede Erdperiode geht mit einer gewaltigen Katastrophe zu Ende, die alles Leben vernichtet. An der Konstanz der Arten hielt *Cuvier* fest. Die jetzt lebenden Tiere hängen mit den ausgestorbenen genetisch nicht zusammen; denn alles Leben wurde bei den Katastrophen vernichtet und mußte jedesmal wieder neu entstehen. Diese Katastrophenlehre wurde von

Charles Lyell (1797—1875) widerlegt. Er nahm statt dessen eine allmähliche Veränderung der Erdoberfläche an. Gleichzeitig erwuchsen dem Dogma von der Unveränderlichkeit der Arten Gegner. In Deutschland war die naturphilosophische Richtung ihrer ganzen Denkart nach dem Entwicklungsgedanken günstig. *Lorenz Oken*, der Bremer Arzt und Naturforscher *G. R. Treviranus* (1776—1837) hängen ihm überzeugungstreu an, auch *Goethe* ist ihm, wie wir sahen, zugeneigt. In England huldigte ihm *Erasmus Darwin* (1731—1802), der Großvater von *Charles Darwin*. Von den Franzosen vertraten — im Gegensatz zu *Cuvier* — *Jean Lamarck* (1744—1829) und *Etienne Geoffroy St. Hilaire* (1772—1844), vor allem der erstere, die Ansicht, daß zunächst durch Urzeugung aus unbelebten Stoffen einfache Lebewesen entstehen, und daß sich aus ihnen im Laufe unermeßlich großer Zeiträume die jetzt lebenden Arten der Tiere und Pflanzen durch langsame Umwandlung entwickelt haben, ohne daß die Kontinuität des Lebens auf unserem Erdball jemals eine Unterbrechung erfuhr. Nach *Lamarck* bildet das Tierreich eine einzige aufsteigende Reihe. Ihr Endpunkt ist der Mensch. Die wichtigste Ursache für die Veränderung und Vervollkommnung der Organismen ist Übung oder Nichtübung. Die Organismen entwickeln sich unter verschiedenen Lebensbedingungen. Daraus entstehen verschiedene Bedürfnisse. Um diese zu befriedigen, müssen sich die Organismen den Lebensbedingungen anpassen. Das erreichen sie, indem sie bestimmte Körperteile und -organe in bestimmter Richtung üben. Durch diese Übung werden neue Organe und Körperveränderungen erworben, z. B. bei den Giraffen der lange Hals durch das Futtersuchen an hohen Bäumen. Durch Nichtübung werden Organe verloren oder zurückgebildet, z. B. bei den Maulwürfen die Augen, weil sie ein unterirdisches Dasein im Dunkeln führen. Diese erworbenen Eigenschaften werden auf die Nachkommen vererbt und von diesen weiter ausgebildet. Bei *Lamarck* erscheint der Einfluß der äußeren Existenzbedingungen auf die Umwandlung der Tierwelt als indirekter Faktor. *Geoffroy St. Hilaire* nimmt dagegen einen unmittelbar umgestaltenden Einfluß der Außenwelt auf die Organismen an. Die Autorität *Cuviers* war stärker als die geistvollen Spekulationen seiner Gegner. Die Theorie *Lyells* wurde zwar anerkannt, aber man zog daraus nicht den Schluß, daß der Kontinuität der geologischen Erdgeschichte eine Kontinuität des Lebens entsprechen müßte. Der Entwicklungsgedanke wurde wieder beiseitegestellt. Erst *Charles Darwin* gab ihm die Fassung, in der er bis auf den heutigen Tag fruchtbar werden sollte.

Darwin gründete seine Lehre nicht wie seine Vorgänger auf spekulative Erörterungen, sondern auf eine sorgfältig durchdachte Naturbeobachtung. Als wohlhabender Mann konnte er sich sein ganzes Leben lang ohne Sorgen der Wissenschaft widmen. Nach Studien in Edinburgh und Cambridge begleitete er in den Jahren 1831—1836 als Naturforscher die Expedition des Kapitäns *Fitzroy*. Die Fahrt berührte hauptsächlich Südamerika und den Stillen Ozean. Vor dieser Reise war *Darwin* wie *Cuvier* von der Unveränderlichkeit der Arten überzeugt. Die Eindrücke der Fahrt ließen ihn umlernen. Er brachte ein empirisch erforschtes, ungeheuer reichhaltiges Material aus der Flora und Fauna nach Hause und unterzog es einer exakten vergleichend-anatomischen Betrachtung. Dazu kam das Studium der Theorien von *Malthus* und der Werke von *Lyell*. Die Untersuchung der morphologischen und physiologischen Merkmale, welche man in der Systematik zur Unterscheidung der Arten und Varietäten benutzte, führte ihn zu der Überzeugung, daß diese Merkmale nicht durchgreifend sind. Es bestehen überhaupt keine scharfen Unterschiede zwischen Art und Varietät. Die Arten sind konstant gewordene Varietäten und die Varietäten in der Entstehung begriffene Arten. Die Individuen variieren also, d. h. sie gewinnen, von einem zum anderen verglichen, eine größere oder geringere Verschiedenartigkeit der Charaktere. So lange die extremen Unterschiede durch Übergänge verbunden werden, sprechen wir von Varietäten einer Art. Sind dagegen die vermittelnden Übergänge ausgestorben, haben sich im Laufe langer Zeiträume die Unterschiede gefestigt und die Befruchtungsfähigkeit untereinander beeinträchtigt, so sprechen wir von verschiedenen Arten. Wie *Lamarck* und *Geoffroy St. Hilaire* erblickt *Darwin* die Ursache dieser Variabilität in der Veränderung der äußeren Lebensverhältnisse. Aber er unterscheidet zwei Gruppen von Veränderungen: solche, die die Geschlechtszellen, und solche, die die übrigen Körperzellen betreffen. Die erste Gruppe tritt erst bei der folgenden Generation, die aus den veränderten Geschlechtszellen hervorgeht, in die Erscheinung, die zweite zeigt sich sofort bei dem Tier, welches unter neue Lebensbedingungen versetzt wurde, und umfaßt auch die Veränderungen, welche im Sinne *Lamarcks* durch Übung gewisser Organe bedingt werden, die an Masse zunehmen, während andere Organe funktionslos werden und verschwinden. Dazu tritt als wichtigster und folgenschwerster Gedanke *Darwins* die Lehre vom Kampf ums Dasein und von der auf ihm beruhenden natürlichen Zuchtwahl: Von den Tausenden von Varietäten, die im Laufe der Zeit zufällig entstehen, bleiben immer nur die erhalten und vererben nur die ihre Eigenschaften auf ihre Nachkommen, die für den Kampf ums Dasein am besten ausgerüstet sind, d. h. ihren Existenzbedingungen am besten entsprechen. So entstehen immer neue Organismen.

Das grundlegende Buch vom Jahre 1859 wurde in alle Sprachen übersetzt. Ebenso ging es mit späteren Schriften *Darwins*: „Die Variationen der Tiere und Pflanzen unter der Züchtung" (1868) und „Die Abstammung des Menschen" (1871). In der letztgenannten Schrift entschloß sich *Darwin* zu einer Lehre, die er 1859 nur angedeutet hatte: Auch der Mensch entstammt dem Tierreich, er ist ein höher entwickeltes Tier. Darin war ihm sein Landsmann *Thomas Huxley* (vgl. Bd II, 1, S. 117) im Jahre 1863 vorausgegangen.

Für die Biologen wurde der Darwinismus zu einer Offenbarung. *Emil du Bois-Reymond* nannte *Darwin* den „Kopernik der organischen Welt". Indem der Darwinismus den Menschen zum Glied in einer Reihe von Organismen machte, das sich aus einfachen Anfängen ohne Wunder auf natürlichem Wege entwickelt hat, gab er den naturwissenschaftlichen Disziplinen der Medizin einen Eckpfeiler ihres Aufbaues, trug nicht nur ein sehr wichtiges Prinzip, den Entwicklungsgedanken, besonders machtvoll in sie hinein, sondern machte auch das Studium der Vorstufen des Menschen zu ihrer unerläßlichen Voraussetzung.

Wie bei jeder grundlegenden Neuerung in der Menschheitsgeschichte, gab es natürlich Kampf und Streit, nicht nur in den Reihen der Naturforscher, sondern auch wegen der weltanschaulichen Konsequenzen in weiten Kreisen der Philosophen, Theologen, ja der ganzen Bevölkerung. In der Biologie blieb der Darwinismus zunächst Sieger. *Ernst Haeckel* riß mit seiner begeisternden Überzeugung, seinen phantasievollen kühnen Konstruktionen, seinen zündenden Reden und geistreichen Formulierungen die Naturforscher mit sich fort. Eine Zeitlang blickten alle auf ihn und auf Jena. Hier wirkte er von 1865—1908 als Professor der Zoologie und schuf ein weitausstrahlendes Zentrum darwinistischen Denkens. Durch *Haeckel* erhielt eine Theorie ihre moderne Prägung, deren Anfängen wir bei *Kielmeyer* begegneten, das biogenetische Grundgesetz. Der Gedanke war in keiner Weise neu. Man findet ihn nicht nur bei *Kielmeyer*. *Johann Friedrich Meckel* (vgl. Bd. II, 1, S. 116) sprach von „einer Gleichung zwischen der Entwicklung des Embryos und der Tierreihe". *von Baer* wies auf die Parallele zwischen der „individuellen Metamorphose" und der „Metamorphose der Tierreihe" hin. *Fritz Müller* (vgl. ebenda), ein Schüler *Johannes Müllers*, der 1848 nach Brasilien ausgewandert war, kam 1864 in seiner Schrift „Für Darwin" auf Grund von embryologischen Untersuchungen an Krebstieren zu ähnlichen Ergebnissen. *Haeckel* formulierte den Lehrsatz zuerst 1866 und in seiner definitiven Form 1872: Die Ontogenie, die Entwicklung des Einzelwesens, des organischen Individuums, ist eine Wiederholung der Phylogenie, der Entwicklung des Stammes, zu dem das Individuum gehört. Bei der embryonalen Entwicklung werden die wichtigsten von den Formveränderungen wiederholt, welche die Vorfahren eines Individuums während des langsamen und langen Laufes ihrer paläontologischen Entwicklung nach den Gesetzen der Vererbung und Anpassung durchlaufen haben. Die Ontogenese ist die kurze und schnelle, durch Vererbung und Anpassung bedingte Wiederholung der Phylogenese.

Haeckel stützte sich bei seiner Theorie vor allem auf die Entwicklungsgeschichte des Menschen. Der menschliche Fetus weist in bestimmten Stadien seiner Entwicklung Organanlagen auf, die für ihn sinnlos, aber als Reminiszenzen aus der Tierheit zu erklären sind, wie die Kiemenbogen der Fische, Skelett-Teile der Reptilien u. ä.

Die Schwierigkeiten der Deszendenztheorie und des biogenetischen Grundgesetzes traten erst allmählich hervor, als man intensiver in die Einzelheiten des Problems und die sich daraus ergebenden Fragen eindrang. Das führte zur Weiterentwicklung der Lehre und zu mancher Gegnerschaft gegen den großen englischen Naturforscher *Darwin* und gegen seinen geistreichen deutschen Interpreten *Haeckel*. Man kann unter den Gegnern zwei Hauptrichtungen unterscheiden, die Neo-Darwinisten und die Neo-Lamarckisten. Der Begründer der erstgenannten Richtung ist *August Weismann* (1834—1915). Ursprünglich Arzt, habilitierte er sich in Freiburg/Br. in der medizinischen Fakultät für Zoologie, die bis dahin in Verbindung mit der Physiologie gelesen wurde. Schließlich wurde er der weltberühmte Inhaber des dortigen ordentlichen Lehrstuhls für Zoologie.

Der Neo-Lamarckismus kam aus Amerika. Sein Gründer war der Paläontologe *Edward D. Cope* (1840—1897) in Philadelphia. In Deutschland vertrat ihn der Münchener Professor der Zoologie *August Pauly* (1850—1914). In den Theorien dieser Männer spielte die von *Lamarck* vertretene Anschauung eine wichtige Rolle, daß psychische Faktoren, Wille und Bedürfniserfüllung, für die Entwicklung und Formgestaltung des Organismus maßgebend sind. Über die Grundursache der Entwicklung gingen die Anschauungen der Neo-Lamarckisten zum Teil weit auseinander, aber sie hielten an der Überzeugung von der Vererblichkeit erworbener Eigenschaften fest. Der in ihrer Lehre steckende teleologische Gedanke brachte ihren Standpunkt bei vielen Biologen in Mißkredit.

2. Die Zellenlehre

Die früher geschilderte Entwicklung der Zellenlehre fand im Anschluß an die von *Max Schultze* aufgestellte Protoplasmatheorie ihre Fortsetzung im eifrigen Studium der beiden als integrierend anerkannten Bestandteile der Zelle, des Kernes und des Protoplasmas.

An diesem Klümpchen Protoplasma hatte man schon in den 40er und 50er Jahren Bewegungserscheinungen beobachtet, die große Aufmerksamkeit erregten. *Dujardin* zeigte, vor allem in der schon erwähnten Arbeit von 1841 (vgl. Bd. II, 1, S. 110), daß die Masse, aus der der Körper der Infusorien und Rhizopoden besteht, sich spontan bewegt. Ähnliche Bewegungen konstatierten in den 40er und 50er Jahren Forscher wie *Brücke*, *Virchow*, *Lothar Meyer*, der in Würzburg unter *Virchow* arbeitete, u. a. auch an Körperzellen von Wirbeltieren, *Huxley* und *Kölliker* am Gallertgewebe niederer Tiere, *Lieberkühn* d. Jüngere (vgl. Bd. II, 1, S. 123) an weißen Blutkörperchen. *Kölliker* hatte 1856 bei Studien in Nizza an Zellen von Aszidien (die zu den Manteltieren gerechnet werden) amöboide Bewegungen festgestellt, bei denen die Zellen langsam von der Stelle rückten, wobei sich die Zellkörper den „vorgeschickten Fortsätzen nachschoben". Diese „Kontraktilität" galt als charakteristische Eigenschaft der lebendigen Zelle. Sie wurde für die Lehre von der Entzündung bedeutungsvoll. Im Jahre 1862 kam *Brücke*, der sich mit der Untersuchung der Brownschen Bewegung an vielen Zellen höherer und niederer Tierarten beschäftigte, zu der Überzeugung, daß es sich bei dieser Bewegung um einen dem Leben eigenen Vorgang handele, den man nicht allein aus der Physik molekularer Lösungen erklären könnte. Aber diese Ansicht setzte sich im Zeitalter des Mechanismus nicht durch, und mit dem Fortschreiten der Physik erkannte man, daß es sich in der Tat um Vorgänge handelt, die man in jeder molekularen Lösung, insbesondere in kolloidalen Gemischen findet.

Ein Jahr vorher (1861) hatte *Brücke* für die Zelle die Bezeichnung „Elementarorganismus" geprägt. Sie sollte als ein in sich geschlossenes Ganzes unteilbar sein wie die Atome der chemischen Elemente. Die Bezeichnung gewann schnell allgemeine Verbreitung. Nun erhob sich die Frage, ob Zelleben nicht auch ohne Kern und eine Kernexistenz nicht auch ohne Protoplasma möglich ist. *Haeckel* konnte an manchen niedrigsten Lebenwesen keinen Kern nachweisen. Daraus zog er (1866) den Schluß, daß nicht die Zelle der Elementarorganismus ist, sondern daß dieser durch „zellähnliche Gebilde" repräsentiert wird, die keinen Kern haben oder in deren Körper Kern und Protoplasma noch nicht differenziert sind. *Haeckel* nannte sie „Zytoden". Diese Organismen bilden sich unter günstigen Bedingungen aus organischem Stoff. Im Laufe der Entwicklung entstehen aus ihnen erst allmählich die eigentlichen Zellen. In der Folgezeit bestätigten zwar einige Forscher *Haeckels* Erfahrung über das Vorkommen niederer Organismen, die ohne Kern zu wachsen, fressen, sezernieren und sich zu vermehren schienen, aber mit dem Fortschreiten der mikroskopischen Technik stellte sich heraus, daß viele von ihnen doch einen Kern haben. Vor allem ergaben sich aus den Arbeiten von *Giulio Bizzozero* (1846—1901) aus dem Jahre 1868 und späterer Forscher, daß die spärlichen kernlosen Zellen, die man im Wirbeltierkörper kannte, z. B. die roten Blutkörperchen der Säugetiere und die Zellen in manchen Horngeweben (äußere Hautschicht, Haare, Federn), ursprünglich Kerne hatten und sie nachträglich verloren. So wurde die Auffassung der Zelle als „Elementarorganismus" und die Vorstellung, daß der Kern mit dem Protoplasma unbedingt zum Begriff der Zelle gehört, nicht erschüttert. Die experimentelle Behandlung des Zellkernproblems sollte sie weiter bestärken. Versuche der Botaniker *K. Brandt* (1877) und *Schmitz* (1879), des Bonner Anatomen und Biologen *Moritz Nußbaum* (1850—1915), des Freiburger Zoologen *August Gruber* (1853—1938) in den 80er Jahren, des Biologen *Oskar Hertwig* (1849—1922) u. a. in den 80er und 90er Jahren zeigten, daß Protoplasmastücke nach der Entfernung des Kernes zwar noch eine Zeitlang weiter vegetieren, aber bald zugrunde gehen.

Wir bringen als Beispiel Abbildungen der für die Zeit charakteristischen Versuche einer „mikroskopischen Vivisektion" von *August Gruber* aus dem Jahre 1893. Sie sprechen für sich selbst (s. Abb. 3).

Die Frage, ob der Zellkern als unabdingbarer Träger des Lebens zum Begriff der kleinsten auf der Welt vorkommenden lebendigen Organismen gehörte, hielt die Biologen weiter in Atem, vor allem als *Haeckel* kernlose Urorganismen, die sog. Moneren, als Vorläufer der Zellen postulierte. Der Streit ging hin und her. Als die Bakteriologie ihren kometenartigen Aufstieg erlebte, deren Objekt, der Bazillus, an Organisation weit hinter den Zellen und Protozoen zurückzustehen schien, zog man auch die mikroskopische Untersuchung dieser niedrigsten Lebensformen zur Entscheidung der Frage heran. *Otto Bütschli* bekannte sich 1890 in einer Studie „Über den Bau der Bakterien und verwandter Organismen" zu der Überzeugung, daß diesen Mikroben alle Charakteristika einer Zelle eigen sind. Sie haben einen „Zentralkörper", der dem Kern entspricht, eine Rindenschicht mit wabenförmigem Protoplasma, wie er es (s. w. u.) für die Körperzelle beschrieb, und eine Membran (vgl. Abb. 4; die erläuternden Zusätze wurden von uns gegeben). Heute spricht man nicht mehr von Bakterienkernen (*Reiner Müller*).

Im Jahre 1861 definierte *Max Schultze* das Protoplasma als eine homogene, zähflüssige, glasartig durchschimmernde Masse. Die darin mit dem Mikroskop nachweisbaren Körnchen und Vakuolen sollten als Sondergebilde in ihm suspendiert sein. Im gleichen Jahr machte *Brücke* darauf aufmerksam, daß der Bau des Zellinhaltes viel zu kompliziert ist, als daß das Mikroskop zu seiner Durchforschung genügt. Wer das leugnet, stellt sich nach seiner Ansicht auf den Standpunkt eines Knaben, der die Qualle für eine strukturlose Gallerte hält, weil er mit bloßem Auge nichts darin finden kann. Er wies auch in den roten Blutkörperchen eine feinere Struktur nach. *Schultze* selbst fand in den zentralen Nervenzellen „charakteristische Streifungen". An den Flimmer- und Muskelzellen lernte man ebenfalls

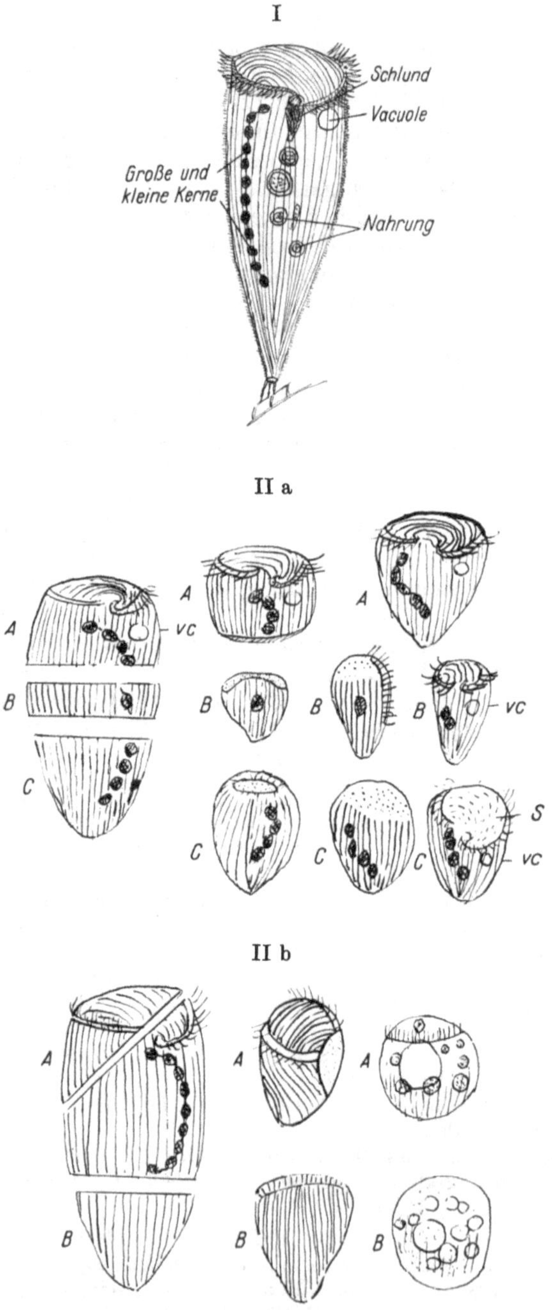

Abb. 3. „Vivisektion" des Trompetentierchens nach *A. Gruber* (1893)
I. Normales Trompetentierchen; II. Nach der Durchschneidung
a) Regeneration der kernhaltigen Teile
b) Degeneration (Tröpfchenzerfall) der kernlosen Teile

Längsstreifungen und manches andere kennen, was sich mit einem einfachen, homogenen Bau des Protoplasmas nicht vertrug. Trotzdem wollte man zunächst die Schultzesche Theorie nicht fallen lassen. Man hielt diese Strukturen für Bildungen einer Spezialfunktion der Zellen, ähnlich, wie man das früher von den Fasern des Zellgewebes angenommen hatte (vgl. Bd. II, 1, S. 15 u. 104f.).

Der erste Schritt auf dem Wege von der stofflich-homogenen zur strukturellen Erfassung des Protoplasmas geschah durch *Carl Frommann* (1831—1892), Professor für innere Medizin in Jena. In Nervenzellen, Stützsubstanzzellen der nervösen Zentralorgane, im Nabelstrang, in Bindegewebs-, Knochen- und Epithelzellen fand er 1867 Fasern, die den Zellkörper durchziehen (vgl. Abb. 5). Da er sie auch an ungefärbten und ohne Reagenzien behandelten Objekten in frischem Zustande beobachtete, konnten es keine Kunstprodukte sein. *Frommann* stellte diese Fasern — und das ist das Wichtige — als für den Zellbau allgemein gültig hin. Nach seiner Ansicht handelt es sich um einzelne stärkere Stränge, die vom Kern ausstrahlen, zum Teil mit Körnchen im Protoplasma in Verbindung stehen und teilweise aus der Zelle austreten. Daneben besteht eine feine Granulierung des Protoplasmas für sich. Weiter ging der Wiener Anatom, spätere New Yorker Dermatologe *Karl Heitzmann* (1836 bis 1896).

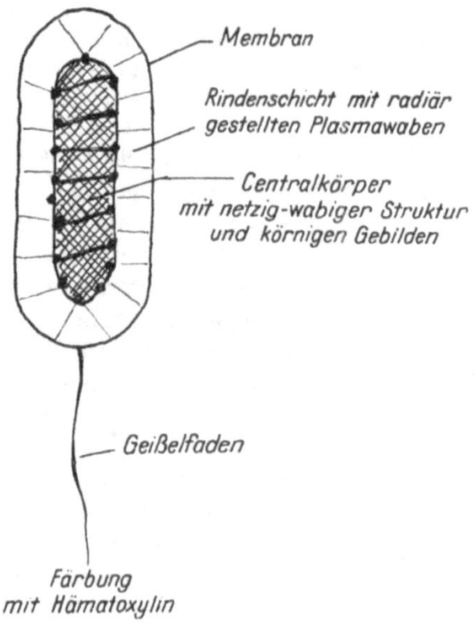

Abb. 4. Struktur des Bacterium lineola. Nach *Bütschli* (1890)

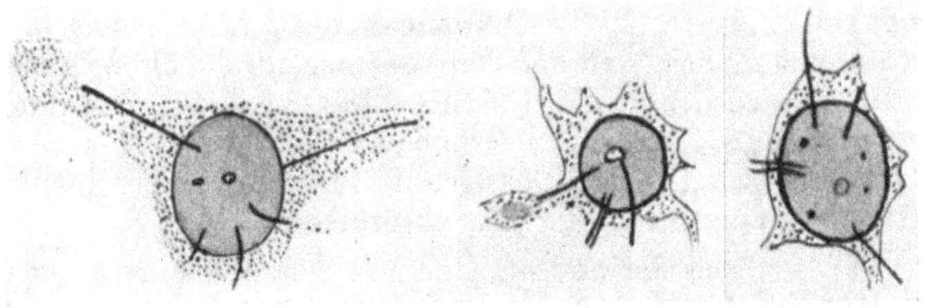

Abb. 5. Zellen aus der weißen Substanz des Rückenmarks nach *Frommann* (1867)

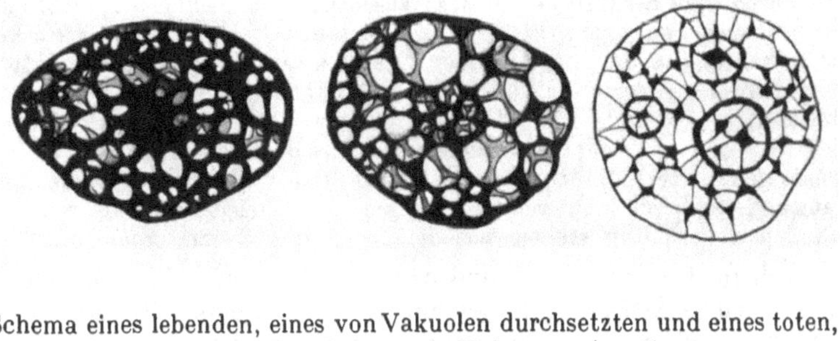

Abb. 6. Schema eines lebenden, eines von Vakuolen durchsetzten und eines toten, farblosen Blutkörperchens nach *Heitzmann* (1873)

Nach Untersuchungen an Amöben, Blutkörperchen des Flußkrebses, der Schnecke, an menschlichen Leukozyten und Kolostrumkörperchen, die er später auf die verschiedensten Gewebsarten ausdehnte, sprach er 1873 in präziser Form die Lehre aus, daß das Protoplasma eine ganz bestimmte Struktur besitzt. Sie ist netzförmig (vgl. Abb. 6). Die Körnchen, die man im Protoplasma beobachtet, sind keine Fremdkörper, sondern lebendige Bestandteile des Protoplasmas, nämlich die Knotenpunkte des Netzwerkes.

Diese neue Auffassung des Zelleibes war prinzipiell von Bedeutung. Ein formloses, homogenes Protoplasma konnte man höchstens chemisch näher studieren, ein durch Struktur charakterisiertes gab dagegen die Möglichkeit, den Problemen des Lebens der Zelle, der Vererbung und Entwicklung, der Krankheit von morphologischen Gesichtspunkten näher zu kommen, und bot der Erforschung mit Härtung, mikroskopischem Schnitt und Färbung die besten Aussichten. Unter den in dieser Richtung verdienten Forschern ist vor allem *Walther Flemming* (1843 bis 1905), Anatom in Prag, später in Kiel, zu nennen. Er hatte sich schon seit 1873 intensiv mit dem Zellproblem beschäftigt. Mit dem Jahre 1879 begannen die Arbeiten, die ihn zur Aufstellung einer grundlegenden neuen Theorie über den Bau des Protoplasmas führen sollten, indem er an geeigneten Objekten das mikroskopische Bild des lebendigen Zustandes mit dem des konservierten und gehärteten Präparates verglich. Das Resultat war die sog. Fadengerüstlehre (1882). Nach dieser Lehre besteht der Protoplasmaleib einerseits aus faden-, strang- oder gerüstförmigen Bildungen, die aber nicht, wie *Heitzmann* u. a. glaubten, netzförmig sozusagen verknotet sind, sondern frei durcheinanderlaufen. Das ist das Mitom. Daneben besteht eine homogene Grundmasse, das Paramitom. Die daneben vorkommenden Körnchen und anderen Einschlüsse sind keine wesentlichen Bestandteile des Protoplasmas.

Die Theorie gewann unter den Histologen bald zahlreiche Anhänger. Doch blieb die Frage offen, ob das Mitom (die Filarmasse) oder das Paramitom (die Interfilarmasse) der Sitz der lebendigen Vorgänge sei. Manche Erscheinungen des Lebens, z. B. das Fließen des Amöbenkörpers, der Saftaustausch in der Pflanzenzelle, ließen sich nur schwer mit einer festen Beschaffenheit des Protoplasmas in Verbindung bringen. So ist es verständlich, daß manche Forscher auf die ältere Anschauung von dem flüssigen Zustand zurückgriffen. Im Jahre 1886 kam z. B. der Göttinger Botaniker *Gottfried Berthold* (1854—1937) auf Grund physikalischer Erwägungen dazu, dem Protoplasma die Eigenschaft einer flüssigen Emulsion zuzuschreiben und die Fäden für Kunst-, Gerinnungsprodukte u. ä. zu erklären.

Im gleichen Jahr erwuchs der Fadentheorie eine neue Konkurrenz, als der Leipziger Anatom *Richard Altmann* (1852—1900) die Struktur des Protoplasmas durch sog. Granula (Körnchen) gegeben sein ließ, feine Körner, die sich mit spezifischen Färbereaktionen als wirkliche Körper nachweisen lassen. Diese den Bakterien ähnlichen „Granula" sind für ihn selbständige Gebilde. Er nannte sie Bioblasten (*Nowikoff*). Die Ergebnisse von *Frommann* und *Heitzmann* wurden dadurch gewissermaßen umgedreht. Diese beiden Forscher hatten die von ihnen beschriebenen Strukturen für das Wesentliche im Zellkörper gehalten, für *Altmann* waren sie dagegen nur eine „Intergranularsubstanz". *Frommann* und *Heitzmann* sahen nur Lücken, wo *Altmann* die maßgebenden Granula sah. Sie hatten die Intergranularsubstanz (im Sinne *Altmanns*) für das positive Bild gehalten, während ihre Lücken für *Altmann* die positiven Granula sind. *Altmann* nahm weiter an, daß nicht die ganze Zelle, sondern diese Granula das eigentliche Bauelement des Körpers seien, und glaubte damit die von *Brücke* geäußerte Vermutung zu bestätigen, daß vielleicht „die Zellen selbst noch wiederum aus anderen, noch kleineren Organismen zusammengesetzt sind, welche zu ihnen in einem ähnlichen Verhältnis stehen, wie die Zellen zum Gesamtorganismus".

Standen sich in der Gerüstlehre und der Granulatheorie, die sich bald als überlebt erwies, zwei Gegensätze schroff gegenüber, so nahm eine dritte Ansicht eine vermittelnde Stellung ein und schien geeignet, die Erscheinungen dem Verständnis näher zu bringen, welche manche Forscher veranlaßt hatten, an einer flüssigen Beschaffenheit des Protoplasmas festzuhalten. Es war die von dem Heidelberger Zoologen *Otto Bütschli* (1848—1920) seit 1878 ausgearbeitete, 1891/92 bekanntgegebene Wabentheorie. Das Protoplasma hat nach *Bütschli* einen wabigen, alveolären oder schaumigen Bau. Der fundamentale Unterschied gegenüber der Gerüstlehre besteht darin, daß in der Bütschlischen Auffassung die Zwischenmasse in lauter getrennten Kämmerchen enthalten ist, wie die Luft in einem Seifenschaum, während sie bei einer netz- oder fadenförmigen Struktur ein zusammenhängendes Ganzes

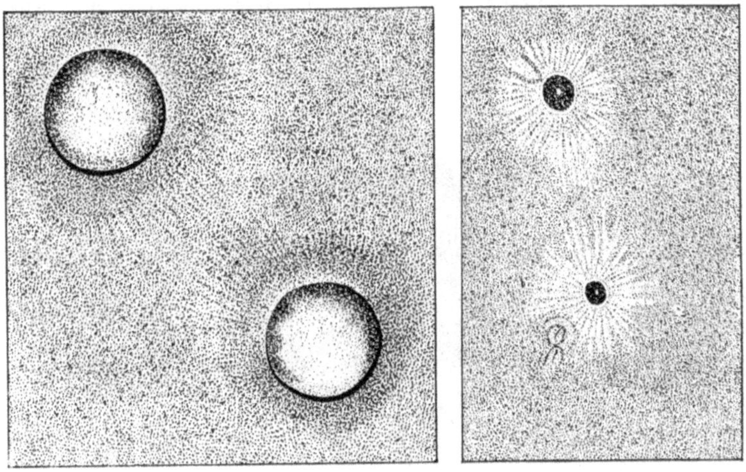

a) b)

Abb. 7. Pseudokaryokinetische Figuren um Luftblasen: a) in Gelatineölschaum, b) in Gerinnungsschaum von Eiweiß und Gelatine. — Nach *O. Bütschli* (1897)

darstellen würde. Ferner ist für *Bütschli* der ganze Protoplasmakörper flüssig; das Lamellengerüst ist an sich auch flüssig, nur etwas dicker als der Inhalt der Alveolen; *Bütschli* nannte es (1892) Hyaloplasma, den Inhalt Enchylema. Die Theorie wurde nach heftigen Kämpfen von vielen Forschern anerkannt; denn sie schien manche Schwierigkeiten plausibel zu lösen und vieles physikalisch, d. h. durch die Mechanik der Schäume zu erklären oder wenigstens der Erklärung näher zu bringen. *Bütschli* selbst — als Physiker und Chemiker gleich gut durchgebildet — stellte unzählige Versuche über die Mechanik dieser Gebilde an. Es gelang ihm, in diesen „Modellversuchen" den Bau des Protoplasmakörpers und selbst lebendige Vorgänge in der Zelle, wie amöboide Bewegungen und karyokinetische Änderungen täuschend ähnlich nachzuahmen (vgl. Abb. 7). Die von ihm dabei verwendeten Eiweiß-, Ölseifen- u. a. Schäume gehören zu den kolloiden Gebilden, und es wurde immer klarer, daß wir es im Protoplasma mit einer ausgesprochen kolloidalen Substanz zu tun haben.

Die physikalische Chemie zeigte aber auch, auf wie unsicheren Füßen diese Protoplasmatheorien standen. Man lernte durch sie die Begrenztheit der durch histologische Untersuchungen erreichbaren Aufschlüsse kennen und sah, daß sich Veränderungen durch Vorgänge an den Ionen, Molekülen und Kolloiden vollziehen, die der mikroskopischen Untersuchung entgehen, ferner daß durch die Vorbehandlung der mikroskopischen Präparate mit den üblichen Härtungs-, Färbe- und Schneidemethoden den durch den lebendigen Prozeß bedingten Protoplasmaveränderungen Kolloidveränderungen aufgelagert sind, die durch physikalische und chemische Einflüsse der Vorbehandlung verursacht werden. *Flemming* wies schon 1882 auf diese Dinge hin, *G. Berthold* zeigte 1886, daß unter der Einwirkung von Pikrinsäure im Protoplasma als Kunstprodukt ein schönes, netzförmiges Gerüst entsteht, der Botaniker *Frank Schwarz* stellte 1891 ein gleichartiges Gerüst in Gelatine und Pepton her und leugnete deshalb jedes Bestehen eines natürlichen Gerüstes im lebenden Zellprotoplasma.

Wie das Protoplasma wurde der Zellkern eingehenden mikroskopischen Untersuchungen unterworfen. Schon *Schleiden* hatte in ihm eine netzförmige Struktur abgebildet (vgl. Abb. 8), aber keinen besonderen Wert darauf gelegt. Bis man sich näher mit

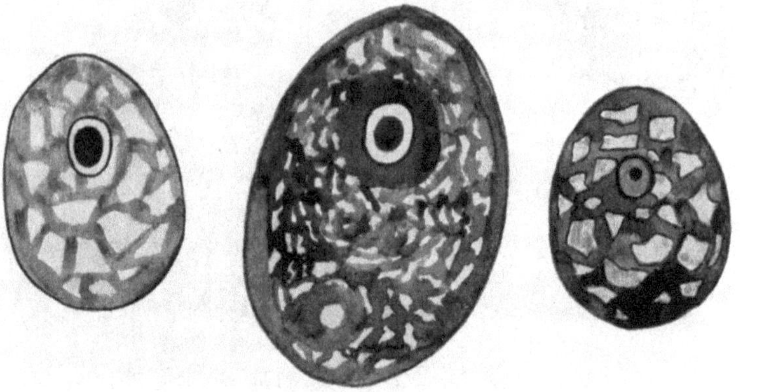

Abb. 8. Drei Zellkerne mit netzförmiger Struktur („Zytoblasten") nach *Schleiden* (1838)

dieser Struktur befaßte, dauerte es, wie beim Protoplasma, ziemlich lange. Zunächst herrschte die Bd. II, 1, S. 112 erwähnte Auffassung: Der Kern ist ein Bläschen mit einer festen peripheren Schicht und einem weichen Inhalt. In diesem weichen Inhalt sind Körperchen suspendiert, die „nucleoli". Vielleicht wäre man schneller vorangekommen, wenn man den Zellcharakter des Eies und den Kerncharakter des „Keimbläschens" früher erkannt hätte. Aber darum stritt man sich noch im Anfang der 60er Jahre, bis ein Schüler *Köllikers*, *Adolph von la Valette — St. George* (1831—1910) in Bonn im Jahre 1866 definitiv den Nachweis lieferte, daß das Ei ebenso wie das Spermatozoon tatsächlich nichts anderes ist als eine Zelle, daß das Keimbläschen *Purkinjes* den Kern, der von *Wagner* beschriebene Keimfleck ein Kernkörperchen besonderer Art darstellt. Dieser Nachweis hatte für das weitere Studium der Eizelle, der Zelle überhaupt und des Kerns mit seinen Einschlüssen eine grundlegende Bedeutung.

Wie *Schleiden*, so hatten seit 1860 mehrere andere Forscher im Zellkern geformte Stränge gesehen, so der Heidelberger Pathologe *Julius Arnold* (1835—1915), der Kieler Physiologe *Victor Hensen* (1835—1924), der Gynäkologe *Ferdinand Frankenhäuser* (1832—1894). Aber ihre Untersuchungen waren von anderen Voraussetzungen ausgegangen. Sie bemühten sich, Verbindungen der Zelle mit den Nervenfasern zu finden, und sahen in diesen Strängen keine Eigenstruktur des Kerns, sondern Endigungen von Nervenfasern in den Kernkörperchen.

Diese Befunde wurden wenig beachtet. Die Kernstruktur blieb unsicher. Der Wiener Pathologe *Salomon Stricker* (1834—1898), ein Schüler *Brückes*, spricht in seinem Handbuch der Gewebelehre des Menschen und der Tiere, welches Anfang der 70er Jahre erschien, sowohl von bläschenförmigen wie von kompakten Kernen und drückt sich über alle sonstigen Eigenschaften des Kerns mit größter Zurückhaltung aus.

Durch die Untersuchung der Einschlüsse des „homogenen“ Kerninhaltes kam man zu näherer Beschäftigung mit den Kernkörperchen und erkannte, daß sie zahlreicher waren, als man ursprünglich angenommen hatte, und daß ihre Anordnung und Gestalt vielfach variiert. Das zeigte namentlich *Leopold Auerbach* (1828—1897), praktischer Arzt, vielseitiger Mikroskopiker und Lehrer an der Universität Breslau, in seinen „Organologischen Studien“ vom Jahre 1874. Mehr und mehr neigte man dann doch einer strukturellen Auffassung des Kernes zu. Im Jahre 1872 beschrieb der Haeckelschüler *Nikolaus Kleinenberg* (1842—1897) Kernstrukturen schönster Art im Eikern eines Süßwasserpolypen, der Hydra (Abb. 9), aber er hielt sie für eine vorübergehende Erscheinung, die mit der Eireifung im Zusammenhang stehen sollte. Vier Jahre später konnte *Walther Flemming* mit Bestimmtheit behaupten, daß der Zellkern in seiner Struktur durch ein ganz bestimmtes Netzwerk charakterisiert ist. Zu dieser sicheren Erkenntnis kam er dadurch, daß er den Einfluß verschiedener neuer Farben auf das optische Bild der Zelle untersuchte und, wie schon erwähnt, mit dem mikroskopischen Bild des lebendigen Zustandes verglich. Die für die Kernstruktur charakteristischen Netzwerke sind durch die Kernteile bedingt, welche von den Farben ebenso stark tingiert werden wie die nucleoli. Die Körnchen, welche andere Forscher im Kern beobachtet hatten, erklärte *Flemming* für optische Querschnitte von Gerüstbälkchen. In weiteren Arbeiten manches berichtigend, erweiternd und klärend, schuf er die Basis unseres heutigen Wissens vom Zellkern. Die netz- und gerüstförmigen Strukturen sind die allgemeinsten vitalen Gebilde, die nucleoli dagegen spezielle, von den Gerüststrängen abgegrenzte Bildungen. Außerdem besteht der von der Kernmembran umschlossene Inhalt aus einem dünnflüssigen Kernsaft. Seit 1859 nannte *Flemming* die besonders stark färbbare Substanz des Kerngerüsts Chromatin, den Kernsaft im Gegensatz dazu Achromatin. Für den sich nur schwach oder gar nicht färbenden Teil des Kerngerüsts, welcher die Chromatinmasse zusammenhält, führte der Botaniker *F. Schwarz* (1887) die Bezeichnung Linin ein. Aus der Beobachtung, daß sich gewöhnlich ein Kernkörper durch besondere Größe vor den übrigen auszeichnet, zog *Flemming* den Schluß, daß dieser eine besondere Bedeutung für die vitale Kernfunktion haben müsse, und unterschied ihn als Hauptnucleolus von den übrigen Kernkörperchen.

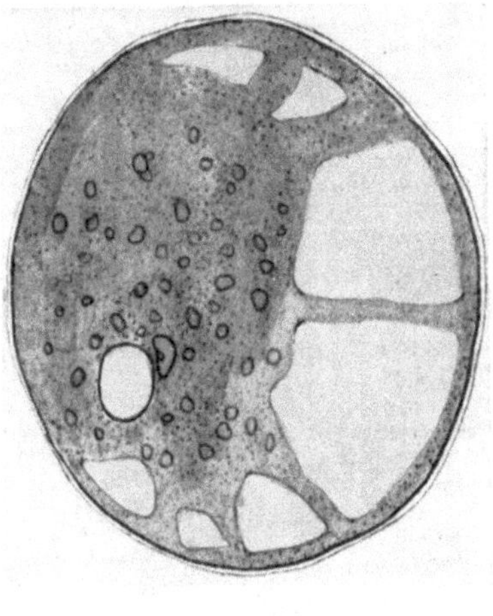

Abb. 9. Hydra-Keimbläschen (= Kern). *Kleinenberg* (1872)

Auch über den Chemismus der Zelle begannen intensive Studien. Sie knüpfen besonders an die Namen der Physiologen *Joh. Friedr. Miescher* (1844—1895) und *Albrecht Kossel* (1853—1927) in Basel, der Botaniker *E. Zacharias* und *Alfred Fischer*, an *Carl Weigert*, *Paul Ehrlich*, *Martin Heidenhain* u. a. an. Nachdem *Miescher* (1871) das von ihm so benannte Nuclein, einen komplizierten phosphorhaltigen Eiweißkörper, als die Hauptsubstanz des festen Kernteils entdeckt hatte, brachten die 70er und 80er Jahre eine wesentlich erweiterte Kenntnis des Chemismus von Kern und Protoplasma mit Hilfe der mikroskopischen, färbungsanalytischen Verfahren und vor allem der intravitalen Färbung (vgl. S. 56). Von den im übrigen noch wenig verwertbaren Ergebnissen wurde der Nachweis methodisch und praktisch besonders bedeutungsvoll, daß man in der Protoplasma- und Kernsubstanz je nach der Affinität zu basischen oder sauren Farbstoffen saure oder basische Bestandteile zu unterscheiden hat.

Die in Bd. II, 1, S. 113 geschilderte Zellteilung nach dem Remakschen Schema wurde zunächst als allgemeingültige und normale Form der Zellvermehrung angesehen. Daneben hielt sich die Theorie von der Auflösung des Mutterkernes und der Neubildung der Tochterkerne, doch fühlte man sich angesichts der oft wechselnden

Auffassungen der mikroskopischen Befunde recht unsicher. Da beschrieb der Zoologe *Hermann Fol* (1845—1892) in Genf (1873) wieder einmal Körnelungen und Streifungen ähnlich denen, die *Virchow* und *Remak* beschrieben hatten. *Fol* hatte sie ihm Frühjahr 1871 bei der Teilung des Eies einer Medusenart beobachtet, der Geryonia fungiformis, die er aus dem Hafen von Messina herausgefischt hatte. Damals hatte man erkannt, daß die niedere Fauna des Mittelmeeres dem Zellforscher ein sehr ertragreiches

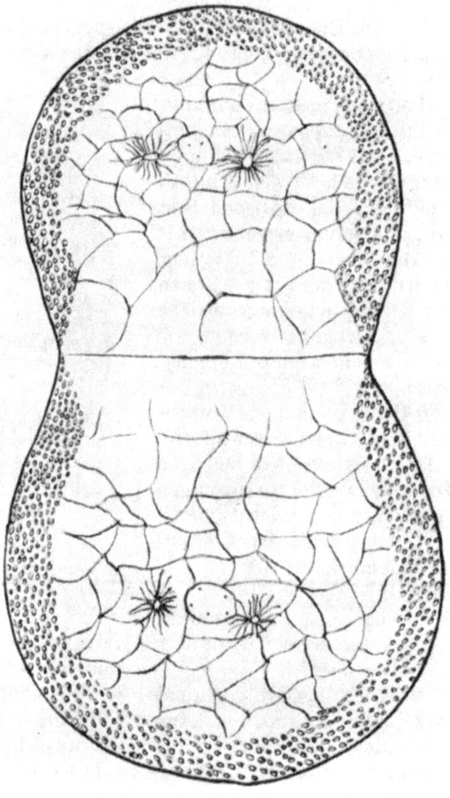

Abb. 10. Befruchtetes Ei von Geryonia fungiformis nach der ersten Furchung. — *Fol* (1873)

Material für seine Studien bot. Die Folge war, daß man seine Ufer mit Vorliebe zu Forschungszwecken aufsuchte. Im Jahre 1874 entstand in Neapel als Schöpfung des ausgezeichneten Zoologen *Anton Dohrn* (1840—1909) die deutsche zoologische Station. Sie schuf den Forschern vieler Nationen eine vorzügliche Arbeitsmöglichkeit und sollte bald Weltruf erlangen. *Fol* verglich die im Protoplasma beobachteten Figuren (s. Abb. 10) im Protoplasma mit dem Eisenstaub, der sich um die beiden Pole eines Magneten ordnet, und nannte sie Polstrahlungen. Im gleichen Jahr beobachtete *Bütschli* solche Figuren bei der Eiteilung gewisser Fadenwürmer; ein Jahr später veröffentlichte *Flemming* ähnliche Befunde bei der Teichmuschel. *Bütschli* zog daraus die Konsequenz, daß der Kern bei der Eiteilung nicht verschwindet, sondern sich teilt. Die hellen Zentren der beiden Strahlenbüschel sah er nicht mehr wie andere als Spuren eines verschwundenen Kernes an, sondern als die aus dem Mutterkern entstandenen Tochterkerne selbst, aber er drang nicht durch. Auch *Flemming* hielt zunächst an dem Verschwinden des Kernes fest. *Auerbach* präzisierte im Jahre 1874 noch einmal scharf diesen Auflösungsvorgang als „palingenetische Kernvermehrung", also Kernneubildung.

Immerhin war man insofern weitergekommen, als man neben dem „untergehenden Kern" Strahlungen in der Zell- und Kernsubstanz kennengelernt hatte, die mit der Bildung der Tochterkerne in gewissen Beziehungen stehen mußten. Diese Strahlungsfiguren wurden von den verschiedensten Forschern in den verschiedensten Gewebsformen, auch in pathologischen Gebilden, beschrieben und eifrig studiert.

Die Aufklärung über den Grundvorgang, in dessen Verlauf diese Figuren als vorübergehende Phänomene entstehen, erfolgte unabhängig von den geschilderten Befunden durch einen Forscher, der von der Biologie- und Medizingeschichte fast

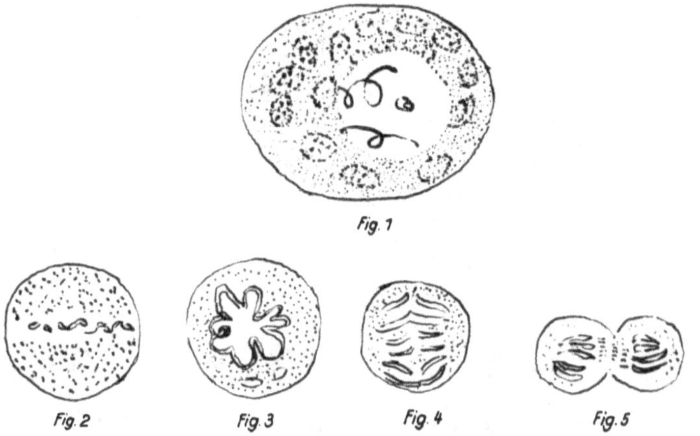

Abb. 11. Darstellung der Kern- und Zellteilung nach *Anton Schneider* (1873)

vergessen ist. *Friedrich Keller* hat sein Andenken in seiner Freiburger medizinischen Inauguraldissertation 1926 wieder ans Licht gezogen. *Anton Schneider* (1831—1890), ein Schüler *Johannes Müllers*, zur Zeit der Veröffentlichung seiner Entdeckung Professor der Zoologie und vergleichenden Anatomie in Gießen, hatte in Messina und Neapel wissenschaftlich gearbeitet. Im April 1873 gab er die Ergebnisse von Untersuchungen an Muskeln, Drüsen und am Nervensystem von Plattwürmern und von Sommereiern des Mesostomum Ehrenbergii bekannt. Er konstatierte, wie Abb. 11 zeigt, bei der Teilung des befruchteten Eies folgendes:

Im Ei befinden sich ein großer mit Flüssigkeit gefüllter Kern und ein nucleolus. Die Veränderungen des Kernes beginnen sofort nach dem Eindringen des Samenfadens. Der Kern ist undeutlich, man sieht nur noch den Kernkörper (Fig. 1). Setzt man in diesem Augenblick Essigsäure zu, so sieht man die Kernüberreste wieder deutlich. Diese Reste erscheinen gefaltet und verbogen. Der nucleolus wird unsichtbar, und der Kern löst sich „in einen Haufen feiner, lockig gekrümmter Fäden" auf. Die Fäden sind zuerst dünn, dann werden sie langsam dicker und ordnen sich rosettenförmig in der „Äquatorialebene" (die Zelle als Kugel gedacht) (Fig. 2 und 3). Ursprünglich sehen diese Fäden aus wie eine vielfach eingedellte Blase.

In Wirklichkeit ist es nicht ein Faden, sondern es sind mehrere kleine Fäden. In einer Ebene, die senkrecht zur „Äquatorialebene" steht, der „Meridianebene", ordnen sich Körnchen an. Diese Körnchenordnung ist nur bei Zusatz von Essigsäure zu sehen. Wenn die Zweiteilung beginnt, geht ein Teil der Fäden in die eine und der andere Teil in die andere neue Zelle über (Abb. 11, Fig. 4). Wenn die Fäden an den Polen der Zelle angekommen sind, reicht die Körnchenanordnung von Pol zu Pol (Abb. 11, Fig. 5). Sie ist also länger geworden. Die Fäden bilden sich zurück, und es entstehen so zwei neue bläschenförmige Kerne. Geht die Teilung weiter, so wiederholt sich dasselbe Spiel. *Schneider* schreibt dann:

,,Diese Beobachtungen geben uns einen schon längst erwünschten Aufschluß über die Zelltheilung und besonders den Furchungsprozeß. Sie zeigen uns zum erstenmal deutlich, welche umständliche Metamorphose der Kern (das Keimbläschen) bei der Zelltheilung eingehen kann. Diese Metamorphose ist offenbar nicht bei jeder Zelltheilung nothwendig, aber sehr wahrscheinlich tritt sie immer dann ein, wenn der Kern scheinbar verschwindet.“

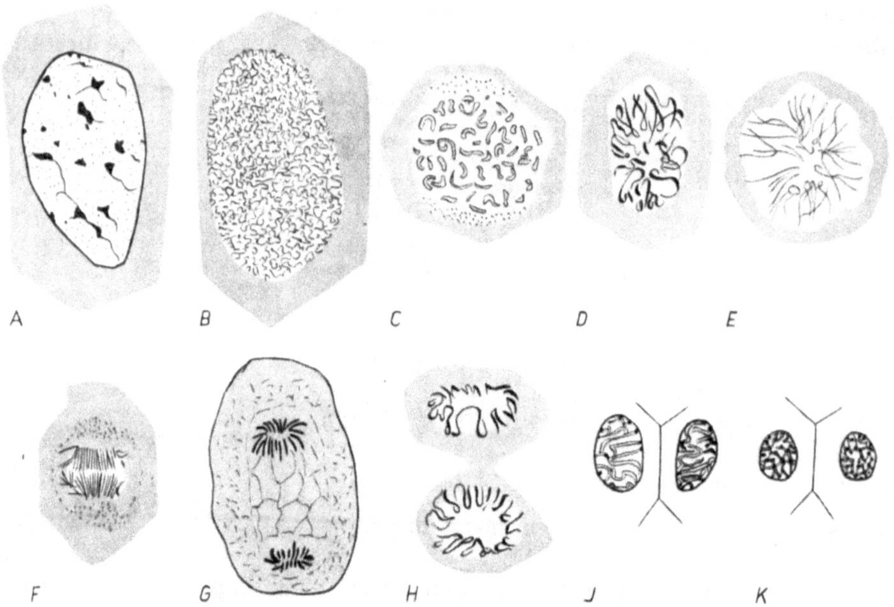

Abb. 12. Indirekte Kernteilung nach *W. Flemming* (1879)

Es muß also zwei Zellteilungsvorgänge geben, einen, bei dem der Kern eine Metamorphose durchmacht, und einen, bei dem der Kern in seiner Form stehen bleibt. *Schneider* war sich der Tragweite seiner Entdeckung wohl bewußt. Dadurch, daß er sie in einer oberhessischen wissenschaftlichen Zeitschrift veröffentlichte, die sehr wenig verbreitet war, wurde seine Tat nicht genügend bekannt und entging den Fachleuten ganz. So konnte *Bütschli* im Jahre 1875, ohne etwas von *Schneider* zu wissen, unter Berufung auf seine frühere Behauptung, daß der Kern bei der Zellteilung nicht untergeht, am Wurmei und anderen Objekten zeigen, daß an der Stelle, die vorher der Kern einnahm, ein spindelförmiger Körper auftritt, der deutlich längsfaserig ist und in den frühesten Stadien seiner Erkennbarkeit an seinem Äquator in jeder Faser ein dunkles, glänzendes Korn trägt. Aus diesem zunächst einfachen äquatorialen Körnerkreis gehen zwei hervor; sie rücken in der Längsrichtung der Spindel auseinander nach deren Enden zu. Von den Enden des ehemaligen spindelförmigen Körpers ist inzwischen meist nichts mehr zu sehen. Man bemerkt nur noch die beiden Körnerkreise mit den sie verbindenden Fasern. Mittlerweile hat sich der Zelleib, senkrecht zur Achse dieser Spindelfasern, fast völlig in zwei Teile durchfurcht. Wenn die Bildung der neuen Kerne beginnt, sind Körnchenkreise und Fasern verschwunden. Was aus ihnen geworden ist, weiß *Bütschli* nach eigenen Worten nicht anzugeben. Hier klaffte also eine Lücke.

Ganz ähnliche Verhältnisse beschrieb der große Botaniker *Eduard Strasburger* (1844 bis 1912) im Jahre 1875 für die Pflanze und *Oskar Hertwig* im gleichen Jahr in seiner klassischen Arbeit über die Teilung des befruchteten Seeigeleies (vgl. S. 43).

Von allen Forschern, die sich mit und nach den Genannten mit dem Kernteilungsproblem befaßten, hat keiner die Einzelheiten des Vorganges so klargestellt und so genau demonstriert wie *Walther Flemming.* Er wendete die schon erwähnte Methode an, die Zellvermehrung am lebenden Objekt zu beobachten, die einzelnen Phasen am fixierten, insbesondere mit Pikrinsäure und Chromsäure fixierten und mit Farben behandelten Präparat festzuhalten und dann zu vergleichen. Als besonders geeignetes Objekt benutzte er zu seinen ersten Untersuchungen Salamanderlarven. Als Ergebnis langwieriger Studien wurde von ihm im Jahre 1879 der Kernteilungsvorgang in seinen wesentlichen Zügen so dargestellt, wie er noch heute als richtig anerkannt ist. *Flemming* illustrierte ihn durch Figuren, die zum Teil sehr an die von *Schneider* erinnern (vgl. Abb. 12).

A zeigt einen ruhenden Kern mit der Kernmembran, dem netzförmigen Kerngerüst und den Kernkörperchen. Die erste Phase der Teilung beginnt nach *Flemming* damit, daß sich unter Verschwinden der Kernmembran und der Kernkörperchen ein zusammenhängendes, dichtes, regelmäßiges Gerüst von zierlich gewundenen Fäden bildet (*B*). In der zweiten Phase ordnet sich die bis dahin unregelmäßig verteilte Körnelung des Protoplasmas „dizentrisch" an den Polen des Protoplasmakörpers an. Die Dicke der Fäden nimmt zu, ihre Länge ab, wie wenn eine Gummischnur zusammenschnurrt (*C*). In der dritten Phase biegen sich die Fadenschlingen zentral oder peripher um und zerfallen in einzelne Abschnitte (*D*); diese Stücke ordnen sich in Kranzform. Inzwischen haben sich die Fäden aber auch der Länge nach halbiert; die Hälften rücken auseinander, und es entsteht ein feinstrahliger Stern mit doppelt so zahlreichen und halb so dicken Radien wie bisher (*E*). In der vierten Phase ordnen sich die Fadenfragmente am Äquator der Zelle parallel und bilden eine Art dicker Platte, die „Äquatorialplatte". In dieser tritt eine „Diskontinuität" auf, d. h. die Fadenmasse rückt in zwei Hälften auseinander (*F*). In der fünften Phase rücken diese beiden Hälften noch weiter polwärts auseinander, gleichzeitig werden zwischen ihnen feine, dem Protoplasma angehörende Fäden sichtbar (*G*). In der sechsten Phase bilden sich aus ihnen an den Polen der Zelle zwei Sterne als Anlagen der Tochterkerne; gleichzeitig beginnt die Einschnürung des Zelleibes am Äquator. In der siebenten Phase gehen die Tochtersterne in die Kranzform über, also umgekehrt wie vorher, wo aus dem Kranz der Stern entstand (*H*); dann wird aus der Kranzform wieder die Knäuelform; die Durchtrennung der Zelle wird beendet (*I*). In der achten Phase kehren die Tochterkerne wieder in den Ruhestand zurück, nehmen die hierfür typische Gerüstform an und bekommen wieder eine Membran (*K*). Damit ist der komplizierte Vorgang beendet.

Flemming hielt es für wahrscheinlich, daß er die Regel bei der Zellteilung darstellt, und schlug dafür die Bezeichnung „indirekte Kernvermehrung" vor; die Teilung nach dem Remakschen Schema nannte er „direkte Kernvermehrung". Inzwischen hatte man, vor allem durch Arbeiten von *Bütschli*, *Eduard Strasburger*, *Oskar Hertwig* und *W. Mayzel* den innigen Zusammenhang der spindelförmigen und radiären Anordnungen im Protoplasma mit dem Kernteilungsvorgang erkannt. Da diese Anordnungen mit den üblichen Kernfärbemitteln nicht tingierbar waren, schlug *Flemming* (1880) für die von ihnen gebildete Figur die Bezeichnung „achromatische Figur" vor. Die aus dem stark färbbaren Kernteil stammenden Gebilde faßte er als „chromatische Figur" zusammen (vgl. oben S. 35).

Im Jahre 1876 fand der Belgier *Edouard van Beneden* (1845—1910) in den hellen Zentren der von *Fol* beobachteten polaren Strahlungen an den Eiern gewisser Parasiten (Dicyemiden) ein Körperchen, das er „Polkörperchen" nannte (vgl. Abb. 13). 7 Jahre später entdeckte er am Ei des Pferdespulwurms, den er als neues Forschungsobjekt fruchtbarster Art in die Zellenlehre einführte, einen sphärischen Körper von homogener Beschaffenheit. der von achromatischen Körnchen begrenzt erschien, und gab ihm die Bezeichnung „Attraktionssphäre". An der Aufklärung dieser Gebilde wurde in den nächsten Jahren von Männern wie *Flemming*, *Kölliker*, *Bütschli*, dem Leipziger Anatomen und Mitarbeiter *van Benedens*, *Adolf Neyt* (1853—1917), dem Leipziger Anatomen *Carl Rabl* (1853 bis 1917), dem Münchener Zoologen und vergleichenden Anatomen *Theodor Boveri* (1862 bis 1915) u. a. gearbeitet, ohne daß eine völlig einheitliche Auffassung erzielt werden konnte. Man erkannte, daß die drei Gebilde Polkörperchen, Attraktionssphäre und Polstrahlung zusammengehören. Je nach der Auffassung änderte sich die Nomenklatur. Für das Polkörperchen *van Benedens* wurde allgemein der Name Zentralkörper oder Centrosom akzeptiert, den *van Beneden* ihm (1887) in einer gemeinsamen Arbeit mit *Neyt* gegeben hatte. Veröffentlichungen von diesen beiden Forschern und von *Boveri* in den Jahren 1887 und 1888 erwiesen das Zentrosom als ein wichtiges, selbständiges Organ der Zelle. Es verschwindet nach der Kernteilung nicht, wie man ursprünglich geglaubt hatte, sondern wird durch Teilung auf die Tochterzellen übertragen. *Boveri* erblickte in ihm überhaupt das die ganze Zelle beherrschende Zentrum (vgl. Abb. 14).

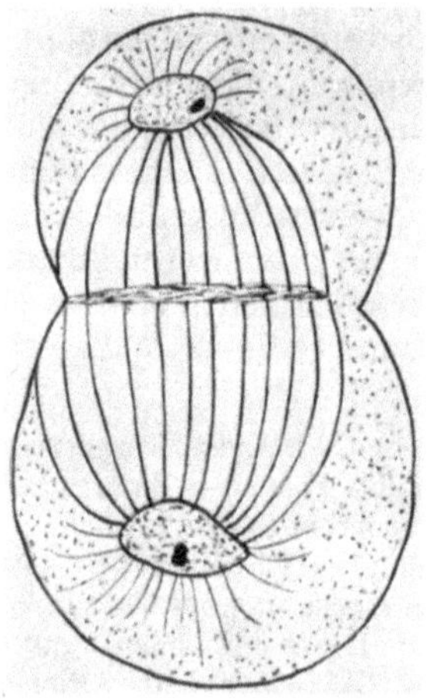

Abb. 13. Polkörperchen am Dicyemidenei, *van Beneden* (1876)

Die von *Flemming* entdeckte Längsspaltung der „Chromatinfäden" erfuhr ihre wichtigste Ergänzung durch *van Beneden*. Er zeigte 1883, daß von den durch Längsspaltung eines jeden Fragments entstandenen Hälften die eine in diesen, die andere in jenen Tochterkern übergeht, so daß die Chromatinsubstanz ganz gleichmäßig auf die neue Generation verteilt wird. Allmählich brachte man die 8 Phasen *Flemmings* auf ein einfacheres Schema von 3 Phasen, deren Bezeichnungen (nach *Nowikoff*) von *E. Strasburger* eingeführt wurden, die Prophase, Metaphase und Anaphase.

Wir erläutern sie nach einer modernen Darstellung (vgl. Abb. 15). Zu Beginn der Prophase beobachtet man in der Nähe des Kerns im Protoplasma ein Zentrum mit radiär

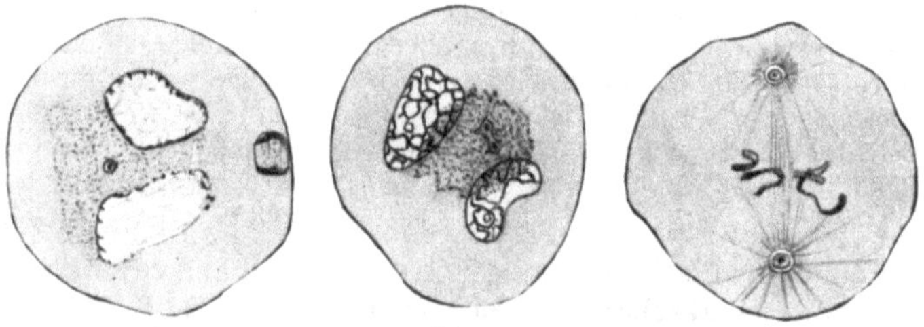

a) b) c)

Abb. 14. Rolle des Zentrosoms bei der Teilung des befruchteten Pferdespulwurmeies nach *Th. Boveri* (1888)

a) Sichtbarwerden des Zentrosoms. b) Zwei Zentrosomen durch Teilung eines einzigen entstanden? c) Rolle der inzwischen auseinander gerückten beiden Zentrosomen als Polkörperchen bei der Spindelbildung

ausstrahlenden Fäden, die Astrosphäre. Aus diesem Zentrum entstehen durch Teilung die beiden Zentralkörperchen (*A*). Jedes von ihnen ist mit einer Astrosphäre versehen, und nun rücken sie auseinander. Der Kern vergrößert sich, das Kerngerüst wird chromatinreicher, die Chromatinstränge erscheinen als geschlängelte Teilstücke, die quer zur Längsachse des Kerns gestellt sind und sich dann allmählich strecken. Für diese Gebilde führte der Anatom *Wilhelm von Waldeyer-Hartz* (1836—1921) in Berlin (1888) die Bezeichnung

„Chromosomen“ ein. Sie haben die Gestalt von winklig gebogenen „Schleifen“. Ihr Scheitel ist nach den Zentralkörperchen, das freie Ende nach der entgegengesetzten Seite gerichtet. Unterdessen rücken die beiden Zentralkörper in der Richtung auf den Pol der Zelle auseinander, und es bilden sich zwischen ihnen feine Fasern, die sogenannte Zentralspindel (*B*). Von den Astrosphären legen sich Fäden an sie an. Diese kann man jetzt zu den einzelnen deutlich voneinander geschiedenen Chromosomen verfolgen. Gegen Ende der Prophase sind Kernmembran und Kernkörperchen unsichtbar geworden.

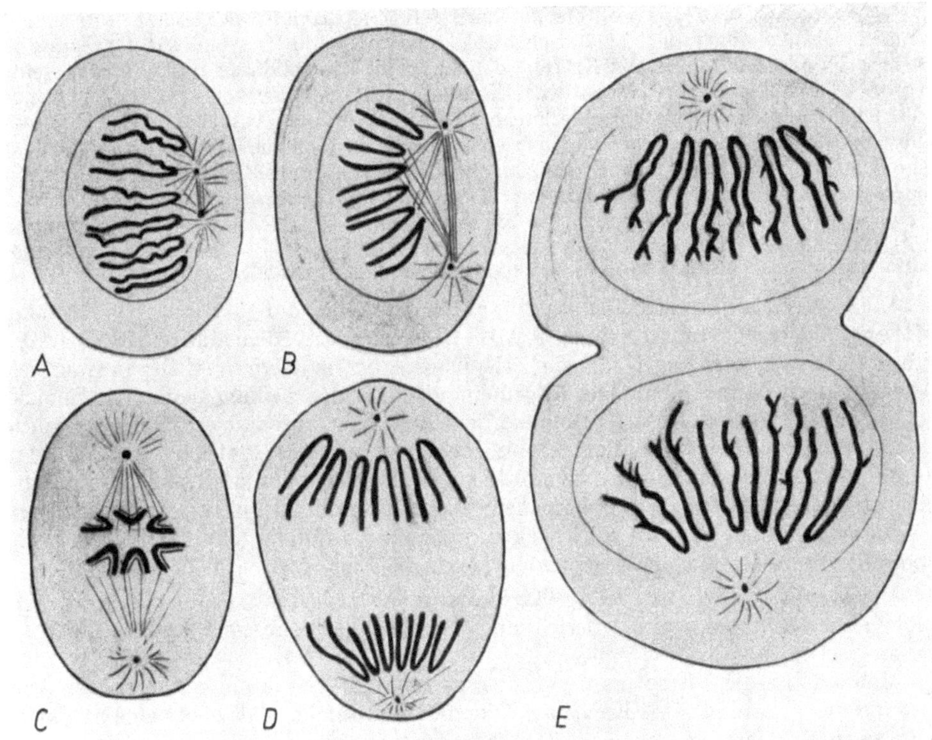

Abb. 15. Mitose nach *Ph. Stöhr* und *W. v. Möllendorf* (1922)

In der Metaphase haben die Zentralkörper inzwischen die Pole erreicht. Die von ihnen zu den Chromosomen ziehenden Fäden erscheinen in Form einer Spindel, die man mit *Flemming* (1882) Kernspindel nennt. Die Chromosomenschleifen rücken in den Äquator der Spindel, die künftige Teilungsebene des Kerns, und stehen bald so, daß ihr Scheitel gegen die Spindelachse, ihre freien Enden gegen den Äquator gerichtet sind (*C*). Von einer Spindelspitze aus gesehen, erscheint diese Gruppierung unter dem Bilde eines Sterns (Mutterstern oder Monaster). Während der Bildung dieses Sterns, oft schon früher, tritt die wiederholt erwähnte wichtige Längsspaltung der Chromosomen ein. Die Fragmenthälften werden nun, die eine Schwesterschleife zum einen, die andere zum anderen Pol der Kernspindel gezogen (*D*). Diesen Vorgang nannte *Flemming* (1882) Metakinesis. In diesem Stadium erscheinen die Kernsegmente in Form zweier Tochtersterne; sie bilden den sog. Dyaster. Auch diese Bezeichnung ist schon bei *Flemming* zu finden.

In der Anaphase wird aus den Tochtersternen allmählich wieder das Gerüst zu je einem ruhenden Kern, indem die Chromosomen durch Seitenzweige mit den Nachbarchromosomen in Verbindung treten (*E*). Die Spindel und der größte Teil der Astrosphären werden unsichtbar. Es bildet sich eine neue Kernmembran. Der Kern schwillt an und wird kugelig. Es erscheinen neue Kernkörperchen. Zugleich beginnt am Äquator der Zelle eine Teilung des bis dahin einfachen Protoplasmas. Sie führt bis zur vollkommenen Trennung in zwei Hälften, von denen jede wieder ihr eigenes Zentralkörperchen hat.

Über die bewegenden Kräfte bei diesem Vorgang standen sich die Ansichten gegenüber. Man kann zwei Arten von Theorien unterscheiden, die Muskelfaden- und die dynamischen Theorien. Die Anhänger der ersteren (*van Beneden*, *Boveri* u. a.) hielten die Strahlen und Fasern der achromatischen Figur für kontraktile Elemente, deren Insertionspunkte die Zentralkörper sind und die sich an die Kernfragmente anheften und ihre Bewegung bedingen. *Boveri* wollte sogar „alle für Muskeln gültigen Gesetze" auf sie anwenden. Die Anhänger der dynamischen Theorien sahen die Ursache der Bewegung in chemischen oder physikalischen Kräften, deren Sitz die Zentralkörper sind. *Bütschli* stellte (vgl. S. 33) ähnliche Figuren künstlich in Gelatineölschäumen her und erklärte die Gebilde 1891/92 für rein sekundäre Veränderungen im Protoplasma als Ausdruck chemisch-physikalischer Kräfte. Andere Forscher suchten im Gedanken an die schon *Fol* aufgefallene Ähnlichkeit mit magnetischen Kraftlinien die Lösung des Problems in der Analogie mit magnetischen oder elektrischen Kräften. Hierzu gehören *O. Hertwig* (1892), der Zoologe *Heinrich Ernst Ziegler* (1858—1925) im Jahre 1895 und *A. Gallardo* (1896/97). Sie hatten mit Hilfe von Elektromagneten oder elektrischen Applikationen anderer Art Figuren erhalten, die denen bei der Kernteilung täuschend ähnlich sahen.

Die von *Flemming* (1882) ausgesprochene Meinung, daß die indirekte Teilung, Mitose, oder, wie man sie auch mit *W. Schleicher* seit dem Jahre 1879 nannte, Karyokinese, die Regel für die Zellvermehrung im tierischen Organismus ist, befestigte sich immer mehr. Die Allgemeingültigkeit der Teilung nach dem Remakschen Schema, auch Amitose genannt, ließ sich nicht aufrecht erhalten. Sie wurde zwar durch genaue Untersuchungen von *Louis Antoine Ranvier* (1835—1922) aus den Jahren 1875—1882 an lebenden Lymphzellen als normaler Vorgang beobachtet, zeigte sich aber doch als ein Prozeß von mehr degenerativem Charakter, vielfach auf den Kern beschränkt, nicht mit einer Zellvermehrung verbunden und fast nur in hochspezialisierten oder zugrunde gehenden Zellen als Ende der Vermehrung.

Die Frage nach dem Sinn der Karyokinese wurde dahin beantwortet, daß das biologisch Wichtige in der Übertragung der Chromatinsubstanz auf die Tochterzellen besteht.

Mehrere Jahrzehnte hat man gebraucht, um an die Stelle einer homogenen Auffassung der Zelle und ihres Kerns die Erkenntnis zu setzen, daß beide eine Struktur, und zwar eine sehr komplizierte Struktur besitzen, um von der einfachen Durchschnürungstheorie *Remaks* zu der Einsicht zu gelangen, daß es sich bei der indirekten Zell- und Kernteilung um einen äußerst verwickelten Prozeß handelt. Man sieht, wie unendlich schwer es ist, der Natur ihre Geheimnisse zu entreißen, wieviel Technik, Beobachtungsgabe und Scharfsinn dazu gehören, reale Tatsachen der Erkenntnis wirklich aufzuschließen.

Das Ergebnis dieser Kleinarbeit war groß. Es war die Vorbedingung für das Eindringen in die modernsten Probleme der Biologie und Pathologie, der Befruchtung und Vererbung, in die feinsten Vorgänge des krankhaften Geschehens, die Riesenzellen- und Geschwulstbildung. Was hätten künftige Ärztegenerationen von diesen und anderen Dingen erfahren ohne die stille, selbstlose Arbeit jener Zellforscher des 19. Jahrhunderts am Mikroskop!

In die Bd. II, 1, S. 114f. behandelte Lehre vom Zellstaat brachte der Darwinismus ein neues Vergleichsmoment. Man verglich die allmähliche Entwicklung der Organismen mit dem allmählichen Werden der Staatsform von der Familie, Sippe und Horde an. Das waren die Anschauungen *Spencers* und *Haeckels*. Nach ihnen kommen Zellstaaten und -republiken in der Phylogenie und Ontogenie zustande durch zunehmende morphologische Differenzierung und physiologische Arbeitsteilung von ursprünglich gleichartigen Gliedern einer Zellenfamilie. Es fehlte nicht an Einwendungen. Von den Botanikern waren es namentlich *Wilhelm Hofmeister* (1824—1877) und *Julius Sachs* (1832—1897), von den Anatomen *Heitzmann* und *August Antinous Rauber* (1841—1917; 1883), welche die souveräne Stellung der Zelle leugneten. Sie sahen auch bei den vielzelligen Tieren und Pflanzen im Organismus einen einheitlichen Protoplasmakörper und in der Zellbildung etwas Sekundäres; nicht die Zellen bestimmen die Form des Ganzen, sondern umgekehrt beherrscht das Ganze mit seinem Wachstum und seiner Formgestaltung die Anordnung der Zellen. Diese Richtung wurde zunächst kaum beachtet. Jahrzehntelang beherrschte *Virchow* mit seinen Anhängern die Situation. Unter ihrem Einfluß ließ man alles Extrazelluläre ganz von der Zelle abhängig sein und bestritt ihm eigene Lebensäußerungen.

3. Die Lehre von der Befruchtung

Die Bd. II, 1, S. 116 erwähnten Untersuchungen über die Reifungserscheinungen des Eies traten in den 70er Jahren in ein neues Stadium. *Otto Bütschli*, *Alfred M. Giard* (gest. 1908) u. a., vor allem *Oskar Hertwig* zeigten, daß es sich bei dem Richtungsbläschen *Fr. Müllers* um ein Produkt des Keimbläschen handelt, also des Kerns der Eizelle. Es entsteht durch eine zweimalige, echte mitotische Teilung aus dem Keimbläschen. Den verbleibenden Rest des Keimbläschens nannte man seit 1875 mit *Oskar Hertwig* „Eikern". Die Deutung des Prozesses ging zunächst dahin, daß eine zum Stillstand gelangte Parthenogenese vorläge, die nun von einer geschlechtlichen Vermehrung abgelöst würde. Diese Deutung wurde bald wieder aufgegeben. *Minot* (gest. 1915; 1877), ähnlich (1880) der vergleichende Embryologe in Cambridge *Francis Maitland Balfour*, der nur 30 Jahre alt wurde (1851—1882), *E. van Beneden* u. a. glaubten, es handele sich um die Ausscheidung des männlichen Elementes aus der zunächst zwittrigen Eizelle. Dagegen führten *Weismann* und *Strasburger* an, daß von der Eizelle auch männliche Eigenschaften, z. B. Eigenschaften des Großvaters mütterlicherseits, vererbt werden. Im Jahre 1881 sprach *E. L. Mark* die Ansicht aus, daß die ausgestoßenen Gebilde abortive Eier seien und daß dadurch eine reichlichere Entfaltung des Nährmaterials für die Entwicklung des zur Befruchtung bestimmten Eies gewährleistet werde. Ihm schlossen sich *Bütschli*, *Boveri* u. a. an. *O. Hertwig* gab dieser Ansicht eine feste Begründung, indem er beim Pferdespulwurm zeigte, daß dieselbe Teilung wie bei der Eireifung auch bei der Bildung der Spermatozoen erfolgt, daß jedoch hierbei sämtliche Teilprodukte zu Spermatozoen werden und erhalten bleiben, weil bei ihnen eine solche Materialanhäufung nicht nötig, sondern eher hinderlich für ihre Beweglichkeit sein würde. Eine vierte Theorie von *Weismann* brachte die Richtungskörperchen mit der Vererbungslehre in Zusammenhang, da sich inzwischen erwiesen hatte, daß es sich bei dem Befruchtungsprozeß um eine Verschmelzung von einem männlichen mit einem weiblichen Kern handelt, und da man in diesen Kernen die eigentlichen Träger der vererbbaren Eigenschaften erkannt hatte.

Inzwischen hatte man nämlich den Befruchtungsvorgang in seinem Wesen richtig erfaßt. Schon seit längerer Zeit hatten sich in der früher besprochenen Unsicherheit die Stimmen der Biologen gemehrt, die für ein direktes Eindringen des Spermatozoons in das Ei eintraten. Mancher behauptete, er hätte es direkt beobachtet. Aber diese Beobachtungen erwiesen sich nicht immer als zuverlässig. Die Beweisführung war nicht überzeugend. Erst im Jahre 1875 wurde der Unsicherheit ein Ende bereitet und die Lehre von der Befruchtung und den Anfängen der embryonalen Entwicklung auf ihre moderne Basis gestellt.

Damals weilte *Oskar Hertwig* am Mittelmeer. Unter dem Eindruck der Zellstudien *Auerbach*s benutzte er seinen Aufenthalt, um den Zellkern und die Teilungsvorgänge am tierischen Ei zu untersuchen. Als besonders geeignetes Objekt für diese Studien fand er den Seeigel (Toxopneustes lividus). Nachdem er den Inhalt der Ovarien und Hoden der Tiere in getrennte Uhrschälchen entleert hatte, brachte er beide Zeugungselemente zusammen und konnte nun folgendes beobachten: etwa 5—10 Minuten nach der Vermischung der Eier mit dem Sperma trat im Ei nahe der Oberfläche eine kleine, helle Stelle auf. Die sonst den Dotter (im Zytoplasma) charakterisierenden Körnchen waren an dieser Stelle verschwunden. Dagegen ordneten sich die Körnchen in der Umgebung der Stelle radiär. Gleichzeitig erblickte *Hertwig* in dieser lichten Stelle immer deutlicher einen kleinen homogenen Körper (Abb. 16a). Einige Male sah er neben diesem kleinen Körper noch eine zarte Linie, die von ihm bis zur Eiperipherie reichte und sich hier in ein kurzes feines Fädchen auszog, welches in den freien Raum zwischen Dotter und Eimembran hineinragte. Die ganze Figur bewegte sich dann mit deutlich zunehmender Geschwindigkeit auf den Kern des Eies zu. Dieser rückte gleichzeitig, wenn auch mit viel geringerem Tempo, der Mitte der Eizelle zu. Dann legte sich der kleine Körper dem Eikern im Zentrum der Zelle an (Abb. 16b). Nach einiger Zeit war er verschwunden. Der Eikern hatte vorübergehend

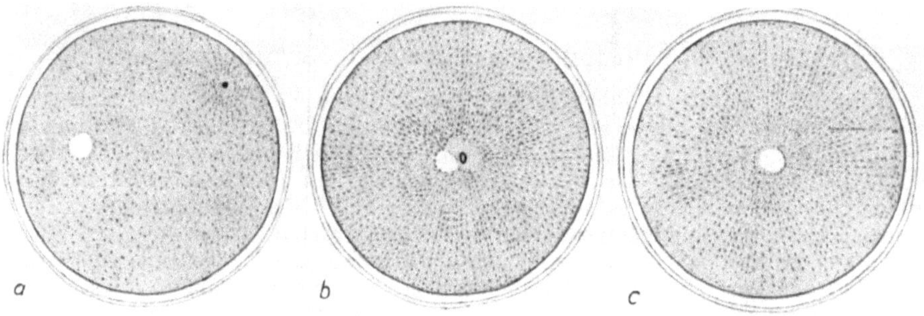

Abb. 16. Befruchtungsvorgang beim Seeigelei nach *O. Hertwig* (1876)

etwas verschwommenere Konturen gezeigt, war inzwischen größer geworden, hatte sich wieder deutlicher abgehoben und eine kugelige Gestalt angenommen. Nun bildete er, ähnlich einer Sonne, das Zentrum einer radiären Strahlung (Abb. 16c). *Hertwig* hielt die einzelnen Phasen des Vorgangs in Präparaten fest, die er mit Osmiumsäure behandelt und mit Karmin gefärbt hatte. So bekam er noch deutlichere Bilder. Daraus, daß auch der kleine Körper die Kernfarbe intensiv aufnahm, schloß er auf seine Kernnatur, aus dem fadenförmigen Fortsatz, daß es sich um ein Spermatozoon handele, aus dem Verschwinden des kleinen Körpers nach der Anlagerung an den Eikern und daraus, daß der Eikern danach größer wurde, auf eine Verschmelzung von Spermakern und Eikern. Damit war die moderne Lehre von der Befruchtung gegründet. Das Eindringen des Spermatozoons von außen in das Ei hatte *Hertwig* freilich nicht direkt gesehen. Es wurde erst im Jahre 1877 von *Fol* am Seeigelei sicher beobachtet.

E. van Beneden und *Boveri* verfolgten die Einzelheiten des Vorgangs beim Pferdespulwurm bis ins kleinste und kamen zu außerordentlich bedeutungsvollen Resultaten. *van Beneden* entdeckte 1883, daß sich nach dem Eintritt des Spermatozoons in die Eizelle zu einer Zeit, wo Eikern und Spermakern noch voneinander getrennt sind, das Chromatin der beiden Gebilde zu einem Faden umwandelt, der sich dann in zwei große Schleifen als Kernsegmente zerlegt. Die Schleifen bekommen eine sternförmige Anordnung, und jede spaltet sich längs in zwei Zwillingsschleifen. Dann spielen sich dieselben typischen Vorgänge wie bei der Zellteilung und ihren chromatischen und achromatischen Figuren ab mit dem Ergebnis, daß von jeder männlichen und jeder weiblichen Schleife die entsprechenden Hälften in je einen der beiden Tochterkerne herübergezogen werden, so daß also die aus dem befruchteten Ei hervorgehenden ersten Tochterzellen genau die gleichen Chromatinmengen vom Spermakern wie vom Eikern, väterlicher- wie mütterlicherseits, erhalten. *Boveri* ergänzte diese Entdeckung durch die von uns schon angedeutete Lehre, daß der Zentralkörper diesen ganzen Vorgang beherrscht. Er stammt vom Spermatozoon und zerfällt durch Teilung in zwei Hälften. In den 90er Jahren wurde durch andere Forscher für die Fische und durch *Johannes Sobotta* (1869—1945) für das Säugetier (Maus) gezeigt, daß der Prozeß bei ihnen nicht anders verläuft. Weitere Befruchtungsexperimente führten zu der überraschenden Feststellung, daß man Seeigeleier auch mit einem Extrakt von Samen zur Furchung anregen kann, in dem nicht die Spermatozoen selbst, sondern nur die in ihnen enthaltenen chemischen Bestandteile wirksam sein können. *Richard Hertwig* (1850 bis 1937) gelang sogar im Jahre 1896 eine künstliche Anregung der Entwicklung mit nicht vom Tier gewonnenen Substanzen, nämlich mit Strychnin, die sog. künstliche Parthenogenese.

Im Gegensatz zu dem in Bd. II, 1, S. 116 erwähnten Versuchen von *Newport* kam *Eduard Pflüger* auf Grund von Experimenten in Bonn 1883 zu der Überzeugung, daß alles, was aus dem Ei wird, also auch die Teilungsebene, von der Schwerkraft bestimmt wird. Diese Ansicht wurde schon im folgenden Jahre von *Wilhelm Roux* widerlegt. Er brachte Froscheier auf einem sich drehenden Rad in ununterbrochene Bewegung. Die Eier schwammen in halbvollen Probiergläschen und verdrängten und überstürzten sich fortwährend. Gleichzeitig änderte sich ständig ihre Stellung gegen das lichtspendende Fenster, gegen den wärmeausstrahlenden Ofen und gegen den magnetischen Meridian. Trotzdem erfolgte die typische Entwicklung. Das bewies die Unabhängigkeit der Eientwicklung von allen äußeren Faktoren. Sie ist durch eine (im natürlichen Plan liegende) „Selbstdifferenzierung" des Eies bedingt.

4. Die Lehre von der Vererbung

Die Vererbung von körperlichen Eigenschaften, pathologischen Zuständen und Dispositionen von den Eltern auf die Kinder war den Menschen von jeher bekannt. Bei den Indern und den Hippokratikern begegnet uns diese Kenntnis frühzeitig in der medizinischen Literatur (vgl. Bd. I, S. 42 u. 48). Auch sonst wird das Problem von den alten Ärzten oft behandelt. Selbst an frühen eugenischen Bestrebungen fehlt es nicht. Ehe man den Körper als ein Aggregat von Zellen betrachtete, beschränkten sich die Versuche, die Vererbung wissenschaftlich zu erklären, auf die systematisch-klassifizierende Verwertung empirisch festgestellter genealogischer Verhältnisse. Damit wurden schon recht beachtenswerte Ergebnisse erzielt. Wir erinnern an die Arbeiten des Tübinger Arztes und Tierarztes *Joh. Daniel Hofacker* (1788—1828) aus dem Jahre 1828, von *Burdach* (1835), *Rudolf Wagner* (1853) und *Charles Darwin* (1868). *Burdach* hob hervor, daß die Eltern in Beziehung auf die Krankheit durch Vererbung ihren Kindern weniger das geben, was sie selbst sind, als die Anlage, das zu werden, was sie geworden sind. *Wagner* zeigte, daß die Jungen eines Albinos, das sich mit einem schwarzen oder einem gewöhnlichen weißen Kaninchen gepaart hat, fast ausnahmslos nur einem der beiden Eltern folgen, daß der Albinismus oft in der zweiten Generation latent bleibt und in der dritten wieder auftritt. Bei all diesen Untersuchungen machte man ausgiebigen Gebrauch von statistischen Berechnungen.

Das ist die Methode, welche der geniale Engländer *Francis Galton* (1822—1911) anwendete. Er wurde der Begründer der modernen Erblehre vom Menschen und der modernen eugenischen Bestrebungen. Das Wort „Eugenik" wurde von ihm 1883 geprägt. Die grundlegende Schrift erschien im Jahre 1865. Sie trägt den Titel: „Hereditary talent and character". Die Anregung ging von seinem Vetter *Charles Darwin* aus. Das Werk sucht die Ergebnisse *Darwins* in eugenischem Sinne zu verwerten. Der Grundgedanke ist folgender: Die Eigenschaften des Menschen, auch die körperlichen Grundlagen alles Seelischen, beruhen zuletzt auf Erbanlagen, die sich unter dem Einfluß der Lebensbedingungen gestalten. Es ist daher für das Gedeihen der Völker von größter Tragweite, welche Familien den umfangreichsten Nachwuchs haben. Sind es die erblich Belasteten und deshalb Lebens- und Leistungsunfähigen, so bedeutet es den Niedergang der Volkswohlfahrt. Das Umgekehrte verspricht Fortschritt und Blüte. Während bei *Galton* hier das eugenische Interesse überwiegt, kommt in einem anderen Buche, welches 1869 erschien, „Hereditary genius", mehr der unmittelbare Drang zur Aufklärung der Vererbungsgesetze zur Geltung. Er stützt sich hierzu auf statistische Untersuchungen an der Hand von Biographien und Familienstammbäumen, die innerhalb gewisser Berufskategorien eine größere Zahl von bedeutenden Männern produziert haben. Auf Grund dieser und ähnlicher Untersuchungen an Menschen- und Tierfamilien stellte *Galton* das „Gesetz von der Mischung elterlicher Eigenschaften in den Kindern" auf, welches man nach ihm benannt hat. Nach dieser Formel beträgt der Anteil an den Anlagen, die im Kinde zur Entwicklung kommen, von den Eltern die Hälfte, von den Großeltern ein Viertel, von den Urgroßeltern ein Achtel usw. Auf *Galton* geht auch die Anwendung der Zwillingsforschung auf das Studium des Vererbungsproblems zurück.

Ganz andere Wege ging die mit der Zytologie einsetzende morphobiologische Untersuchung der Fortpflanzungselemente. Hier wurden die geschilderten Lehren über die Vereinigung der Kerne der Geschlechtszellen mit der gleichmäßigen Verteilung ihrer Chromatinsubstanz maßgebend. Man fand, daß die Zahl der gebildeten Chromosomen bestimmten Regeln unterliegt. *Flemming* machte 1882 für Gewebszellen des Feuersalamanders aufs höchste wahrscheinlich, daß bei jedem Kernteilungsakt 24 Chromosomen gebildet werden. *Boveri* stellte 1890 die Formel auf, daß für jede Spezies die Zahl der Chromosomen bei den Teilungsfiguren homologer (d. h. denselben Geweben und Entwicklungsstadien angehörender) Zellen konstant ist, eine Regel, die sich mit einer Reihe von Ausnahmen ebenso bestätigen sollte, wie die von *van Beneden* gefundene Gleichheit der Chromosomenzahl in den beiden kopulierenden Geschlechtszellen.

Die Keimzellen mußten die Träger sämtlicher Vererbungstendenzen und Anlagen des sich aus ihnen bildenden neuen Organismus sein und dieser die Tendenzen alsdann in derselben Reihenfolge wie bei den Eltern zur Entfaltung bringen. *Charles Darwin* versuchte 1868 in seiner sog. provisorischen Hypothese der Pangenesis die Sache so zu erklären, daß er annahm, die Zellen stießen kleine Körnchen oder Atome, sog. Zellkeimchen, ab; diese sollten mit den Körpersäften im ganzen elterlichen Organismus zirkulieren, sich dabei vervielfältigen und an bestimmten Stellen zu Knospen zusammenfinden. So erhalten die Fortpflanzungselemente Keimchen von allen Zellen des Körpers, die dann bei ihrer Entwicklung zum neuen Organismus in bestimmter Reihenfolge wieder die entsprechenden Zellformen hervorbringen. Der junge Organismus, der aus den Keimzellen hervorgeht, wäre also nicht das Produkt dieser allein, sondern sämtlicher Zellen des elterlichen Körpers. Daher der Name „Pangenesis". Andere Forscher, so schon *Richard Owen* (1849), *Haeckel* (1866), *W. K. Brooks* (gest. 1908; 1876), *August Antinous Rauber* (1880), *Moritz Nußbaum* (1879/80) vertraten die Ansicht, daß sich bei der Entwicklung eines Organismus schon frühzeitig zwei Zellenarten voneinander trennen, die Gewebszellen von den Fortpflanzungszellen, die „personalen", der Erhaltung des Individuums dienenden, von den „germinalen", für die Erhaltung der Art bestimmten Körperelemente. Im Anschluß an diese Lehre hob zuerst *Gustav Jaeger* (1832—1917) im Jahre 1876 hervor, daß die der künftigen Fortpflanzung dienenden Geschlechtsprodukte Abkömmlinge eines lebendigen Protoplasmas seien, welches nie aufhöre, lebendig zu sein, sich aber an der Differenzierung des Einzelwesens nicht beteilige, also mit der Erhaltung des Muttertieres nichts zu tun habe. So sprach er die Ansicht von der „Kontinuität des Keimplasmas durch alle Generationen hindurch" aus, die *Weismann*, unabhängig von ihm ebenfalls bekanntgab und seit 1883 zu einer besonderen Vererbungstheorie ausbaute. An der ganzen Art, wie *Weismann* hierbei den Fortpflanzungsprozeß durch die verschiedenen Tierstufen verfolgt, zeigt sich der große Einfluß der Darwinschen Deszendenzgedanken. Die Keimzellen haben nach *Weismann* in ihrer wesentlichen und bestimmenden Substanz, dem Keimplasma, nichts mit dem Körper ihres Trägers, dem Somatoplasma, zu tun; sie nehmen ihre Entstehung direkt aus den elterlichen Keimzellen, und zwar so, daß bei der Eifurchung und bei dem weiteren Aufbau des Körpers ein Teil des Plasmas unverbraucht bleibt, um früher oder später in Form neuer Keimzellen zu erscheinen. *Weismann* stellt sich das Keimplasma wie eine lang dahinkriechende Wurzel vor, von der sich in gewissen Abständen einzelne Pflanzen, d. h. die Individuen der aufeinanderfolgenden Generationen erheben. Etwas später wurde von dem bedeutenden Schweizer Botaniker *C. Wilhelm von Nägeli* (1817—1891), damals in München, eine ähnliche Theorie ausgesprochen: Die Vererbungssubstanz, das Ideoplasma, ist etwas von der übrigen lebendigen Substanz, dem Trophoplasma, Verschiedenes, übt aber trotzdem auf dieses und damit auf den ganzen Organismus einen bestimmten Einfluß aus. Es durchzieht den ganzen Keim und später sämtliche Zellen des Organismus und besteht aus feinsten Kriställchen, den Mizellen. Diese sind ihrerseits zu Einheiten verbunden, welche die Anlagen der verschiedenen Zellen, Gewebssysteme und Organe darstellen. Im Ideoplasma des Keimes ist also jede Eigenschaft des erwachsenen Organismus als Anlage enthalten. Es gibt ebenso viele Arten von Ideoplasma, als Kombinationen von Eigenschaften existieren. Innerhalb einer Spezies ist jedes Individuum aus einem etwas anders gearteten Ideoplasma hervorgegangen; die spezifische Entwicklung ist durch die spezifische mizelläre Struktur oder Architektonik des Ideoplasmas bedingt.

Daß man in einer Zeit, in der die mikroskopische Zellforschung so im Vordergrund des Interesses stand, das Ideoplasma mit sichtbaren Strukturen in Zusammenhang brachte, ist nicht verwunderlich, und so vermutete schon *von Nägeli*, daß es im Kern zusammengedrängt sei. Diese Vorstellung wurde von zahlreichen Biologen fester begründet, insbesondere von *Strasburger*, *Oskar Hertwig* und *Weismann*. Sie gewann eine zunehmende Bedeutung als Arbeitshypothese. Die zentrale Stellung des Kernes im Zelleben, die man bei niedrigen Organismen kennengelernt hatte, der komplizierte Vorgang der Karyokinese, der Umstand, daß bei der Befruchtung der Spermakern zuerst in die Eizelle eindringt, und die Beobachtung, daß im Gegensatz zu den großen Unterschieden in der Masse des gesamten Eies und des Spermakörpers die Kerne bei beiden annähernd gleich groß sind und Chromosomen von gleicher Zahl und Beschaffenheit produzieren, führten neben anderen Erwägungen diese und andere Forscher zu der Annahme, daß der Kern tatsächlich das eigentliche und ausschließliche materielle Substrat der Vererbungserscheinung bildet. Im Kern sollten dann wieder während der Teilung die Chromosomen die Vererbungsträger sein. Doch ist daran zu erinnern, daß der Chromatinerhaltungshypothese die Achromatinerhaltungshypothese gegenüber trat. Erst an der Schwelle des 20. Jahrhunderts sollten der Auffassung vom Vererbungsmonopol des ganzen Kerns Gegner erwachsen.

Die für die praktische Medizin bedeutungsvollste Frage der Erblehre war die nach der Vererbung erworbener Eigenschaften im Sinne des Neolamarckismus.

Im Jahre 1865 hatten *von Nägeli* und *G. Seydlitz* zum erstenmal den prinzipiellen Unterschied von erworbenen und angeborenen Eigenschaften für das ganze Vererbungsproblem hervorgehoben. Seitdem wurde die Vererbung erworbener Anlagen von den einen anerkannt, von den andern abgelehnt. Bei den Neolamarckisten wurden, wie angedeutet, mancherlei Ursachen zur Begründung ihrer Theorie angeführt. *Spencer* trat (1893) für die Vererbung erworbener Eigenschaften deshalb ein, weil ihre Unvererbbarkeit seiner Lehre vom Fortschritt der Menschheit durch die Erblichkeit erworbener sittlicher und intellektueller Vorzüge im Wege gestanden hätte. Von anderen Forschern wurden Erfahrungen ins Feld geführt, die man bei Züchtung von Tieren mit verstümmelten Gliedern gemacht hatte; manche hatten ähnlich verstümmelte Junge zur Welt gebracht. Ferner zog man die Messungen des vielseitigen französischen Chirurgen und Anthropologen *Paul Broca* (1824 bis 1880) aus den 70er Jahren heran, nach denen das Gehirn des Europäers seit dem 12. Jahrhundert infolge intellektueller Arbeit an Umfang erheblich zugenommen haben sollte, und Versuche von *Brown-Séquard* an Meerschweinchen, bei denen er durch Verletzung des zentralen Nervensystems Empfindlichkeitsverluste an den Zehen und Trübungen der lichtbrechenden Teile des Auges mit Übertragung auf die Jungen erzielt haben wollte, Versuche, die allerdings später scharf angegriffen wurden. Wieder andere Forscher wie *Haeckel*, der Tübinger Zoologe *Theodor Eimer* (1843—1898; 1888) und vor allem der bedeutende Zoologe *Richard Semon* (1859—1918) glaubten, daß vor allem Eindrücke psychischer Art, Erfahrungen und Gewohnheiten während des individuellen Lebens, die Keimzellen so beeinflussen können, daß diese Impressionen bei den Nachkommen in Form von neuen, angeborenen, instinktartigen Fähigkeiten, „erblichen psychischen Gewohnheiten" (*Haeckel*), „mnemischen Abänderungen" (*Semon*), zum Vorschein kämen. Wieder andere Studien bezogen sich auf die klimatische und experimentelle Beeinflussung des ganzen Organismus mit den gesamten Körper- und Keimzellen, wie die Beobachtung *Schüblers* aus dem Jahre 1862, daß sich Sommerweizen nach dem Import von Deutschland nach Norwegen änderte.

Der Neodarwinismus lehnte die Beweiskraft aller dieser Erfahrungen und Experimente ab. Er schloß sich an *Weismann* an. Dieser hatte Mäusen 22 Generationen hindurch die Schwänze kupiert, aber unter den zahlreichen Nachkommen nie einen angeborenen Schwanzdefekt konstatieren können. Vor allem war seine Überzeugung, daß erworbene Eigenschaften sich nicht verändern, in seiner Anschauung begründet, daß das Keimplasma mit dem übrigen Organismus nichts zu tun hat. Seine Theorie hat auf die zeitgenössische Biologie nach vielen Richtungen eingewirkt. Im Gegensatz zu der alten Theorie, daß der Befruchtungsprozeß in erster Linie der mechanischen Auslösung der Entwicklung oder wie *Spencer*, *van Beneden* u. a. meinten, der Verjüngung oder Belebung des Keimes dient, ist das Ziel der sexuellen Fortpflanzung nach *Weismann* in der Vermischung zweier individuell verschiedener Vererbungstendenzen zu sehen, in der „Amphimixis". Sie ist die Hauptquelle der erblichen Variationen, aus denen nach *Darwin* durch Auswahl die neuen Arten hervorgehen. Da die Vererbungsmasse eines jeden Individuums die väterlichen und mütterlichen Anteile getrennt in sich birgt, müßte an sich die Zahl der beiden Anlagenkomplexe von Generation zu Generation verdoppelt werden, weil durch die Befruchtung im neuen Keim zweimal zwei Anlagenkomplexe zusammenkommen. Das würde aber zu unhaltbaren Verhältnissen führen. Deswegen sieht *Weismann*, wie wir S. 43 andeuteten, in der Bildung der Richtungskörperchen eine Reduktion der Erbmasse auf die Hälfte, damit dieses Übermaß ausgeglichen wird. Die Vererbungstendenzen sind in den Chromosomen enthalten; sie liegen dort lineär aneinander gereiht als sog. Iden (Ahnenplasmen) und bestehen ihrerseits aus den „Determinanten", d. h. Bestimmungsstückchen für die einzelnen äußeren Merkmale, die sich später aus ihnen entwickeln sollen. Unter dem Einfluß von *Roux*, der (vgl. weiter unten S. 54) den Kampf ums Dasein auch innerhalb des Organismus annahm, kam *Weismann* ferner zu der Vorstellung, daß, wie dieser Kampf zwischen den einzelnen Personen zur Auswahl führt (Personalselektion), und wie nach *Roux* zwischen den einzelnen Geweben und Zellen Ausleseprozesse stattfinden, so auch zwischen den Determinanten der Keimzellen ein Kampf um die zuströmende Nahrung vor sich geht, stattfindet und zur Erhaltung bestimmter Variationen durch Auswahl führt (Germinalselektion). Bei der Furchung des Eies wird durch einen vorausbestimmten Mechanismus das Keimplasma für die Weiterentwicklung in der Weise verteilt, daß die einzelnen Determinanten auf Grund „erbungleicher" Teilungsprozesse den Zellen zugewiesen werden, für welche sie die Bestimmungsstücke bilden. Wenn jedoch eine größere Zahl gleichartiger Zellen produziert werden soll, z. B. aus der Urzelle eines Sinnesepithels die verschiedenen gleichartigen Sinneszellen, so finden „erbgleiche" Teilungen statt.

Über die Art und Weise, wie bei all diesen Vorgängen die Bestimmung der Zelle durch die Kernsubstanz erfolgt, hat man verschiedene Theorien aufgestellt. Neben der einfachen dynamischen Beeinflussung, mit der nichts über das Wesen der dabei wirksamen Kräfte gesagt ist, dachte man, wie der bedeutende Botaniker *Gottlieb Haberlandt* (1854—1945), an die Wirkung von Enzymen, die vom Kern abgegeben chemisch wirkten, oder an Stoffteilchen, die aus dem Kern in das Zellplasma wandern und sich direkt an den Stoffwechselprozessen der Zelle beteiligen sollten. Der holländische Botaniker *Hugo de Vries* (1848—1935), der Begründer der Lehre von den Mutationen, nahm im Jahre 1889 kleinste Lebenseinheiten an, die „Pangene". Sie sollten aus dem Kern in das Zellplasma übertreten und sich in die einzelnen Zellteile umwandeln. Ähnlich glaubte *Weismann*, daß die von ihm angenommenen und „Biophoren" genannten Bausteine der Determinanten, Lebenseinheiten der niedersten Stufe, eben noch mit den Fähigkeiten der Assimilation, des Wachstums und der Vermehrung begabt, sich von den Determinanten loslösten, in den Zelleib hinüberwanderten und dort die besonderen Differenzierungen hervorriefen, z. B. in den Muskelzellen die Abscheidung der kontraktilen Substanz bewirkten.

Für *Weismann* und seine Anhänger sind es also korpuskuläre Elemente, die die Vererbungstendenz in sich tragen. Jede Eigenschaft und jeder Körperteil des zukünftigen Organismus ist im Keimplasma in bestimmten Teilchen vorgebildet. Die Entwicklung des Einzelwesens bestände sonach in der Bildung des komplizierten von einem ebenso komplizierten, aber anders beschaffenen Anfangsstadium aus, wie *Roux* es genannt hat. Man hat diese Lehre mit einem gewissen Recht mit der alten Evolutionstheorie verglichen, wie sie *Haller* u. a. vertraten, und als Neoevolutionismus bezeichnet. 1897 unternahm *Miescher* unter Annahme eines verhältnismäßig einfachen Protoplasmas, dessen Einheiten der Wert von chemischen, außerordentlich komplizierten Molekülen zugeschrieben wurde, Versuche, die Variationen durch Veränderungen im Plasmamolekül analog der Umwandlung der chemischen Atome zu erklären. Gegen *Weismanns* Theorie der Trennung von Keim- und Somatoplasma haben nach der Begründung der Entwicklungsmechanik (s. weiter unten) in den 90er Jahren vor allem *Oskar Hertwig* (1898) und am Anfang des 20. Jahrhunderts *Hans Driesch* ins Feld geführt, daß die Regenerationserscheinungen, das ganz weit ausgedehnte Vermögen der Organismen nach Verletzungen die ursprüngliche Form und verlorengegangene Körperteile wiederherzustellen, schließlich die Erscheinungen der vegetativen Vermehrung und das Vermögen mancher Pflanzen, an beliebigen Punkten neue Sprossen zu treiben, mit dieser Theorie in Widerspruch stehen. Nach diesen Forschern müssen also sämtliche Zellen des Körpers Träger der Vererbungssubstanz sein; die Keimzellen und die Vererbungssubstanz haben einen verhältnismäßig einfachen Bau, alle Zellen enthalten dieselbe Vererbungssubstanz. Erst allmählich entwickelt sich aus der Einfachheit das Komplizierte und produziert gewissermaßen eine Neubildung. Diese Auffassung steht der alten epigenetischen Lehre von *Caspar Friedr. Wolff* nahe und wird daher mit Recht als neoepigenetische bezeichnet.

Eine andere Methode, mit der man dem Vererbungsproblem beizukommen suchte, war die experimentelle Bastardforschung, die Kreuzung von Pflanzen verschiedenen Aussehens und verschiedener Art. Diese Versuche sind älter, als man gewöhnlich annimmt. Im 18. Jahrhundert hatte sie ein tüchtiger Botaniker unternommen, *Joh. Gottlieb Kölreuter* (1733—1806), Professor der Naturgeschichte und Leiter des botanischen Hofgartens in Karlsruhe/Baden. Ihm gelang nach vielen vergeblichen Versuchen im Jahre 1760 die erste Bastardierung von zwei Tabakarten. Sein eigentliches Ziel war die Aufklärung der Sexualität der Pflanzen. Er hat auch wesentlich zu ihrer Erforschung beigetragen. Es konnte nicht ausbleiben, daß man bei der Fortsetzung dieser Versuche sein Interesse auch dem Aussehen und den Eigenschaften der neuen Organismen zuwandte, die aus so verschiedenartigen Eltern hervorgegangen waren. Da sah man, daß das Verhalten der Bastarde große Verschiedenheiten aufweist. Die Experimente wurden mit Tieren fortgesetzt. Manchmal hielten die Bastarde die Mitte zwischen den Eigenschaften der Eltern. Manchmal traten neue Eigenschaften auf. Bei der Bastardierung von grauen und weißen Mäusen glichen die Nachkömmlinge manchmal nur dem grauen Vater oder nur der weißen Mutter. Aber es schien alle Regelmäßigkeit zu fehlen. In diesem scheinbaren Chaos das Gesetz zu finden, war das kühne Unternehmen des Augustinermönches und Lehrers der Naturwissenschaften an der Oberrealschule in Brünn *Gregor Mendel* (1822—1884).

Er kam auf den Gedanken, Pflanzenrassen zu bastardieren, die sich zunächst nur durch ein einziges, stark in die Augen fallendes Merkmal voneinander zu unterscheiden schienen, z. B. eine Erbsensorte mit violetten und eine andere mit weißen Blüten. Später kreuzte er Pflanzen mit allen möglichen Unterschieden. Das führte ihn zu Aufschlüssen über die Vererbungsgesetze, die der theoretischen und praktischen Medizin neue Wege weisen sollten. Die wichtigsten Arbeiten *Mendels* erschienen an abgelegener Stelle in den Jahren 1865 und 1869. Damals nahm man keine Notiz von ihnen. Erst um 1900 wurde sein Werk sozusagen neuentdeckt. Ein merkwürdiger Zufall! Unabhängig voneinander kamen um diese Zeit hervorragende Forscher zu ähnlichen Ergebnissen, der Deutsche *Carl Correns* (1864—1933), der Holländer *Hugo de Vries* und der Österreicher *Erich von Tschermak-Seyseneck* (1871 bis 1952). Jetzt erst trat die Leistung *Mendels* ins rechte Licht. Wenn wir damit auch der geschichtlichen Entwicklung vorgreifen, ist es am einfachsten, an die Parallelversuche von *Correns* mit den Kreuzungen *Mendels* anzuknüpfen. Was *Mendel* mit verschiedenen Erbsenrassen vornahm, machte *Correns* mit rot- und weißblühenden Rassen der Wunderblume (Mirabilis jalapa). Wenn er diese kreuzte, erhielt er als erste Filialgeneration (F 1) eine rosablühende Pflanze. Die beiden Erbeinheiten der Eltern, Rot und Weiß, hatten sich im Bastard zu einem neuen Charakter vereinigt, der aus beiden gemischt war, Rosa. Jedes Individuum der F 1-Bastarde hat den gleichen Charakter. Dem entspricht die erste Mendelsche Regel von der Gleichheit oder Uniformität der F 1-Generation. Werden die Bastarde dieser Generation durch Selbstbefruchtung vermehrt, oder, wenn es sich um getrennt geschlechtliche Formen handelt, untereinander gepaart, so treten bei der nächsten, der F 2-Generation, die ursprünglichen Eigenschaften wieder abgespalten hervor. Es entstehen nämlich ein Viertel rot, ein Viertel weiß und zwei Viertel rosa blühende Wunderblumen. Es findet also eine Spaltung der Anlagen statt, die in der F 1-Generation verbunden waren. Man kann es auch ein „alternierendes" Auftreten nennen. Das ist die zweite Mendelsche Regel von der Spaltung der in der einen Bastardgeneration vereinigten Anlagen der Eltern in der folgenden Generation.

Soweit die Versuche von *Correns*. Bei den eigenen Versuchen *Mendel*s mit der Kreuzung von violett- und weißblühenden Erbsen ergab sich folgendes: Die F 1-Bastarde waren ausschließlich violett blühend. Scheinbar war also eine Vermischung der Erbeigenschaften der Eltern nicht eingetreten. Aber nur scheinbar; denn aus der violetten F 1-Generation spaltete sich in der F 2-Generation doch wieder Violett und Weiß ab, und zwar im Verhältnis von drei Viertel violett zu ein Viertel weiß. Was an der Wunderblumenkreuzung Rosa erscheint, also als Mittelding, erscheint hier violett. Die violette Farbe herrscht über die weiße Farbe vor. Sie ist, wie man es mit *Mendel* nennt, dominant. Die weiße Farbe hat demgegenüber einen rezessiven Charakter. Daß die weiße Eigenschaft, wenn auch unterdrückt, weiter erhalten bleibt, beweist die weitere Züchtung. Das eine Viertel weißblühender Pflanzen bleibt in der dritten und in allen weiteren Generationen weiß. Von den drei Viertel violettblühenden Pflanzen der F 2-Generation bleibt in der F 3-Generation ein Drittel wieder, und zwar dauernd, violett. Die beiden anderen Drittel spalten sich dagegen wieder in drei Viertel violette und ein Viertel weiße. Genau dieselben Verhältnisse fand man bei Tierzüchtungen, z. B. bei Gartenschnecken.

Die Erklärung, die *Mendel* für diese Zahlenverhältnisse gab und die in der Folgezeit anerkannt wurde, ist diese: Samen und Eizelle oder, wenn man beide der Einfachheit halber einheitlich bezeichnen will, die Gameten müssen jede für sich die Gesamtheit der erblich übertragbaren Eigenschaften enthalten. Bei der gewöhnlichen Fortpflanzung unter Individuen derselben Rasse gleichen die Abkömmlinge in der folgenden Generation ihren beiden Eltern in allen übertragbaren erblichen Eigenschaften, also müssen auch die Gameten, aus deren Vereinigung sie hervorgegangen sind, einander in allem gleichen. Bei der Kreuzung verschiedener Rassen spalten sich die beiden Formen der Eltern der F 1-Generation in der F 2-Generation wieder rein ab. Wenn aber zum Zustandekommen jeder reinen Form das Zusammentreffen von Gameten der gleichen Art nötig ist, so muß der Bastard der F 1-Generation mindestens genau so viele Sorten von Gameten gebildet haben, als konstante, rein weiterzüchtende Formen in der Nachkommenschaft der F 2-Generation entstehen. Der F 1-Bastard muß also bei der Wunderblume rote und weiße Gameten in sich tragen. Vermehrt sich dieser Bastard mit seinesgleichen, so produziert die Mutterpflanze zur Hälfte Eier, die den Faktor Rot enthalten, zur Hälfte Eier, die den Faktor Weiß enthalten. Ebenso produziert die Vaterpflanze zur Hälfte Samenzellen, die den Faktor Rot enthalten, und zur Hälfte solche mit dem Faktor Weiß. Bei der Befruchtung hängt es vom Zufall ab, wie sich diese vier Sorten von Gameten, nämlich zweimal Rot und zweimal Weiß miteinander kombinieren. Nach den Gesetzen der Wahrscheinlichkeit werden vier Kombinationsmöglichkeiten vorhanden sein und dementsprechend Kombinationen entstehen, nämlich ein Viertel Kombination von Rot mit Rot, ein Viertel Kombination von Weiß mit Weiß, zwei Viertel Kombination Rot mit Weiß. Das entspricht auch der Erfahrung und dem Experiment. Die Voraussetzung des Ganzen ist, daß die definitiven Keimzellen immer nur eine von den beiden Eigenschaften einschließen. Während diese Eigenschaften in den Vorstufen der Gameten kombiniert waren, haben die definitiven Gameten nur eine von diesen Eigenschaften in reiner Form. Es ist, wie *de Vries* sich (1903) ausdrückte, wie ein Abschied von zwei Personen, die eine Zeitlang denselben Weg miteinander gegangen sind und jetzt eine andere Gesellschaft aufsuchen wollen. Man nennt das die „Hypothese von der Reinheit der Gameten".

Was für den einfachen Fall eines einzigen Eigenschaftspaares gilt, das gilt auch für noch so viele Eigenschaften, nicht nur für die prägnanten Unterschiede zwischen den Rassen, sondern auch für die erbliche Übertragung anderer Eigenschaften, konstitutioneller Eigentümlichkeiten und Dispositionen. Und das ist das für die medizinische Forschung und Praxis wichtige Ergebnis, daß zahllose Untersuchungen, die sich an *Mendel* anschlossen, den Beweis liefern konnten, daß die Spaltung und Weitervererbung von Eigenschaften bestimmten, einfachen Regeln unterworfen ist.

5. Die Embryologie

Durch die Erkenntnis, daß es sich bei der Befruchtung um die Verschmelzung von zwei Zellen handelt, wurde dem Studium der Ontogenese ein neuer Ausgangspunkt gegeben. Der Deszendenzgedanke eröffnete ihm ungeahnte Ausblicke. Das biogenetische Grundgesetz *Haeckels* war für die vergleichende Forschung, die wir (Bd. II, 1, S. 116f.) bei der Keimblättertheorie erwähnten, ein mächtiger Ansporn, auf dem beschrittenen Wege weiterzuwandern. Durch sie wurde eine intensive vergleichende Forschung angeregt und dadurch wieder das Eindringen in die Entwicklung der menschlichen Frucht im Mutterleib in ganz besonderem Maße gefördert.

Im Jahre 1872 entwickelte *Haeckel* in seiner „Monographie der Kalkschwämme" die Grundgedanken seiner Gastraeatheorie und baute sie in den nächsten Jahren weiter aus. Nach dieser Theorie ergibt die Rückverfolgung der Organismen durch die Tierreihe, daß alle vielzelligen Tiere während ihrer Embryonalentwicklung einmal ein Stadium durchlaufen, in welchem ihre Anlage einen kugelförmigen Zellhaufen bildet. Wegen seiner Ähnlichkeit mit einer Maulbeere nannte man ihn „morula". Aus dieser morula entwickelt sich eine hohle Kugel, deren Wand aus einer einschichtigen Zellreihe besteht, die „blastula". Dann beginnt an dieser Kugel ein Einstülpungsprozeß, wie wenn man einen Gummiball eindrückt. Es entsteht ein becherförmiges Gebilde mit einer doppelreihigen Zellschicht. Davon ist die innere das präsumptive Entoderm, die äußere das präsumptive Ektoderm. Diese hypothetische Grundform nannte *Haeckel* „gastraea" (von dem Griechischen: γάστρα = Bauch eines Gefäßes); den daraus entstandenen becherförmigen Embryo bezeichnete er als „gastrula", die Höhle des Bechers als „Urdarm".

Die Lehre fand in dem Schülerkreis *Haeckels* einen wichtigen Ausbau durch die Gebrüder *Oskar* und *Richard Hertwig*. Sie stellten im Jahre 1881 die „Coelomtheorie" auf. Der Ausdruck „Coelom" war 1872 von *Haeckel* für die Leibeshöhle geprägt worden. Die Theorie sagte folgendes: Die niederen Tierformen haben nur zwei Keimblätter, das Ektoderm und das Entoderm. Bei den höheren Tieren bildet sich dazu noch ein drittes mittleres Gebilde. Dieses entsteht bei einigen Tierarten in der Gestalt von zwei Blasen, die sich aus dem Entoderm ausstülpen (Mesoderm), bei anderen aus einigen Zellgruppen, die sowohl vom Ektoderm wie vom Entoderm stammen (Mesenchym). In beiden Fällen kommt es schließlich zur Bildung einer sekundären Leibeshöhle, eben des Coeloms.

Durch diese Theorien war der Weg zu einer einheitlichen Auffassung äußerst komplizierter Entwicklungsvorgänge gewiesen. Seine Verfolgung sollte sich für die Klärung praktisch wichtiger Fragen besonders fruchtbar zeigen, obwohl im Laufe der

Zeit auch manche Schwäche der Theorien *Haeckels* in die Erscheinung trat. Man erhielt unter ihrem Einfluß viele neue Eindrücke in die Entstehung, in die Physiologie und Pathologie der verschiedenen Gewebe, des Muskel- und Nervensystems, der Geschlechtsorgane, des Herzens und der Blutgefäße, der Blutbildung und der Stützsubstanzen. In die 60er Jahre fallen noch die grundsätzlich wichtigen Arbeiten des Mitgliedes der Petersburger Akademie *Alexander Onufriewitsch Kowalevski* (1840—1901). Er beobachtete den Einstülpungsprozeß der Gastrula, die Entstehung des Darmes und der Leibeshöhle, bearbeitete mit großem Erfolg die Übergangsformen zwischen den Wirbellosen und den Wirbeltieren und zeigte die große embryologische Bedeutung der Chorda dorsalis des Lanzettfischchens, des seit langem durchforschten Studienobjekts Amphioxus lanceolatus (*Nowikoff*).

Es folgen die ergebnisreichen vergleichenden embryologischen Untersuchungen durch die einzelnen Klassen des Tierreichs, die zum größten Teil in die 80er und 90er Jahre fallen, des schon genannten Embryologen *Balfour* (1882), des Gießener Anatomen *Hans Strahl* (1857—1920), des Münchener Anatomen *Karl Wilhelm Kupffer* (1829—1902; später geadelt), des Zoologen und vergleichenden Anatomen *Alex. Wilh. Goette* (1840—1922), damals in Straßburg, des Anatomen *Wilhelm His d. Ä.* (1831—1904) in Leipzig u. a. Bezüglich der menschlichen Embryonen sind vor allem die Untersuchungen von *His* aus den Jahren 1880—1894 zu nennen und die Beschreibungen der frühesten Stadien der Entwicklung des befruchteten menschlichen Eies durch *Fol* und den Anatomen *Ferdinand Graf Spee* (1855—1937) in Kiel. Es begann eine Zeit neuer Einsichten in die Genese zahlreicher Organe und Systeme, die in das 20. Jahrhundert hinübergreifen: des Urogenitalapparates, der Plazenta und der Eihäute, des Gehirns und der Sinnesorgane, des Darmkanals und seiner Drüsen, der Zähne, des Gefäßsystems, des Herzens und Herzbeutels, des Zwerchfells, des Schädels und Skelettes. Ein Beispiel dafür bieten die Untersuchungen des Psychiaters *Paul Flechsig* (vgl. Bd. II, 1, S. 14) aus dem Jahre 1876. *Flechsig* verfolgte die embryologische Entwicklung der verschiedenen Leitungsbahnen im Gehirn und Rückenmark des Menschen und lehrte sie dadurch kennen und auseinanderhalten. Die Methode regte auch andere zu ergebnisreichen Forschungen an. Der durch seinen oft aufgelegten anatomischen Atlas bekannt gewordene österreichische Anatom *Karl Toldt* (1840—1920) stellte 1879 durch solche entwicklungsgeschichtliche Untersuchungen die Anatomie des Bauchfells klar.

Das war die morphologische Richtung der Embryologie. Sie sah ihre Aufgabe in der anatomisch-vergleichenden Untersuchung der entwickelten und in der Entwicklung begriffenen Formen. Als wichtiger neuer Faktor trat zu ihr der Versuch, das Wesen der Entwicklung physiologisch zu ergründen und den Vorgang durch das Experiment aufzuklären. Auf die Notwendigkeit dieser Methode hatten schon 1852 die früher erwähnten Zoologen *K. Bergmann* und *Rudolf Leuckart* hingewiesen. Der erste, der sich bemühte, auf diesem Gebiet experimentell vorzugehen, war *His d. Ältere.* Er sah die Ursache der embryonalen Entwicklung in der Mechanik des Wachstums. Der Keim der Säugetiere sieht anfangs einer elastischen Platte ähnlich. Da er ungleich wächst, krümmt er sich wie ein befeuchtetes, quellendes Stück Papier. Die ersten Falten geben die Grenzen der Körperteile an. Durch stets neue Falten bilden die Körperteile selbst sich heraus. In seinen „Briefen an einen befreundeten Naturforscher über unsere Körperform und das physiologische Problem ihrer Entstehung“ vom Jahre 1874 schildert *His* seine Theorie und seine Ergebnisse ausführlich an der Hand von Modellversuchen. So verglich er z. B. das Gehirn in seinem Anfangsstadium mit einem Gummischlauch von mäßig elastischer Wandung und verhältnismäßig weiter Lichtung. Dann nahm er an einem Gummischlauch allerlei mechanische Manipulationen vor, bog ihn, schlitzte ihn, kürzte ihn in einem Teil seiner Wandung und erzielte damit ähnliche Formen, wie sie im Wachstum und in der weiteren Entwicklung der ursprünglich einfach röhrenförmigen Gehirnanlage auftreten (vgl. Abb. 17). Diese Untersuchungen machten einen großen Eindruck auf die Anatomen und Embryologen. Aber im Fortschreiten der Zeit stellten sich doch größere Komplikationen heraus, als *His* es sich gedacht hatte.

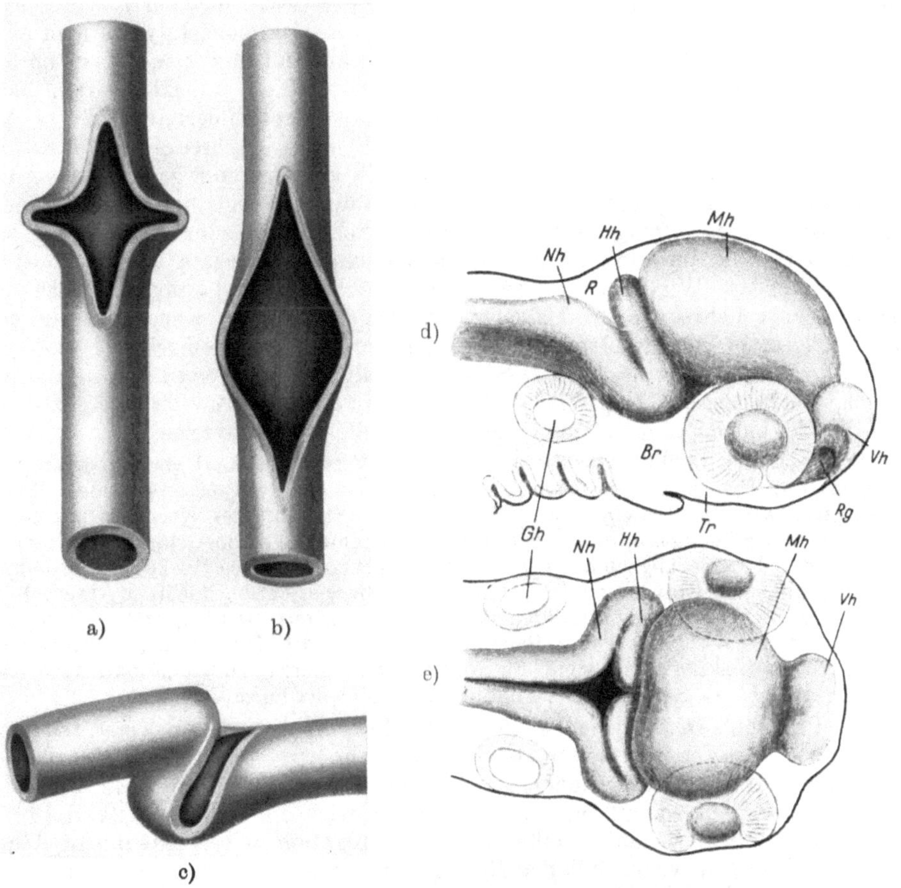

Abb. 17. Modellversuche am Gummischlauch zur Entwicklung des Gehirns von *Wilh. His d. Ä.* (1874)
Geschlitzter Gummischlauch: a) mit konkaver, b) mit konvexer Biegung, c) der Länge nach zusammengestoßen; zum Vergleich eines 4 Wochen alten Forellenembryos von der Seite d) und von oben e) gesehen

Goette und *Rauber*, der einige Jahre Prosektor unter *His* in Leipzig war, gingen dem gleichen Ziel auf anderen Wegen nach. *Rauber* war dabei stark von der mechanistischen Philosophie *Lotzes* beeinflußt. Obwohl mit Sicherheit gesagt werden konnte, daß mechanische Vorgänge an der Ausbreitung und Gestaltung der lebendigen Form beteiligt sind, und obwohl die Überlegungen dieser Anatomen dem Zeitgeist entsprachen, setzten sich ihre Gedanken und Methoden nicht allgemein durch. *His* selbst wandte sich wieder mehr rein morphologisch gerichteten Studien über die Entwicklung des Fetus zu. Hierbei benutzte er in weitem Umfang und mit großem Erfolg die Anfertigung und plastische Rekonstruktion von lückenlosen, makroskopischen und mikroskopischen Serienschnitten. Man kann ihn ohne Übertreibung den Hauptbegründer der modernen Lehre vom menschlichen Embryo nennen.

Eine epochal neue Arbeitsmethode wurde in die Embryologie gebracht, als der Anatom *Wilhelm Roux* die Entwicklungsmechanik im modernen Sinne des Wortes begründete. Schon während seiner Studienzeit in Jena durch den Philosophen *Rudolf Eucken* (1846—1926) in die Philosophie eingeführt und von *Kants* Kausalitätslehre beeinflußt, suchte *Roux* die Ursache der Gestaltung der Lebewesen zu erkennen. Die Erschließung dieses Geheimnisses schien unmöglich, wenn man nicht die Philosophie zu Hilfe nahm. Philosophische Spekulationen waren, wie wir hörten, damals den meisten Vertretern der Naturwissenschaften suspekt. Darum hatte *Roux*, besonders in seinen Anfängen, trotz des S. 48 geschilderten Einflusses auf *Weismann* viel 'zu kämpfen. Aber er ließ sich nicht abschrecken. Von *Kants* Definition des mechanistischen Geschehens als eines streng gesetzmäßigen Geschehens ausgehend, prägte er für seine „kausalmorphologischen" Bestrebungen den Namen „Entwicklungsmechanik". Die Bezeichnung war insofern nicht glücklich gewählt, als unter ihr Arbeitsmethoden und Denkweisen zusammengefaßt wurden, die in Wirklichkeit eine experimentell-biologisch-physiologische Bearbeitung der Lehre von der Ursache und dem Werden der Körperstruktur darstellten. *Roux* wollte den ursächlichen Komponenten, die den einzelnen Phasen der Entwicklung zugrunde liegen, mit Hilfe des analytischen Experiments nachgehen, verfolgte also dasselbe Ziel, welches *Haeckel*, sein Lehrer in der Studentenzeit, im Rahmen des biogenetischen Grundgesetzes mit Hilfe der Formvergleichung erstrebte.

In den Jahren 1880/81 wurde *Roux* durch den Versuch bekannt, die Entstehung des feineren Körperbaues, der eine wunderbare Zweckmäßigkeit aufweist, aus einem Kampf ums Dasein im Sinne *Darwins* abzuleiten: Die feine Struktur des Knochens mit seinen Bälkchen in der Spongiosa, die nach Druck- und Zuglinien geordnet sind, ist dadurch zu erklären, daß die ursprünglich homogene Knochensubstanz von den Muskeln in bestimmter Richtung gespannt wird, so daß einzelne Teile in einer Richtung mehr in Anspruch genommen werden als andere. Dadurch, daß sie mehr gereizt werden, erstarken sie und nehmen den benachbarten Teilen Platz und Nahrung fort. Diese weniger begünstigten verfallen dem Inaktivitätsschwund. Sie müssen verkümmern. Durch „funktionelle" Anpassung entsteht die Struktur. Die Funktion bestimmt die Form.

Der Philosoph *Roux* war auch ein ideenreicher Experimentator, wie es schon die S. 45 erwähnten Versuche zeigen. In den 80er Jahren zerstörte er mit einer heißen Nadel und mit anderen Methoden die eine Hälfte eines Froscheies nach der ersten Teilung und erzielte damit in vielen Fällen, daß sich die nichtverletzte Hälfte zu einem halben Embryo entwickelte. Die Demonstration seiner experimentell hergestellten Halbembryonen auf der Naturforscherversammlung in Wiesbaden 1887 erregte großes Aufsehen. 1884 schuf er eine der Bakterienzüchtung auf Nährböden ähnliche Gewebszüchtungsmethode. Er schnitt aus der Anlage eines Hühnerembryos den zentralen Keim heraus, brachte ihn in eine warme, halbprozentige Kochsalzlösung, erhielt ihn dadurch lebendig und beobachtete die weitere Entwicklung des zentralen Nervensystems und des Darmkanals. 1897/98 züchtete der 1869 in Deutschland geborene angesehene amerikanische Pathologe *Leo Loeb* Stückchen von Haut und Krebsgewebe in Reagenzgläsern mit Lymphe und Blutplasma.

Diese Methoden wurden im 20. Jahrhundert von anderen bedeutenden Biologen als „Explantationsmethode" — das Wort wurde 1905 von *Roux* geprägt — aufgenommen, ausgebaut, verbessert und zeitigten Ergebnisse, die, über die mit ihrer Hilfe neu entdeckten Einzeltatsachen hinaus, das ganze Denken der Biologen und Ärzte aufs tiefste beeinflussen sollten.

6. Die vergleichende Anatomie und die Anatomie des Menschen

Die in Bd. II, 1 geschilderten Denkweisen der Anatomen erfuhren in den Jahrzehnten der Vorherrschaft des Mechanismus, der Morphologie, vergleichenden Anatomie und Deszendenztheorie reiche neue Anregungen aus dem Zeitgeist. Manche führenden Anatomen waren ebenso bedeutend als Zoologen. Unter ihnen nimmt um diese Zeit *Franz von Leydig* (vgl. Bd. II, 1, S. 10), Professor für Zoologie, vergleichende Anatomie, Histologie und Embryologie in Tübingen, Bonn und Würzburg, einen besonderen Rang ein. Man kann in ihm den Begründer der vergleichenden Gewebelehre sehen, wenn auch schon der bedeutende Physiologe *Gabriel Gustav Valentin* (1835) von der Pariser Académie des Sciences in jungen Jahren für Untersuchungen „Über vergleichende Histiogenese" einen Preis erhielt (*Hintzsche*). *Leydig* schuf ihr Fundament 1864 mit seinem Werk: „Vom Bau des thierischen Körpers. Handbuch der vergleichenden Anatomie". Es ist für den Mann und seine Leistung charakteristisch, daß er die zahlreichen neuen Entdeckungen auf dem Gebiet der Histologie Jahrzehnte hindurch fast ausschließlich ohne die früher geschilderten Härtungs-, Einbettungs- und Färbemethoden machte.

Diese Methoden schritten in den 60er und 70er Jahren zum Nutzen der Histologie weiter voran.

Der Pathologe *Edwin Klebs* (1834—1913), damals Ordinarius in Bern, gab 1869 die Einbettung in Paraffin bekannt, der Pariser Histologe *Mathias-Marie Duval* (1844—1907) 1878 das entsprechende Verfahren mit Zelloidin, welches *Paul Schiefferdecker* (1849—1931) in Bonn 1882 verbesserte.

Den Einschluß der gefärbten Präparate in Balsam nach vorheriger Entwässerung und Aufklärung in flüchtigen Ölen führten der Bd. II, 1, S. 119 genannte Londoner Histologe *Clarke* und der Anatom *Ernst Reissner* (1824—1878), ein geborener Balte, zuletzt in Breslau, ein.

Die bedeutendsten Förderer der Färbetechnik waren zwei Vettern, *Carl Weigert* (1845 bis 1904), der später als Direktor des pathologisch-anatomischen Institutes der Senckenbergischen Stiftung in Frankfurt/Main Schüler aus aller Herren Ländern um sich versammelte, und der weltberühmte *Paul Ehrlich* (1854—1915), der an der Schwelle des 20. Jahrhunderts an der gleichen Stiftung das Institut für experimentelle Therapie und daneben das Georg-Speyer-Haus für Chemotherapie leiten sollte. *Weigert* war ganz pathologisch-anatomisch, *Ehrlich* therapeutisch eingestellt. Durch ihre Färbemethoden dienten sie auch der Anatomie und Physiologie schlechthin. *Weigert* führte 1882 eine neue Markscheiden-, 1887 eine Fibrin-, 1895 eine Neurogliafärbung, 1898 eine Methode zur Darstellung der elastischen Fasern ein; neben umwälzenden Wirkungen auf die pathologische Anatomie, z. B. des Zentralnervensystems, auf die Lehre von der Entzündung und Thrombose wirkten diese Methoden bahnbrechend auf die gesamte Histologie.

Paul Ehrlich gaben die von der Industrie hergestellten neuen Farbstoffe die Mittel zu Forschungen in die Hand, die zunächst die Kenntnis der Morphologie des Blutes in neue Bahnen lenken und sich in der Folge zu einer der größten Taten der Biologie, Pathologie und Therapie der letzten 80 Jahre entwickeln sollte.

Im Jahre 1871 veröffentlichte ein Schüler *Buchheims*, der Pharmakologe *Emil Heubel* (geb. 1838), ein gebürtiger Livländer, später Professor in Kiew, eine Schrift über Pathogenese und Symptome der Bleivergiftung. Er brachte tierische Organe in Bleilösungen und stellte fest, daß bei diesen Versuchen im Reagenzglas die gleichen Organe den höchsten Bleigehalt aufwiesen, die auch beim Sektionsbefund von Tieren, die an Bleivergiftung verendet waren, den stärksten Gehalt an Blei zeigten. Es lag also eine spezifische chemische Verwandtschaft bestimmter Gewebe mit Blei vor. Im Jahre 1873, in seinem dritten Studiensemester, bekam der junge *Ehrlich* das Buch mit dieser Feststellung in die Hände. Er studierte damals in Straßburg, schätzte unter seinen Lehrern den Anatomen *Waldeyer* besonders hoch und wurde von diesem protegiert. Die Beobachtung *Heubels* ließ ihn nicht mehr los. Er, der geborene Chemiker, erkannte, was es bedeutete, wenn es gelang, die behauptete spezifische Affinität zwischen den Geweben des lebendigen Organismus und den auf sie zu applizierenden chemischen Mitteln sicherzustellen und unter dem Mikroskop bis ins feinste zu verfolgen. Blei und andere Metalle machten dem Nachweis mit dem Auge verständliche Schwierigkeiten. Dagegen war von der Anwendung von Farblösungen alles zu erwarten, wenn man die chemische Konstitution der Farbstoffe genau kannte und bei der Applikation berücksichtigte. Noch während seiner Studienzeit (1876) entdeckte *Ehrlich* mit von ihm angegebenen neuen Färbemethoden die basophil granulierten Mastzellen, sah in ihnen „ein Attribut eines lokal gesteigerten Ernährungszustandes" und beobachtete ihr vermehrtes Auftreten bei pathologischen Zuständen. Noch vor seiner Promotion erschienen 1877 als seine erste Veröffentlichung die „Beiträge zur Kenntnis der Anilinfärbung und ihre Anwendung in der mikroskopischen Technik". Es waren die Anfänge einer revolutionären Umwandlung der Morphologie des Blutes.

1881 begründete *Ehrlich* die moderne Intravitalfärbung.

Lebende Organismen zu färben, um hinter ihre Struktur zu kommen, war ein altes Bestreben der Biologen. Schon im 18. Jahrhundert (1778) hatte *Wilhelm Fr. Frhr. v. Gleichen gen. Russworm* den Versuch gemacht, zu diesem Zweck Infusionstierchen mit zu feinstem Pulver verriebenen Farbstoffen zu füttern. *Ehrenberg* hatte die Methode (1838) in seinem großen Werk über die Infusionstierchen verwandt (vgl. Bd. II, 1, S. 194). *Haeckel* machte 1859 in Neapel einer Wasserschnecke bei Forschungen über das Gefäßsystem eine Injektion mit Indigo, das in Wasser fein verteilt war, und fand danach fast alle Blutzellen „mehr oder weniger dicht mit feinen Indigopartikelchen erfüllt". Unter dem Eindruck dieses Verfahrens brachte der Pathologe *Friedrich von Recklinghausen* (1833—1910), damals Assistent an *Virchows* Institut in Berlin, bei Studien über die Entzündung im Jahre 1863 fein verpulverten Zinnober in die Lymphsäcke des Frosches, um an den mit diesem Farbstoff beladenen Eiterkörperchen ihren Weg zu verfolgen. *Ehrlich* war also nicht ohne Vorläufer, als er im Jahre 1881 das prinzipiell Wichtige der intravitalen Färbung betonte und durch Einspritzung von Methylenblaulösung gleich neues Licht in die feinere Anatomie der Elemente des Nervensystems brachte. Aber diesen Erfolg mit der Erkenntnis der spezifisch-chemischen Affinität der Farbstoffe zu bestimmten Gewebe- und Zellarten und damit die weiteren Aussichten des Verfahrens begründet zu haben, blieb *Ehrlichs* Verdienst.

Der hervorragende italienische Histologe *Camillo Golgi* (1844—1926) führte 1870 die Methode der Silbernitratfärbung und 1873 die Chromsilberfärbung ein. Diese Methode, das „Chromsilberreduktionsverfahren" (reazione nera) ließ an dicken Schnitten einzelne nervöse Elemente mitsamt ihren Fortsätzen schwarz imprägniert auf hellem Grund hervortreten (*Hugo Spatz*). Sie wurde 1883 von dem vielseitigen spanischen Histologen *Santiago Ramón y Cajal* (1852—1934) modifiziert. Beide Forscher bereicherten auf dieser Basis die Kenntnis vom Bau des zentralen Nervensystems so wertvoll, daß sie gemeinsam den Nobelpreis erhielten.

Die Frage nach der feineren Struktur des Nervengewebes hatte die Anatomen und Physiologen seit langem beschäftigt. Wie bekannt, bestehen noch heute über manche Einzelheiten divergente Ansichten. Die erste Frage betrifft das Verhältnis der Nervenzellen zur Nervenfaser. Sie wurde definitiv geklärt. Wir haben in Bd. II, 1, S. 105f. den Übergang der Lehre von der Faser als Grundelement des Körpers zur Lehre von der Zelle als Elementarorganismus und letzter Baustein des tierischen und menschlichen Organismus geschildert. Damals konnte man mit Berechtigung annehmen, daß es sich bei den im Nervensystem so zahlreich gefundenen Fasern und bei den im Gehirn, Rückenmark und in den Ganglien nachgewiesenen Zellen um zwei verschiedene, voneinander unabhängige Gebilde handele. Mit dem tieferen Eindringen in die mikroskopische Struktur dieser Organe und Gewebe wurde das anders. *Kölliker* hatte 1844 den unmittelbaren Zusammenhang der hinteren Rückenmarkswurzelfasern mit den Zellen der Spinalganglien nachgewiesen, *Rudolf Wagner* 1847 am Zitterfisch gezeigt, daß von Hirnzellen dieses Tieres direkte Fasern in das elektrische Organ gehen, im Jahre 1850, wie wir hörten, der Engländer

Augustus Volney Waller den N. glossopharyngeus und N. hypoglossus durchschnitten und danach beobachtet, daß der Teil der Nervenfasern, der mit der Nervenzelle in Verbindung bleibt, erhalten wird, während der durch den Schnitt von seiner Verbindung mit der Zelle gelöste Teil prompt degeneriert. Alles deutete neben Untersuchungen von *Remak* u. a. darauf hin, daß Nervenzelle und Nervenfaser eine zusammengehörige Einheit bilden. Das Jahr 1854 brachte die klassischen „Untersuchungen über Gehirn und Rückenmark des Menschen und der Säugethiere", ein posthumes Werk von *Otto Deiters* (1834—1863), der ein Schüler von *Virchow* war und als Bonner Privatdozent unter *Max Schultze* im jugendlichen Alter am Typhus starb. Es wurde von *Max Schultze* herausgegeben. Die Untersuchungen zeigten (vgl. Abb. 18), daß jede Nervenzelle eine aus ihr hervorgehende Nervenfaser hat, den „Hauptachsenzylinder" a) und daneben zahlreiche „Protoplasmafortsätze", die sich verzweigen b) und von denen zum Teil Gebilde abgehen, die von *Deiters* als eine zweite Art „feiner" Achsenzylinder gedeutet wurden. Spätere experimentelle und histologische Untersuchungen von *W. His d. Ä.* (1886) und *August Forel* (1848—1931) aus dem Jahre 1887 u. a. ergaben die Sicherheit, daß die Nervenfaser zur Nervenzelle gehört. 1891 prägte *Wilhelm Waldeyer-Hartz* für diese Einheit, die Nervenzelle mit allen ihren Ausläufern und deren Endigungen, die Bezeichnung „Neuron".

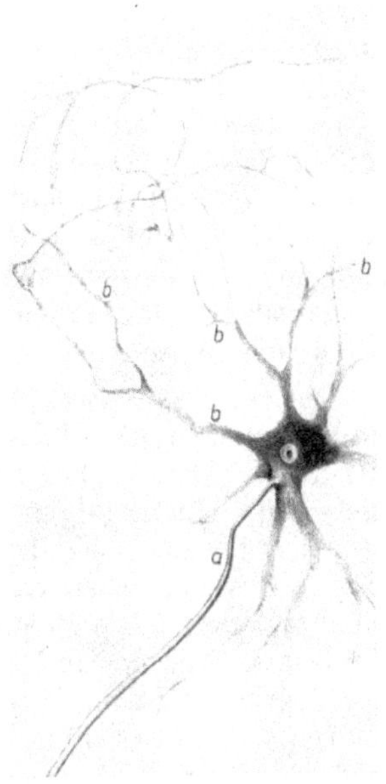

Abb. 18. Nervenzelle und ihre Fortsätze nach *O. Deiters* (1865). a) Hauptachsenzylinder, b) „feine" Achsenzylinder

Nun erhob sich die weitere Frage, wie diese Nervenzellen mit ihren Verzweigungen untereinander in Verbindung treten. Gehen sie mit allen ihren Ausläufern direkt ineinander über, bilden sie also ein das ganze Nervensystem durchziehendes, weitausgedehntes Netzwerk, oder beruht ihre Funktion auf dem mehr oder weniger losen Kontakt ihrer Verzweigungen? *Deiters*, *Max Schultze* u. a. ließen die Frage offen. *Kölliker* lehnte eine direkte Verbindung ab. *Virchow* vertrat, wie schon früher *Haller*, die Anschauung von einer direkten Verbindung. Von physiologisch-chemischen Untersuchungen ausgehend, hatte er 1854 gesehen, daß „eine weiche, der Bindesubstanz im Großen zugehörende Grundmasse überall die Nervenelemente der Zentren durchsetzt und zusammenhält". Diese „Grundmasse" nannte *Virchow* später (1856) Neuroglia, jene Kittsubstanz, in welche die Nervenzellen und die von ihnen ausgehenden Fortsätze eingebettet sind. Das mag zu seiner Vorstellung von der Einheitlichkeit auch der Nervenelemente selbst beigetragen haben. *Gerlach* war auf Grund seiner 1871 mit Goldchlorid vorgenommenen histologischen Untersuchungen der gleichen Ansicht. Auch *Golgi* schloß sich ursprünglich dieser Auffassung an. So standen sich die Autoritäten gegenüber. Unter dem Einfluß der mit den neuen Färbemethoden *Golgis* arbeitenden Untersuchungen bekannte sich dieser später selbst, ebenso wie andere führende Anatomen, *W. His*, *Ramón y Cajal* (1888), zu der Ansicht von *Kölliker*, nach welcher die Dendriten, wie man die Protoplasmafortsätze nannte, sich ebenso wenig wie die Achsenzylinder und ihre Aufzweigungen direkt in andere fortsetzen. Es besteht lediglich eine „Nachbarschaft", ein Kontakt.

Die Auffassung vom Neuron als einer in sich geschlossenen morphologischen und funktionellen Einheit entsprach ganz dem Geiste der Virchowschen Lehre von der Individualität, Selbständigkeit und nutritiven Aufgabe der Zelle mit dem von ihr versorgten Territorium, vor allem wenn man an die nach der Durchschneidung des Achsenzylinderfortsatzes auftretenden peripheren Degenerationserscheinungen dachte. Aber die weiteren morphologischen Untersuchungen des nervösen Zentralapparates führten bis zum Ende des 19. Jahrhunderts zu einer weitverbreiteten Gegnerschaft gegen die Neuronenlehre, seitdem in den 80er und 90er Jahren (nicht ohne Vorläufer) der ungarische Zoologe und vergleichende Anatom *Itván Apáthy* (1863—1922), der deutsche Physiologe *Albrecht Bethe* (geb. 1872) und viele andere, vor allem der Psychiater und Hirnforscher *Franz Nissl* (1860—1919), ein Schüler *B. Guddens*, in München, Frankfurt a. M. und Heidelberg, auf Grund ihrer histologischen Untersuchungen die Basis zu der Überzeugung schufen, daß der eigentliche Träger und Leiter der Nervenerregung in „Neurofibrillen" zu suchen ist, die nicht nur in der Nervenzelle und dem Achsenzylinder des Neurons nachzuweisen sind, sondern auch in der Masse der Zwischenschicht dieser Gebilde. Damit wurde nach *Alfred Hoche* (1865—1943; 1899) diese nervöse Substanz zu einer Art Interzellularsubstanz heruntergedrückt. Die Anhänger dieser Richtung betrachteten das Nervensystem als ein ganz einheitliches Fasergebilde, dessen spezifische Funktion nicht mehr, wie es die Neuronenlehre annahm, ausschließlich an die Zelle gebunden war.

Der Gegensatz zwischen beiden Auffassungen blieb. Es fehlte nicht an Vermittlungsversuchen. Die Entscheidung der Frage war von unmittelbarster Bedeutung für die Erklärung aller physischen und psychischen Funktionen. *Hugo Spatz* hat diese Entwicklung (1952) in vorbildlicher Klarheit dargestellt. Die heute noch immer voneinander abweichenden Ansichten der Anhänger und Gegner der Neuronenlehre sind, wie wir im Ausblick auf das 20. Jahrhundert sehen werden, nicht nur von der Deutung der morphologischen und experimentellen Ergebnisse der Forschung sondern in weitem Umfang auch von der grundsätzlichen Einstellung der Autoren zur Frage nach dem Wesen der Zelle beeinflußt.

Die früher erwähnten Beiträge zur Erforschung des Gehirns von *Benedikt Stilling* (vgl. Bd. II, 1, S. 119) und von *Flechsig* (s. o. S. 52) wurden durch den Psychiater *Bernhard Gudden* (1824—1886) seit 1869/70 wertvoll ergänzt. Er unterzog sehr junge Tiere einer neuen Untersuchungsmethode, indem er ihnen bestimmte Faserbahnen durchschnitt oder einzelne Sinnesorgane entfernte. Dann wartete er, bis die Tiere ausgewachsen waren, tötete sie und beobachtete erst jetzt die nach der Operation entstandenen Degenerationen. Auf diese Weise entdeckte er bis dahin unbekannte Faserverbindungen und Zusammenhänge zwischen dem Endorgan und dem dazugehörigen Zentrum im Gehirn. Er beobachtete z. B., daß bestimmte Partien im Vierhügelgebiet im Wachstum zurückblieben, wenn einem jungen Tier das Auge exstirpiert wurde.

Von den weiteren für die Theorie und Praxis der Medizin wichtigen Errungenschaften der Histologie, die 1887 in dem meisterlichen Werk des Würzburger Anatomen *Philipp Stöhr* (1849—1911) ein bis heute immer wieder neu aufgelegtes Lehrbuch der mikroskopischen Anatomie des Menschen erhielt, nennen wir aus diesem Zeitabschnitt folgende: die Aufklärung des Baues der Lymphdrüsen (1861) und Lymphgefäße (1862/63) durch *Wilhelm His d. Ä.*, den durch ihn (1865) erbrachten Nachweis, daß die serösen Häute aus dem Mesoderm hervorgehen und von einer Zellart überzogen sind, die er Endothel nannte, die Entdeckung der nach ihm genannten Zellinseln im Pankreas durch *Paul Langerhans* (1849—1888) in seiner Berliner Inaugural-Dissertation vom Jahre 1869, die erste Beschreibung und Abbildung (1871) der nach ihm benannten Einschnürungen der peripheren Nerven durch *L. A. Ranvier*, welche nach *Hermann Vierordt* schon 1849 von *I. N. Czermak* beobachtet und mit der Gerinnung des Nervenmarks in Zusammenhang gebracht worden waren, die Untersuchung der peripheren Endorgane der motorischen Nerven (1862) durch *Willy Kühne*, der damals als Physiologe in Amsterdam wirkte.

Die von *Donné* (vgl. Bd. II, 1, S. 122f.) 1842 entdeckten Blutplättchen wurden von *Max Schultze* (1865), dann (1873) durch den bedeutenden amerikanischen Kliniker *William Osler* (1849—1919), weiter (1877) durch den um die Biologie und Pathologie des Blutes hochverdienten Franzosen *Georges Hayem* (1841—1933) u. a. unter verschiedenen Namen und physiologischen Gesichtspunkten beschrieben. Es ist also ein Irrtum, wenn man *Bizzozero*, den bedeutendsten italienischen Pathologen seiner Zeit, als den Entdecker der Blutplättchen ansieht. Er hat sie allerdings in den Jahren 1881/82 besonders sorgfältig, und zwar mit einer neuen Methode im fließenden Blut, untersucht, exakt beschrieben und sich in unzähligen Experimenten am Menschen und an verschiedenen Tierklassen um die Aufklärung ihrer physiologischen Aufgabe bemüht.

Die für die Erschließung der Form des menschlichen Körpers so wichtige vergleichende Anatomie findet um diese Zeit ihren hervorragenden Lehrer in dem Köllikerschüler und Freiburger Anatomen *Robert Wiedersheim* (1848—1923) und ihre glänzendsten Vertreter in *Huxley* (vgl. Bd. II, 1, S. 117) und *Carl Gegenbaur* (1826—1903). *Wiedersheim* schuf 1882 ein Lehrbuch der vergleichenden Anatomie der Wirbeltiere, welches, ganz von Darwinschem Geist erfüllt, wegen der Neuigkeit seines Inhaltes und wegen seiner geistvollen Gedankenführung großes Aufsehen erregte. Es erlebte bis in das 20. Jahrhundert hinein viele Neuauflagen. *Wiedersheims* 1887 zuerst erschienenem Buche: „Der Bau des Menschen als Zeugnis für seine Vergangenheit" ging es nicht anders. *Gegenbaur* kam aus der Praxis; er war vor seiner Ausbildung als Anatom $1^1/_2$ Jahre Assistent am Juliusspital in Würzburg. *Wilhelm Lubosch* rechnet ihn zu den größten Anatomen aller Zeiten. Aus *Gegenbaurs* Schülerkreis wurde die Anatomie bis in das 20. Jahrhundert hinein in weitestem Umfang aus der vergleichenden Betrachtung der tierischen Formenwelt befruchtet, auch als die morphologische Forschung in der Anatomie das Feld nicht mehr in demselben Umfang beherrschte wie bisher. *Gegenbaur*, von *Darwin* stark beeinflußt, wandte sich als Ordinarius der Anatomie in Jena, wo er gleichzeitig mit *Haeckel* wirkte, mit besonderer Liebe der vergleichenden Anatomie der Wirbeltiere zu.

Unter seiner Ägide gewann vor allem die Lehre von der Entwicklung des Schädels und dem Bau des Skelettes eine neue Gestalt. Die bis dahin anerkannte Goethesche Wirbeltheorie des Schädels (vgl. Bd. II, 1, S. 18) war schon 1858 von *Huxley* bestritten worden. Er hatte den Nachweis geführt, daß die scheinbare Gliederung des Schädels in Wirbel mit seiner Organisation nichts zu tun hat, daß sich sein Bau vielmehr in schroffem Gegensatz zu dem des Wirbelskelettes befindet. Nur in der Anlage beider ist insofern etwas Gemeinsames, als sich die Uranlage der Wirbelsäule, die Chorda dorsalis, bis in das künftige Kopfgebilde fortsetzt. Es fehlt aber im Bereich der Kopfchorda die Bildung isolierter knorpeliger Wirbelanlagen. Urwirbelanlagen hatte *Huxley* im Schädelgebiet nicht gefunden (*Lubosch*). *Gegenbaur* untersuchte (1871/72) den Schädel des Haifisches, in welchem er eine Urform für die Schädel der höheren Wirbeltiere erblickte. Dieses Cranium bot sich als eine knorpelige Einheit dar. *Gegenbaur* faßte es als Verwachsungsprodukt von Wirbelanlagen auf, „soweit in ihm die Chorda vorhanden sei", also von embryonalen Segmenten im Sinne *Richard Owens* (vgl. Bd. II, 1, S. 118f.). Die ursprünglichen Grenzen der Segmente sollten durch die Austrittsstellen der Gehirnnerven erschlossen werden können. Dadurch wurde (nach *Lubosch*) die schon länger übliche Vergleichung dieser Nerven mit den Nerven des Rumpfes vertieft. Das wichtigste neue Ergebnis war, daß an die Stelle der „Schädeltheorie" die „Kopftheorie" trat. Sie unterzog nicht nur den knöchernen Schädel, sondern auch die Weichteile des Kopfes in weitem Umfang der vergleichenden Betrachtung und brachte dadurch auch in die verwirrende Fülle des Baues komplizierter Körperformationen, des Gehirns und anderer Organe, klärende Ordnung. Bis zum Ausgang des Jahrhunderts beteiligten sich an diesen Untersuchungen unter anderen führenden Forschern aus dem Schülerkreis *Gegenbaurs* vor allem *Max Fürbringer* (1846—1920) um 1897, damals Ordinarius der Anatomie in Jena, in den achtziger Jahren der Anatom *Georg Ruge* (1852—1919) in Amsterdam, später in Zürich, und *Philipp Stöhr*.

Die Skelettlehre wurde auch von dem vielseitigen Schüler *Johannes Müllers* und *Tiedemanns*, dem späteren Anatomen, Physiologen und Pathologen *Georg Hermann von Meyer* (1815—1892) gefördert. Er entdeckte 1867 die Regelmäßigkeit und mechanische Bedeutung der Bälkchenstruktur der Knochen, die, wie wir sahen, *Roux* aus dem Kampf ums Dasein erklärte.

Die Gefäßlehre bekam durch die embryologischen Studien von *Wilhelm His d. Ä.* eine neue Basis. *Roux* wies 1878 in seiner Jenaer Doktordissertation die Gesetzmäßigkeit der Abzweigungen der Arterienäste nach. In seiner 1923 erschienenen Autoergographie sagt er selbst, daß er (wie später bei der Begründung der Entwicklungsmechanik) bei dieser Untersuchung nicht mehr nur deskriptiv, sondern auch kausal dachte; denn er suchte die Ursache für die Gestaltung der Blutgefäße einerseits in den „geordneten Kräften des Blutstromes", andererseits in „der durch Wachstum und Wachstumshemmung bewirkten Anpassung der Intima an die gestaltende Wirkung dieser Kräfte", während ihm die Richtung des Gefäßverlaufes hauptsächlich als vererbt, also im Ei determiniert erschien.

Die Anthropologie beschäftigt sich in der zweiten Hälfte des 19. Jahrhunderts, in der sie nach *Mühlmann* von 1860—1900 ihre „elementarische Periode" erlebt, besonders intensiv mit der somatischen Seite des Problems. Sie ist aus diesem Grunde und durch ihre vergleichend anatomische Methode sowie ihre starke Beeinflussung durch die Deszendenztheorie besonders eng mit der Anatomie verbunden. Das Vergleichsmaterial wurde durch neue paläontologische Befunde außerordentlich erweitert und die prähistorische Forschung zu einem unentbehrlichen Hilfsmittel der Anthropologie gemacht. Sie erfuhr eine besonders wertvolle Bereicherung, als der holländische Anatom und Militärarzt *Eugène Dubois* (1859—1940) in den Jahren 1891/92 in Java die Reste einer aufrechtgehenden Vorstufe des Menschen ausgrub, die eine höhere Entwicklung zeigte als die Bd. II, 1, S. 119 erwähnte Neandertalrasse. *Dubois* benannte dieses Skelett als Pithecanthropus erectus. Dieser Fund wurde zum Ausgangspunkt sehr intensiver, aufregender Studien zur Frühgeschichte der Menschheit, an denen sich in Deutschland vor allem der Anatom und Anthropologe *Gustav Schwalbe* (1844—1916), zuletzt in Straßburg, beteiligte.

An der Schwelle des 20. Jahrhunderts schlägt dann die Anthropologie neue, vielseitige Forschungswege ein und entwickelt sich zu einer mit der Anatomie zwar noch in mancher Beziehung verbundenen, aber selbständigen Natur- und Geisteswissenschaft mit weitgesteckten Zielen.

7. Die Physiologie

Die Lehre von den Funktionen des menschlichen Organismus steht in der zweiten Hälfte des 19. Jahrhunderts im Zeichen einer sich immer mehr spezialistisch aufsplitternden, in zunehmender Isolierung befindlichen Organphysiologie. Im Anfang unseres Zeitabschnittes spürt man in der ganzen Arbeitsrichtung noch die von uns früher wiederholt gezeichnete enge Verbindung mit der Pathologie, der ärztlichen Praxis und klinischen Erfahrung. Das zeigen z. B. die zahlreichen Aufsätze, die Virchows Archiv neben der Pathologie aus der Physiologie und den verschiedensten anderen Gebieten der theoretischen und praktischen Medizin bringt, ebenso ein Blick in das Programm maßgebender Lehrbücher der Physiologie. Gewiß sieht man die Hauptaufgabe der physiologischen Forschung in „einer exakt naturwissenschaftlichen, erklärenden und beschreibenden" Erfassung des einzelnen lebendigen Vorganges, so *Karl Vierordt* in der 1877 erschienenen 5. Auflage seines weit verbreiteten und in manche Fremdsprache übersetzten Grundrisses der Physiologie. Aber der hervorragende Physiologe weiß auch, mit vielen anderen — deutlich unter dem Eindruck des Virchowschen Satzes: Krankheit ist Leben unter veränderten Bedingungen —, daß die Physiologie nicht nur in ihrer Methode und ihren Ergebnissen die unentbehrliche Hilfe der Praxis ist, sondern auch ihrerseits den Methoden und Ergebnissen der pathologischen Forschung und praktischen Tätigkeit am Krankenbett Einsicht „in die Erscheinungen und Gesetze des Lebens überhaupt" verdankt. Da das Verhalten des Gesamtorganismus in Krankheiten für die Beurteilung häufig nicht minder wichtig ist als das Lokalleiden selbst, muß sich die Physiologie auch mit dem Gesamtorganismus beschäftigen. So finden wir bei *Vierordt* vorbildliche Kapitel über die Physiologie der verschiedenen Lebensalter, der Geschlechter, der Körperkonstitution, der Schwangerschaft, der „durch atmosphärische Einflüsse bedingten Körperzustände, der periodischen Veränderungen des Körpers im Laufe der Tage und Jahre". Man braucht nicht zu sagen, wieviel Verwandtes mit unserer modernen Ganzheits- und Rhythmusbetrachtung, mit der Einordnung des Menschen in den Kosmos in diesen Kapiteln steckt.

Dieser ganzen Tendenz entspricht ein zweites Werk *Vierordts* aus dem Jahre 1877, die umfängliche Physiologie des Kindesalters, die er für *C. Gerhardts* Handbuch der Kinderkrankheiten schrieb. Seine Darstellung zeigt die engen Beziehungen jener Physiologie zur Praxis besonders deutlich und erinnert in vielem an die pathologische Physiologie der modernen Kliniker. Daß sie einen großen Eindruck auf die zeitgenössischen Kinderärzte machte, beweist, daß es (nach *Albrecht Peipers* ausgezeichneter Chronik der Kinderheilkunde. Zweite Aufl. 1955) seitdem Sitte geworden ist, den Lehr- und Handbüchern der Pädiatrie ähnliche Darstellungen über die Physiologie des Kindes beizugeben, die in den Lehr- und Handbüchern der Physiologie zu kurz kommt. In demselben Bande des *Gerhardt*schen Handbuchs findet der Tübinger Anatom *Wilhelm Henke* (1834—1896) Anlaß, das Wissen um die „merkwürdig wenig bekannte" Anatomie des Kindesalters in einem ausführlichen Artikel für die Praktiker zusammenzufassen.

Es sollte lange dauern, bis die großen Zusammenhänge bei den Physiologen wieder allgemeines Interesse fanden, wie auch Dezennien vergingen, bis sich neben dem organphysiologischen Spezialismus die moderne „allgemeine Physiologie" ihren Platz eroberte. Dabei ist nicht gesagt, daß die Außenwelt mit ihren Wirkungen auf den Menschen von der experimentellen Physiologie bis dahin ganz vernachlässigt wurde.

Der Italiener *Angelo Mosso* (1846—1910), ein ungewöhnlich vielseitiger Gelehrter, der sein Turiner Institut zum Mittelpunkt der physiologischen Forschung seines Heimatlandes machte, begründete die moderne Erforschung des Höhenklimas in seiner Wirkung auf den menschlichen Organismus. Zu diesem Zweck führte er 1877 eine Besteigung des 3843 m hohen Monte Viso aus. Weitere wissenschaftliche Touren in die italienischen Hochalpen folgten in den Jahren 1885, 1892, 1894 und 1903, im letztgenannten Jahr auch durch den Pflügerschüler und Lehrer an der landwirtschaftlichen Hochschule in Berlin *Nathan Zuntz* (1847—1920). *Mossos* Initiative entsprang die Gründung des internationalen Angelo-Mosso-Institutes. Es wurde 1907 auf dem in fast 3000 m Höhe gelegenen Col d'Olen an der Südseite des Monte Rosa errichtet und diente mit seinen verschiedenen Laboratorien physiologischen, botanischen, bakteriologischen, zoologischen, erdphysikalischen und meteorologischen Studien. Mit besonderer Begeisterung widmete sich *Mosso* auch der Erforschung der Ermüdungserscheinungen. 1891 schrieb er darüber ein in verschiedene Sprachen übersetztes Buch „Die Ermüdung", in welchem er auch die psychischen Faktoren in weitem Umfang berücksichtigt, wie sie das Leben des arbeitenden, überbelasteten und von Angst und Sorgen bedrückten Menschen mit sich bringt. Er konstruierte 1884 im Ergographen ein Instrument zum exakten Studium der Ermüdungserscheinungen, rief 1890 bei einem in normalem Zustand befindlichen Tier Ermüdungserscheinungen hervor, indem er das Blut eines ermüdeten Tieres auf das Nichtermüdete übertrug, und stellte 1882 fest, daß die

Gehirndurchblutung im Schlafe nachläßt, eine Vorstellung, die schon der Antike geläufig war. Von besonderem Interesse für die Einwirkung der Atmosphäre auf den Menschen war der französische Physiologe *Paul Bert* (geb. 1830) erfüllt. Er starb als Generalresident von Tonkin im Jahre 1886. *Bert* konstatierte 1882, daß der Hämoglobingehalt des Blutes im Hochgebirge ansteigt. Die Ursache dafür sah *Friedrich Miescher d. J.* (1844—1895), wie er 1893 auf der Versammlung des Centralvereins Schweizer Ärzte in Olten vortrug, in dem verminderten Sauerstoffpartialdruck der Höhenluft. Dadurch tritt eine gesteigerte Sauerstoffspannung im Gewebe ein und als ihre Folge eine stärkere Funktion der hämapoetischen Organe, speziell des Knochenmarks. An der Gründung des genannten Institutes hatte (nach *Rothschuh*)

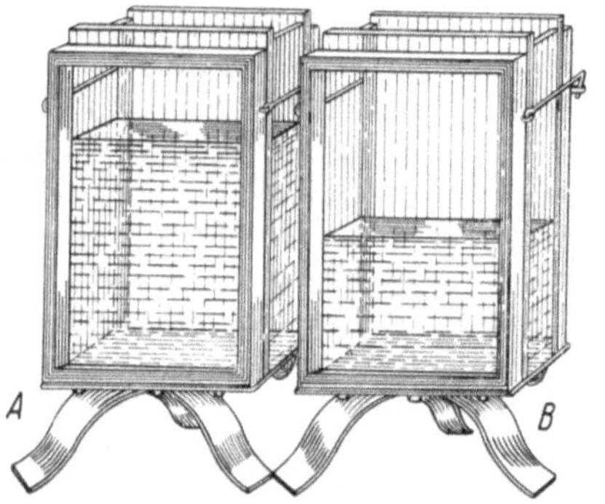

Abb. 19. Hämatinometer nach *Hoppe-Seyler* (1865)

einen wesentlichen Anteil *Hugo Kronecker* (1839—1914). Er vertrat damals die Physiologie in Bern und war von ähnlicher Universalität erfüllt wie *Mosso*. Dort oben führte er wertvolle Untersuchungen über die Ursache der Bergkrankheit durch und sah sie (1903) in der mechanischen Wirkung der Luftdruckerniedrigung auf den Organismus.

So allgemeine Probleme wie Umweltwirkung, Ermüdung, Schlaf u. ä. reizten das Gros der Physiologen zunächst noch nicht zu so vielseitiger Beleuchtung und Zusammenfassung, wie sie das Buch von *Mosso* charakterisiert. Man kann, wie bei *Virchows* Pathologie, cum grano salis, eher eine Lokalisierungstendenz oder, besser gesagt, den Wunsch nach Lösung von Spezialaufgaben beobachten, wie es der analytischen Einstellung der Wissenschaft der Zeit entspricht. Wir müssen uns damit begnügen, aus der Fülle der Einzelergebnisse das herauszuholen, was seine Beziehungen zur ärztlichen Tätigkeit besonders deutlich erkennen läßt; denn wir sehen die Geschichte der Physiologie vom Standpunkt des praktischen Arztes.

Wir hörten schon, welche Bereicherung die Morphologie der Blutkörperchen und Blutplättchen erfuhr, und wie man die amöboiden Bewegungen der Leukozyten erkannte. Mit neukonstruierten Apparaten gelang es, die Blutkörperchenzählung unter dem Mikroskop exakter auszuführen als bisher. Am besten bewährte sich dabei die Thoma-Zeiss'sche Zählkammer, zu deren Konstruktion der Pathologe *Richard Thoma* (1847—1923), damals Assistent am pathologischen Institut in Heidelberg, *Carl Zeiss* in Jena anregte. Sie wurde im Jahre 1878 von *Abbe* bekanntgegeben.

Zur genaueren Kenntnis des Hämoglobins legte *Felix Hoppe-Seyler* in den Jahren 1860—1871 den Grund. Er hatte lange Jahre als Assistent *Virchows* am Berliner Institut die pathologische Chemie vertreten, war einer der markantesten Beherrscher der physiologischen Chemie des 19. Jahrhunderts und starb als Professor dieses Faches in Straßburg. Im Jahre 1862 beobachtete er mit Hilfe der Spektralanalyse die Absorptionslinien des Blutes, insbesondere des Oxyhämoglobins. 1864 beschrieb er das Methämoglobin und gab

1865 ein „Hämatinometer“ (vgl. Abb. 19) zur Bestimmung des Hämoglobingehaltes im Blut an. Dieser Apparat war nach dem noch heute verwandten Prinzip des Vergleichs von Farblösungen konstruiert. Eine Lösung von kristallisiertem Hämoglobin oder daraus entwickeltem Hämatin, deren Gehalt an Hämoglobin bzw. Hämatin genau bekannt war, wurde mit einer wäßrigen Verdünnung des zu untersuchenden Blutes verglichen. Dann setzte *Hoppe-Seyler* diesem verdünnten Blut so lange Wasser zu, bis die Farbe die gleiche war wie die der in ihrer Zusammensetzung bekannten Hämoglobinlösung. Das wichtige war an dem Apparat, daß sich die zu vergleichenden Proben in ganz gleichen, vor allem gleich dicken Gläsern befanden. Die Methode wurde im Laufe der Zeit nach manchen Richtungen verbessert, insbesondere durch den Hämoglobinometer des Londoner Klinikers *Sir William Richard Gowers* (1845—1915) im Jahre 1878. Im Jahre 1902 fand sie ihre moderne Form durch *Hermann Sahli* (1856—1933), Direktor der medizinischen Klinik in Bern.

Mit seinen Untersuchungen eröffnete *Hoppe-Seyler* eine Ära chemisch-physiologischer Blutforschung, die den komplizierten Chemismus der geformten und ungeformten Bestandteile des Blutes, seines Plasmas und der Blutgase weiter entwickelte und die Kenntnisse des gesamten Stoffwechsels, der Atmung und des forensischen Blutnachweises förderte.

Die für die Praxis im Zusammenhang mit der Thrombose und der Embolie bedeutungsvolle Frage nach der Biologie und Pathologie der Blutgerinnung hat eine lange Geschichte. Sie geht bis in die Antike zurück. Im Zeitalter der Jatrophysik und der Chemiatrie stritt man sich darum, ob es sich um einen physikalischen oder chemischen Vorgang handele. Damit wurden bereits Probleme aufgeworfen, die im Zeitalter der modernen Naturwissenschaften noch immer umstritten waren: ist das Material und die Ursache der Gerinnung in den korpuskulären Elementen oder in den flüssigen Bestandteilen des Blutes zu suchen? Der Vitalismus hatte keine Klärung gebracht (*Rotschuh*). *Brücke* kam 1857 in Virchows Archiv auf Grund zahlreicher chemischer Versuche und Beobachtungen an Kalt- und Warmblütern zu der Überzeugung, es fände bei der Gerinnung eine Umwandlung von dem im Blut gelösten Albumin in unlösliches Fibrin statt, es sei dabei weder Abkühlung und Gefrierung des Blutes maßgebend, was schon *Hewson* (vgl. Bd. II, 1, S. 15) gezeigt hatte, noch eine Einwirkung von Luft und Gasen, es komme vielmehr auf das Verhalten der Gefäßwand an. Intakt erhält sie das Blut flüssig. Mit welchen Kräften sie es tut, wissen wir nicht. Wenn die „Lebenseigenschaften“ der Gefäßwand leiden, tritt die Gerinnung ein.

In seinen 1861 einsetzenden Arbeiten begründete der Balte *Alexander Schmidt* (1831 bis 1894), ein Schüler *Hoppe-Seylers* und *C. Ludwigs*, später Ordinarius der Physiologie in Dorpat, die Lehre, daß es sich bei der Gerinnung um einen fermentativen Vorgang handelt. Das wirksame „Fibrinferment“ nannte er später „Thrombin“. Diese Ansicht setzte sich durch. Über die Bildungsstätte des Ferments ging der Streit weiter. *Schmidt* nahm an, daß es sich in der Hauptsache aus zerfallenden weißen Blutkörperchen bildet. Ihm widersprach *Bizzozero*. Dieser war der Überzeugung, daß nicht die Leukozyten, sondern die „alterierten“ Blutplättchen die Gerinnung in Gang bringen. Gegen die Einzelheiten der Theorie *Schmidts* wurden manche Einwände erhoben. Die physiologische Chemie erkannte, daß sich bei der Gerinnung viel kompliziertere Prozesse abspielen, als man geahnt hatte. Noch heute ist das Wesen des Vorganges nicht restlos geklärt, wenn man auch die Verursachung durch ein Ferment und die Entstehung des Fibrins aus dem Blutplasma für sicher hält (*Lieben*). Der Birminghamer Professor der Physiologie *John Berry Haycraft* (1857—1922) kam 1884 auf Grund der Erfahrung, daß die nach einer Blutegelapplikation auftretende Blutung oft nur schwer zu stillen ist, daß das Blut im Magendarmkanal des Blutegels nicht koaguliert und auch nach der Herausnahme aus dem getöteten Tier seine Gerinnbarkeit eingebüßt zu haben scheint, auf den Gedanken, daß der Blutegel ein Ferment sezerniert, welches „dem Gerinnungsferment des Blutes gegenüber sich antagonistisch verhält“. Er machte zahlreiche Versuche mit Blutegelextrakten an Kalt- und Warmblütern, letztere im Pharmakologischen Institut in Straßburg, und stellte fest, daß die wirksame Substanz kein Ferment ist, daß aber der Blutegel in seinem Munde eine Flüssigkeit sezerniert, welche „das Blutferment zerstört, ohne sonst irgend wahrnehmbare Veränderungen des Blutes zu veranlassen“. *Haycraft* prüfte nicht nur die Wirkung dieser Substanz auf das Blut, wobei er unter anderem feststellte, daß sich danach im Glas die Blutkörperchen auf den Boden senken, sondern auch auf die Gerinnung von Milch und Myosin (s. w. u., S. 73), auf dessen Gerinnung man eine Zeitlang die Muskelkontraktion erklären wollte, nach anderen Gesichtspunkten. Es war ihm um die Klärung physiologischer Probleme zu tun. Von einer therapeutischen Verwertung spricht er nicht, ebensowenig fällt der Name Hirudin.

Im Herbst 1883 machte der russische Biologe *Elie Metschnikow* (1845—1916) auf einem Naturforscher- und Ärztekongreß in Odessa die ersten Beobachtungen bekannt, die ihn zu seiner aufsehenerregenden Lehre von der Phagozytose führten. Er konzipierte diese Theorie bei Studien, die er in Messina an Schwämmen, Quallen und ähnlichen niedrigen wirbellosen Meertieren über die Verdauung machte. Er sah, daß sich im Blastulastadium *Haeckels* (vgl. S. 51) aus Wandzellen der Hohlkugel amöboide, freibewegliche Zellen bildeten, in das Kugelinnere wanderten und verdauende Kräfte entfalteten. Bei weiteren Untersuchungen über die Entstehung des Darmes kam er zu der Überzeugung, daß bei den höheren Meerestieren, wie den Zoelenteraten, die eine aus dem Mesoderm entstandene, verdauende Leibeshöhle aufweisen, bewegliche Mesodermzellen die Fähigkeit zur intrazellulären Verdauung erhalten; denn wenn er Karminkörnchen in den Tierkörper brachte, sammelten sich dieselben in diesen Zellen an. Im Anschluß an diese Beobachtung durchschoß ihn, wie er selbst erzählt, eines Tages der Gedanke, die gleichen Zellen müßten auch dem Gesamtorganismus bei seinem Kampf gegen schädliche Eindringlinge von Nutzen sein. Er erinnerte sich an den lokalen Prozeß, der sich beim Menschen abspielt, wenn ein Dorn in seinen Finger eindringt, und prüfte das Phänomen an einem Seestern nach, einem Tier, das „keine Blutgefäße und kein Nervensystem hat", indem er ihm einen Rosendorn einspickte. Am folgenden Tag war der Dorn von massenhaften Mesodermzellen umgeben. Es mußte der gleiche Vorgang sein wie bei der Eiterbildung und der entzündlichen Diapedese aus dem Blut des Menschen und der höheren Tiere; denn die Leukozyten sind bewegliche Zellen des Mesoderms. Das war die Basis, auf der *Metschnikow* in den folgenden Jahren seine Phagozytentheorie ausbaute: Die weißen Blutkörperchen besitzen die Fähigkeit, Fremdkörper aller Art, Farbstoffkörnchen, Fetttröpfchen, aber auch lebende Zellen und Bakterien unter normalen und pathologischen Verhältnissen zu verschlucken, letztere auf chemischem Wege aufzulösen und zu töten.

Die Bd. II, 1, S. 124f. geschilderten Studien zur Physiologie des Kreislaufs wurden von *Ludwig*, seinem Schülerkreis und von zahlreichen anderen Physiologen verschiedener Nationen mit Ergebnissen vorwärts getrieben, die für die Klinik äußerst fruchtbar waren. Den französischen Physiologen *J. B. Auguste Chauveau* (1827—1917) und *Etienne Jules Marey* (1830—1904) gelang es, mit einer 1862 bekanntgegebenen Apparatur direkt in die Blutgefäße und selbst in die Herzabteilungen der Versuchstiere mit Röhren (Drucksonden) einzudringen und alle Details der Druckschwankungen im Innern der Gefäße und des Herzens zu registrieren. Damit begann die moderne Hämodynamik. Von diesen Forschungen führt ein mühsamer Weg zum Ausbau der modernen klinischen Methoden zur Untersuchung des Kreislaufs und seiner Störungen beim Menschen. Von den vielen Verbesserungen der Technik, die die exakte Diagnose am Lebenden ermöglichten, erwähnen wir das mit Pelotte und Manometer ausgerüstete Sphygmomanometer, welches durch *Samuel von Basch* im Jahre 1881 eingeführt wurde. 1896 gab der als Pädiater in Padua wirkende Italiener *Scipione Riva Rocci* (1863—1937) das nach ihm benannte noch bessere Modell bekannt.

Unter den Physiologen, welche die Untersuchungen über die nervöse Regulierung des Herzens und des Gefäßsystems fortsetzten, ist aus den 60er Jahren *Albert von Bezold* (1836—1868) zu nennen. Er war ein Schüler *du Bois-Reymonds* und wurde schon mit 23 Jahren außerordentlicher Professor der Physiologie in Jena. Sein kurzes Leben war eine Kette verdienstvoller Arbeiten. Auch er kam (1863) auf Grund seiner Tierversuche zu der Überzeugung, daß die eigentlichen Reize zur Kontraktion des Herzens von dem autonomen „muskulomotorischen Zentralorgan des Herzens" selbst ausgehen, welches in dem Gangliengeflecht des Herzens repräsentiert ist. Auf dieses wirkt der N. sympathicus anregend, während „die Tätigkeit des N. vagus die Tätigkeit des sympathicus vollständig hemmt". Diese Nerven gehen von einem motorischen Zentralorgan aus, welches im Gehirn sitzt, und durch sie eine automatisch-tonische Erregung zum Herzen schickt. Im gleichen Jahr stellte *von Bezold* fest, daß außer dem N. vagus und dem Halssympathikus „noch eine andere Bahn existiert, auf der fortwährend Einflüsse zum Herzen geleitet werden, welche die Herztätigkeit in hohem Grade verstärken". Er erhielt nämlich nach Durchschneidung beider Nn. vagi und Halssympathici bei gleichzeitiger Durchtrennung des Rückenmarks und des Sympathikusgrenzstranges in verschiedenen Höhen bei Reizung des peripheren Rückenmarkstumpfes eine Beschleunigung des Herzrhythmus, die mit Erhöhung des Blutdruckes verbunden war. Daraus zog er den Schluß, „daß im Rückenmark und im Sympathicus keine selbständigen, automatischen Erregungsherde für den Herzschlag liegen, sondern daß das ganze Rückenmark und der ganze Grenzstrang (die ganze Wirbelsäule herunter) nur einfache Leitungsbahnen enthalten, auf denen das automatische motorische Zentralorgan fürs Herz, das im Gehirn liegt, den tonischen Reiz, der fortwährend von ihm ausgeht, zum Herzen schickt".

Etwas später führten Durchschneidungs- und Reizungsversuche am Rückenmark und an den von ihm ausgehenden Nerven, namentlich durch die Arbeiten von *M.* und *Elie Cyon* (1842—1912) aus dem Institut von *Ludwig* in Leipzig im Jahre 1867 und von dem Dorpater Pharmakologen *Oswald Schmiedeberg* (1838—1921) im Jahre 1871 zur Auffindung von Nervenfasern, die aus den Ganglien des Halssympathikus stammten und deren Reizung eine prompte Beschleunigung der Herztätigkeit bewirkte (N. accelerans). Im gleichen Jahr 1871 kam der Amerikaner *Henry Pickering Bowditch* (1840—1911), der damals im Leipziger physiologischen Institut unter *C. Ludwig* arbeitete, bei Untersuchungen über die Reizbarkeit der Muskelfasern des Herzens zu dem Ergebnis, daß der reizende Induktionsstrom am Herzmuskel entweder eine Zuckung bewirkt „oder er vermag dieses nicht; und vermag er das erstere, so ruft er auch gleich die umfangreichste Zuckung hervor, welche der Induktionsstrom zur gegebenen Zeit überhaupt auslösen kann". Sofern das Herz überhaupt in Erregung gerät, zieht es sich unabhängig von der angewandten Reizstärke zusammen. Diese Beobachtung wurde für die physiologische Forschung von großer Bedeutung; denn es erwies sich auch bei der Reizung anderer Organe, daß, wie der bedeutende Physiologe *Johannes von Kries* in Freiburg i. Br. (1853—1928) es einmal ausdrückt, die „Erregung im einzelnen Element einen durch dessen Natur und jeweiligen Zustand fest vorgezeichneten Vorgang darstellt, der irgendeine Modifikation nach der Reizstärke oder zeitlichem Verlauf nicht gestattet". Mit anderen Worten: Der Reiz erzielt entweder keinen oder den ganzen Erfolg, den das gereizte Organ leisten kann. „Alles oder Nichts-Gesetz." *Bowditch* hatte schon auf die Wichtigkeit dieser Entdeckung für die Praxis hingewiesen.

Das Zentrum der gefäßverengernden Nerven entdeckten *Ludwig* und in gemeinsamer Arbeit mit ihm *L. Thiry* 1864 im verlängerten Rückenmark. Es erfuhr alsdann in der Ludwigschen Schule ein genaueres Studium. Die ursprüngliche Ansicht, daß hier das einzige, wahre Gefäßzentrum liege, erwies sich als irrig, nachdem die Experimente von *Friedrich Leopold Goltz* (1834—1902) aus den Jahren 1864—1874 und Versuche von anderen Physiologen gezeigt hatten, daß fast im ganzen Rückenmark sekundäre Vasokonstriktorenzentren verteilt waren, denen Vasodilatatorenzentren entsprachen.

Mit der Bd. II, 1, S. 125 erwähnten Theorie, daß die rhythmische Tätigkeit des Herzens myogenen Ursprungs ist, war der Anfang zu den modernen Auffassungen von der Erregungsbildung in der Herzmuskulatur und dem Reizleitungssystem gemacht, wie es in den 1893 von *Wilhelm His d. J.* (1863—1934) beim Embryo nachgewiesenen und nach ihm benannten Muskelbündel von der Vorhofs- zur Herzscheidewand, dem Atrioventrikularknoten, den *Ludwig Aschoff* (1866—1942) und sein japanischer Schüler *Sunao Tawara* (geb. 1873) im Jahre 1906 beschrieben, und in dem 1907 von den englischen Physiologen *Arthur Keith* (1866—1955) und *Martin Flack* (1882—1931) beschriebenen Sinusknoten gegeben ist.

Die Lehre von der Atmung erfuhr eine wesentliche Förderung, als *Hoppe-Seyler* 1864 erkannte, daß der vom Blut aufgenommene Sauerstoff bei der Bildung des Oxyhämoglobins eine nur lockere Verbindung mit dem Hämoglobin der roten Blutkörperchen eingeht, und als *Eduard Pflüger* ein Jahr später die Methoden der Blutgasanalyse verbesserte. Die Ansicht von *Magnus* (vgl. Bd. II, 1, S. 126) schien durch alle diese Untersuchungen zunächst bestätigt zu werden. Sie wurde aber erschüttert, als der Kopenhagener Physiologe *Christian Bohr* (1855—1911) 1888 zu der Überzeugung kam, daß das Lungengewebe bei der Atmung eine der Schwimmblase der Fische analoge gassekretorische Fähigkeit habe, und 1891 den Epithelien der Lungenalveolen eine den Drüsenepithelien ähnliche sekretorische Fähigkeit für Sauerstoff zuerkannte. Hiermit schienen die Drüsensekretionen übereinzustimmen, die man durch Reizung der sie versorgenden Nerven erzielt hatte, als ein Jahr später *Bohrs* Schüler *Valdemar Henriques* (1864—1936) an Kaninchen und Hunden nachwies, daß die Reizung der Nn. vagi den respiratorischen Lungengaswechsel beeinflußt. Doch überwog weiter die Vorstellung, daß bei der Entnahme der Kohlensäure aus dem Blute und der Überführung des Sauerstoffs in das Blut bei der Atmung keine aktiv-vitale Leistung der Alveolarepithelien vorliegt, sondern die Druckdifferenz der beiden Gase inner- und außerhalb des Blutes als rein physikalischer Ausgleichsvorgang maßgebend ist, ein Diffusionsprozeß im Sinne von *Magnus*, bei dem die Alveolarepithelien die passive Rolle eines Filters spielen.

Bei seinen Studien über den Atemmechanismus (vgl. Bd. II, 1, S. 126) hatte *Donders* 1853 die elastische Kraft der Lunge bestimmt und festgestellt, daß in der Interpleuralspalte ein negativer Druck herrscht. Zur Bestimmung der Schwankungen des intrathorakalen und intraabdominellen Druckes bei der Atmung führte im Jahre 1878 *Luigi Luciani* (1840—1919), der erst Pathologe in Parma, dann Physiologe in Rom war, und 10 Jahre später *Isidor Rosenthal* (1836—1915), ein Schüler *du Bois-Reymonds* und *Cl. Bernards*, damals Professor in Erlangen, Apparate von ähnlicher Konstruktion, wie sie *Chauveau* und *Marey* für das Blutgefäßsystem verwendet hatten, in die Speiseröhre und den Mastdarm ein. Später gelang es *Richard Ewald* (1855—1921), einem Meister des Experimentes, u. a. die Druckschwankungen im Brustfellraum selbst zu messen. Die schon früher erkannte Mitarbeit der Atmungsdruckschwankungen bei der Bewegung des Blutes in den Venen, der Lymphe und ihre Mitwirkung bei der Blutzirkulation überhaupt konnte nach der Erfindung des Kymographion durch *Ludwig* exakter bestimmt werden.

Das weitere Suchen nach dem nervösen Zentrum der Atmung stützte sich auf die Beobachtung, daß die Atmung vom Willen und von psychischen Erregungen beeinflußt wird. Das wies auf ein weiteres Zentrum im Gehirn hin. *Charles Emile François-Franck* (1849—1921), ein Schüler *Mareys* und praktisch tätiger, angesehener Herzspezialist in Paris, u. a. bemühten sich, die Lokalisation dieses Zentrums näher zu bestimmen, indem sie das Gehirn an verschiedenen Stellen reizten, ohne zu einem gesicherten Ergebnis zu kommen, bis *Johannes Gad* (1842—1926), damals Assistent bei *A. Fick* in Würzburg, im Jahre 1880 dieses Zentrum in der Formatio reticularis feststellte.

Ähnlich wie *Budge* beobachteten *Rosenthal* (1862) u. a. die Veränderung der Atmung nach Durchschneidung und elektrischer Reizung der beiden Nn. vagi. Auf Grund dieser und eigener Versuche stellte *Ewald Hering* (1834—1918), einer der größten Physiologen der letzten hundert Jahre, damals in Wien, zusammen mit dem „klinischen Assistenten" *Josef Breuer* (1842—1925), dem späteren Mitarbeiter von *Sigmund Freud*, im Jahre 1868 die Lehre von der durch diese Nerven vermittelten Selbststeuerung der Atembewegung auf. Durch Vagusreflex sollte jede Inspiration atemhemmend, jede Exspiration atemerregend wirken.

Um dieselbe Zeit mehren sich die Untersuchungen über die Beeinflussung des Atemzentrums durch den Blutchemismus. In den 60er, 70er und 80er Jahren wird insbesondere durch die Arbeiten von *Pflüger* (1868), *Ludimar Hermann* (1838—1914; 1870), *Julius*

Bernstein (1839—1917; 1882) und *Fr. Miescher d. J.* (1885) klargelegt, daß der Rückgang des Sauerstoffs und die Vermehrung der Kohlensäure im Blut die Atmung durch Reizung des Atemzentrums anregen und regulieren.

Von den Forschern, die sich mit der wichtigen Rolle der Lymphe, ihrer Bewegung, ihrem Chemismus und ihrer Bedeutung für den gesamten Stoffwechsel beschäftigten, sah *Ludwig* in der Lymphproduktion einen Filtrationsvorgang aus den Blutkapillaren. Dieser Theorie setzte *R. Heidenhain* (1891) die Anschauung entgegen, daß sie durch einen Sekretionsvorgang der Kapillarinnenzellen (Endothelien) bedingt ist, nachdem schon *Cohnheim* bei mehreren Gelegenheiten den Gedanken ausgedrückt hatte, daß die Gefäßwand etwas anderes darstelle als ein passives Filter. Gegen *Heidenhain* wendete sich wieder *W. Cohnstein*, indem er (1893—1896) in seiner Transsudationstheorie die Ansicht vertrat, es liege eine Kombination zweier physikalischer Prozesse vor, einerseits eine Filtration infolge der Druckdifferenz zwischen Blut und Lymphe, andererseits eine Diffusion. Die Kenntnis der Produktion des Teils der Lymphe, der von den Organen und Geweben stammt, wurde durch Beobachtungen von *Ludwig*, seinen Schülern und anderen Forschern am Ende der 60er Jahre erweitert. Muskelarbeit vermehrt die Lymphbildung, und man kann eingespritzte Lösungen auf den Lymphbahnen schnell weiterbefördern, wenn man passive Muskelbewegungen vornimmt. Der Moskauer Internist *Alexis Ostroumoff* (1844 bis 1908) und nach ihm der italienische Physiologe *Arturo Marcacci* (1854—1915; 1883) konstatierten die Abhängigkeit der Lymphbildung von elektrischen Nervenreizungen. Für die Lymphdrüsen und Lymphknoten erbrachte *Brücke* den am meisten überzeugenden experimentellen Nachweis, daß sie Bildungsstätten der in die Lymphe und das Blut übergehenden weißen Blutkörperchen sind. Der Königsberger Pathologe *Ernst Neumann* (1834—1918) und *Bizzozero* entdeckten in den 60er Jahren die Bildung roter Blutkörperchen im Knochenmark; von da begann ein intensives Studium der bedeutungsvollen Aufgabe dieses lymphoiden Apparates.

An die Bd. II, 1, S. 127 geschilderten Grundlagen der Milzforschung schlossen sich Untersuchungen an, die bis auf den heutigen Tag keine restlose Aufklärung aller Fragen brachten, aber sehr vielseitige Aufgaben dieses Organs erkennen ließen. Mit der von *Kölliker* seit 1847 vertretenen Ansicht, sie sei ein Organ, in welchem die Blutkörperchen massenhaft zugrunde gehen, war es auf die Dauer nicht getan. Man erkannte in ihr ein wichtiges Organ in einem ganzen System, einen Regulierungsapparat in der Blutverteilung, einen Blutspeicher, wie sie (nach *Rein*) von dem Cambridger Physiologen *Joseph Barcroft* (1872—1947) genannt wurde. Mit den zunehmenden Aufschlüssen über den Körperchemismus, der Begründung der Serologie und Immunitätslehre erkannte man in ihr weiter ein Organ, das nicht nur beim Stoffwechsel die Säfte von zerfallendem Zellmaterial reinigt, was uns etwas an die ihr bei *Galen* zugeschriebene Rolle der Reinigung von den groben Bestandteilen der schwarzen Galle erinnert, und welches das dem Blut vom Magendarmkanal zugeführte Nährmaterial für die weitere Ausnützung vorbereitet, sondern auch Abwehrkräfte gegen bakterielle und giftige Schädigungen produziert.

Die Fortsetzung der Bd. II, 1, S. 127 erwähnten Untersuchungen über die Physiologie des Thymus von *Restelli* und *Alexander Friedleben* durch deutsche, französische und italienische Forscher führten ebensowenig wie bei der Milz zu einem restlos befriedigenden Ergebnis. Man glaubte zunächst, nach der Exstirpation des Organs beim Frosch im Blut des Versuchstieres Gifte nachweisen zu können, die — anderen Tieren injiziert — schwere Schädigungen bedingten, und leitete daraus als Hauptfunktion des Thymus die Aufgabe ab, Gifte zu zerstören oder in unschädliche Stoffe umzuwandeln. Schon *Friedleben* schrieb der Drüse 1858 eine Beeinflussung des Knochenwachstums zu, und *von Basch* konstatierte 1903, daß der Verknöcherungsprozeß der langen Röhrenknochen sich verzögert und der Kalkstoffwechsel ungünstig beeinflußt wird, wenn man den Thymus entfernt.

In die Kenntnis der Absonderung der Drüsen brachte der bedeutende Physiologe *Rudolf Heidenhain* (1834—1897) in Breslau (1868) und sein Schülerkreis durch morphologische Untersuchungen Klarheit, indem er mit verbesserten Methoden die mikroskopischen Bilder der Drüsenschnitte im Zustand der Ruhe und der Tätigkeit miteinander verglich. Die Beobachtungen von *Berthold* rückten in ein neues Licht, als der damals 72jährige *Brown-Séquard* am 1. Juni 1889 in der Biologischen Gesellschaft zu Paris die aufsehenerregende Mitteilung machte, daß er sich nach vorausgegangenen Tierversuchen seit einiger Zeit einen Saft einspritze, der durch Kompression von tierischen Hoden gewonnen wurde, und daß er danach eine unverkennbare Zunahme seiner Körperkraft und Beweglichkeit, der Tätigkeit des Harn- und Verdauungsapparates, seiner geistigen Frische und Arbeitsleistung konstatieren könne, so daß er sich um 30 Jahre jünger fühle. Diese sensationelle Beobachtung trug sehr dazu bei, das Interesse für das Problem der inneren Sekretion zu heben. Aber auch aus der Praxis lag genug Material in dieser Richtung vor.

Anfangs der 80er Jahre wurde von chirurgischer Seite, insbesondere von dem Berner Chirurgen *Theodor Kocher* (1841—1917), auf die Ausfallserscheinungen aufmerksam gemacht, die nach Totalexstirpation der Schilddrüse auftraten und sich in kretinismusähnlichen Zuständen, bei Jugendlichen auch in Wachstumsstörungen zeigten. *Kocher* beschrieb sie in klassischer Form 1883 als „Cachexia strumipriva". Andere Chirurgen, z. B. *Anton von Eiselsberg* (1860—1939) in Wien (1890) beschrieben akutere Symptome mit tetanischen Zuständen und tödlichem Ausgang. Der Physiologe *Schiff*, der auch schon früher nach dieser Richtung gearbeitet hatte, setzte nach exakten Tierexperimenten, die viele andere anregten (1884) an die Stelle noch immer vorgenommener wenig glücklicher Versuche, Innervations- und Zirkulationsstörungen verantwortlich zu machen, die Anschauung, daß die Schädigung auf dem Ausfall von Substanzen unbekannter Art beruht, die von der Schilddrüse durch innere Sekretion abgeschieden werden und, wie er meint, für die Ernährung des Nervensystems eine große Bedeutung haben. Man braucht nicht zu sagen, wie wichtig diese Anschauung für die Lehre von der inneren Sekretion werden sollte. *Luciani* stellte um dieselbe Zeit, namentlich auf Grund von Bluttransfusionen, die Theorie auf, daß die Aufgabe der Schilddrüse in einer Entgiftung des Organismus von anderen Stoffwechselprodukten besteht. Die von *Schiff* bzw. auf seinen Vorschlag unternommenen mehr oder weniger erfolgreichen Versuche von *Heinrich Bircher* (1850—1923), Chirurgen in Aarau in der Schweiz, aus dem Jahre 1889, von *v. Eiselsberg* u. a., die Ausfallserscheinungen durch Überpflanzen von Schilddrüsengewebe, Einspritzung und Verfütterung von Schilddrüsensubstanz zu bekämpfen, bewiesen, daß hier tatsächlich chemische Agenzien tätig sind. Eine Zeitlang glaubte man, das wirksame Prinzip in dem (1895/96) von dem Freiburger Chemiker *Eugen Baumann* (1846—1896) entdeckten Jodothyrin vor sich zu haben. Doch brachten alle diese Bemühungen keine definitive Aufklärung. Je mehr man in das Problem eindrang, indem man auch die Nebenschilddrüsen experimentell angriff, desto komplizierter wurde die Sache. Die Hypothese von *Schiff* wurde besonders fruchtbar; er zog aus der Tatsache, daß manche Tiere die vollständige Exstirpation der Schilddrüse ertrugen, den Schluß, daß noch ein anderes Organ da sein müßte, welches die Schilddrüse ersetzen könnte. Nach diesem begann man eifrig zu suchen und fand neue Zusammenhänge innersekretorischer Art. *N. Rogowitsch*, Privatdozent der Chirurgie in Kiew, behauptete (1888), daß die Hypophyse und die Schilddrüse homologe Organe und imstande seien, einander funktionell zu vertreten; denn er fand nach der Exstirpation der Schilddrüse bei überlebenden Kaninchen an der Hypophyse hypertrophische Prozesse. Diese Theorie wurde von anderen Forschern bestätigt, aber man kam trotz zahlreicher, immer wieder modifizierter Versuche zu keinem sicheren Resultat.

Die tierexperimentellen Untersuchungen über die Nebenniere führten zu zuverlässigeren Ergebnissen. Sie knüpften an die Bd. II, 1, S. 127 genannten Versuche von *Brown-Séquard* aus dem Jahre 1856 an, der von den klinischen Beobachtungen *Addisons* über die Erkrankungen der Nebenniere ausgegangen war. Die mächtig einsetzende Durchforschung dieses Organs stellte seine wichtige innersekretorische Rolle im Körperhaushalt fest und erzielte als Ausfallserscheinungen Symptome, die mit der Ansammlung von Farbstoff in der Haut und mit der allgemeinen Entkräftung, die *Addison* bei der Bronzehautkrankheit gesehen hatte, viel Ähnlichkeit zeigten. Weiter wurde der Chemismus der von der Nebenniere produzierten Substanzen aufgeklärt. Hier sei nur an die Methoden erinnert, das wirksame Prinzip daraus chemisch rein zu gewinnen, wie es dem Japaner *Jokichi Takamine* (1854—1922) im Jahre 1901 mit dem Adrenalin gelang. In demselben Jahr erhielt der Internist und Biologe *Ferdinand Blum* (geb. 1865) in Frankfurt a. M. durch Injektion von Nebennierensaft eine Glykosurie. Vor allem ergab sich aus zahllosen Experimenten verschiedener Forscher einwandfrei eine gefäßkontrahierende und blutdrucksteigernde Wirkung dieses Präparates. Auf diesen Anfängen aufbauend, sollte die Endokrinologie in der ersten Hälfte des 20. Jahrhunderts zu den großartigsten Erfolgen wissenschaftlicher und praktischer Art führen und einen ungeheuren Einfluß auf das gesamte ärztliche Denken gewinnen.

Die Bd. II, 1, S. 128—130 geschilderte Erforschung der Verdauung hatte es früher leicht gehabt, die Frage nach der Resorption der aufgenommenen Nahrung durch den Magendarmkanal zu beantworten. Bis in das 19. Jahrhundert hinein hatte es nirgendwo im Körper völlig in sich abgeschlossene Gefäßstrukturen gegeben. Blut-, Lymphgefäße und Nerven hatten ein einheitliches System von immer feiner werdenden Hohlorganen gebildet, die offen da mündeten, wo es ihre Funktion erforderte, auch in die Schleimhäute, insbesondere des Magen-Darmkanals. Nun zeigte das Mikroskop, daß das ein Irrtum war. Lückenlose Zellreihen tapezierten das Innere des Magen-Darmtraktus aus. Nach *Max Neuburger* wies *Dutrochet* zuerst in den 20er Jahren an der Hand von mikroskopischen Untersuchungen z. B. der Leber von Weichtieren nach, daß das Blutgefäßsystem vollkommen geschlossen ist, und daß die Kapillaren nicht offen enden. Sie lassen die Nährflüssigkeiten durchfiltrieren, dann treten dieselben mit den von *Dutrochet* statuierten elementaren kugeligen Bläschen (vgl. Bd. II, 1, S. 106), den Vorläufern der Zellen, durch Endosmose in Verbindung. Die Endosmose war in ihren Beziehungen zum Gewebe schon vor *Dutrochet* studiert worden. Von seinen Vorgängern nennen wir *Sömmerring* mit seinen Untersuchungen über das Verdunsten des Weingeistes durch tierische Häute und Kautschuk aus dem Jahre 1811. Mit der Entwicklung der Zellenlehre wurde die alte, entweder rein physikalische oder vitalistische Deutung der Magen-Darmresorption aufgegeben und an ihre Stelle die Auffassung gesetzt, die das Wesen des Vorgangs in den Kräften der Osmose und der modernen physikalischen Chemie sucht.

Weiter nahm die Physiologie der Verdauung dadurch einen großen Aufschwung, daß die Technik des Experimentes vervollkommnet wurde. Für die genauere Erschließung des Darmsaftes und für das Studium seiner Sekretion aus den verschiedenen Drüsen und Zellen der Darmschleimhaut gab 1864 *L. Thiry* eine grundlegende Methode an. Er schaltete ein Darmstück ganz aus, brachte dahinter den Darm wieder zur Verbindung, verschloß das Stück selbst an dem einen Ende blindsackförmig und nähte es am anderen Ende in die Bauchwand ein, so daß eine ständige Fistel vorhanden war, die dem reinen Darmsaft den Abfluß gestattete. Der Münchener Physiologe und Anthropologe *Johannes Ranke* (1836—1916) konnte im Jahre 1871 beim lebenden Menschen die Gallenabsonderung mit Hilfe einer Gallenblasenfistel studieren.

Die Untersuchungen *Ludwigs* und seiner Schüler über die Abhängigkeit der Sekretion der Mundspeicheldrüsen vom Nervensystem erhielten dadurch eine wertvolle Ergänzung, daß *Rudolf Heidenhain* 1875 an mit Atropin behandelten Tieren nachwies, daß diese Sekretion von der Blutdurchströmung der Drüsen völlig unabhängig ist. Im Jahre 1869 legten *Heidenhain* und der Grazer Physiologe *Alexander Rollett* (1834—1903) den mikroskopischen Bau der Magendrüsen klar. Zusammen mit dem späteren Göttinger Kliniker *Wilhelm Ebstein* (1836—1912), der sich in demselben Jahr in Breslau habilitierte, wies *Heidenhain* 1869 die charakteristischen, histologischen Veränderungen der Magendrüsen beim Verdauungsvorgang nach.

Mit denselben morphologischen und anderen Methoden nahm *Heidenhain* das Studium der Bauchspeicheldrüse in Angriff. Auch unter den zahlreichen Arbeiten, die der Erschließung der Leberfunktion galten, sind seine mikroskopischen Untersuchungen zu nennen, daneben vor allem die Studien des Kreuznacher praktischen Arztes *Armin Röhrig* (geb. 1839), *Schiffs* u. a. über den Einfluß der Unterbindung der großen Lebergefäße, von dem Russen *Wassilij Afanassjew* (1849—1903), *R. Heidenhain* u. a. über die Folgen der Durchschneidung und Reizung bestimmter Nerven und Rückenmarkspartien und die Beobachtungen von *Agatino Giovanni Barbera* (1867—1908), einem Schüler von *Kronecker* und späterem Physiologen in Messina, an der Gallenblasenfistel nach Darreichung verschiedener Nährstoffe. Die für die Kenntnis der Gelbsucht entscheidende Frage, ob die Gallensalze und -farbstoffe nur in der Leber entstehen oder schon im Blut vorgebildet, von der Leber lediglich zur Ausscheidung gebracht werden, wurde auf verschiedenen Wegen der Lösung entgegengeführt und in ersterem Sinne beantwortet. *Johannes Müller*, *Moleschott* u. a. hatten gezeigt, daß nach Exstirpation der Leber bei Fröschen, die den Eingriff drei Wochen überlebten, keine Bildung dieser Gallenbestandteile stattfand. Ähnliche für die Physiologie der Leber aufschlußreiche Versuche machten in den 80er Jahren in gemeinsamer Arbeit an Gänsen in Königsberg und Straßburg die Internisten *Oskar Minkowski* (1858 bis 1931), und sein Lehrer *Bernhard Naunyn* (1839—1925). *Stern* schaltete 1885 an Tauben die Leber aus, indem er alle zu- und abführenden Gefäße mitsamt dem Gallenausführungsgang unterband, und konstatierte, daß die Gallensekretion aufhörte, ohne daß Gallenfarbstoffe im Blut nachweisbar waren. Sehr sinnreiche Stoffwechselversuche stellten der damalige Assistent von *Adolf Fick* und spätere Pharmakologe in Würzburg *Adam Jos. Kunkel* (1848—1905) im Jahre 1870, ferner der Professor der vergleichenden Physiologie in Odessa, ein Schüler von *Rollett*, *Peter A. Spiro* im Jahre 1880 und *Barbera* im Jahre 1896 an. Sie berechneten an Hunden mit Gallenblasenfisteln, daß der Stickstoffgehalt der Galle nicht in dem Verhältnis zu der aufgenommenen Nahrung steht, wie es der Fall sein müßte, wenn die Galle ebenso wie der Harn ein Ausscheidungsprodukt verschiedener Körpergewebe wäre.

Im Jahre 1875 führte *W. Kühne* für das die Eiweiße verdauende Ferment des Pankreassekretes den Namen „Thrypsin" ein. In den Jahren 1859—1869 erschienen die epochemachenden Arbeiten *Brückes* über die Verdauung des Eiweißes, die Fettspaltung und -emulgierung, die Beweglichkeit der Darmzotten und die Darmperistaltik. 1872 entdeckte der schwedische Physiologe *Olof Hammarsten* (1841—1932), damals Dozent in Uppsala, ein bei Kälbern besonders stark ausgebildetes „Labferment", welches die Milchgerinnung durch Ausfällen von Eiweiß herbeiführt.

Einen wichtigen Fortschritt brachte die Erkenntnis, daß neben den genannten Sekreten bei der Verdauung auch Bakterien wirksam sind, indem sie im Darmkanal Gärungs- und Fäulnisprozesse hervorrufen. Der ausgezeichnete Pädiater *Theodor Escherich* (1857—1911), damals in München Assistent des bedeutenden Kinderarztes *Heinrich von Ranke* (1830—1909), beschrieb unter diesen Mikroorganismen im Jahre 1886 das Bacterium coli als eine besondere Art. Von den mannigfachen Versuchen, die verschiedenen im Darm gefundenen Bakteriensorten zu züchten und ihre Wirkung auf die Nährstoffe zu studieren, seien die Experimente des Freiburger Hygienikers *Max Schottelius* (1849—1919) hervorgehoben. Es gelang ihm, in den Jahren 1898/99 Hühnchen, die in Brutmaschinen steril ausgebrütet waren, mit steriler Nahrung zu füttern. Dabei gingen die Tiere regelmäßig zugrunde, erholten sich jedoch, sobald er dem Futter Darmbakterien normaler Hühner beimischte. Damit war zum erstenmal bewiesen, daß die Anwesenheit von Darmbakterien für die höheren Wirbeltiere eine Lebensnotwendigkeit darstellt.

An Stelle der früher vertretenen Ansicht, daß der vitale Oxydationsprozeß sich im Blut abspielt (vgl. Bd. II, 1, S. 131), erkannte man an der Schwelle unseres Zeitabschnittes, daß dieser Verbrennungsprozeß sich in den Geweben und Zellen vollzieht. Charakteristisch dafür ist ein Aufsatz von *Moritz Traube* (1826—1894) in Virchows Archiv aus dem Jahre 1861. Der Verfasser war ein Bruder von *Ludwig Traube*, Dr. phil., Chemiker und Weinhändler: „Nicht bloß das Blut, sondern alle Organe des Körpers respirieren", und der Sauerstoff bedingt „den Zellenbildungsprozeß in allen Stadien seiner Entwicklung". Die Geschichte des Sauerstoffs „umfaßt die Geschichte des organischen Lebens".

Um eine zuverlässige Übersicht über die Ausnutzung der Nährstoffe und den Einfluß der Arbeit auf den Stoffwechsel zu bekommen, war es nötig, einerseits die festen und flüssigen Nahrungsstoffe zusammen mit den gasförmigen Einnahmen des Körpers, andererseits alle festen und flüssigen Ausscheidungen und gasförmigen Abgaben festzustellen und im Zustand der Ruhe und Arbeit, aber auch des Hungers und des Nahrungsüberschusses die „Bilanz" zu ziehen. Ein deutscher praktischer Arzt, *Carl Speck* (1828—1916), begann 1858 mit Untersuchungen über die Veränderungen des Stoffwechsels bei Ruhe und Arbeit an sich und anderen Versuchspersonen mit einer staunenswerten Gründlichkeit und Ergebnissen, die in manchem bestritten, in manchem bestätigt wurden und manche spätere Entdeckung vorwegnahmen. Er setzte seine Studien bis in die 90er Jahre fort und faßte seine Lebensarbeit 1892 in einem wertvollen Buche zusammen: „Physiologie des menschlichen Atmens, nach eigenen Untersuchungen dargestellt" (nach *Paul Schenk*, der dem von der Geschichte vergessenen Forscher anläßlich der Wiederkehr seines 100. Geburtstages eine verdiente Würdigung zuteil werden ließ). *Specks* Leben und Wirken ist ein besonders ehrenvolles Zeugnis für die Bd. II, 1, S. 213f. berührte Mitarbeit der praktischen Ärzte an der medizinischen Forschung des 19. Jahrhunderts. *Schenk* hat ihn den „Vater der heutigen Arbeitsphysiologie einschließlich ihres sportwissenschaftlichen Teiles" genannt. Das Problem bot, namentlich bezüglich einer exakten Analyse der Ein- und Ausatmungsluft und des Hautstoffwechsels erhebliche Schwierigkeiten. Seine Lösung wurde sehr gefördert, als die Münchener Physiologen und Hygieniker *Carl Voit* (1831—1909) und *Pettenkofer* im Jahre 1862 durch die Munifizenz König *Maximilians* von Bayern einen sog. Respirationsapparat konstruieren konnten, der ältere Modelle an Genauigkeit der Funktion weit übertraf, mit denen der französische Physiker und Chemiker *V. Regnault* (1810—1878) zusammen mit *J. Reiset* (1849) u. a. ähnliche Untersuchungen gemacht hatten. Der Voit-Pettenkofersche Apparat war so groß, daß ein Mensch oder ein größeres Tier sich in seiner Kammer bequem aufhalten konnte und ernähren ließ. Dazu ermöglichte er eine genaue Analyse der ein- und austretenden Luft. Als Ergebnis dieser Versuche stellte *Voit* im Jahre 1875 als ausreichendes „Kostmaß" für die Ernährung eines erwachsenen Arbeiters eine tägliche Menge von 118 g trockenem Eiweiß, 56 g Fett und 500 g Kohlehydraten fest.

Die Aufstellung des Gesetzes von der Erhaltung der Energie und die ersten Bestimmungen des mechanischen Wärmeäquivalentes gaben der Erforschung des Wärmehaushaltes im Körper neue Anregungen. *P. A. Favre* und *J. T. Silbermann* (1852), ferner der englische Chemiker *Edward Frankland* (1825—1899; 1866) u. a. untersuchten mit verschiedenen Methoden die wichtigsten Nahrungsmittel auf ihren Brennwert. 1865 unternahmen *Adolf Fick* (1829—1901), damals in Zürich, und *Joh. Wislicenus* (1835—1902), der als Chemiker an der dortigen Universität wirkte, ihre berühmt gewordene Besteigung des Faulhorns unter Berechnung der geleisteten Arbeit und der chemischen Untersuchung ihrer Körperausscheidungen. Im Gegensatz zu *Liebig* ergab sich ihnen, daß nicht das Eiweiß, sondern die Kohlenhydrate und Fette in erster Linie das Material für die Muskelarbeit liefern. Seit den 70er Jahren widmete *Eduard Pflüger* dem Chemismus und dem kalorimetrisch berechneten Energieumsatz beim Stoffwechsel wichtige Arbeiten. Sie führten tiefer in den Stoffumsatz hinein, der sich im Gewebe vollzieht. Seit 1872 bezeichnete er wieder das Eiweiß als einzige Quelle der Muskelkraft. Dagegen gelangte der Hygieniker *Max Rubner* (1854—1932), ein Schüler *Carl Voits*, zuerst in gemeinsamer Arbeit mit seinem Lehrer, dann in selbständiger Forschung als Privatdozent für Physiologie in München, im Jahre 1883 zu dem Nachweis, daß der Brennwert der Nahrungsstoffe das Entscheidende für ihre Wertung im Stoffwechsel ist, daß sie sich „isodynamisch" vertreten können. Eine Ausnahme macht nur das Eiweiß. Es ist zwar im Energiehaushalt den Kohlenhydraten und Fetten bezüglich der Kalorienzahl isodynamisch, dient aber nicht nur als Brennstoff, sondern hat daneben im Stoffhaushalt noch besondere stöffliche Funktionen zu erfüllen. An diese neuen Ergebnisse von *Voit* und *Rubner* knüpft sich (nach *Siegfried Thannhauser*) die moderne, in gemeinsamer Arbeit von Physiologen und Klinikern, vor allem im 20. Jahrhundert, in steilem Aufstieg geförderte Erforschung der Einzelheiten des „intermediären" Stoffwechsels.

Die Wärmeregulierung, durch welche die Unabhängigkeit der Körpertemperatur des Warmblüters von der Außenwelt garantiert ist, erwies sich durch zahlreiche Arbeiten, von denen die von *E. Pflüger*, *C. Voit*, *A. Roehrig* und *Nathan Zuntz* aus den 70er und 80er Jahren genannt seien, als teils chemisch (durch Steigerung des Gaswechsels in der Kälte und seine Herabsetzung in der Wärme), teils physikalisch (durch reflektorische Veränderung der Blutfülle der Haut, erhöhte Schweißabsonderung und Wärmeabstrahlung) bedingt. Viel experimentelle Mühe wurde darauf verwendet, ein diese Regulierung beherrschendes Wärmezentrum im Zentralnervensystem nachzuweisen. Doch erzielte man kein unzweideutiges Resultat.

Im Jahre 1889 ergab sich für *Luciani* eine seltene Gelegenheit, ausgedehnte Versuche zum Stoffwechsel und Wärmehaushalt am Menschen zu machen, als der etwa 40 Jahre alte „Hungerkünstler" *Giovanni Succi* sich zur strengsten Beobachtung und Beaufsichtigung bei einem genau 30 Tage dauernden Hungern zur Verfügung stellte, um ein autoritäres Zeugnis darüber zu erhalten, daß bei seinen Produktionen vor dem Publikum kein Schwindel im Spiel war. Die Studien *Lucianis* erbrachten in vielen Einzelheiten physiologisch und praktisch wertvolle Resultate. Sie beschäftigten sich auch mit dem Einfluß des Hungerns auf die Psyche und des Lichtes auf den Stoffwechsel, mit der verminderten Nahrungsaufnahme bei Krankheiten und kamen zu dem Ergebnis, daß, wenn auch „direkt-trophische oder thermische Zentren und Nerven" (vgl. w. u.) nicht sicher nachgewiesen sind, die „Regulierung der Ernährung und der Wärme, die Prozesse des Aufbaues und des Zerlegens oder des Stoff- und Kraftwechsels eines einzelnen Teiles wie des ganzen Organismus" nicht auf dem einen oder anderen Teil oder Abschnitt desselben beruhen, sondern „in der Funktion des Nervensystems in seiner Gesamtheit und Einheit" begründet sind.

Die genaueren chemischen Untersuchungen des Urins brachten mit verbesserten Methoden viele neue Reaktionen zur Bestimmung der wichtigsten normalen und pathologischen Bestandteile des Harns, wie Harnstoff, Harnsäure, aromatische Körper, Oxalsäure, Farbstoffe und anorganische Substanzen verschiedener Art. Wir hören davon im Kapitel über die Krankheitsdiagnose. Der früher als Entdecker der nach ihm benannten Tastkörperchen erwähnte *Georg Meissner*, damals Professor der Physiologie in Göttingen, stellte 1868 durch Untersuchungen an Hühnern fest, daß bei Vögeln die Harnsäure und dementsprechend bei Säugetieren der Harnstoff nicht in der Niere, sondern in der Leber entsteht. Durch Exstirpationsversuche an Säugetieren und Vögeln, durch künstliche Durchspülung des Organs, durch Ableitung der Lebergefäße und chemische Analysen des Blutes wurde diese Ansicht bestätigt. Nunmehr sah man die Aufgabe der Leber in einer entgiftenden Synthese des Harnstoffs aus Ammoniakverbindungen, die im Stoffwechsel beim Abbau des Eiweißes entstehen. An diesen Arbeiten waren in den 80er und 90er Jahren vor allem *Waldemar von Schroeder* (1850—1898), ein Schüler des Pharmakologen *Schmiedeberg*, beteiligt, ferner *Minkowski*, *M. Hahn*, *O. Massen*, der hervorragende russische Vertreter der physiologischen Chemie *Marcel von Nencki* (1847—1901) und sein weltberühmter Landsmann *Iwan Petrowitsch Pawlow* (1849—1936).

Der Lösung der Streitfrage zwischen *Ludwigs* und *Bowmans* Theorie der Harnbereitung in der Niere (vgl. Bd. II, 1, S. 132) wurden, wie wir schon andeuteten, in der Folge zahlreiche Tierversuche gewidmet, ohne daß die Frage definitiv entschieden wurde. *Cl. Bernard* (1859), *Paul Grützner* (1847—1919; später geadelt), erst Assistent *R. Heidenhains*, dann

Physiologe in Bern und Tübingen, (1875) u. a. richteten ihre Studien auf die Beeinflussung des Blutstroms und Blutdrucks. *R. Heidenhain* benutzte 1874 eine Methode, die 10 Jahre vorher von dem späteren Dozenten für pathologische Physiologie an der Universität Charkow *N. Chrzonszczewsky* (gest. 1906) bei Studien über die Anatomie der Niere angewendet und in Virchows Archiv veröffentlicht worden war. Er spritzte Farbstoffe in die Blutbahn ein, um die Ausscheidung dieser Stoffe mit dem Harn zu untersuchen. Ferner brachte man harnfähige Substanzen und Gifte in den Kreislauf, welche die Niere im ganzen oder in einzelnen Partien schädigten, oder man machte Untersuchungen am isolierten überlebenden Organ. Das Urteil ging weiter hin und her. Auch an Vermittlungsversuchen fehlte es nicht.

In Fortsetzung der Studien über die Tätigkeit des Muskels prüfte man den Unterschied im Zuckungsverlauf zwischen quergestreiften und glatten Muskeln, zwischen roten und weißen Fasern, wie *Ranvier* (1874), oder den Einfluß der Temperatur auf den Kontraktionsablauf, wie *Joh. Gad* und der belgische Pharmakologe *Jean François Heymans* (1859—1932) im Jahre 1890, oder die Ermüdungserscheinungen wie *Wilhelm Wundt* (1858), *Hugo Kronecker* (1871), oder die Abhängigkeit von der Reizstärke und von der Belastung, wie *Adolf Fick* (1862), wobei *Fick* (1887) den Unterschied zwischen Spannung und Verkürzung feststellte und registrierte.

Zur graphischen Darstellung der Dickenveränderung des sich kontrahierenden Muskels und der Fortpflanzungsgeschwindigkeit der Erregung in ihm erfand *Marey* eine besondere Form des Myographen, die von zahlreichen Forschern nicht nur am Tier, sondern auch am Menschen angewendet wurde. Die Veränderungen der Muskelfaser während der Kontraktion wurden am fixierten Präparat unter dem Mikroskop untersucht; dabei erwiesen sich Beobachtungen von *Theodor Wilhelm Engelmann*, damals Professor der allgemeinen Biologie und Histologie in Utrecht, (1878) am Insektenmuskel und von *Ranvier* (1880) an Fröschen und Kaninchen besonders förderlich. Am Ende des Jahrhunderts ging man dazu über, diese Veränderungen auf photographischem und kinematographischem Wege festzuhalten, so der hervorragende englische Physiologe *E. A. Schaefer* (1850—1935; später nach Namenswechsel als *Sir Edward Sharpey-Schafer* geadelt) im Jahre 1891 und der Schüler und Nachfolger *Rudolf Heidenhains* in Breslau, *Karl Hürthle* (1860—1945) in den Jahren 1901—1904. Daß die an die Kontraktion anschließende Erschlaffung nicht, wie man früher annahm, ein rein passiver Vorgang sei, sondern eine aktive Leistung der Muskelfaser, wurde zuerst von *Luciani* (1871) behauptet.

Die aufklärenden Arbeiten über den Chemismus der Muskelfaser knüpften sich zum großen Teil an Untersuchungen von *Kühne* an. Er isolierte 1859 aus dem Saft zerstampfter und in bestimmter Weise behandelter Froschmuskeln als Hauptbestandteil der Eiweißkörper das gerinnbare „Myosin". Diese Arbeiten vermittelten die Kenntnis einer großen Menge von Stoffen, die auch sonst im Stoffwechsel vorkommen. darunter als besonders wichtig das von *Claude Bernard* 1857 entdeckte Muskelglykogen, das *Viktor Hensen* unabhängig von ihm kurz vorher als junger Student schon gefunden hatte, und das im Jahre 1869 von dem Pharmakologen und physiologischen Chemiker *Otto Nasse* (1839—1902), damals Privatdozent in Halle, als konstanter Muskelbestandteil nachgewiesen wurde. Es zeigten sich wesentliche chemische Unterschiede zwischen dem frischen Muskel des im Ruhezustande getöteten Tieres und dem totenstarren Muskel, aber auch an der lebendigen ruhenden und tätigen Muskelfaser. Diese Unterschiede wurden durch mühsame Detailstudien bis ins einzelne festgestellt. Hier sei nur auf die Entdeckung von *du Bois-Reymond* aus dem Jahre 1859 hingewiesen, daß die neutrale oder schwach alkalische Reaktion des ruhenden Muskels bei der Tätigkeit in die saure übergeht, auf die Beobachtung von *Nasse* im Jahre 1869, daß das wichtigste Reservematerial, welches vom Muskel während der Arbeit verbraucht wird, in dem Glykogen und seinen Derivaten besteht, und auf die namentlich aus dem Ludwigschen Institut hervorgegangenen Arbeiten der 60er Jahre, welche in vielfacher Variation der Versuchsanordnung das ein- und austretende Blut am ruhenden und tätigen Muskel prüften und die Tatsache bewiesen, daß der Gaswechsel des Muskels während seiner Tätigkeit gesteigert ist, daß die durch die mechanische Arbeit bedingte Erhöhung des Zerfalls und der Oxydation der den Muskel zusammensetzenden organischen Verbindungen sich in einem gesteigerten Sauerstoffkonsum und einer vermehrten Kohlensäureabgabe kundgibt. Im Sinne des Gesetzes von der Erhaltung der Energie lag hier eine explosionsartige Umwandlung chemischer potentieller Energie in mechanische Arbeit vor. Daneben zeigte der Muskel noch andere Phänomene, die nach demselben Gesetz aus der gleichen Quelle gespeist sein mußten, Wärmeproduktion und elektrische Leistung.

Die mechanische Muskelarbeit wurde teils im Tierversuch am künstlich gereizten Organ, teils am willkürlich arbeitenden Muskel des Menschen nach den Prinzipien der Mechanik berechnet. Auf diesem Gebiet wirkten neben anderen besonders erfolgreich schon im Jahre 1845 *Eduard Weber*, in den 60er und 70er Jahren *Ludimar Hermann*, *Isidor Rosenthal* und *Adolf Fick*. Trotz des früher erwähnten geringen Interesses für den Einfluß der Ermüdung auf den ganzen Organismus widmeten sich zahlreiche Arbeiten dieser und anderer Forscher den Ermüdungserscheinungen am einzelnen Muskel.

Mit der Methode, die *Helmholtz* zur thermoelektrischen Messung der mit der Muskelarbeit verbundenen Wärmeproduktion angegeben hatte (vgl. Bd. II, 1, S. 133), untersuchte *Jules Béclard* (1817—1887) im Jahre 1861 die Wärmebildung im Muskel als erster vom Standpunkt der mechanischen Wärmetheorie. Er zeigte mit dieser Methode am Frosch und an sich selbst mit Hilfe eines in Fünfzigstelgrade eingeteilten Luftthermometers, daß die produzierte Wärme viel geringer ist, wenn der Muskel bei seiner Kontraktion mechanische Wärmearbeit leistet, als wenn eine Kontraktion von demselben Ausmaß nicht von äußeren mechanischen Folgen begleitet ist. Seine Ergebnisse wurden von *Rudolf Heidenhain* drei Jahre später am isolierten Froschmuskel mit viel exakterer Versuchsanordnung nachgeprüft und ausgebaut. Weitere Ergebnisse wurden aus dem Ludwigschen Laboratorium durch Messen der Temperatur des ein- und ausströmenden Muskelblutes erzielt.

Mit der Bd. II, 1, S. 133f. geschilderten neuen Methodik konnte man ganz anders als vorher an die Klärung der elektrischen Erscheinungen im Muskel- und Nervensystem herangehen, die für die praktische Heilkunde so wichtig sind. Der Elektrotonus wurde von *Konrad Eckard* und *Eduard Pflüger* genauer studiert. Im Jahre 1859 formulierte *Pflüger* das von *Ritter* geahnte sog. polare Erregungsgesetz dahin, daß bei der Durchströmung des Nerven mit galvanischer Elektrizität die Schließung des Stromes eine Erregung an der Austrittsstelle des Stromes, der Kathode, hervorruft, bei der Öffnung des Stromes dagegen an seiner Eintrittsstelle, der Anode. Dementsprechend steigt die Erregbarkeit an der Austrittsstelle bei der Schließung (Katelektrotonus) und an der Eintrittsstelle bei der Öffnung des Stromkreises (Anelektrotonus). *Pflüger* zeigte ferner, daß die Erregbarkeit je nach der Stromstärke schwankt, und zwar zwischen Steigerung bei schwachen und Herabsetzung bei starken Stromintensitäten, wobei die letzteren unter Umständen bis zur Vernichtung der Erregbarkeit, zur Lähmung, führen können.

Der vielseitige Berliner Neurologe *Albert Eulenburg* (1840—1917) konnte im Jahre 1867 die Pflügerschen Gesetze beim Menschen bestätigen. Weitere Verdienste auf diesem schwierigen Gebiet erwarben sich vor allem *Julius Bernstein* und *Ludimar Hermann*. *Bernstein*, ein „Meister der Biophysik", verbesserte bahnbrechend die Versuchstechnik, unter anderem durch seinen 1868 konstruierten Reizunterbrechungsapparat, das sog. Differentialrheotom, und brachte 1871 viele wertvolle Untersuchungen über den Erregungsvorgang im Nerven- und Muskelsystem. *Hermann* zeigte 1867, daß diese und andere Gewebe, solange sie in Ruhe und unversehrt sind, keinen Strom produzieren, wie es *du Bois-Reymond* in seiner „Präexistenztheorie" angenommen hatte, und setzte 1868 an ihre Stelle die noch heute gültige „Alterationstheorie". Nach dieser entsteht der Strom erst als Folge einer künstlichen Schädigung der Gewebe oder einer Störung des chemischen Gleichgewichtes, die mit ihrer funktionellen Tätigkeit verbunden ist, als „Aktionsstrom". Man braucht den modernen Arzt nicht auf die große praktische Bedeutung dieser Entdeckung aufmerksam zu machen, die anderen hervorragenden Physiologen, z. B. *Ewald Hering*, Anlaß zu fruchtbarer Weiterentwicklung der Theorie gab.

Eine Zeitlang erregte die Frage nach der Existenz peripherer Nerven mit „trophischen" Eigenschaften die Gemüter. *Johannes Müller* schrieb (1844) dem Nervensystem nur eine „beschleunigende, verstärkende oder schwächende" Wirkung „auf den Gang der Vegetation und Ernährung" zu. Andere Autoren waren überzeugt, daß es spezifisch trophische Nerven gibt, nachdem *Magendie* (1824) festgestellt hatte, daß nach der intrakraniellen Durchtrennung des N. trigeminus nach ganz kurzer Zeit, mit einer Trübung der Hornhaut beginnend und bis zur vollständigen eitrigen Zerstörung des ganzen Augapfels fortschreitend, Veränderungen am Auge auftreten, die für eine tiefgreifende Störung der Ernährung in diesem Organ sprechen. Die Zellularpathologen schrieben diesen Nerven, soweit sie sich zu ihrer trophischen Funktion bekannten, die Eigenschaft zu, die Zelle und ihren Kern zu neuer Produktion anzuregen. Ein besonders energischer Vertreter dieser Ansicht war der Königsberger praktische Arzt und Pathologe *Simon Samuel* (1833—1899). Wie er 1858 schreibt, verlaufen die trophischen Nerven in den zerebrospinalen Bahnen, ob auch „in den sympathischen, ist nicht sicher". Die Frage erschien um so wichtiger, als sie, wie weiter unten auseinandergesetzt wird, in die Pathologie der Entzündung hineinspielt, die man mit *Virchow* als einen gestörten „nutritiven" Prozeß auffaßte (vgl. S. 96). Zahlreiche Durchschneidungsversuche am Nervensystem durch namhafte Forscher und die Beobachtungen von Ernährungsstörungen nach Verletzungen und Erkrankungen im Nervensystem, über die der Prager Histologe und Physiologe *Sigmund Mayer* (1842—1910) im Hermannschen Handbuch der Physiologie 1879 ausführlich berichtet, schienen in manchem für „trophische" Nerven zu sprechen. Aber vieles ließ sich widerlegen. Es gab keine restlos überzeugenden Beweise. *Virchow* selbst stand dieser trophischen Nervenfunktion von vornherein skeptisch gegenüber. *Samuel* wurde fast einstimmig abgelehnt. Der Streit zwischen Anhängern und Gegnern ging hin und her. So nahm *Gudden* in der (S. 58) besprochenen Versuchsreihe neugeborenen Kaninchen die Conjunctiva weg und nähte dann die angefrischten Augenlider zusammen. Später durchschnitt er den Trigeminus vollständig und zeigte, daß die Hornhaut trotz ihrer völligen Unempfindlichkeit unter der schützenden Decke der miteinander verwachsenen Augenlider unversehrt blieb. Daraus zog er den Schluß: Die Cornea bleibt auch ohne Trigeminusversorgung klar und durchsichtig, wenn man nur Staub und mechanische Insulte fernhält. Aber am Ende des 19. Jahrhunderts war man ziemlich darin einig, daß die nach Nervendurchschneidung und Ausschaltung von Herden im zentralen Nervensystem auftretenden Ernährungsstörungen in den Organen und Geweben sekundärer Natur seien, und daß keine direkten nutritiven Einflüsse des zentralen Nervensystems auf die Gewebe beständen.

Die früher erwähnte Erkenntnis, daß die sensiblen Wurzeln der Rückenmarksnerven eine s e g m e n t a l e Anordnung haben (vgl. Bd. II, 1, S. 135), wurde in der Folge bestätigt, auch für die motorischen Wurzeln festgestellt und namentlich durch den großen englischen Physiologen *Sir Charles Scott Sherrington* (1859—1952) im Jahre 1893, später durch den Amsterdamer Anatomen *Louis Bolk* (1866—1930) u. a. als moderne Lehre von der metameren Verteilung der sensiblen und motorischen Wurzeln formuliert (vgl. hierzu S. 59).

In den Jahren 1893—1896 erkannte der Londoner Neurologe *Henry Head* (1861 bis 1940) die Eigenart der nach ihm benannten Headschen Zonen, indem er zeigte, daß bei Erkrankungen innerer Organe bestimmte Hauptbezirke reflektorisch schmerzempfindlich sind, weil diese Hautpartien ihre sensiblen Bahnen aus demselben Rückenmarkssegment beziehen wie das erkrankte innere Organ. Dadurch können die hyperästhetischen Hautbezirke, die „zwangsläufig bestimmten viszeralen Bezirken zugeordnet sind", vom Arzt diagnostisch verwertet werden.

In Fortsetzung der Studien über die Reflexe erkannte man den gesetzmäßigen Ablauf des Vorganges. *Pflüger* stellte 1853 das nach ihm benannte Gesetz der Reflexausbreitung auf: Die Erregung greift von den sensiblen Nerven zuerst auf die gleichseitig in gleicher Höhe mit ihnen entspringenden motorischen Nerven über. Die außerordentliche Zweckmäßigkeit der Reflexe als Ausdruck von Bedürfnisbefriedigung und Abwehr wurde, wie wir in anderem Zusammenhang schildern werden, *Pflüger* und *Goltz* zum Anlaß, eine Art Beseelung des Rückenmarks anzunehmen. Man prüfte die Veränderung der Reflexerregbarkeit mit Bezug auf ihre Steigerung und Herabsetzung durch Gifte und andere Faktoren, z. B. durch Strychnin, Coffein, Chloroform oder Morphium. 1863 konstatierte der russische Physiologe *Iwan Setschenow* (1829—1905) und 1869 *Friedrich L. Goltz* bei Versuchen am Frosch, daß durch Erregung des Gehirns eine hemmende Wirkung auf den Reflexvorgang ausgeübt wird. Aus der Schule von *Goltz* stellte *A. Freusberg* 1874 fest, daß ein Rückenmarksreflex durch einen gleichzeitigen anderen gehemmt wird, und daß im Gehirn analoge Prozesse unter der Wirkung verschiedener Reize vor sich gehen.

Die Kenntnis der Leitungsbahnen des Rückenmarks erfuhr in der zweiten Hälfte des 19. Jahrhunderts auf tierexperimentellem Weg manche Bereicherung. Wir heben daraus die Beschreibung des nach ihm benannten zarten Stranges, des medialen Teils der sensiblen Hinterstränge des Rückenmarks durch den Schweizer Polikliniker und Pharmakologen *Friedrich Goll* (1829—1903) im Jahre 1860 und der Kleinhirnseitenstrangbahn durch *Paul Flechsig* im Jahre 1876 hervor (vgl. S. 52).

Was die früher geschilderten Arbeiten der Embryologen, Histologen und vergleichenden Anatomen über den Bau des Gehirns für die Physiologie dieses Organs bedeuteten, braucht nicht wiederholt zu werden. Die von *Flourens* aufgestellte Theorie von der Gleichwertigkeit aller Teile des Großhirns war zunächst im großen ganzen maßgebend geblieben, obwohl Forscher wie *Magendie* u. a. abweichende Befunde erhoben hatten. Jetzt erfuhr sie eine nachhaltige Erschütterung, als *Paul Broca* 1861 konstatierte, daß nach bestimmten Sprachstörungen, die er „motorische Aphasie" nannte, bei der Sektion regelmäßig eine Läsion im Bereich der dritten linken Stirnwindung zu finden war, daß also an dieser genau umschriebenen Stelle der Hirnrinde ein Sprachzentrum vorhanden sein müßte. Etwa 10 Jahre später (1870) stellten *Gustav Theodor Fritsch* (1838—1927), Anatom, Anthropologe und Physiologe, und der Psychiater *Eduard Hitzig* (1838—1907), später Ordinarius in Halle, in gemeinsamer Arbeit in Berlin fest, daß durch lokalisierte elektrische Reizung bestimmter Stellen am Scheitellappen der Großhirnrinde lokalisierte Bewegungen bestimmter Muskelgruppen ausgelöst wurden; sie nannten diese Regionen „motorische Zentren". Systematische Exstirpationen umgrenzter Rindenbezirke an Hunden und Affen und die Verwertung von pathologischen Prozessen führten den Physiologen an der Berliner Tierarzneischule *Hermann Munk* (1839—1912) in den Jahren 1877 bis 1890 zur Annahme von entsprechenden „sensorischen Rindenfeldern", für den Gesichtssinn z. B. im Hinterhauptlappen.

In dieselbe Zeit fallen die aufsehenerregenden Untersuchungen des Psychiaters *Carl Wernicke* (1848—1905), der damals in Berlin Privatdozent war und 1874 die sensorische Aphasie entdeckte. Er kam zu der Überzeugung, daß es an der Hirnrinde scharf umgrenzte und ganz bestimmt lokalisierte Zentren für die elementarsten psychischen Funktionen gibt. Diese Zentren sind durch ihre anatomische Verbindung mit der Körperperipherie und den Sinnesorganen charakterisiert (*H. Überdiek*). Die Verknüpfung der verschiedenen von den Sinnesorganen vermittelten Wahrnehmungen zu einem Begriff erfolgt in Assoziationssystemen, deren Bahnen die verschiedenen Zentren der Großhirnrinde miteinander verbinden. Die Sinneswahrnehmungen bleiben in genannten Zentren als Reiz, als „Erinnerungsbilder" liegen, ebenso die Eindrücke der Bewegungen des Körpers und der Veränderungen der Muskeln als „Bewegungsbilder". Infolge des durch die Assoziationsbahnen vermittelten Zusammenwirkens der Erinnerungsbilder kommen der bewußte Vorgang und die Willensbewegung zustande.

Man könnte zu dieser ,,Gehirnpsychologie" viele Parallelen in der Psychologie der Antike und des Mittelalters finden, z. B. bei *Aristoteles*, *Albertus Magnus* und *Arnuld von Villanova*. Durch die Einschaltung der Erinnerungsbilder unterscheidet sich nach *Wernicke* die willkürliche von der Reflexbewegung. Irgendein äußerer Eindruck bringt den im Erinnerungsbild deponierten latenten Reiz wieder zur Wirkung. Dieser Reiz wird zu der zugehörigen motorischen Stelle des Gehirns geleitet, und von hier aus ruft die Erregung auf der zentrifugalen Bahn die willkürliche Bewegung hervor. ,,Die Art der Bewegung, d. h. ihre Intensität, Zweckmäßigkeit und Harmonie ist abhängig vom Grade der Zellenerregung."

Eine materialistischere Psychologie, als sie in dieser Lokalisations- und Assoziationslehre enthalten ist, kann man sich schwer vorstellen.

Gegenüber den Anhängern der Lokalisationslehre erklärte sich *Goltz* gegen jede Lokalisation der mit psychischen Erscheinungen verbundenen Funktionen der Großhirnrinde. Weitere Versuche zeigten ihm ein vielfach vikariierendes Eintreten von Rindenteilen füreinander. Damit stimmte es überein, daß man am Krankenbett nach pathologischer Zerstörung bestimmter Hirnteile manchmal ein Wiedereintreten verlorengegangener Funktionen beobachtete. Die Ergebnisse von *Goltz* führten zusammen mit Experimenten von *Ludimar Hermann*, *Golgi*, der 1882 vom anatomischen Standpunkt an das Problem heranging und die definitive Entscheidung von weiteren Entdeckungen über den Verlauf der verschiedenen Fasersysteme abhängig machte, *François-Franck* u. a. zu einer Beschränkung der Lokalisationsvorstellung auf die Lehre, daß die betreffenden Rindenfelder nur die Hauptein- und -austrittsorte von zentrifugalen und zentripetalen ,,Leitungsbahnen" sind, deren Läsion ,,Leitungsstörungen" zur Folge hat, welche durch vikariierende ,,Bahnung" anderer Leitungen unter Umständen ausgeglichen werden können. Der Begriff der Bahnung wurde von dem Wiener Physiologen *Siegmund Exner* (1846—1926) im Jahre 1881 auf Grund von Reizungen an den Rindenzentren von Kaninchen geprägt. Seitdem versteht man darunter die Steigerung der Erregung, die von Zentren ausgeht, welche durch Impulse verändert sind. Der Gegensatz, die Verminderung der Erregung wurde zuerst von den Gebrüdern *Weber* für die Wirkung des Vagus auf das Herz (vgl. Bd. II, 1, S. 125) gefunden und durch die erwähnten Untersuchungen von *Setschenow* (1863) als ,,Hemmung" in die Physiologie eingeführt. Ursprünglich nur auf die Beeinflussung der Rückenmarkreflexe angewendet, gewannen diese beiden Begriffe durch *Exner* und die verdienstvolle Arbeit von *Bubnoff* und *Rudolf Heidenhain* (1881) eine immer mehr zunehmende Bedeutung für die Physiologie des zentralen Nervensystems. Die Lehre von den Rindenzentren wurde später (um 1890) durch Versuche an hochstehenden Affen, namentlich des bedeutenden Londoner Hirnchirurgen *Victor Horsley* (1857—1916) und seines Mitarbeiters, der mit ihm als Neurologe und Psychiater am gleichen Hospital für Paralytiker und Epileptiker in London wirkte, *Charles Edward Beevor* (1854—1908), ferner von *Sherrington* und seinem damaligen Demonstrator *Grünbaum*, später *Albert Sidney Frankau Leyton* genannt, (1869—1921) in den Jahren 1901—1903 wesentlich weiterentwickelt.

Zu den wichtigsten in die Zukunft weisenden Ergebnissen der Nervenphysiologie der zweiten Hälfte des 19. Jahrhunderts haben die Forschungen über das vegetative Nervensystem geführt, sowohl was seinen zentralen Steuerapparat, wie was seine über die verschiedenen Körperregionen verteilten Ganglien, Nervenstränge und Nervengeflechte angeht. Es war eine schon lange aus der Erfahrung der Praxis, der anatomischen, pathologischen und tierexperimentellen Beobachtung gewonnene Erkenntnis, daß das Zentralnervensystem und seine peripheren Nerven nicht nur dem tierischen Organismus eigene, willkürliche und sinnliche Funktionen vermittelt, sondern auch solche, die vom Willen unabhängig, vegetativer Natur sind. Aber genauer drang man erst in unserem Zeitabschnitt in diese schwierigen Probleme ein. Noch 1879 konnte *Sigmund Mayer* sagen, daß die verbesserten Methoden der modernen Physiologie es bisher nicht vermochten, in dieses dunkle Gebiet ein einigermaßen klärendes Licht zu werfen.

Der Name „sympathetischer Nerv" war zuerst von *Jakob Benignus Winslöw* (vgl. Bd. I, S. 325) im Jahre 1732 angewendet worden. Er hatte die Ganglienknoten des Sympathikusstranges für kleine Gehirne gehalten. *Bichat* hatte 1807 die Lehre von der Trennung des Nervensystems in zwei Teile aufgestellt, einen animalischen und einen vegetativen, d. h. „organischen" Teil. Ähnlich wie *Winslöw* hatte er die Ganglien als selbständige Gebilde betrachtet mit der Aufgabe, die Vorgänge der unwillkürlichen Bewegungen, der Absonderung und Ernährung einzuleiten. Von dem Kampf um die Frage der Selbständigkeit oder Unselbständigkeit des sympathischen Nervensystems hörten wir Bd. II, 1, S. 136. Für die Weiterentwicklung wurde der von *Budge* 1851 gelieferte Nachweis wichtig, daß die im Halssympathikus zum Kopf verlaufenden Fasern sich bis ins Rückenmark hinein verfolgen lassen. Dasselbe konnten in der Folge zahlreiche Physiologen von anderen Bahnen des Sympathikus nachweisen. Wir erinnern an das S. 64 über *v. Bezold* Gesagte. Alles führte zu der Erkenntnis, daß sämtliche Teile des vegetativen Nervensystems aus dem Gehirn oder Rückenmark entspringen.

Die Geschichte der physiologischen Erforschung dieses komplizierten Gebildes ist noch nicht geschrieben. Wir müssen uns mit einem Hinweis auf das begnügen, was heute in der allgemeinen Betrachtung des sympathischen Nervensystems im Vordergrund steht. Es kommt in der Wandlung der Namengebung zum Ausdruck. Ursprünglich verstand man unter dem sympathischen Nervensystem nur die Gebilde des Grenzstranges, der sich mit seinen Ganglien, den sie verbindenden Zwischensträngen und den „Rami communicantes", durch die sie mit den Nervi spinales in Verbindung stehen, beiderseits der Wirbelsäule von der Schädelbasis bis zum Steißbein herunterzieht. Mit der fortschreitenden anatomischen und physiologischen Erforschung der zahlreichen sonst im Körper verstreuten Gangliengebilde und ihrer nervösen Verbindungen und Abhängigkeiten wurden auch diese in den Begriff des sympathischen Nervensystems hineingezogen. Da brachten Untersuchungen des hervorragenden englischen Physiologen *John Newport Langley* (1852—1925) und seiner Mitarbeiter neue Gesichtspunkte in die Gesamtauffassung des sympathischen Nervensystems. Er führte in den Jahren 1889/90 zusammen mit dem jungen Londoner Arzt *William Lee Dickinson* (gest. 1904 im Alter von 40 Jahren) die „Nikotinmethode" ein, indem er feststellte, daß nach der Injektion von Nikotin in den Kreislauf von Kaninchen und Katzen die Reizung der Nervenwurzeln, welche sympathische Nervenfasern abgeben, ohne Erfolg bleibt. Das Nikotin mußte also an irgendeiner Stelle den Übergang der Erregungen vom zentralen Nervensystem zur Peripherie hemmen. Wenn er aber bei dem mit Nikotin behandelten Tier die Nervenfasern peripher von einem der in das sympathische Nervensystem eingeschalteten Ganglien reizte, traten die gewohnten Reizerfolge prompt wieder ein. In weiteren Versuchen, bei denen die Ganglien direkt lokal mit Nikotinlösung behandelt wurden, ergab sich, daß die durch Nikotin bewirkte Hemmung ihren Sitz nur im Ganglion haben kann. Nikotin blockiert die „Synapsen" zwischen den präganglionären und postganglionären Fasern. Die Studien wurden in den neunziger Jahren fortgesetzt. *Horsley* stellte zusammen mit seinem Schwager, dem Oxforder Physiologen *Francis Gotch* (1853—1913), mit Hilfe elektrophysiologischer Studien aus dem Jahre 1891 die Ventilfunktion der Synapse fest, d. h. der Übergangsstelle von einem Neuron in das andere. Obwohl die Nervenfaser an sich ein doppelsinniges Leitungsvermögen besitzt, ist die Synapse nur einsinnig durchlässig, nämlich in der normalen Beanspruchungsrichtung (entweder „afferent" oder „efferent"). Vor allem ergänzte der Physiologe *Oskar Langendorff* (1853—1908) in Rostock diese Studien wertvoll. Aus der Gesamtheit der Untersuchungen geht hervor, daß „die aus dem Rückenmark stammenden efferenten Sympathikusfasern niemals wie die motorischen

Nerven der Skelettmuskeln ununterbrochen bis zu ihren peripheren Erfolgsorganen verlaufen, sondern nach längerem oder kürzerem Verlauf in einem Ganglion enden". Die einen enden im nächstgelegenen Ganglion, andere durchlaufen mehrere Ganglien, ehe sie ihr Endganglion erreichen. Sie können hierbei durch Kollateralen auf eine Mehrheit von Zellen einwirken.

Unter dem Eindruck der Unterbrechung der physiologischen Leistung im sympathischen Nervensystem durch das eingeschaltete Ganglion und der Tatsache, daß dieses System im Gegensatz zu den übrigen peripheren Nervengebilden als besonderes Charakteristikum die Fähigkeit hat, nach Abtrennung von den Zentralteilen, die aus dem Rückenmark kommen, normalerweise, wie es scheint, selbständig zu fungieren, lehnte *Langley* die Bezeichnung „sympathisches Nervensystem" für die Gesamtheit der die Organe des vegetativen Lebens versorgenden Nerven ab. Diese Bezeichnung wollte er nur im alten anatomischen Sinne auf den Grenzstrang beschränken und prägte 1898 für das Ganze den Begriff „autonomes Nervensystem", eine Bezeichnung, die sich durchsetzte, obwohl auch einiges dagegen sprach. 1911 grenzte er den Parasympathikus vom Sympathikus ab. Inzwischen hatte der Kliniker *Friedrich Kraus* (1885—1936) vom Standpunkte einer weitergreifenden funktionellen Betrachtung der Biologie und Pathologie des Menschen den modernen Begriff „vegetatives System" eingeführt.

Die Bd. II, 1, S. 136—145 geschilderten Forschungen über die Physiologie der Sinnesorgane schufen das Fundament, auf dem die moderne Sinnesphysiologie im Weiterschreiten der Zeit ihr stolzes Lehrgebäude errichten konnte. Wir können diese Entwicklung nur an den für die praktische Medizin allerwichtigsten Beispielen erläutern. Überall gab es Anregungen und Anknüpfungen an das, was große Meister in der ersten Hälfte des 19. Jahrhunderts und um seine Mitte geschaffen hatten.

In Fortsetzung der klassischen Untersuchungen *Ernst Heinrich Webers* über die Empfindungsqualitäten der Haut entdeckten in den 80er Jahren der schwedische Physiologe *Magnus Gustaf Blix* (1849—1904) und der Berliner Internist *Alfred Goldscheider* (1858—1935) in der Haut isolierte Druck-, Wärme-, Kälte- und Schmerzempfindungspunkte. In den 90er Jahren wurde diese Kenntnis vor allem durch den Physiologen *Max von Frey* (1852—1932) in seiner Züricher und später in seiner Würzburger Zeit noch feiner spezialisiert und ausgebaut.

Von besonderer Bedeutung für die Praxis waren die Versuche, das Wesen des Muskelgefühls und Kraftsinnes zu ergründen. 1860 erkannte der Holländer *Paulus Quirinus Brondgeest* (1835—1904) — später praktischer Arzt und daneben Assistent am Physiologischen Institut, Lektor für Pharmakologie und physikalische Diagnostik in Utrecht — bei Versuchen am Frosch für seine Doktorarbeit die reflektorische Natur des Muskeltonus. Er zeigte, daß die willkürlichen Muskeln „unter dem Einfluß des Gehirns" in einem „Zustand andauernder Contraction" beharren, und zwar als Folge einer ununterbrochenen Wirkung, die von den Nervenzentren ausgeht und durch die Nerven auf die Muskeln übertragen wird. Da dieser Tonus aufhört, wenn die zum Rückenmark verlaufenden sensiblen Nerven durchschnitten werden, ist er ein *Reflextonus.* 1863 wies der Frauenarzt *Isidor Cohnstein* (1841—1894) in einer von der Akademie in Brüssel preisgekrönten Arbeit die Beteiligung der Hautsensibilität am Muskeltonus nach. Die Hauptaufklärung brachte *Goldscheider*, indem er 1887 die Rolle des „Muskelsinnes" klarlegte. Die Sensibilität der Muskeln selbst, der Sehnen und Gelenke ist je nach Lagerung und Spannung der Körperteile maßgebend für den Muskeltonus und vermittelt die Wahrnehmung sowohl der aktiven wie der passiven Bewegung. Auf die Bedeutung dieser Sensibilität und ihrer Lokalisation für die Koordination der willkürlichen Bewegungen braucht man nicht hinzuweisen.

Mit Hilfe der Durchschneidung der hinteren Rückenmarkswurzeln beim Tier durch *Elie Cyon* und andere Physiologen, und nicht zum wenigsten durch das Experiment, welches die Natur mit der lokalisierten Degeneration bestimmter Rückenmarkstränge bei der Tabes macht, wurden die Leitungsbahnen der sensiblen Nerven erkannt, die bei der Muskelkoordination der willkürlichen Bewegung tätig sind.

Im Jahre 1860 nahm in einer wenig beachteten Arbeit der praktische Arzt *Bernhard Brach* (1799—1855), der damals in Köln tätig war und auch als Liederdichter einen Namen hat, auf Grund von Beobachtungen der Ataxie bei Tabikern an, daß die motorischen Nerven auch Empfindung haben und insbesondere die „Empfindung der Bewegung selbst liefern". Die Ordnung dieser Bewegung geht von der Seele aus. Die Seele hat in dunklen Zügen schon ein Gefühlsbild der auszuführenden Bewegung, ehe diese Bewegung zustande kommt. An diesen psychologischen Erklärungsversuchen merkt man deutlich den Einfluß von *Johannes Müller.* Aber diese Psychologie hindert *Brach* nicht, nachdrücklich darauf hinzuweisen, daß ihm die Obduktion seiner an „Rückenmarksdarre" erkrankten Patienten unmöglich war, und daß gerade diese weiteres Licht in die Angelegenheit zu bringen berufen ist. Dabei wird man besonders auf die vorderen und hinteren Stränge des Rückenmarks und die Wurzeln der Spinalnerven zu achten haben.

Vier Jahre später erwähnt der Berliner Praktiker *Martin Steinthal* (1798—1892) in einer ausgezeichneten Darstellung des klinischen Krankheitsbildes der Tabes, daß der Anatom und Pathologe *Robert Froriep* (1804—1861) bei der Sektion von zwei Tabikern „die hinteren Wurzeln der Cauda atrophisch, die vorderen normal" gefunden habe.

In den 50er Jahren war das Tabesproblem sehr akut und wurde in allen Ländern intensiv bearbeitet, vor allem in Frankreich von Physiologen und Klinikern. Die Krankheit war von anderen Störungen der Tätigkeit des zentralen und peripheren Nervensystems rein symptomatisch schwer abzugrenzen, speziell von dem Symptomenkomplex, den *Duchenne* als Ataxie locomotrice progressive beschrieben hatte. So war es eine grundlegende Tat, als *Ernst Leyden*, ein Schüler *Schönleins* und *Traubes* und bedeutender Internist (1832—1910; später geadelt), damals Privatdozent in Berlin, im Jahre 1863 die „graue" Degeneration der hinteren Rückenmarkstränge als charakteristisches Zeichen der Tabesataxie beschrieb. In diesen Strängen mußten die Leitungsbahnen für die Koordination der Bewegungen verlaufen, obwohl sich die Deutung *Leydens* in ihrer ursprünglichen Fassung nicht aufrechterhalten ließ.

Diese und andere tierexperimentelle Erfahrungen, klinische und pathologische Beobachtungen am Menschen waren natürlich auch von Wichtigkeit für das Studium der Orientierung des Menschen im Raum. Sie führten konsequenterweise dazu, neben der Leitung durch das Rückenmark nach entsprechenden Zentren im Gehirn zu suchen. Im Jahre 1851 hatte *Moritz Romberg* auf die von ihm schon 10 Jahre früher gemachte Beobachtung hingewiesen, daß bei Tabikern ein (dem Schwindel verwandtes) Schwanken auftritt, wenn sie die Augen schließen. Dieses „Rombergsche Zeichen" der Tabes mußte eine zentrale Ursache haben. Die in Bd. II, 1, S. 140 erwähnten Versuche von *Flourens* am Labyrinth von Tauben wurden von *Friedrich Goltz* und anderen weiter ausgebaut. *Goltz* erklärte 1870, daß in den Bogengängen des Vestibularapparates, der sich aus den Bogengängen und den Säckchen (Utriculus und Sacculus) zusammensetzt, ein besonderes „statisches Sinnesorgan" gegeben ist. Es dient der Erhaltung des Gleichgewichts des Kopfes und mittelbar des ganzen Körpers. Für die Lösung dieser Aufgabe ist die richtige Verteilung der in den Bogengängen vorhandenen Endolymphe nach physikalischen Gesetzen maßgebend. So sind sie das eigentliche Organ zur Wahrnehmung der Körperstellung, ein Gleichgewichtsorgan mit reflektorischer Wirkung auf die Muskulatur. Diese Auffassung wurde schon in den 70er Jahren teils erweitert, teils umgrenzt. *Elie Cyon* machte die Bogengänge (1878) zu den Organen der Raumvorstellung schlechthin. *Richard Ewald* nahm 1892 auf Grund seiner mit verfeinerten Methoden durchgeführten Labyrinthexstirpationen das ganze Labyrinth für die Regulierung der Muskelspannung in Anspruch. *Ernst Mach* und *Josef Breuer* kamen dagegen in den 70er Jahren auf Grund ihrer Tierexperimente zu einer etwas engeren Formulierung, nämlich zu der Überzeugung, daß den Bogengängen die Wahrnehmung der Bewegungsrichtung zukommt. Diese Ansicht wurde nach einem heftigen Streit der Meinungen unter den Physiologen der Zeit schließlich fast allgemein akzeptiert. Man muß die Aufgabe der Bogengänge von der der Säckchen (Utriculus und Sacculus) unterscheiden. Die Säckchen sind nach *Breuer* (1874) das Organ für die Empfindung der Lage des Kopfes im Raum. Diese Empfindung wird durch die in den Säckchen enthaltenen „Steinchen", die Otolithen, ausgelöst. Vermöge ihrer Schwere üben diese bei den verschiedenen Stellungen des Kopfes jedesmal einen anderen Druck oder Zug auf die Sinneshaare der Maculae acusticae aus, die Endigungen des Hörnerven in den Säckchen, die *Max Schultze* 1858 in ihrer Eigenart als Sinneszellen beschrieben hatte. So „wird uns die Empfindung der Lage, in der sich in jedem Augenblicke unser Kopf zur Senkrechten befindet, vermittelt" (*Landois-Rosemann*). In weiteren Untersuchungen erkannte man, daß von den Erregungen des Vestibularapparates nicht nur die bewußte Wahrnehmung der Lage des Körpers und der Richtung von Bewegungen, sondern auch unbewußte reflektorische Erregungen vermittelt werden. Alle diese Erregungen werden durch den Nervus vestibuli dem Gehirn, insbesondere dem Kleinhirn, zugeleitet. Immer deutlicher trat die Bedeutung des Kleinhirns als Zentralorgan dieser koordinatorischen Funktionen hervor. Seiner Erforschung widmeten im Anschluß an ältere Beobachtungen von *Flourens*, *Longet* u. a. der italienische Physiologe *Filippo Lussana* (1820—1898) im Jahre 1862, der Engländer *David Ferrier* im Jahre 1876, der Deutsche *Konrad Eckhard* im Jahre 1879, der große russische Psychiater und Neurologe *Wladimir Bechterew* (1857—1927), damals Professor der Psychiatrie in Kasan, im Jahre 1890, *Luigi Luciani* im Jahre 1891 und der Berliner *Max Lewandowsky* (1876—1918), der von der Physiologie zur klinischen Psychiatrie überging, im Jahre 1901 unzählige Tierversuche mit Exstirpationen, Durchschneidungen und Reizungen (*Boruttau* und *K. Rothschuh*). Andere bemühten sich, näher in die Funktion der Otolithen einzudringen. Hier sind die Versuche des Wiener Physiologen *Alois Kreidl* (1864—1928) aus den Jahren 1892/93 technisch interessant. Er konnte die Otolithen bei Krebsen durch Eisenstaub ersetzen, diesen Eisenstaub mit Hilfe eines Magneten verschieben und dadurch bei den Tieren eine Haltungsänderung auslösen.

Die Weiterentwicklung dieser für die Praxis äußerst wichtigen Studien im 20. Jahrhundert fand ihren größten Meister in dem mit dem Nobelpreis ausgezeichneten Wiener Oto-Rhino-Laryngologen *Robert Bárány* (1876—1936). In seinen 1905 einsetzenden Arbeiten erweiterte er die Kenntnisse über die vom Bogengangsapparat ausgelösten Reflexe, über die bei Reizung der Bogengänge auftretenden Gleichgewichtsstörungen und über die zentrale Rolle des Kleinhirns bei diesen Vorgängen.

Kaum in einer Disziplin offenbart sich die enge Beziehung der exakten Naturwissenschaften zur Praxis so unmittelbar wie in den Beiträgen der mathematisch-physikalischen Forschung zur Physiologie des Auges. Wir brauchen nur an die Überlegungen zu erinnern, die *Hermann von Helmholtz* zur Erfindung des Augenspiegels führten, und an die dioptrischen Studien, die er in seinem 1856 bis 1866 entstandenen Standardwerk der Ophthalmologie, dem Handbuch der physiologischen Optik, niederlegte, oder an die Bd. II, 1, S. 182 erwähnten bahnbrechenden Forschungen auf diesem Gebiet von *Donders*, der auf Grund solcher mathematisch-physikalischen Berechnung 1862 die Anwendung von Zylindergläsern bei Astigmatismus lehrte, 1864 den Unterschied zwischen der durch ungenügende Akkommodation bedingten Alterssichtigkeit und der durch anomale Brechungsverhältnisse des Lichtes in den Augenmedien verursachten Weitsichtigkeit erkannte und den Begriff des Fern- und Nahpunktes und der Akkommodationsbreite schuf. 1873 führte der Franzose *Charles E. Ferdinand Monoyer* (1836—1912), damals Direktor der ophthalmologischen Klinik in Nancy, den Begriff „Dioptrie" für die Einheit bei der Berechnung der Brillenstärke ein. Auf physikalische Gedankengänge stützen sich in erster Linie auch die Errungenschaften des großen Schweden *Allvar Gullstrand* (1862—1930), der „für seine Arbeiten über die Dioptrik des Auges" 1911 den Nobelpreis erhielt. Er war seit 1894 Professor für Augenheilkunde, seit 1913 für physikalische und physiologische Optik in Uppsala. Seine 1890 beginnenden Untersuchungen warfen neues Licht in die Physik des Sehaktes und die optischen Auswirkungen des Astigmatismus. Der von ihm 1910 erfundene reflexlose Augenspiegel bedeutete mit seiner Handlichkeit eine große Verbesserung und Erleichterung in der Anwendung dieses Instrumentes gegenüber den älteren, auf *Helmholtz* zurückgehenden Modellen. Die von *Gullstrand* 1911 konstruierte Spaltlampe, ein Beleuchtungsgerät für die mikroskopische Untersuchung des Auges am Lebenden, ermöglichte bis dahin unerhörte Beobachtungen der normalen und pathologisch veränderten Feinstrukturen im Bau des Auges und Frühdiagnosen z. B. bei beginnenden Trübungen der Linse.

Im Zeitalter der Chemie und der verfeinerten Mikroskopie lag es nahe, für die Licht- und Farbenempfindung nach einem chemisch und mikroskopisch erfaßbaren Substrat zu suchen. Im Jahre 1876 entdeckte *Franz Christian Boll* (1849—1879), ein Schüler von *Max Schultze* und *du Bois-Reymond*, zuletzt Professor der Physiologie in Rom, die Lichtempfindlichkeit des in der Tierwelt schon länger nachgewiesenen roten Farbstoffes der Retina bei Säugetieren. Unter dem Eindruck der aufblühenden Photographie hielt man diesen Stoff für das Grundprinzip der Netzhautarbeit und verglich seine Wirkungen mit den chemischen Umsätzen auf der photographischen Platte (*G. von Studnitz*). Bald nach der Entdeckung nannte man ihn „Sehpurpur". Es entstand eine große Literatur, aber die Hoffnung, durch neue Entdeckungen dieser Art tiefer in das Wesen des Sehaktes einzudringen, wurde zunächst enttäuscht (*Julius Hirschberg*).

Erst die neuesten Untersuchungen über seinen Chemismus, seine Beziehungen zum Vitamin A, seine Bleichung unter Lichteinfluß und seine Regeneration durch Dunkelheit mit folgender Steigerung der Lichtempfindlichkeit der Netzhaut zeigen seine wichtige Rolle beim Sehakt in neuem Licht.

Sein Lehrer *Max Schultze* hatte 1866 in den Stäbchen die Vermittler der Lichtempfindung, in den Zapfen die der Farbempfindung gesehen. 1877 konstatierte *Willy Kühne*, daß dieser rote Farbstoff unter Einfluß des Lichtes verblaßt und sich chemisch verändert. Alles das regte das Studium der Farbenempfindung und der „Farbenblindheit" neu an. Den Ausgangspunkt der von *v. Helmholtz* und *Maxwell* (1855) weiter ausgebauten Theorie *Thomas Young*s (vgl. Bd. II, 1, S. 47 u. 139) von den drei verschiedenen terminalen Netzhautelementen bildeten (nach *von Kries*) die von *Newton* aufgefundenen „Gesetze der Farbenmischung", die später — wieder von einem Mathematiker — *Hermann Günther Graßmann* (1809 bis 1877), der gleichzeitig ein hervorragender Sanskritist war, strenger formuliert wurden. Sie besagen, daß die Gesamtheit optischer Empfindungen sich als eine Funktion von nur drei Veränderlichen, als eine dreifach bestimmte Mannigfaltigkeit darstellen lassen. Das stimmte gut überein mit der Annahme von drei Grundelementen der Netzhaut für die Rot-, Grün- und Violettempfindung. Das erste dieser Elemente spricht maximal auf langwelliges (rotes) Licht an, das zweite auf mittlere Wellenlängen (gelbgrün), das dritte auf kurzwellige Strahlen (violett). Jedoch wird jeder der drei „Elementarmechanismen" in geringem Maße auch durch alle anderen Strahlen erregt. Es werden also durch alle beliebigen Strahlenarten jeweils alle drei erregt, aber in ganz verschiedenem Verhältnis. Die jeweils überwiegende Komponente bestimmt den Farbeneindruck. Wenn alle gleich stark erregt werden, entsteht der Eindruck: farblos (*Hermann Rein*). Dieser trichromatischen Sehtheorie stellte *Ewald Hering* 1878 eine andere gegenüber. Sie fand und behielt wie die *Young-Helmholtz*sche viele Anhänger. Nach *Hering* gibt es nicht 3, sondern 6 Grundempfindungen (weiß-schwarz, rot-grün, gelb-blau); durch ihre Mischung können alle Farbenempfindungen gewonnen werden. Das Substrat dieser Empfindungen im Auge, die Sehsubstanz, besteht aus einem Gemisch chemisch verschiedener Stoffe, welche als schwarz-weiße, rot-grüne und gelb-blaue Sehsubstanz bezeichnet werden; sie sind in fortwährender Zerstörung (Dissimilation) und Erneuerung (Assimilation) begriffen; die Dissimilation ruft die eine, die Assimilation die andere Farbenempfindung hervor; in der schwarz-weißen Schicht z. B. Dissimilierung weiß, Assimilierung schwarz.

Um die Verwertung dieser physiologischen Studien für die Praxis machte sich der schwedische Physiologe *Alarik Frithiof Holmgren* (1831—1897), ein Schüler von *C. Ludwig*, *du Bois-Reymond* und *Helmholtz*, Professor in Uppsala, mit seinen Studien über die Farbenblindheit aus den Jahren 1864—1877 besonders verdient; er gab 1876 einen zuverlässigen Test für die Diagnose von Störungen des Farbensinns in Gestalt verschieden gefärbter Wollproben an; in seinem 1878 ins Deutsche übersetzten Buch „Die Farbenblindheit in ihren Beziehungen zu den Eisenbahnen und der Marine" machte er weite Kreise und berufene Behörden auf die Bedeutung der Störungen des Farbensinnes für Verkehrsunfälle aufmerksam und zeigte die Mittel und Wege zu ihrer Verhütung durch sorgsame Kontrolle des Farbensinnes beim Eisenbahn- und Marinepersonal.

Die Physiologie des Hörens war in der zweiten Hälfte des 19. Jahrhunderts ähnlich wie die des Sehens im weiten Umfang von der mikroskopischen und physikalischen Forschung beherrscht.

In den 60er und 70er Jahren beschrieben *Otto Deiters* in Bonn und *Viktor Hensen* in Kiel im Cortischen Organ die nach ihnen benannten Stützzellen. 1881 und 1884 erschienen die beiden Bände über das Gehörorgan der Wirbeltiere des schwedischen Anatomen *Magnus Gustaf Retzius* (1842—1919) in Stockholm, die in einer klassischen vergleichenden Histologie des Schneckenorgans ausklingen.

In Ergänzung der Bd. II, 1, S. 141 abgebildeten Sirene von *Helmholtz* konstruierte *Francis Galton* 1876 eine kleinste, sehr genau regulierbare, auf die höchsten Töne gestimmte Pfeife zur Bestimmung der obersten Hörgrenze. Der damalige Dozent für Physik in Marburg *F. A. Schulze* (1872—1942) legte 1907 mit Hilfe dieses Instrumentes die Höchstgrenze der akustischen Apperzeption von Schallwellen auf 20000 Schwingungen je Sekunde fest. Das stimmte mit dem 1899 von dem Physiker *Rudolph Koenig* (1832—1901) mit Stimmgabel und anderen Versuchen erzielten Ergebnis ziemlich überein. Von den vielen methodologisch und in ihren Resultaten interessanten Untersuchungen auf diesem Gebiet erwähnen wir noch die Arbeit des niederländischen Physiologen *Hendrik Zwaardemaker* (1857—1930). Er erklärte 1891 das Sinken der oberen Hörgrenze im Alter auf Grund sorgfältiger Beobachtungen für eine naturgesetzliche Erscheinung. Sie kann (nach *Schütz*) bis auf etwa 5000 Schwingungen in der Sekunde heruntergehen. *Zwaardemaker*, ein sehr bekannter und vielseitiger Physiologe, der in Utrecht der Nachfolger *Engelmanns* wurde, war zu oto-physiologischen Untersuchungen besonders berufen, weil er bei den bedeutenden Oto-, Rhino- und Laryngologen *Hermann Schwartze* (1837—1910) in Halle und *Adam Politzer* (1835—1920) in Wien in diesem Spezialfach auch praktisch ausgebildet worden war.

Die physiologische Erforschung der akustischen Phänomene der Stimme und Sprache verdankt ihre zahlreichen neuen Ergebnisse in der zweiten Hälfte des 19. Jahrhunderts neben der methodischen Untersuchung des Kehlkopfs und der Sprachorgane am lebenden Menschen mit dem Kehlkopfspiegel der Fortsetzung und dem Ausbau der früher erwähnten physikalischen Analyse ihrer „Bausteine", der Klänge und Geräusche. Man bekommt einen guten Einblick in den Stand der Dinge am Ausgang der 70er Jahre aus der zusammenfassenden Behandlung des Problems, die *Paul Grützner* als Assistent *Rudolf Heidenhains* in Breslau 1879 für das Handbuch der Physiologie von *Ludimar Hermann* schrieb. Darin behandelt er auch in weitem Umfang die Stimme der Tiere, von den Säugetieren angefangen bis zu den Insekten.

Aus der historischen Entwicklung sei nur einiges als Beispiel herausgehoben. 1859 stellte *v. Helmholtz* mit Hilfe seiner Resonatorenmethode (vgl. Bd. II, 1, S. 140) fest, daß Vokale konstante Eigentöne haben. Die Resonatoren sind Hohlräume, welche fast völlig, aber nicht ganz abgeschlossen sind. In ihnen kommt die Luft zum Mittönen, wenn ihnen von außen Schall zugeleitet wird. Am zweckmäßigsten zeigten sich *Helmholtz* bei seinen Versuchen Glaskugeln und Glasröhrchen (vgl. Abb. 20) mit zwei Öffnungen, einer breiteren mit scharf abgeschnittenen Rändern und einer anderen, die in eine trichterförmige Spitze auslief, welche man in den äußeren Gehörgang einsetzen konnte. Diese mit Luft gefüllten Resonatoren hatten die Eigenschaft, von einem einzigen außen erklingenden Ton zu starkem Mittönen angeregt zu werden, während die Obertöne praktisch überhaupt nicht zur Geltung kamen. Mit ihrer Hilfe gelang es, selbst aus sehr komplizierten Klängen jeweils einen einzelnen in diesen Klängen enthaltenen Ton herauszuhören. Diese von *Helmholtz* erfundene Schallanalyse mittels Resonatoren wurde in der Physiologie deshalb so wichtig, weil sie die Darstellung der schwer erkennbaren Vorgänge erlaubte, die das Funktionieren des menschlichen Gehörapparates bewirken (*Willi Reich*) und weil sie in weitestem Umfang zur Kenntnis der Sprachbildung beitrugen. 1864 verwendete *Donders* zur graphischen

Darstellung der Klangbilder der Vokale den Bd. II. 1, S. 140 erwähnten, von *C. L. Scott* erfundenen Phonautograph (vgl. Abb. 21). Man singt oder spricht in einen etwa 50 cm langen paraboloiden Apparat hinein, der in der Gegend des Brennpunktes abgestutzt und dort mit einer zarten Membran überzogen ist. Die Membran trägt einen kleinen Schreibstift, der die Erschütterung, die die Membran durch die Schallwellen des gesungenen oder gesprochenen Vokals erleidet, auf einen rotierenden, berußten Zylinder aufzeichnet. Mit Hilfe dieser Methode stellte *Donders* fest, daß jeder Vokal, auf einer bestimmten Höhe gesungen, „eine und nur eine charakteristische Kurve" gibt. Der Apparat wurde später von *Hensen* verbessert.

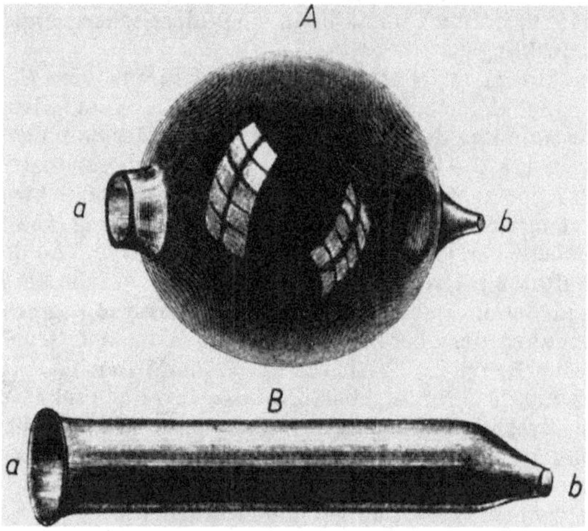

Abb. 20. Gläserne Resonatoren nach *Helmholtz* (1877)

1872 verwendete *Rudolph Koenig* zu diesem Zweck die von ihm schon 1862 erfundene und in den folgenden Jahren mehrfach verbesserte „manometrische" Kapsel, um „Flammenbilder" der Vokale zu erzielen. Es handelte sich um einen kleinen, niedrigen Hohlzylinder. Seine Basis war mit einer zarten Membran bespannt. In der Mitte der gegenüberliegenden festen Wand saß ein rechtwinklig gebogenes Röhrchen auf, das in eine feine Spitze auslief. Außerdem mündete in den Hohlraum eine zweite, etwas weitere Röhre. Durch diese trat Gas in den Apparat ein, welches durch das spitze Röhrchen entwich und dort angezündet wurde. Die Membran begrenzte einen zweiten Hohlraum. Zu diesem führte ein weiter Gummischlauch mit einem konischen Ansatzstück. Sang oder sprach man durch dieses Ansatzstück, so bewegte sich die Membran entsprechend. Dadurch wurde der Luftdruck in dem erstgenannten Zylinder verändert und damit das Entweichen des Gasstromes im Sinne einer Verlangsamung oder Beschleunigung beeinflußt und die Gasflamme in annähernd derselben Weise bewegt, wie die Membran selbst durch den Klang bewegt wurde. Diese Erzitterungen der Flamme werden in einem rotierenden Spiegel aufgefangen und geben die entsprechenden Flammenbilder. Geringe Änderungen in der Vokalfarbe ändern das Flammenbild oft in hohem Maße, und so, wie ein und derselbe Vokal, von zwei Personen ausgesprochen, nicht gleich klingt, sieht er auch im Flammenbilde nicht gleich aus (*Grützner*). Diese Verfahren wurden später von *Ludimar Hermann* mit Hilfe der Photographie weiter ausgebaut und (1890) mit der Anwendung des Phonographen kombiniert, den *Edison* 1877 erfunden hatte.

Helmholtz setzte seine früher erwähnten Untersuchungen in den 60er und 70er Jahren fort. Er experimentierte mit Musikinstrumenten verschiedener Art (Orgel, Klarinette, Oboe u. a.), deren Ton durch Metallzungen erzeugt wird. Ferner arbeitete er mit von ihm konstruierten Röhren, deren Ton mit membranösen Zungen hervorgerufen wurde. Beim Menschen entspricht die Mundhöhle dem Ansatzrohr dieser Instrumente. Die membranösen

Zungen entsprechen den Stimmbändern. Den mit den Zungen dieser Instrumente hervorgebrachten Tönen entspricht die Vokalbildung. Die verschiedene Weite, Länge und Einstellung der als Resonator fungierenden Mundhöhle bewirkt, daß bald dieser, bald jener Teilton des Vokalklanges verstärkt wird und dadurch beim Sprechen seine individuelle Note bekommt. Es gelang *Helmholtz*, auch Vokale künstlich nachzubilden. Wenn er auf eine Zungenpfeife, welche *b* gab, die gläserne Resonanzkugel für *b* aufsetzte, erhielt er den Vokal *U*. Diese Theorie der Vokalbildung war schon im Jahre 1837 von dem Londoner Physiker *Charles Wheatstone* (1802—1875) ausgesprochen worden, aber *Helmholtz* arbeitete sie nach zwei Richtungen aus, indem er die Vokalklänge mit der von ihm erfundenen neuen Resonatorenmethode genau analysierte und sie, wie früher geschildert, aus den einfachen Tönen, wie sie die Stimmgabel erzeugt, zusammenzusetzen lehrte.

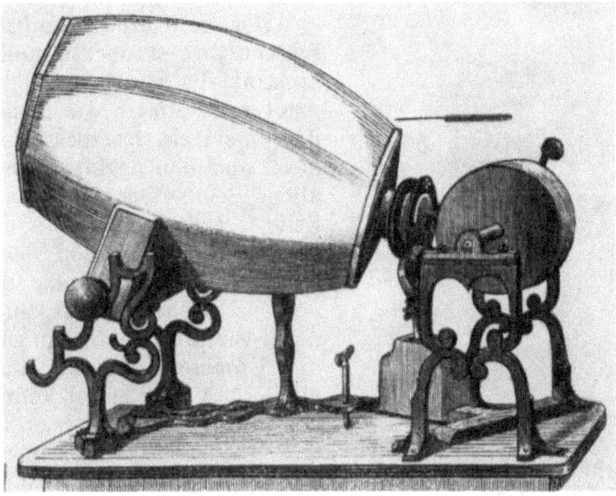

Abb. 21. Phonautograph von *Scott* nach *Pisko* (1865)

Zu der praktisch wichtigen Frage, wie sich das Gaumensegel beim Sprechen verhält, welche Rolle die Pharynxmuskulatur dabei spielt, wie der Abschluß des Schlundes beim Sprechen zustande kommt und wie beim Schluckakt der Eingang zu den Atmungsorganen durch den Kehldeckel geschlossen wird, nahm der Meister der Gaumenplastik, *Gustav Passavant* (1815—1893) in Frankfurt a. M., Arzt der chirurgischen Abteilung des dortigen Senckenbergischen Bürgerspitals in Arbeiten aus den Jahren 1863, 1869 und 1886 Stellung. Er hatte Gelegenheit, bei Patienten mit Gaumenspalten die Veränderungen an der Pharynxwand beim Sprechakt direkt zu beobachten, verwertete die Erfahrungen, die man beim Menschen nach der Exstirpation des Kehlkopfes mit und ohne Erhaltung des Kehldeckels gemacht hatte, und die Tierexperimente des Chirurgen *Vinzenz Czerny* (1842 bis 1916), der zu dem Ausspruch gekommen war, daß die Totalexstirpation des Kehlkopfes den Schlingakt nicht störe, präparierte sorgfältig die in Frage kommenden Muskelbündel an der menschlichen Leiche und ergänzte das Ganze durch vergleichend anatomische Betrachtungen. Ferner nahm er, in gemeinsamer Arbeit mit dem damaligen Assistenzarzt an der Abteilung, dem bedeutenden Frankfurter Laryngologen *Moritz Schmidt* (1838—1907), ausgedehnte Untersuchungen vor, wobei sie sich gegenseitig z. T. recht unangenehmen Manipulationen unterzogen. Unter Kontrolle des Kehlkopfspiegels brachte er mit schwarzer Tusche einen waagerechten Querstrich über dem Vorsprung des Kehldeckels an und konstatierte nach dem Schluckakt auf den Taschenbändern des Kehlkopfes einen deutlichen Abdruck dieser Tusche. Durch diese Untersuchungen wurden die Rolle des Gaumensegels, das Spiel der Muskeln in Larynx und Pharynx, die Hebung und Vorziehung des Kehlkopfes und des Zungenbeins unter die Zunge, die Aufgabe der Zunge, die Rolle des Fettpolsters, die Verengerung des oberen Kehlkopfraumes bis zur Berührung der Stimm- und Taschenbänder, alle diese für die Physiologie des Sprechens wie des Schluckaktes gleich wichtigen Vorgänge, nach vieler Richtung geklärt, wenn *Passavants* Ergebnisse auch nicht in allem unwidersprochen blieben.

Auf die Schwierigkeiten, die sich der Erforschung des Geruch- und Geschmacksinnes durch die ausgesprochene Subjektivität dieser Empfindungen in den Weg stellen, wurde schon Bd. II, 1, S. 160f. hingewiesen. So lästig und qualvoll die Störungen in dieser Sphäre für den Patienten sein können, spielen sie doch in der ärztlichen Praxis eine relativ geringe Rolle. Dementsprechend werden noch heute Geruch und Geschmack in den für den künftigen Praktiker bestimmten Lehrbüchern der Physiologie ziemlich kurz behandelt. Wir begnügen uns bei dieser geschichtlichen Darstellung auch mit einer knappen Auswahl aus den historisch gewordenen Forschungsergebnissen.

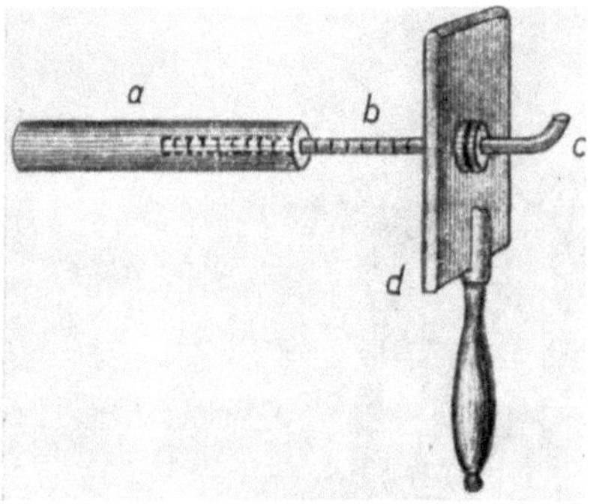

Abb. 22. Olfaktometer nach *H. Zwaardemaker* (1888)

Der von *Max Schultze* in der Nasenschleimhaut entdeckte mikroskopische Endapparat der Riechnerven wurde von dem Anatomen *Albert von Brunn* (1849—1895), der zuletzt in Rostock wirkte, in den 70er, 80er und den beginnenden 90er Jahren mit allen Feinheiten des Baues der einzelnen Zelle beschrieben. Es stellte fest, daß die Regio olfactoria beim Menschen nur den oberen Teil des Septums und die Mitte der oberen Muschel umfaßt, und daß es daneben noch versprengte Inseln oder Halbinseln in der Umgebung dieses Hauptgeruchgebietes gibt. *C. K. Hoffmann* konnte in seiner Amsterdamer Doktordissertation 1866 zeigen, daß nach der Durchschneidung der Riechnerven degenerative Veränderungen in den Zellen der Regio olfactoria eintreten, was von *Exner* (1877) u. a. bestätigt wurde. In dem Bemühen, auch in der Physiologie des Geruches zu quantitativ greifbaren Ergebnissen zu kommen, konstruierte *Zwaardemaker* 1888 ein „Olfaktometer" (vgl. Abb. 22). Das Instrument bestand aus einem Zylinder *a*, in den der Riechstoff hereingebracht wird, und einem Rohr *b*, durch welches man riecht. Dieses Rohr nimmt einen bogenförmigen Verlauf *c* und wird mit seinem oberen offenen Ende in ein Nasenloch gesteckt. Das Ganze durchbohrt einen mit einer Handhabe versehenen hölzernen Schild *d*, der gleichzeitig den Riechstoff von dem anderen Nasenloch, mit dem man nicht riechen will, fernhält. Durch willkürliche Verlängerung oder Verkürzung des Rohres kann man in feinen Nuancen stärkere oder schwächere Gerüche erzeugen, deren relative Stärke man aus der Länge des Rohres genau kennt.

1895 versuchte *Zwaardemaker* in seiner zusammenfassenden Darstellung: „Die Physiologie des Geruches" die Riechstoffe in neun Klassen einzuteilen. Zahlreiche Versuche widmeten sich dem Ziel, die Abhängigkeit der Intensität der Geruchsempfindung von der Größe der berührten Fläche, der Häufigkeit der Zuleitung der Riechstoffe durch das Schnüffeln und von der Konzentration des Luftgemisches zu bestimmen und den vielfachen Beziehungen zwischen Geruch und Geschmack nachzugehen (*Landois-Rosemann*).

Mit dem Geschmackssinn beschäftigten sich in den 60er Jahren der Anatom *Gustav Schwalbe* (1844—1916) und *Christian Lovén* (1835—1904). Sie entdeckten 1867 unabhängig voneinander die Geschmacksknospen, von *Schwalbe* auch Schmeckbecher genannt, als Organ dieser Empfindung. *Schwalbe* war damals Assistent von *Max Schultze* in Bonn, *Lovén* Prosektor am Karolinska Institut in Stockholm. Weitere Forschungen ergaben, daß diese Gebilde nicht nur an der Zunge und am Gaumen vorkommen, sondern auch noch an allen möglichen anderen Stellen der oberen Luftwege bis hinab zum Kehlkopf. Dadurch wurde die früher erwähnte Beschränkung der Grenzen der Geschmacksregion erweitert, aber manches erwies sich als individuell verschieden und blieb in der Schwebe. Schon 1864 hatte *Adolf Fick* die Hypothese vertreten, daß den verschiedenen Geschmacksarten ganz spezifische Nervenfasern zugrunde liegen. 1879 vervollständigte der ehemalige Schüler *Brückes*, *Maximilian Ritter von Vintschgau* (1832—1902), damals Ordinarius der Physiologie in Innsbruck, diese Ansicht, die *v. Helmholtz* auch für die feinsten Differenzen der Gehörempfindung ausgesprochen hatte, auf Grund von Versuchen an der eigenen Zungenspitze dahin, daß man (im Sinne des Gesetzes von der spezifischen Energie der Sinnesorgane) ,,wie man von motorischen, sensitiven, hemmenden Nervenfasern spricht, die Existenz spezifischer Nervenfasern annehmen kann, die an dem Geschmacksorgan in verschiedener Zahl verteilt sind". Sie empfinden vier verschiedene Geschmacksarten: sauer, süß, bitter und salzig. Aus diesen vier Geschmacksarten lassen sich nach *Vintschgau* durch Intensitätsunterschiede ,,unzählige Geschmacksarten" denken. Mit dieser Auswahl aus den zahlreichen Beiträgen verschiedener Länder zum Problem der Geschmacksempfindung müssen wir uns begnügen.

Die Lehre von der Bewegung des menschlichen Körpers wurde in der zweiten Hälfte des 19. Jahrhunderts in den von den Gebrüdern *Weber* (vgl. Bd. II, 1, S. 141f.) beschrittenen Wegen mit neuen Methoden erweitert und vertieft, obwohl der auf diesem Gebiet besonders erfolgreiche Physiologe *Adolf Fick* darüber klagt, daß die Anatomen und Physiologen sich in neuerer Zeit von der ,,speziellen Bewegungslehre", die sie beide angeht, fast ganz zurückgezogen haben, weil die ersten sich mehr für Entwicklungsgeschichte, vergleichende Anatomie und Histologie interessieren und die zweiten sich auf die ,,Grundeigenschaften der funktionierenden Elementartheile" konzentrieren. Der speziellen Bewegungslehre fällt dagegen (abgesehen von der Untersuchung der Bewegung bei der Stimmbildung durch Kehlkopf und Mund) nur die Beschreibung der Lokomotion zu, wie sie durch das physiologische Zusammenarbeiten der Knochen, Muskeln, Gelenke und Bänder am Skelett gegeben ist. Die Statik und Dynamik dieser Zusammenarbeit mußte durch Anwendung der Mathematik, der Geometrie und der physikalischen Mechanik, durch genaue Messungen bei den Muskeln, Knochen usw. aufgeklärt werden.

Liest man die Monographie *Adolf Ficks* über die ,,spezielle Bewegungslehre" in Hermanns Handbuch der Physiologie vom Jahre 1879 — und es fehlt nicht an ähnlichen Werken, z. B. von der Hand des Engländers *Samuel Haughton*: Principles of animal mechanics. 2. Aufl. London 1873 —, so könnte man manchmal glauben, eher ein mathematisch-physikalisches Lehrbuch mit zahllosen Formeln und geometrischen Skizzen vor sich zu haben als ein physiologisches Werk. Der Ertrag war reich und wurde von der zeitgenössischen Forschung bewundert. Die Voraussetzung war eine genaue Kenntnis nicht nur der äußeren Gestaltung, sondern auch der inneren Struktur der Knochen. In seinen oben S. 60 erwähnten Untersuchungen hatte *G. H. von Meyer* an den langen Röhrenknochen und insbesondere an den Gelenkenden der Knochen gezeigt, daß dieser Bau, ganz den ,,Anforderungen der theoretischen Mechanik" entsprechend, dem Knochen bei möglichst geringer Masse und Schwere größte Festigkeit, Tragkraft, mechanische Leistungsfähigkeit bei der physiologischen Arbeit und Widerstandsfähigkeit gegen äußere Insulte verlieh. Von einem anderen Gesichtspunkt als *Fick* ging der ebenfalls um die Klärung des Bewegungsprinzips hochverdiente Franzose *Duchenne* an die Aufgabe heran. Wir erwähnten Bd. II, 1, S. 166 seine Bedeutung in der Geschichte der Elektrotherapie und Neuropathologie. Als Ergebnis jahrzehntelanger Forschungen erschien 1867 sein zusammenfassendes Werk über die Physiologie der Bewegungen. Es blieb lange aktuell und wurde 18 Jahre später von *Carl Wernicke* ins Deutsche übersetzt. *Duchenne* selbst nannte es eine Anatomie am Lebenden. Mit Hilfe der elektrischen Reizung von isolierten Muskeln und Muskelgruppen, der klinischen Beobachtung einer langen Reihe von Lähmungen und Atrophien in den Pariser Hospitälern und gelegentlicher Sektionsbefunde zeigte er, daß es sich bei der physiologischen Bewegung immer um eine synergische Aktion mehrerer Muskeln handelt und daß, wenn ein einzelner Muskel ausfällt, das Gleichgewicht des ganzen muskeltonischen Apparates gestört wird. Diese Art der Betrachtung haben die Physiologen, wie er sagt, bisher vernachlässigt, weil sie die einzelnen Muskeln nur isoliert untersuchten. Der Übersetzer *Wernicke* beklagt in diesem Zusammenhang die spezialistische Zersplitterung der Neurologie seiner Zeit. *Adolf*

Fick ist dagegen der Ansicht, daß die „statischen Probleme der Muskelmechanik" bei *Duchenne* zu kurz kommen. Jedenfalls blieb die analytisch-mechanistische Erforschung des Bewegungsproblems bei den Anatomen und Physiologen vorherrschend.

Um die Mitte der 80er Jahre wandten sich in Leipzig der Nichtmediziner und Mathematiker *Otto Fischer* (1861—1916), bei dem wir noch selbst ein einschlägiges Kolleg gehört haben, und der topographische Anatom und Chirurg *Christian Wilhelm Braune* (1831—1892) im anatomischen Institut von *Wilhelm His d. Ä.* dem Studium der Körperbewegung zu, einem damals sehr aktuellen Problem. In ihrer erfolgreichen Arbeit beherrschte die mathematisch-physikalische Berechnung die Situation souverän. Die Gelenke, die man untersuchen wollte, wurden an der Leiche frisch und so weit frei präpariert, daß die Gelenkkapsel völlig intakt und stellenweise noch von einer dünnen Muskelschicht bedeckt blieb und daß die Bewegung ungehindert vonstatten gehen konnte. Die Bewegung der Knochen wurde durch Fäden hervorgebracht, an denen Gewichte hingen, und zwar in der Richtung der Resultante der Faserzüge der bewegenden Muskeln und ihrer Antagonisten, so daß jede Ruhelage während der Messung durch zwei entgegengesetzt ziehende Fäden gesichert wurde. Mit Hilfe einer komplizierten mathematischen Berechnung konnte dann jede Phase des Bewegungsvorganges exakt fixiert werden.

Später kam den mühsamen Forschungen auch die Technik zu Hilfe. Von den verbesserten Serienmomentaufnahmen *Muybridges* (vgl. S. 25) machte *Marey* in seinem mit zahlreichen Abbildungen versehenen Buch: Le Mouvement (Paris 1894) mit Nutzen Gebrauch. *Muybridge* selbst veröffentlichte um die Jahrhundertwende (1899—1901) wertvolle Atlanten mit der Darstellung von sich bewegenden Tieren und nackten Menschen (*Garrison*).

Wie der große Physiologe *Sherrington* die Nerven- und Sinnesphysiologie seiner Zeit sah, erfährt man aus seinen in London 1906 erschienenen Vorlesungen über die ein- und ganzheitliche Tätigkeit (integrative action) des Nervensystems. Hier spürt man bei dem unermüdlichen Experimentator jenen Wandel der geistigen Grundlagen der medizinischen Forschung, der etwa um die Mitte der 80er Jahre des 19. Jahrhunderts beginnt und an der Schwelle des 20. Jahrhunderts schon eine machtvolle Höhe erreicht hat, nämlich das Streben, den Blick von den zahllosen Einzelbeobachtungen auf das Ganze zu lenken und den kompliziertesten vielzelligen Organismus, den Menschen, als eine sinnvoll wirkende Einheit zu erfassen. *Sherrington* geht von einer vergleichenden Physiologie der Zelle aus, die den Einfluß *Virchows* und des bedeutenden Physiologen *Max Verworn* (1863—1921) deutlich erkennen läßt. Neben die Einheit, die durch die festen und flüssigen interzellulären Gebilde, etwa das Bindegewebe oder das Blut, garantiert wird, tritt bei den mehrzelligen Organismen als dritter Einheitsfaktor das Nervensystem. Mit der Schnelligkeit und Exaktheit des Ablaufs seiner Funktionen ist es der höchste Ausdruck dessen, was die Franzosen „milieu interne" nennen. Die nervöse Reaktion ist es, die den multizellulären Organismus in erster Linie aus seinen Komponenten zu einem Ganzen zusammenschweißt und ihn aus einer bloßen Kollektion von Organen zu einem individuellen Lebewesen macht. Bei der nervösen Reaktion handelt es sich nicht, wie bei den festen interzellulären Faktoren, um mechanische oder, wie bei den flüssigen Bestandteilen, um chemische Vorgänge, sondern die Einheitsaktion des Nervensystems wirkt durch lebendige Leitungen, die von stationären Zellen ausgehen und in denen Wellen physikalisch-chemischer Erregung ablaufen, die als freigewordene Kräfte zum Schluß auf andere entfernte Organe stoßen und hier zur Wirkung kommen. Der Reflex ist die Einheitsreaktion, die die nervöse Ganzheit darstellt. Das Gehirn, speziell seine Rinde, ist der letzte und höchste Ausdruck eines „nervösen" Organismus, das Organ der „Adaption der nervösen Reaktionen", das Hauptorgan für die Ordnung und Vollkommenheit der Nervenreaktionen des Tieres als eines Ganzen, der Verbesserung und Ausbreitung ihrer Anpassungsfähigkeit an die Umwelt und ihres Triumphes über sie. *Sherrington* schließt seine Vorlesungen mit dem Satz: Um das Gehirn, seine physiologischen und psychologischen Eigenschaften muß sich das Hauptinteresse der Biologie (in Zukunft) drehen.

Damit schneidet er das schwierige Kapitel der Psychologie in der Physiologie der zweiten Hälfte des 19. und des beginnenden 20. Jahrhunderts an.

Die Physiologie des zentralen Nervensystems, der Sinnesorgane und der willkürlichen Bewegungen konnte mit ihren unzähligen Experimenten am Tier, ihren Beobachtungen an gesunden und kranken Menschen, ihren mikroskopischen Untersuchungen, exakten naturwissenschaftlichen Berechnungen und den Sektionen menschlicher Leichen von vielen Geheimnissen der lebendigen Erscheinungen den Schleier lüften. Aber an das Letzte, das Wesen der seelischen Verarbeitung dieser so genau studierten physiologischen Vorgänge, kam sie nicht heran.

Man sprach von „bewußter" sinnlicher Wahrnehmung, von Wahrnehmungsfeldern, von Erinnerungsbildern und -feldern, von sensorischen Vorstellungen, von Assoziationszentren und -bahnen (vgl. S. 76f.), von Zentren der willkürlichen Bewegung.

Ewald Hering nennt 1870 in seinem Wiener Akademievortrag: „Über das Gedächtnis als eine allgemeine Funktion der organisierten Materie" die Psychologie eine unentbehrliche Hilfswissenschaft der Physiologie. Die Phänomene des Bewußtseins sind Funktionen der materiellen Veränderungen der organisierten Substanz und umgekehrt die materiellen Prozesse der Hirnsubstanz Funktionen der Phänomene des Bewußtseins. In der Verfolgung dieser Hypothese des „funktionellen Zusammenhangs zwischen Geistigem und Materiellem" schreibt er schließlich allen organischen Wesen von den niedrigsten in der Naturordnung bis zum Menschen ein unbewußtes Gedächtnis zu. Aus ihm erklären sich die angeborenen Fähigkeiten des Organismus zur Auseinandersetzung mit den Anforderungen des Lebens, beim Tier der Instinkt und beim Menschen in seiner Weiterentwicklung seine besonderen körperlichen und seelischen Qualitäten, vor allem erklärt sich so die Vererbung der Eigentümlichkeiten langer Generationenreihen und selbst die Übertragung erworbener Eigenschaften der Eltern auf die Kinder, Gedanken, die später (vgl. S. 48) in *Semons* Theorie von den mnemischen Abänderungen wiederkehren sollten.

1894 faßte *Exner* die Ergebnisse jahrzehntelanger Forschung in einem Buch zusammen, das er vorsichtig als „Entwurf" bezeichnete. Darin bemühte er sich, selbst den höchsten Erscheinungen des psychischen Lebens eine physiologische Erklärung zu geben, indem er sie auf „Abstufungen von Erregungszuständen der Nerven und Nervenzentren" zurückführte. Alles, was uns im Bewußtsein als Mannigfaltigkeit erscheint, geht zurück auf quantitative Verhältnisse und auf die Verschiedenheit der zentralen Verbindungen von sonst wesentlich gleichartigen Nerven und Zentren. *Exner* glaubt, die Erklärbarkeit der psychischen Phänomene aus der Physiologie erwiesen zu haben, wenn er sie auf solche physiologische Vorgänge zurückgeführt hat, deren „Bestand zwar nicht nachgewiesen, aber ohne mit Bekanntem in Widerspruch zu gerathen, angenommen werden kann". Zu einer klaren Entscheidung kam der bedeutende Physiologe nicht. Der angekündigte zweite Teil des Werkes ist nie erschienen.

Wenn man die im gleichen Jahr 1894 in Leipzig von *Paul Flechsig* gehaltene Rektoratsrede liest, in der er sich von *Kant* und *Schopenhauer* beeinflußt fühlt, nimmt man ebenfalls den Eindruck der Unsicherheit mit. Die Psychologie hat es noch „nicht zum Rang einer exakten Wissenschaft bringen können". Alle psychischen Funktionen der „physiologischen Psychologie" sind an „höhere" Zentren der Hirnrinde gebunden, die *Flechsig* als „Denkorgane", als „geistige" Zentren bezeichnet. Es sind Zentren der Assoziation von Sinneseindrücken verschiedener Qualitäten, die in anderen Zentren der Rinde lokalisiert sind, und fassen das, was diesen durch innere und äußere Reize zugeführt wird, zu höheren Einheiten zusammen. *Flechsig* möchte sie nicht nur „Associations-", sondern auch „Coagitationscentren" nennen, wobei er — unseres Erachtens etwas verschämt — auf das lateinische coagitare (= cogitare für denken) anspielt. Alles ist rein materialistisch durchdacht. Die Gedächtnisspuren, die einen Grundvorgang im Denken bilden, sind materieller Natur und in den Ganglienzellen aufgespeichert. Die Häufung gleicher Eindrücke läßt besonders feste und festgeschlossene Gedächtnisspuren zurück. Bei den großartigsten Bauten der Phantasie der Gelehrten und Künstler handelt es sich um einfache mechanische Vorgänge. Kurz und gut, das ganze geistige Leben ist hinreichend als ein an eine materielle Substanz gebundener Vorgang erklärt. Und nun kommt die Inkonsequenz. *Flechsig* erinnert an die durch und durch materialistische Philosophie des Barons *Paul Heinrich Dietrich Holbach* (1723—1789), der in Paris gelebt, die Sittenlehre „physiologisch zu begründen" versucht und von der

Zukunft eine „Moralphysiologie" erhofft hatte. Sie sollte die Elemente erforschen, die die materielle Grundlage für das „Temperament jedes einzelnen Menschen bilden, um darauf eine Gesetzgebung aufzubauen". Auf dem Weg zu diesem (rein materialistischen) Ziel befindet sich nach *Flechsig* auch die „medizinische Psychologie", wie er sie sieht. Aber die Ablehnung des Dogmas von der Immaterialität der Seele hindert ihn — im Gegensatz zu dieser radikal materialistischen Aufklärungsphilosophie — keineswegs daran, die sittliche Hebung der Menschheit von der körperlichen Seite her in Angriff zu nehmen; denn „die Kraft des Geistes ist auch nach der sittlichen Richtung hin in weitestem Maße vom Körper abhängig".

Wer nicht einem pseudophilosophischen und von der echten Philosophie so gut wie völlig überwundenen Materialismus huldigte, mußte sich der Grenzen der physiologischen Möglichkeiten bewußt sein und konnte weitere Aufschlüsse nur von der Psychologie erwarten. In der Tat haben sich die führenden Forscher auf den genannten Gebieten entweder bewußt von der Überschreitung dieser Grenzen fern gehalten oder sich mit der psychologischen Problematik der von ihnen in Angriff genommenen Aufgaben in der klaren Erkenntnis beschäftigt, daß sie dabei mit der naturwissenschaftlichen Methodik nicht auskommen und der Metaphysik ihr Recht lassen müssen.

Zu den angesehensten Vertretern der ersten Richtung gehört der bereits S. 72 erwähnte große russische Physiologe *Pawlow*, der Begründer der Lehre von den bedingten Reflexen. Er hatte einen wenig beachteten Vorgänger in dem Amerikaner *Edward L. Thorndike*, der 1898 in seiner philosophischen Doktorthese an der Columbia-Universität experimentelle Studien über die Assoziationsvorgänge beim Tier veröffentlichte. Darin bestritt er die Existenz von freier Idee und freien Impulsen beim Tier, wie sie der Mensch zeigt, und bringt die tierischen Assoziationen in Zusammenhang mit den Reflexen. In seinen auch in deutscher Übersetzung mehrfach aufgelegten wichtigsten Artikeln, Berichten, Vorlesungen und Reden aus den ersten drei Jahrzehnten des 20. Jahrhunderts betont *Pawlow* immer wieder die Gefahr des Versuches, die „seelischen" Erscheinungen des Tierlebens mit anthropomorphen Analogien menschlich-psychologisch subjektiviert zu erklären. Was wir von den Betätigungen des Zentralnervensystems sicher erfahren können, kann nur durch eine absolut objektive experimentelle Beobachtung erkannt werden. Das Wort „psychisch" ist höchstens im übertragenen Sinne zu benutzen, am besten ganz auszuschalten. Die allein zuverlässige Methode ist die Erforschung der „bedingten Reflexe". Was versteht man darunter?

Bei dem gewöhnlichen Reflex wird ein spezifisches Organ, welches zur Apperzeption eines bestimmten Reizes dient, direkt gereizt und die Erregung über die dafür bestimmte Bahn zur zentralen Umschaltstelle und von dort zentrifugal zu dem die Erregung aktivierenden Erfolgsorgan geleitet. So ist es, wenn die Nahrung, die in den Mund eines Versuchstieres gebracht wird, die Speicheldrüsen zur Sekretion anregt. Dieser physiologische Reflex ist ein konstanter, immer gleich ablaufender, „unbedingter" Vorgang. Etwas anderes ist es, wenn die Speichelsekretion beim Hund aus der Entfernung hervorgerufen wird, indem man seine Aufmerksamkeit auf einen Gegenstand lenkt, der, in den Mund gebracht, den gewöhnlichen Speichelreflex auslösen würde, z. B. durch den Anblick von trockenem Brot oder Fleisch oder auch durch akustische Signale über das Ohr usw. Hier erfolgt die Speichelsekretion nicht prompt und unbedingt wie beim gewöhnlichen Reflex. Zeigt man z. B. einem Hund tage- und wochenlang irgendein Futter, ohne es ihm zu fressen zu geben, so wird dieser Reiz seine Erregungsfähigkeit auf die Speicheldrüsen bei Fernwirkung schließlich vollständig verlieren. Der Erfolg hängt von vielen Bedingungen ab, die der Experimentator variieren kann. Diese resultieren aus der Behandlung des Hundes bei vorausgegangenen Versuchen und aus der Sonderheit der „Umwelt" des Hundes in dem Augenblick, wo die Versuche vorgenommen werden. Selbst der Mensch, der den Hund füttert, jede Variation seiner Körperbewegung bei diesem Akt und jedes Detail der den Hund bei den

Versuchen umgebenden Gegenstände können als Reize wirken und das Zustandekommen des vom Experimentator gewünschten Erfolges relativieren und komplizieren. Das sind die „bedingten" Reflexe. Man könnte diese Wirkung als psychische Erscheinung von den gewöhnlichen Reflexen abgrenzen, aber das ist nach *Pawlow* nicht berechtigt; denn, wie sich aus jahrzehntelang durchgeführten Untersuchungen erweist, gleichen sie in allem den gewöhnlichen Reflexen mit der einzigen Ausnahme, daß sie eben von wechselnden Bedingungen abhängig sind. Für sie gelten genau wie für die gewöhnlichen Reflexe die Begriffe der Hemmung und Bahnung im Zentralnervensystem (vgl. S. 77). *Pawlow* fühlte sich stark von *Setschenow* beeinflußt, den er hoch verehrte, insbesondere von dessen Werk: „Die Reflexe des Großhirns" aus dem Jahr 1863.

Diese nach Vorträgen, die *Pawlow* aus besonderem Anlaß hielt, skizzenhaft umschriebenen grundsätzlichen Erörterungen waren das Ergebnis äußerst subtiler, unermüdlich wiederholter Beobachtungen an gesunden Hunden und an solchen, die mit Exstirpationsversuchen am Nervensystem vorbehandelt waren, Beobachtungen, die er in seinem glänzend eingerichteten Petersburger Institut mit einem großen Kreis tüchtiger Mitarbeiter immer weiterführen konnte. Am Tieroperationstisch war er ein besonders geschickter Chirurg. Seine vollendete Technik trug viel zu seinen Erfolgen bei. Als Schüler *Botkins* hatte er Ende der 70er und Mitte der 80er Jahre in den Instituten von *Ludwig* und *Heidenhain* gearbeitet. Damals beschäftigten ihn die Probleme der Absonderung der Verdauungssäfte. 1878 entdeckte er den Innervationsmechanismus des Pankreas, 1890 den Vaguseinfluß auf die Magensekretion. Er verbesserte die von *Heidenhain* angegebene Methode der Anlegung einer Magenfistel zum genaueren Studium der Magensekretion. Die Ergebnisse dieser und anderer grundlegender Studien zur Kenntnis des Verdauungsvorgangs faßte er im Jahre 1897 in einem russisch geschriebenen Werk über „Die Arbeit der Verdauungsdrüsen" zusammen. Es wurde in zahlreichen Übersetzungen und Auflagen in der ganzen Welt als Standardwerk bekannt. 1904 erhielt er dafür den Nobelpreis. Es ist kein Wunder, daß er die Lehre von den bedingten Reflexen aus seinen Experimentalstudien über die Sekretion der Verdauungssäfte ableitet. Übrigens hatten schon *Fr. Bidder* und *Carl Schmidt* (vgl. Bd. II, 1, S. 131) im Jahre 1852 an einem mit einer Magenfistel versehenen Hund beobachtet, daß das Erblicken von Nahrung eine reichliche Sekretion von Magensaft zur Folge hatte. 1878 konnte der hervorragende französische Physiologe und Serologe *Charles Richet* (1850—1935) dieselbe Beobachtung an einem mit einer Magenfistel behafteten Menschen machen.

Pawlow erwartet in seiner Londoner Huxley-Vorlesung 1906 von der Erforschung der bedingten Reflexe die sichersten Ergebnisse für die Physiologie des Zentralnervensystems, dessen Untersuchung, wie er sagt, bisher durch die Anwendung „fremder psychologischer Begriffe gehemmt wurde". Dasselbe erwartet er für die „sogenannte" Physiologie der Sinnesorgane, die bisher „beinahe ausschließlich aus subjektivem Material stammt". Er läßt zwar gewisse Vorteile dieser Methode für die Sinnesphysiologie gelten, aber sie führte nach seiner Ansicht „zu einer natürlichen Einschränkung der Macht des Experimentes".

Und wieviel Aufklärung hatte doch die psychologische Forschung, wenn wir das Wort in weitestem Sinne nehmen, gerade der Lehre von der Sinnesempfindung gebracht! Daß bei der obengenannten zweiten Gruppe der Forscher, die der metaphysischen Psychologie ihr Recht ließen, das Physiologische überwog, ist leicht verständlich. Nicht umsonst hatte *Johannes Müller*, der Meister, gesagt, daß sich keiner Psychologe nennen kann, der nicht zugleich Physiologe ist (*Georg B. Gruber*). Um die Mitte des 19. Jahrhunderts (1852) erschien von der Hand *Lotzes*, den wir Bd. II, 1, S. 93 als einen Forscher kennenlernten, der eine idealistisch-metaphysische Denkweise mit der naturwissenschaftlichen Forschung zu vereinigen suchte, das einflußreiche Buch: „Medizinische Psychologie" mit dem charakteristischen Untertitel: Physiologie der Seele.

Darin begründet *Lotze* die Notwendigkeit der Bildung eines metaphysischen Seelenbegriffs aus der Erfahrung an Gesunden und Kranken und gibt der Seele die Eigenschaft einer selbständigen Substanz, aus deren Natur die Erscheinungen des Vorstellens, Fühlens und Wollens hervorgehen. Die Seele steht mit dem Körper in Verbindung und ist im Laufe des körperlichen Lebens einer fortschreitenden Entwicklung fähig. Diese verdankt sie der Wechselwirkung mit den Elementen der Außenwelt und der eigenen inneren Verarbeitung der empfangenen Anregungen. Auch die Empfindungen sind rein psychische Zustände. Es entspricht *Lotzes* mechanistischem Denken und erinnert an die „immaterielle Bewegung" *Stahls* (vgl. Bd. I, S. 300), wenn er in dem genannten Buche (S. 204f.) die Vermutung ausspricht, daß die der Seele von den Sinnesorganen und Nerven zugeleiteten Reize, die als räumliche Wellenbewegungen mit verschiedenen Modifikationen ihrer Stärke, Dauer und Periodizität zu denken sind, in der Seele zunächst eine „psychische Oscillation" ähnlichen Charakters auslösen. Sie stellen gewissermaßen einen intensiven unräumlichen Erregungszustand dar. Die Nervenprozesse dienen durch jene mathematischen Eigenschaften der Schwingungsprozesse und andere Eigenschaften der Seele als Signal, durch das sie angeregt wird, aus der ihr eigenen Befähigung bald diese, bald jene Empfindungsklasse zu erzeugen, ohne daß der Zusammenhang, auf dem Verständnis und Wirkung dieser Signale beruhen, sich noch weiter aufklären läßt. Im dritten Teil seines Werkes behandelt *Lotze* das Bewußtsein, die Entwicklungsbedingungen des Seelenlebens, seine Störungen und das Problem der Zurechnungsfähigkeit. Aber der Schwerpunkt liegt auf der Verarbeitung und Bereicherung der Sinnesphysiologie, einem Gebiet, das er mit bewundernswerter Gründlichkeit beherrscht. Man sieht, der Untertitel des Buches ist wirklich am Platze. Die naturwissenschaftliche Erklärung der Ergebnisse der zeitgenössischen Sinnesphysiologie ist von *Lotze* in die von einer supponierten Seelensubstanz ausgehende Psychologie verschoben oder, vielleicht besser gesagt, durch die Psychologie ergänzt.

Von der naturwissenschaftlich ausgerichteten Psychologie eines *Fechner* und *Wundt* hörten wir früher (vgl. S. 12—15), ebenso von der Bedeutung der Erkenntnistheorie für die Physiologie der Sinnesorgane in der Auseinandersetzung von *Helmholtz* und *Classen* mit *Kant* (vgl. S. 10—12). Die psychologischen Verhältnisse konnten beim Studium der Sinnesfunktionen schon deshalb nicht unberücksichtigt bleiben, weil diese Forschung zum nicht geringen Teil auf Selbstbeobachtungen und subjektive Empfindungen angewiesen ist. Die empiristische Raumtheorie (vgl. S. 11) wird von *Helmholtz* durch psychologische Tatsachen begründet. Wenn er die Gesichtswahrnehmung grundsätzlich von der Gesichtsempfindung trennt, so will er schon durch diese Namengebung andeuten, daß die uns zum Bewußtsein kommenden örtlichen Bestimmungen des Gesehenen zum großen Teil das Ergebnis einer psychischen Verarbeitung des zunächst gegebenen Empfindungsmaterials darstellen. Überhaupt beruhen nach seiner Überzeugung die Eindrücke, die uns zufolge irgendeiner Betätigung der Sinneswerkzeuge ins Bewußtsein treten, in weitem, allerdings ganz fest begrenzten Umfang auf Entwicklungen und Ausbildungen, die von der gleichen Art sind wie wohlbekannte Formen psychischen Geschehens und auch ihrerseits eine erfahrungsmäßige Ausbildung, ein Erlernen, eine Einübung genannt werden dürfen (*v. Kries*). Auf dieser Basis werden bei der Sinneswahrnehmung Urteile abgegeben und Schlüsse gezogen, ohne daß sie ins Bewußtsein treten. So erklären sich die optischen Täuschungen, die Größen- und Entfernungsschätzung mit ihren Irrtümern, die binokulare Tiefenwahrnehmung und manche andere Erscheinung des Wahrnehmens mit Hilfe des Auges und Ohres. Auch *Ewald Herings* S. 82 geschilderte Theorie der Gegenfarben stützte sich auf psychologische Tatsachen.

Seit dem Beginn der 80er Jahre beschäftigte sich der Physiologe *William Thierry Preyer* (1841—1897), damals Ordinarius in Jena, mit der Psychologie des Kindes. Nach eigener Angabe (1893) eröffnete er damit einen „neuen Zweig der physiologischen Psychologie". Das ist insofern nur beschränkt richtig, als schon ältere Ärzte am Ende des 18. und im Laufe des 19. Jahrhunderts, darunter *Kussmaul* (1859), „Über das Seelenleben des Kindes von der Geburt an" gearbeitet hatten. Aber *Preyer* wirkte mit seinen Forschungen, bei denen er sich hauptsächlich auf sorgfältige, streng systematische Beobachtungen am Kleinkind und auf vergleichende Wahrnehmungen an nicht dressierten jungen Tieren stützte, bahnbrechend und übte in seinen oft aufgelegten, z. T. popularisierenden Schriften nicht nur auf Erzieher und Psychologen, sondern auch auf die Pädiatrie einen Einfluß aus, der stark in das 20. Jahrhundert nachwirkte.

Bei manchen Bemühungen, psycho-physiologische Phänomene zu erklären, ist der Einfluß *Lotzes* zu spüren, z. B. bei *Pawlow* und bei dem hervorragenden Gehirnmorphologen und Psychiater *Theodor Meynert* (1833—1892) in Wien. Dieser ließ in den 80er Jahren den anatomischen Assoziationen psychologische Assoziationen entsprechen, darunter auch die des Urteils und des Schlusses, kam aber über eine Art von Parallelismus und über Analogien nicht hinaus.

Man kann sagen, daß die Psychologie in der zweiten Hälfte des 19. Jahrhunderts die Physiologen fast nur am Rande beschäftigt hat. Damals war sie mehr ein Betätigungsfeld für die Männer der Praxis, insbesondere die Neurologen und Psychiater. Erst im 20. Jahrhundert sollte sie nicht nur für diese, sondern auch für die gesamte Heilkunde ihre große Bedeutung gewinnen. Doch macht sich auch im ausgehenden 19. Jahrhundert in der Physiologie schon der Gedanke bemerkbar, psychologische Überlegungen im weiteren Umfang in die Betrachtung allgemeiner physiologischer Fragen hereinzuziehen. Vom erkenntnistheoretischen Standpunkt aus beschäftigte sich *Max Verworn* mit diesem Problem in seiner aufsehenerregenden „allgemeinen Physiologie" vom Jahre 1894. Er war damals Privatdozent in Jena. Seine Ausführungen über „Körperwelt und Psyche" in diesem Buche zeigen Anklänge an *Fechner* und *Schopenhauer.*

Was uns als Körperwelt erscheint, ist nach *Verworn* in Wirklichkeit nur unsere eigene Empfindung, eine Vorstellung unserer menschlichen Seele. Außerhalb unserer Psyche gibt es keine reale Körperwelt. Die Annahme einer neben ihr existierenden Realität ist eine Täuschung. Der einzig richtige Standpunkt ist der monistische. Für ihn ist die Körperwelt nur ein Teil unserer Psyche, schlechthin identisch mit der Seele, die wir uns in unserem eigenen Körper vorstellen. Die Gesetze, welche wir in der Ordnung nach Raum, Zeit und Kausalität in die Körperwelt verlegen, sind unsere eigenen Denkgesetze. „Alle Wissenschaft ist daher in letzter Instanz Psychologie", auch die Naturforschung. Wenn wir uns den menschlichen Körper beseelt vorstellen, müssen wir alle Körper als beseelt im Sinne *Haeckels* ansehen, wenn auch beseelt in verschiedenem Grade. Damit verschieben sich die Grenzen des Naturerkennens über das von *du Bois-Reymond* 1872 geprägte Wort: Ignorabimus hinaus. Für diese Psychologie gibt es keine Forschungsgrenze, wie sie für die auf Physik und Chemie aufgebaute mechanistische Physiologie besteht. Da alle Erscheinungen nur Inhalte unserer Psyche sind, ist die Lösung aller physiologischen Rätsel zu erhoffen, wenn man über die übliche Analyse der Naturerscheinungen hinaus alle psychischen Erscheinungen, die diese in sich schließen, auf ihre psychischen Elemente analysiert.

So wird die Psychologie für *Verworn* zum einigenden Band aller physiologischen Forschung. Nicht die Methode, sondern das Problem ist das Einheitliche in der Physiologie. Chemische und physikalische, anatomische und entwicklungsgeschichtliche, zoologische und botanische, mathematische und philosophische Untersuchungsmethoden sind in gleicher Weise anzuwenden, je nachdem der spezielle Zweck es erfordert.

Die monistische Einstellung *Verworns*, die sich die ganze Körperwelt beseelt dachte, hat sicher dazu beigetragen, daß er eine neue allgemeine Physiologie schuf, aber noch mehr bewogen ihn dazu die Zellularphysiologie, die Lehren *Haeckels* und die großen Fortschritte der Protistenkunde. Der Schwerpunkt liegt bei ihm überall in der Zelle, mag von der lebendigen Substanz, den elementaren Lebenserscheinungen, den allgemeinen Lebensbedingungen, von den Reizen und ihren Wirkungen oder vom Mechanismus des Lebens und seiner einzelnen Funktionen die Rede sein. Immer geht es von den Einzellern bis zu den höheren Organismen. Diese allgemeine ist eine ausgesprochen vergleichende Physiologie.

Das Werk ist ein charakteristisches Zeugnis für das, was man am Ausgang des 19. Jahrhunderts unter allgemeiner Physiologie verstand. Im Spezialismus der Zeit waren solche Werke selten geworden, seitdem *Lotze* 1851 seine „Allgemeine Physiologie des körperlichen Lebens" geschrieben hatte. Auch *Lotze* betonte die Wichtigkeit der vergleichenden Physiologie. Ebenso wurde ihre Bedeutung von anderen Physiologen, die vor *Verworn* schrieben, anerkannt. So trägt z. B. der Traité élémentaire de physiologie humaine von *Jules Béclard* in der beliebten deutschen Übersetzung von *Carl Kolb* (1861) den bezeichnenden Titel: „Grundriß der Physiologie des Menschen mit Bezugnahme auf die vergleichende Physiologie."

Aus einem Vergleich von *Lotzes* Werk, in dem naturphilosophische Spekulationen eine große und die Zellen fast keine Rolle spielen, mit dem Buch von *Verworn* ersieht man, wie kaum aus einer anderen Quelle, welch gewaltige Leistung das halbe Jahrhundert in der Erkenntnis der biologischen Grundlagen ärztlichen Denkens und Handelns hervorgebracht hat.

Bei dem uns im folgenden auf Schritt und Tritt begegnenden starken Einfluß der Ergebnisse der physiologischen Forschung auf die Pathologie, Diagnose und Therapie der Krankheiten und auf die Hygiene haben wir das Kapitel „Physiologie" mit Absicht besonders ausführlich behandelt.

III. Die Lehre vom Wesen und von den Ursachen der Krankheit

1. Die Pathologie

Die Entwicklung der Pathologie in der zweiten Hälfte des 19. Jahrhunderts steht ganz im Zeichen der Lehren *Rudolf Virchows*. Die in diesen 50 Jahren erschienenen über 100 Bände seines Archivs spiegeln alles Wesentliche und alle Wandlungen, die die allgemeine und spezielle Pathologie in diesem Zeitraum erfahren hat, getreulich wider. Aus allen Ländern tönt sein Name und, was man in den Quellen liest, läßt, gewollt oder ungewollt, im Für und Wider den Hauch seines Geistes spüren. Zunächst regiert die Zellularpathologie mit ihrer mechanistischen, morphologischen und lokalistischen Einstellung wie ein absolutistischer Monarch. Erst mit den 80er Jahren kommen daneben vitalistische Gedanken in die Lehre vom Wesen und von der Ursache der Krankheit, gewinnen größeren Einfluß, lenken die Aufmerksamkeit vom Organ auf das Ganze und verbinden mit der Zellularpathologie die Konstitutionslehre.

In den ersten Jahrzehnten beherrscht die pathologische Anatomie das Feld in Gestalt der makroskopischen und erst recht der mikroskopischen Forschung.

Rokitansky, dem in Wien ein ungeheures Material durch die Hände ging, verfolgte sein Ziel (vgl. Bd. II, 1, S. 144), die einzelnen Phasen eines krankhaften Prozesses zeitlich aneinander zu ordnen und auf diese Weise die Entstehung und das Werden der anatomisch-pathologischen Veränderungen zu erfassen, indem er bei der Sektion alle Organe im Zusammenhang aus der Leiche herausnahm und die einzelnen Teile erst außerhalb des Körpers voneinander löste und für sich präparierte. *Virchow* bewerkstelligte diese Trennung und Präparierung schon in der Leiche. Beide Wege wurden von den Schülern dieser Männer weiter verfolgt. Eine dritte Richtung schlug einen Mittelweg ein, so *Friedrich Albert von Zenker* (1825—1898), der selbst ein Schüler *Rokitanskys* war und in Dresden und Erlangen wirkte. *Arnold Ludwig Gotthilf Heller* (1840—1913), Privatdozent in Erlangen unter *Zenker*, später Ordinarius der Pathologie in Kiel, und ein anderer Schüler von *Zenker*, der später sein Nachfolger in Erlangen wurde, *Gustav Hauser* (1856—1935), bauten dieses Verfahren weiter aus. Nach anderer Richtung erfuhr die Sektionstechnik Änderungen und Bereicherungen in der sog. holoptischen Methode von *Emil Ponfick* (1844—1913), der aus der Virchow-Schule hervorging, und in der Verwendung des Gefrierverfahrens. Bei diesen Methoden, die *Hauser* 1910 vor der Deutschen Pathologischen Gesellschaft demonstrierte, blieben die Lagebeziehungen der einzelnen Teile und die durch Flüssigkeitsergüsse u. ä. bedingten Lageveränderungen erhalten. Dieser „topographische" Einschlag der pathologischen Anatomie erwies sich vielfach als nützlich, z. B. bei der Untersuchung von Leichen Tuberkulöser, die mit Pneumothorax behandelt worden waren. Ein anderes wertvolles Hilfsmittel für die makroskopische pathologische Anatomie und den Unterricht schuf der Virchow- und Orth-Schüler *Carl Kaiserling* (1869—1942), seit 1912 Ordinarius in Königsberg, als er 1897 die nach ihm benannte Lösung bekannt machte, mit der es gelang, die Leichenpräparate unter Erhaltung ihrer natürlichen Farbe zu konservieren.

Was die Durchforschung am Seziertisch mit dem unbewaffneten Auge ergab — man denke an die klinischen Sektionen —, kann trotz seiner großen Bedeutung für die Praxis keinen Vergleich mit den gewaltigen, ständig wachsenden neuen Einsichten in das Wesen des Krankheitsprozesses aushalten, welche die durch die neue Technik zu ungeahnt hoher Leistungsfähigkeit erhobene pathologisch-mikroskopische Untersuchung erschloß. Je mehr *Virchows* Lehre sich durchsetzte, desto mehr erwartete man vom Mikroskop. Mit Recht! Es galt, die morphologischen Merkmale, die den allgemeinen affektiven und reaktiven Veränderungen des Zellebens zugrunde liegen, bei den einzelnen Krankheitskomplexen und Krankheitsherden aufzuspüren und in ihren speziellen Abwandlungen zu erkennen.

Angesichts der Überfülle des Stoffes beschränken wir uns darauf, zu schildern, wie man sich bemühte, die Lehre von der Entzündung, der Tuberkulose und den Geschwülsten auf feste morphologische Grundlagen zu stellen, weil diese pathologischen Prozesse nicht nur bis auf den heutigen Tag besonders aktuelle, sondern auch für die Forschungswege der Pathologie ihrer Zeit besonders charakteristische Probleme bieten.

a) Die Lehre von der Entzündung

Wie es um die Lehre von der Entzündung stand, ehe sich die Zellularpathologie durchgesetzt hatte, erkennt man daran, daß die Pathologen, Kliniker und der um die Zellenlehre ringende junge *Virchow* selbst noch von der überlieferten theoretischen Erklärung der vier Symptome beeinflußt sind, die schon *Celsus* als Kardinalsymptome der Entzündung verzeichnet: Calor, Rubor, Tumor und Dolor. Daß eine „Irritation" die Ursache der Entzündung ist, darüber war man sich einig. *Virchow* muß sogar mit anderen davor warnen, daß man wie *Broussais* (vgl. Bd. II, 1, S. 30f.) Irritation und Entzündung einfach identifiziert. Aber über das eigentliche Wesen des entzündlichen Prozesses gingen die Schulmeinungen weit auseinander.

Anamnese und Symptomatologie, die verständlicherweise nur diffuse Ergebnisse zeitigen konnten, waren zwar nicht mehr, wie in früheren Zeiten, allein für die Beurteilung maßgebend, aber der Schwierigkeiten blieben genug, auch seitdem pathologische Befunde und Tierexperimente in nicht geringem Umfang herangezogen wurden. Man untersucht die Cornea bei Erkrankungen des Auges, erkrankte Muskeln, Knochen und bindegewebige Strukturen, pathologische Veränderungen an der Niere und Leber, Folgezustände im Körper von Frauen, die dem Puerperalfieber erlegen waren, usw. Bei den Experimenten bedient man sich mit Vorliebe einer Methode, die an das therapeutische Haarseil erinnert. Man setzt einen Reiz, indem man einen Faden durch die Haut des Versuchstieres zieht, z. B. durch die Cornea des Froschauges oder durch den Ohrlappen eines Kaninchens. Man ätzt mit chemischen und mechanischen Mitteln die Hornhaut, die Zunge, das freigelegte Mesenterium des Frosches, oder man bringt Fremdkörper in die Bauchhöhle der Tiere, um eine Peritonitis zu erzeugen. Solche Untersuchungen machten *Goodsir*, *Peter Redfern* (1821—1912), *William Bowman* in England, *Wilhelm His d. Ä.*, *Virchow* u. a. in Deutschland. Bei diesen Experimenten gelingt es, entzündliche Vorgänge in Geweben hervorzurufen, die gefäß- und nervenfrei sind. Dadurch wird die Ansicht widerlegt, daß der Rubor das Primäre ist und daß die Entzündung durch eine primäre Blutüberfüllung der Gefäße oder durch Nervenerregung ausgelöst wird. Die Anhänger der Theorie, daß die Hyperämie das Primäre sei, ließen sich durch diese Versuche jedoch nicht überzeugen. Sie beriefen sich auf die Beobachtung, daß nach der Injektion von Kochsalzlösungen in die Gefäße eine Blutstase auftrat, und auf die neuesten Ergebnisse der Physiologie über die Kapillarität, die Konzentration und Viskosität des Blutes, die Verteilung der Formelemente in der Blutmasse, die nervös bedingten Änderungen im Spannungszustand der Gefäßwände, über den Einfluß des Herzens und des Blutdrucks auf die Blutbewegung und Blutfülle. *Henle* u. a. sahen die Ursache der bei der Entzündung beobachteten Blutverlangsamung in den Gefäßen in einer durch unmittelbare Irritation der Gefäßwand bedingten Kontraktion der Arterien, die später einer Dilatation Platz macht, andere in einer einfachen Blutstockung. Wieder andere, z. B. die Engländer *James Paget* (vgl. Bd. II, 1, S. 177) und *William P. Alison* (1790—1859) nahmen als Anhänger der „Attraktionstheorie" eine gesteigerte Anziehung zwischen Blut, Gefäßwand und Parenchym durch „vitale" Affinitäten an. Man hat auch wie *Emile Küss* (1815 bis 1871) in Straßburg eine abnorme Brüchigkeit der Gefäßwände verantwortlich gemacht und von hämorrhagischen Diathesen gesprochen, die zu entzündlichen Extravasaten führen.

Es war ein wildes Durcheinander, und man kann verstehen, daß Männer wie *Andral* und *Lotze* daran dachten, den Entzündungsbegriff überhaupt fallen zu lassen. *Virchow* wandte sich energisch gegen diesen resignierenden Standpunkt. Auf Grund seiner morphologischen Zellstudien kam er zu dem Ergebnis, daß der entzündungserregende Reiz die Gewebszelle und damit die Interzellularsubstanz und das Zellterritorium (vgl. Bd. II, 1, S. 115) direkt, ohne jede Vermittlung trifft. Es gibt eine rein „parenchymatöse Entzündung" in gefäßlosen Geweben. Bei ihr verläuft der Prozeß im Innern des Gewebes, ohne daß eine austretende Flüssigkeit zu sehen ist. Bei blutgefäßhaltigen Organen kommt es dagegen zu einer „exsudativen Entzündung", wobei die Flüssigkeit die eigentümlichen parenchymatösen Stoffe mit an die Oberfläche der Organe führt. Mit dem Mikroskop beobachtete er in und an der Zelle als Folge der Irritation Trübungen, Schwellungen, Degenerationserscheinungen, Zellneubildungen und -nekrosen und sah, entsprechend der großen Bedeutung, die er der ernährenden Aufgabe der Zelle für das Leben beimaß (vgl. Bd. II, 1, S. 115 u. 148), in diesen Veränderungen die Folge einer durch den Reiz ausgelösten „nutritiven" Störung.

Der Calor ist für *Virchow* 1852 das wichtigste Kardinalsymptom der Entzündung. Die Erwärmung erklärt sich, wenigstens zum großen Teil, aus dem erhöhten Zellstoffwechsel. Die Entzündung ist ein der Verbrennung analoger „chemisch-mechanischer Vorgang". Der Rubor entsteht durch die sekundäre Hyperämie und durch das Exsudat, wenn es nicht, was möglich ist, fehlt; denn auch bei der normalen Ernährung spielt die Blutzufuhr eine große Rolle, und das Exsudat ist vom gleichen „Typus" wie die Säfte und Exkrete, die beim normalen Stoffwechsel beteiligt sind, trägt also auch einen nutritiven Charakter. Man erkennt die analogisierende Komponente im Denken des jungen *Virchow*. Der Tumor setzt sich aus den hyperämischen, und exsudativen und aus der Masse der angeschwollenen pathologisch veränderten, überernährten oder in Degeneration befindlichen Zellen zusammen. Der Dolor ist eine rein sekundäre Angelegenheit. Er hängt vom Vorhandensein und von der Beteiligung sensibler Nerven im entzündeten Gewebs- und Organteil ab.

„Solange auf ein Irritament nur funktionelle Störungen zu beobachten sind; solange spricht man von Irritation; werden neben den funktionellen nutritive bemerkbar, so nennt man es Entzündung." Der alte „ontologische" Begriff der Entzündung, der in ihr einen spezifischen Krankheitsprozeß mit verschiedenen Abarten besonderer Natur erblickte, muß aufgegeben werden. Die Entzündung bleibt als „Ernährungsstörung mit dem Charakter der Gefahr" überall dieselbe. Der verschiedene Verlauf hängt nur von der verschiedenen Intensität der Ernährungsstörung ab, die ihrerseits durch die verschiedene Kraft des Reizes bedingt ist, und weiter von der verschiedenen Zusammensetzung der von der Entzündung betroffenen Organe und Gewebe. Darin stimmt *Virchow* mit dem hervorragenden englischen Chirurgen *Benjamin Travers* (1783—1858) überein, der im übrigen zur Neuropathologie neigte.

Das wäre — etwas schematisiert — die *Virchow*sche Auffassung von der Entzündung an der Schwelle der Zellularpathologie. Es ist interessant, daß er um diese Zeit die verschiedenen Arten ihres Ablaufs noch in der alten Terminologie unterzubringen sucht, die sich im Grunde nicht mit der neuen Ätiologie in Einklang bringen ließ. So spricht er von gutartigen, depuratorischen, kritischen Entzündungen, welche durch die Einlagerung und Entfernung heterologer Substanzen in den Entzündungsherd charakterisiert sind, von unreinen und toxischen, von asthenischen, sthenischen und hyposthenischen Entzündungen.

Mit *Virchows* zellularpathologischer Entzündungslehre war den älteren Theorien die Stoßkraft genommen; aber obwohl er seine Überzeugung immer von neuem betonte und durch neue Ergebnisse befestigte und exakter formulierte, hatte er noch manche Widerstände zu überwinden. Besonders charakteristisch dafür sind die Ausführungen von *Gottfried Eisenmann*. Er folgerte (1861) aus den Nervendurchschneidungsversuchen von *Claude Bernard* (vgl. Bd. II, 1, S. 125) mit der sich daran anschließenden Hyperämie und aus anderen physiologischen Experimenten, vor allem aber aus ärztlichen Erfahrungen, daß die Entzündungstheorie die einzig richtige ist, die das Wesen der Entzündung in der Hyperämie sieht. Bei fieberhaften Krankheiten kommt zuerst das „Eruptionsfieber". Erst nach ihm erscheint, an den Symptomen erkennbar, das entzündliche örtliche Leiden. Fieber ist immer ein Zeichen der Hyperämie, also erweist sich diese bei der Entzündung als der primäre pathologische Vorgang. Die Hyperämie gestaltet sich dann zur Entzündung in den „Zellterritorien", die zu der spezifischen Krankheitsursache in besonderer Beziehung stehen oder für den Krankheitsreiz besonders disponiert sind oder von der Gelegenheitsursache direkt getroffen wurden (z. B. die erhitzten Lungen durch eingeatmete kalte Luft).

Die Ansicht *Virchows*, daß die Zellveränderungen vom Nervensystem unabhängig sind, scheint *Eisenmann* äußerst fraglich. Zum Beweis bezieht er sich auf Erfahrungen, die er in der Festungshaft (vgl. Bd II, 1, S. 220) bei Anfällen von „akuter Leberfellentzündung" am eigenen Leib gemacht hat. Hier wurde der „fürchterliche", entzündliche Schmerz durch die Therapie in 8 Minuten beseitigt, ein Beweis, daß die Entzündung nervöser Ätiologie ist; denn der Schmerz wird immer durch Veränderung im Nerven verursacht. Eine Veränderung im Blut könnte nicht so schnell beseitigt werden. Die Nerven können auch auf die Zelle selbst einen entzündlichen Reiz ausüben. Das zeigen die Zellmetamorphosen, die in Drüsen auftreten, wenn man sie durch Reizung ihrer Nerven zur Sekretion anregt, und die Abhängigkeit der Milchsekretion von Gemütsbewegungen der stillenden Frau. Freilich können nur trophische Nerven die Zellen zu entzündlichen Wucherungen anregen. Diese Theorien entsprechen dem, was die neuropathologisch eingestellten Kliniker in den 50er Jahren gesagt hatten, und erinnern in manchem an *Ricker* und *Speranskij* (vgl. Bd. II, 1, S. 216f.).

Unter dem Eindruck der S. 28 geschilderten Zellbewegung stand *v. Recklinghausen*, als er 1863 mit Hilfe der S. 55f. erwähnten neuen Färbemethoden in der gefäßlosen normalen und in der durch Ätzung entzündlich gereizten Cornea des Frosches sowie in der Cornea von Säugetieren und in anderen Bindegeweben des Körpers Zellen fand, die sich langsam fortbewegten. Diese Bewegung, sagt er, muß als fast völlig identisch mit der der „kontraktilen Gebilde der organischen Welt" angesehen werden. Diese „Wanderzellen" gehören zum Bestand des Bindegewebes. Ihr Weg ist durch die Spalten und Hohlräume dieses Gewebes gegeben. Man muß also im Bindegewebe zwei Arten von Körperchen unterscheiden: bewegliche und unbewegliche.

Damit schnitt *von Recklinghausen* eine Frage an, die durch den von *Virchow* aufgestellten Satz: omnis cellula e cellula*) ein neues Gesicht bekommen hatte. Woher stammen die Formelemente des Eiters? Diese Frage beschäftigte die Pathologen des In- und Auslandes unter *Virchows* Führung schon seit längerer Zeit intensiv. Es setzte sich seine Überzeugung durch, daß unter dem Einfluß des entzündlichen Reizes die Zellen, insonderheit die Zellen des Bindegewebes, eine größere Masse von Ernährungsmaterial in sich aufnehmen, sich rapide vermehren, in Wucherung geraten, degenerieren, sich abstoßen und, soweit sie nicht zugrunde gehen, die Formelemente des Eiters bilden. Für die Beteiligung des Bindegewebes an der Eiterbildung hatten die Untersuchungen *von Recklinghausens* nach seinen eigenen Worten keinen Beweis erbracht, dagegen an der Identität der Eiterkörperchen mit den Leukozyten keinen Zweifel gelassen. Später (1868) glaubt er nach Untersuchungen an der Froschcornea, daß auch fixe Zellen der Hornhaut Eiterkörperchen liefern können.

Im Jahre 1867 setzen mit dem klassisch gewordenen Aufsatz: „Über Entzündung und Eiterung" die Studien des Virchow-Schülers und späteren Professors der Pathologie in Kiel und Breslau *Julius Cohnheim* (1839—1884) ein. Darin lieferte er den Nachweis, daß beim entzündlichen Vorgang weiße und rote Blutkörperchen aus den Blutgefäßen auswandern. *Cohnheim* war nicht ohne Vorgänger.

*) Die erste Fassung lautete: omnis cellula *a* cellula (vgl. Bd. II, 1, S. 114).

Schon 1843 hatte der englische Arzt *William Addison* (1802—1888) gesehen, daß sich bei der Entzündung farblose Blutkörperchen zunächst an der Innenfläche der Gefäßwand anhäufen und dann aus den Gefäßen austreten. 1846 hatte *A. V. Waller* an der Zunge des lebenden Frosches das Durchschlüpfen der weißen Blutkörperchen durch die Gefäßwand „ohne Riß oder Durchbohrung" verfolgt, während die kleinen roten Blutkörperchen zurückblieben. Er hatte auch schon auf die Ähnlichkeit dieser farblosen Blutkörperchen mit den Eiterkörperchen aufmerksam gemacht. Wie er vermutete, ist diese merkwürdige Erscheinung dadurch zu erklären, daß die Körperchen zunächst mit der Gefäßwand in Berührung kommen und nach einiger Zeit einen Stoff absondern, der die Gefäßwand auflöst. Vielleicht ist die Auflösung auch eine Folge molekularer Wirkungen, die bei Berührung zweier Körper entstehen und in den Bereich der Katalyse gehören, wie sie bei der Verdauung im Spiel ist.

Alles war in Vergessenheit geraten und *Cohnheim* von diesen Vorgängern völlig unabhängig. Er nahm die Versuche *von Recklinghausens* auf. Seine Studien enden mit dem Ergebnis: die fixen Körperchen des Bindegewebes sind in keiner Weise, die wandernden Körperchen *von Recklinghausens* dagegen mit Wahrscheinlichkeit insofern an der Eiter- und Exsudatbildung beteiligt, als sie aus den Gefäßen ausgewanderte weiße Blutkörperchen, also gar keine Bindegewebskörperchen sind. Daß das Blut so große Mengen von weißen Blutkörperchen liefert, wie man sie in den entzündlichen Herden findet, erklärt sich aus der erhöhten Produktion ihrer Erzeugungsstätten, der Lymphdrüsen und der Milz. Diese geraten bei entzündlichen Erkrankungen in einen Zustand „ausgesprochener Hyperplasie". Wer denkt nicht an die moderne diagnostische Verwendung der Leukozytenvermehrung bei entzündlichen Erkrankungen!

Diese und viele andere Beobachtungen *Cohnheims* an künstlich gesetzten Entzündungsherden beim Tier, die er in bewundernswerter Sorgfalt mit dem Mikroskop erschließt und exakt beschreibt, beweisen ihm gegen *Virchow*, daß der Schwerpunkt der Entzündung im Blutgefäß liegt: Zuerst kommt die Erweiterung der Gefäße, dann folgen die Verlangsamung des Blutstromes, die Anhäufung der farblosen Blutkörperchen in der Randschicht der Venen, die Stasen in den Kapillaren, die „Emigration" der weißen Blutkörperchen aus den Venen und Kapillaren, der roten Blutkörperchen aus letzteren, die dichte Infiltration des Bindegewebes mit farblosen, mehrkernigen Zellen und die Massenansammlungen dieser zelligen Elemente auf freien Flächen der serösen Häute z. B. in der Bauchhöhle. Alle diese geformten Gebilde stammen aus dem Blut. „Ohne Gefäße keine Entzündung."

Charakteristisch für die Denkart der Zeit und für *Cohnheim* selbst ist seine ausgesprochen mechanistische Deutung des Entzündungsvorganges. Die Beobachtung, daß sich im normalen und erst recht im Blutstrom entzündlich erweiterter Blutgefäße die Leukozyten an der Gefäßperipherie nahe der Wand ansammeln, während die roten die zentrale Strömung bevorzugen, erklärt *Cohnheim* in Übereinstimmung mit *Donders* aus ihrer Konfiguration. Die weißen Blutkörperchen sind kugelig gebaut. Da die Stromgeschwindigkeit nach der Gefäßachse hin zunimmt, wird das kugelige weiße Blutkörperchen in seiner der Achse zugewandten Hälfte von einem rascheren Strom getroffen als in der von ihr abgewandten Hälfte. Es erfährt daher neben der Fortbewegung in der Stromrichtung eine Drehung um die eigene Achse und wird auf die Gefäßwand zugekugelt. Bei dem abgeplatteten roten Blutkörperchen dagegen trifft der Strom immer nur eine sehr schmale Kante. Es tritt daher keine Achsendrehung ein und der Blutstrom bewegt das rote Blutkörperchen nur parallel zum Längsdurchmesser des Gefäßes. Die Ansiedelung der weißen Blutkörperchen an der Innenwand wird durch ihre Klebrigkeit erleichtert. Ihr Auswandern erfolgt durch die zwischen den Endothelien der Intima vorhandenen „Stomata" und durch die in allen Schichten der Gefäßwand präformierten Gewebslücken. Die an den weißen Blutkörperchen auftretenden amöboiden Bewegungen müssen ihre Fortsätze mechanisch gegen diese Stomata und Bindegewebslücken richten; denn hier begegnet ihnen „der geringste oder kein Widerstand". Bei den roten Blutkörperchen ist es anders. Sie haben keine „Kontraktilität" und keine spontane Formveränderungen. Daher können sie nur durch die von den vorausgewanderten Leukozyten erweiterten Stomata, unterstützt von dem gesteigerten Blutdruck, aus den Gefäßen austreten. *Ewald Hering* nahm 1868 an, daß es sich bei der Extravasierung beider Sorten von Blutkörperchen, genau wie bei der ganzen entzündlichen Exsudation, um einen unter Druck erfolgenden einfachen Filtrationsvorgang durch die Gefäßwand handelt, ähnlich der Filtration einer kolloidalen Flüssigkeit. Die aktive Beweglichkeit der farblosen Zellen kann den Vorgang nur beschleunigen oder hemmen. Dieser mechanistischen Vorstellung schloß sich *Cohnheim* 1877 ebenfalls an. Jetzt glaubt er nicht mehr an eine spontane Lokomotion der Leukozyten. Nun heißt auch seine Losung: Ohne Druck keine Auswanderung. Auch manche klinische Beobachtung bei entzündlichen Prozessen erklärt er um diese Zeit mechanistisch. Das Entzündungsprodukt häuft sich da an, wo es den geringsten Widerstand findet, daher bei der Pneumonie die schnelle Füllung der Alveolen mit dem Exsudat. Wo eine feste Decke den Durchtritt desselben auf freie Flächen verhindert, z. B. auf der Haut, müssen Blasen und Pusteln entstehen. Der Schmerz hängt nicht nur von dem Reichtum an sensiblen Nerven ab, sondern auch vom Druck des Exsudats als Folge seiner Menge und der Ausdehnungsfähigkeit des betroffenen Organes.

Zahlreiche Forscher bemühten sich in der Folge, das Emigrationsproblem zu klären, darunter der Bonner Pharmakologe *Carl Binz* (1845—1913), *Richard Thoma*, der holländische Physiologe *Cornelis Adrianus Pekelharing* (1848—1922). Sie applizierten Chinin, Kochsalzlösung und andere Chemikalien auf die Leukozyten und die Gefäßwände, um die lebendigen Vorgänge in den beteiligten Zellen zu beeinflussen. Vieles sprach für eine aktive Rolle der Zellen. Auf Einzelheiten können wir nicht eingehen.

Cohnheims Ergebnisse wurden zunächst zum Objekt heftigen Streites unter den Pathologen. Vor allem bestand in den 70er Jahren ein scharfer Gegensatz zwischen ihm und *Virchow*. Er milderte sich später. Obwohl *Virchow* die Entdeckung seines Schülers anerkannte, lehnte er den Primat der Gefäße ab und glaubte nicht, daß alle zelligen Bestandteile des Exsudats ausgewanderte weiße Blutkörperchen sind. In der Hauptsache bleiben sie für ihn Abkömmlinge seßhafter Körperzellen, mag es sich um abgestorbene, absterbende oder neugebildete, junge Zellen handeln. Er wehrt sich auch gegen die mechanistische Erklärung der Auswanderung der Formelemente aus den Blutgefäßen und ihrer Verbreitung im Gewebe durch Druck und betont demgegenüber scharf die aktive Bedeutung des Vorgangs, den er aus einer attraktiven Fähigkeit des Gewebes erklärt.

Es fanden sich auch jetzt noch Anhänger der neuristisch-humoralen Entzündungstheorie. Sie sahen eine wesentliche Stütze in den Ergebnissen der Forschung über die trophischen Nerven, zu deren physiologischer und pathologischer Bedeutung sich so bedeutende Männer wie der große französische innere Kliniker und Neurologe *Jean Martin Charcot* (1825—1893) bekannten. Die erste Folge des entzündungserregenden Reizes ist für die Anhänger dieser Richtung eine nervös bedingte Dilatation oder Kontraktion mit nachfolgender Dilatation der Arterien und die dadurch verursachte Hyperämie. Im Gegensatz dazu sah *Cohnheim* das Entscheidende in einer „moleculären Alteration der Gefäßwände" durch den Reiz. Die von seinen Gegnern oft angezogenen Nervendurchschneidungsversuche von *Traube* (vgl. Bd. II, 1, S. 150) u. a. besagen ihm nichts. Sie schaffen nur Nekrosen, an die sich später sekundäre Entzündungen anschließen.

In der molekularen Veränderung der Gefäßwand sieht *Cohnheim* wie *Virchow* (vgl. S. 96) im ganzen Entzündungsprozeß einen chemischen Vorgang. Daraus ergibt sich ihm, daß als Entzündungsursache jedes Moment wirksam werden kann, welches die chemische Beschaffenheit der Gefäßwand alteriert. Verbrühung und Erfrierung tun das ebensogut wie mechanische Insulte, Gifte, fehlerhafte Umsätze im Magen-Darmkanal, Perforationen des Darmes und alle anderen aus der Alltäglichkeit der Praxis bekannten Faktoren. Von großer Wichtigkeit ist die Entzündung, die von nekrotischen Herden verschiedenster Genese ausgelöst wird. Sie entsteht dadurch, daß von der abgestorbenen Masse in den angrenzenden Geweben an Zellen abnorme chemische Umsetzungsvorgänge angeregt werden. Sie breiten sich früher oder später bis zu den nächsten Gefäßen aus. Sind diese erreicht, so ist die Entzündung da.

Am Ende der 70er und Anfang der 80er Jahre beherrscht *Cohnheims* Lehre die Situation, aber die Auseinandersetzung zwischen ihm und *Virchow*, an der sich zahlreiche Pathologen beteiligen, geht bis zum Ausgang des 19. Jahrhunderts weiter. *Virchow* paßt sich *Cohnheim* in manchem an. 1897 unterscheidet er vier Arten der Entzündung: die exsudative, infiltrative, alterative (statt der früheren parenchymatösen) und die proliferierende, bleibt aber im wesentlichen seiner alten Lehre treu. Das Kapitel „Entzündung" in dem weit verbreiteten, in fremde Sprachen übersetzten und oft aufgelegten Lehrbuch der Pathologie des Freiburger Pathologen *Ernst Ziegler* (1849—1905) in der Ausgabe vom Jahre 1898 zeigt, daß die Entzündungslehre um diese Zeit ganz von *Virchow* — und vor allem von *Cohnheim*schem Gedankengut beherrscht wird: Die Entzündung ist ihrem Wesen nach eine durch irgendeine Schädlichkeit bewirkte, mit pathologischen Exsudationen aus den Blutgefäßen verbundene, örtliche Gewebsdegeneration. Hat eine örtliche Gewebsschädigung jene Stärke erreicht, um die für die Entzündung charakteristische Exsudation zu verursachen, so folgt zunächst die kongestive Hyperämie mit erhöhter Geschwindigkeit des Blutstroms durch das erweiterte Strombett, dann folgt eine Verlangsamung des Blutstroms als Folge einer Alteration der Gefäßwände. Die Leukozyten vermehren sich und werden randständig. Die Auswanderung derselben, die sich daran anschließt, ist ein aktiver Vorgang amöboider Bewegung. Ihr Weiterwandern im Gewebe wird durch chemotaktische Faktoren bestimmt.

Durch die aufkommende Bakteriologie sollte die Lehre von der Entzündung nicht unbeeinflußt bleiben. Davon hören wir später (vgl. S. 128f.).

b) Die Lehre von der Tuberkulose

In der zweiten Hälfte des 19. Jahrhunderts machte die Zellularpathologie und später die Entdeckung des Tuberkuloseerregers durch *Koch* der Unsicherheit der alten Autoren über die Eigenart und die Ätiologie der in den beiden ersten Bänden unserer Darstellung oft erwähnten Seuche ein Ende, um deren Geschichte sich neuerdings *Richard Bochalli* die größten Verdienste erworben hat. Wir müssen uns darauf beschränken, in kurzen Strichen den Werdegang von drei Ergebnissen der Tuberkuloseforschung bis zum Ausgang des Jahrhunderts zu schildern. Es sind: die Abgrenzung der spezifisch tuberkulösen Erkrankungen, insbesondere der Lungenphthise von äußerlich ähnlichen pathologischen Prozessen, mit denen man sie bis dahin zusammengeworfen oder verwechselt hatte, die Aufklärung des histologischen Baues der tuberkulösen Veränderungen in den Organen und Geweben, die Erkenntnis ihres spezifischen Erregers.

Von dem seit Urzeiten bekannten Krankheitsbild der Phthise hatte *de le Boë* (vgl. Bd. I, S. 297) im Jahre 1679 gezeigt, daß das Wesen der Schwindsucht in der Bildung von zerfallenden Knoten zu suchen ist, in Tuberkeln. Die Ähnlichkeit der in der Lunge gebildeten Knoten mit solchen in den Lymphdrüsen — man denke an die Skrophulose — und mit anderen knotigen Schwellungen trug, zusammen mit der weiten Verbreitung in unserem Sinne echt tuberkulöser Knötchen und Knoten über die Organe und Gewebe, dazu bei, verwandtschaftliche Beziehungen zwischen allen diesen anatomisch und ätiologisch oft gleichen, oft aber auch sehr verschiedenen Gebilden anzunehmen, wie es dem früher geschilderten Systematisierungsbedürfnis der Nosologen des 18. und beginnenden 19. Jahrhunderts entsprach. Auf dieser nosologischen Basis hatte *Schoenlein* am Anfang der 30er Jahre des 19. Jahrhunderts den heute allen geläufigen Namen „Tuberkulose" als Bezeichnung für die Gesamtheit der in den Organen und Geweben vorkommenden, durch Knoten und Knötchen charakterisierten krankhaften Veränderungen geprägt. Die Familie „Tuberkulose" ist die 12. in der großen Klasse der „Hämatosen", die im ganzen 18 Familien umfaßt. Alle dieser Klasse angehörenden Krankheiten haben gemeinsam, daß bei ihnen der Zustand des Blutes von der Norm abweicht. Die Skropheln sind als 11. Familie mit der Tuberkulose zwar verwandt, aber nicht identisch. Ebensowenig ist es die Phthise als 13. Familie, obwohl die Lungenphthise am häufigsten durch eine vorausgegangene Tuberkulose verursacht ist. Als wesentlichstes anatomisches Kennzeichen des Tuberkels beschreibt *Schoenlein* einen von einer Hülle umgebenen „Kern", der je nach seiner Genese eine verschiedene physikalische und chemische Beschaffenheit hat. Er stirbt ab, wenn der Tuberkel seine höchste Entwicklungsstufe erreicht hat, indem er entweder erhärtet oder zerfließt.

Schon ehe *Schoenlein* den zusammenfassenden Begriff der Tuberkulose schuf, hatten zwei bedeutende Franzosen ein gegenüber anderen Erkrankungen klarer abgegrenztes Bild der Tuberkulose geschaffen, *Gaspard Laurent Bayle* (1774—1816) und der früher als Erfinder der Auskultation gewürdigte *Laennec*. Man sieht in ihnen mit Recht die Begründer der modernen Lehre von der Tuberkulose.

Bayle war ein Schüler des von *Napoleon* als Leibarzt hochgeschätzten *Corvisart* (vgl. Bd. II, 1, S. 36) und später selbst Quartierarzt des Kaisers. Er begann seine Arbeiten als junger Arzt unter der Leitung von *Dupuytren* im Jahre 1803 und untersuchte in den folgenden Jahren die „Tuberkeln der Lungen, des Gekröses, der Lymphdrüsen, des Bauchfells, der Leber, der Milz, der Nieren, der Prostata und der Epididymis". Die Größe der Knoten schwankt zwischen der eines Hirsekorns und eines Hühnereies. Sie sind den Zysten ähnlich, aber dadurch klar von ihnen unterschieden, daß ihr Inhalt ursprünglich immer solide und organisiert ist, bevor er weich oder flüssig und unorganisch wird. Ihren Ursprung vermutete *Bayle* im Zellgewebe alter Bezeichnung, dem Grundgewebe *Hallers* (vgl. Bd. II, 1, S. 104f.). Mit diesen Untersuchungen *Bayles* beginnt nach *Virchow* der Miliartuberkel in den Vordergrund der Forschung zu treten. Von wem der Vergleich mit dem Hirsekorn eingeführt wurde, ist nicht sicher bekannt. Er ist schon im 17. Jahrhundert für kleine Knoten im Lungengewebe angewandt worden.

Die folgenden Jahre wurden von *Bayle* einer unermüdlichen pathologisch-anatomischen und praktisch ärztlichen Tätigkeit gewidmet. Er gewann daraus (1810) die klare Erkenntnis, daß es sich bei der Lungenphthise um eine ganz spezifisch tuberkulöse Erkrankung handelt, die man schon in ihren Anfängen erkennen kann und muß, ehe die infausten Symptome in Erscheinung treten, die ihr den Namen „Schwindsucht" gegeben haben. Trotzdem unterscheidet *Bayle* noch sechs verschiedene Formen der phthisischen Erkrankung: 1. die einfachen Knotenbildungen, 2. die miliaren Granulationen, 3. die Geschwüre mit harten, schwarzen, wie mit Kohle tingierten Rändern, 4. die breiten und tiefgreifenden, oft aus zerfallenden Knoten hervorgegangenen Geschwüre, 5. die verkalkten Herde und schließlich 6. die krebsige Neubildung. Trotz der zeitgebundenen Ausdehnung erkennt man unschwer die Strukturen, die dem Pathologen bei der Sektion von Personen begegnen, die an Lungenphthise oder auch an Lungenkarzinom starben.

Laennec lehnte (1819) diese 6 Arten der Phthise ab. Ihm zeigen seine pathologischen Untersuchungen, daß es nur eine Phthise gibt, die tuberkulöse. Sie beruht auf „Tuberkeln, die erst von den neueren Anatomen als spezifisch erkannt wurden", und ist durch eine Zerstörung des Gewebes charakterisiert, die „auf käsiger Metamorphose oder auf Entwicklung von Tuberkelstoff" beruht (*Bochalli*). Damit war den Tubercula scrophulosa, syphilitica, carcinomatosa u. a., von denen man bis dahin gesprochen hatte, definitiv ein Ende gemacht. *Laennec* ist der Begründer der „Unitätslehre".

Gegen die Auffassung, daß die Verkäsung ein für die Tuberkulose charakteristischer Prozeß ist, wehrte sich *Virchow* seit den 50er Jahren. Nach ihm handelt es sich bei der Verkäsung um eine aus zerfallenen Zellen und Kernen entstehende Masse, die sich überall da bilden kann, wo Gewebsteile zugrunde gehen, um eine Nekrobiose, die sich mit Vorliebe an kurzlebige, ungenügend ernährte Hyperplasien und Heteroplasien von Zellen anschließt, mögen es Skropheln, Krebs, Tuberkeln, Eiterbildungen usw. sein. Bei den Tuberkeln ist sie nur besonders häufig. Die käsige Entzündung ist grundsätzlich von der Tuberkulose zu trennen; denn bei dieser besteht das Wesen nicht in einer Entzündung, sondern in Veränderungen, die aus Tuberkeln bestehen oder aus ihnen hervorgegangen sind. *Virchow* vertrat also eine „dualistische" Auffassung von der Tuberkulose. Die Verkäsung ist kein Beweis für die Identität der Skrophulose und der Tuberkulose. Für ihn blieb die überlieferte Trennung der beiden Affektionen, die *Schoenlein* als zwei Familien voneinander geschieden hatte, bestehen.

Die rein makroskopische Pathologie, wie sie *Bayle* und *Laennec* betrieben hatten, konnte ebensowenig weiterbringen, wie die humoralpathologischen Versuche, chemische Unterschiede zwischen den verschiedenen Formen der Tuberkelknoten und ihren degenerativen Prozessen zu konstatieren. Wenn *Rokitansky* die spezifischen Knoten aus dem Exsudat einer spezifischen tuberkulösen Krase hervorgehen ließ, blieb das graue Theorie. Auch die Kliniker konnten sich schwer von der Vorstellung der Skrophulose als eines in sich geschlossenen Krankheitsbildes trennen.

Vom Mikroskop war mehr zu erhoffen. Mit seiner Hilfe hatte *Schoenlein* in den 30er Jahren festgestellt, daß die Masse des Tuberkels aus „kurzfaserigem Zellgewebe" besteht. In dieses ist das „eigentühmliche Krankheitsprodukt, das die bestimmte Structur zeigt, abgelagert". 1844 glaubt *Hermann Lebert* (vgl. Bd. II, 1, S. 196), damals praktischer Arzt in Bex (Schweiz), schon der neuen Zellenlehre Rechnung tragend, die spezifischen Elemente der tuberkulösen Substanz in „Tuberkelkörperchen" gefunden zu haben: „es sind rundliche oder eiförmige, häufig unregelmäßige und eckige Körper von gelblicher Farbe; ihr Inneres ist ungleich und fleckig". Kerne enthalten diese „einfachsten Zellformen nicht, dagegen kleine Körnchen; 3, 5, 10 und mehr an der Zahl". Dieser mikroskopische Befund und die darauf gestützte Theorie machten auf die Pathologen keinen geringen Eindruck. Das Tuberkelkörperchen wurde zu einem pathognomonischen Element, einem Mittel zur Abgrenzung des echten Tuberkels gegenüber makroskopisch ähnlichen Gebilden.

Virchow half in seinen Arbeiten aus den 60er Jahren weiter. Ihm war es um die klare histologische Abgrenzung des tuberkulösen Herdes zu tun. Er erklärt die von *Lebert* im tuberkulösen Käse gefundenen Tuberkelkörperchen für unwesentliche degenerative Gebilde. Was ihn interessiert, ist nach eigenen Worten das Stadium „incrementi et acmes" der Tuberkelbildung: „Die Zellen des Tuberkels entstammen im wesentlichen dem Bindegewebe. Die Bindegewebszellen werden in Wucherung versetzt und erzeugen in regelmäßiger Erbfolge die Zellen der Tuberkel." Dabei entstehen auch Riesenzellen, große Zellen mit zahlreichen Kernen.

Diese Gebilde waren schon vor *Virchow* von deutschen, englischen und französischen Forschern sowohl in normalen als auch in pathologischen Geweben, in Drüsen und vor allem im Knochenmark gefunden worden, aber man war sich über ihren Zellcharakter nicht klar. Es ist *Virchows* Verdienst, 1850 ihre Entstehung durch Kernvermehrung ohne Zellteilung erkannt und ihnen den charakteristischen, nichts präjudizierenden Namen „Riesenzellen" gegeben zu haben. 1868 wurde ihre Häufigkeit und ihre Bedeutung in der Struktur des Tuberkels von dem Pathologen *Theodor Langhans* (1839—1915), damals Privatdozent in Marburg, klargelegt. Der Eindruck war so groß, daß man sie später als Langhanssche Riesenzellen bezeichnete.

„Das Wort Tuberkulose enthielt damals einen rein morphologischen Begriff.“ Das Knötchen war für *Virchow* ihr allein maßgebendes Kennzeichen. Daran hielt er selbst bis an sein Lebensende fest. Zunächst beherrschte seine Autorität die Pathologie, wie in so vielem, so auch in diesem Punkt. Über die Frage, aus welchem Gewebe die Knötchen stammten, aus dem Bindegewebe, den Lymphgefäßen, den kleinen Blutgefäßen und Kapillaren, oder ob es sich um Gebilde aus zusammengeflossenen Granulationselementen, aus angewanderten Leukozyten handelte, wurde keine Einigung erzielt. Und so blieb es bei manchen differenten Auffassungen über die gesamte Genese der Tuberkel, insbesondere der Miliartuberkel und über die Bedeutung ihrer in den verschiedenen Stadien der Entwicklung morphologisch nachgewiesenen Bestandteile, so z. B. in bezug auf die von *Virchow* als „fibröse Tuberkel“ beschriebenen Knötchen, die eine festere Konsistenz hatten und in stärkerem Maße aus Bindegewebe bestanden als die gewöhnlichen Miliartuberkel.

Virchow hatte die Ansicht vertreten, daß es sich beim Tuberkel um ein Neoplasma handele und daß die dabei beobachteten entzündlichen Vorgänge sekundärer Natur seien. In der Zeit, in der das Entzündungsproblem so intensiv gefördert wurde, setzte sich demgegenüber die Auffassung durch, daß die Entzündung auch bei der Tuberkelbildung wesentlich ist. Als Vertreter dieser Ansicht ist vor allem der hochangesehene Pathologe *Eduard Rindfleisch* (1836—1908) zu nennen, ein Schüler von *Virchow* und *Rudolf Heidenhain*. Er war ein Gegner der dualistischen Auffassung seines Meisters. Sämtliche Erscheinungsformen der Tuberkulose — so formuliert er es 1881 — vom disseminierten Miliartuberkel bis zu den ulzerierenden Formen sind als Entzündungen anzusehen. Bei der disseminierten Tuberkulose produziert das Tuberkelgift den Entzündungsherd allein; bei der lokalisierten Tuberkulose bestimmt es den Verlauf einer örtlichen Entzündung im Verein mit anderen, namentlich mechanischen Reizen.

Das ganze Tuberkuloseproblem war inzwischen in ein neues Stadium getreten. Im Jahre 1865 hatte der französische Militärarzt *Jean Antoine Villemin* (1827—1892) vor der Pariser Akademie der Wissenschaften den experimentellen Nachweis erbracht, daß die Tuberkulose eine infektiöse Krankheit ist.

Es war schon der Antike bekannt, daß man sich beim Umgang mit Schwindsüchtigen vor Ansteckung hüten muß (vgl. Bd. I, S. 130). Dasselbe wurde auch von späteren Autoren gelehrt, aber man dachte dabei nur an bestimmte Stadien des Leidens. Der Blick der Ärzte war in erster Linie auf eine konstitutionelle Genese der Krankheit und auf andere Faktoren gerichtet, wie Verelendung, Schwäche, Durchnässungen und Erkältungen, Gewerbeschäden und Vererbung. Einige Versuche, die Frage auf experimentellem Wege zu lösen, vor *Villemin* waren negativ ausgefallen oder nicht beachtet worden. *Villemin* sicherte den infektiösen Charakter, indem er in zahlreichen, sorgfältig durchdachten Experimenten tuberkulöse Massen, insbesondere von grauen und am Beginn der Erweichung stehenden Knötchen und vom Kaverneninhalt menschlicher Leichen, Kaninchen hinter dem Ohr einimpfte. Das Ergebnis seiner sich über die 60er Jahre hinstreckenden Arbeiten war: die Tuberkulose wird durch ein spezifisches Virus hervorgerufen, durch einen oft in der Atmosphäre befindlichen, das Tuberkelgift enthaltenden Keim, der sich in den Tieren und Menschen fortpflanzt. Nicht die verschiedenen histologischen Veränderungen sind sichere Kriterien für die Natur des Tuberkels, sondern nur das „in ihm enthaltene, durch Impfbarkeit sich dokumentierende Gift“. In der nosologischen Systematik gehört die Tuberkulose neben andere Infektionskrankheiten, wie die Syphilis und vor allem der Rotz. In der Folge wurden die Versuche *Villemins* von Forschern der verschiedensten Nationen wiederholt, modifiziert, bestätigt — und bestritten. Manche glaubten, es sei ihnen gelungen, durch Übertragung von nichttuberkulösem Material, z. B. von gesunden Organteilen menschlicher Leichen, von Krebsmassen, Abszeßeiter, selbst von Papier, Baumwolle, Zinnober, Quecksilber und ähnlichen Substanzen durch mechanische und chemische Reize Gebilde zu erzeugen, die makroskopisch und mikroskopisch dem echten Tuberkel entsprachen (*A. Ott*).

Nach der ersten begeisterten Zustimmung zur Infektionstheorie *Villemins* wurde man wieder unsicher. Da kamen neue Versuchsmethoden, die für den spezifisch infektiösen Charakter der Seuche sprachen. Man wählte alle nur möglichen Eintrittspforten für das Impfmaterial, von der Bauchhöhle bis zur vorderen Augenkammer. *Hermann Tappeiner* (1847—1927), damals Privatdozent für Physiologie in München, teilte 1877 auf der dortigen Naturforscherversammlung mit, daß es ihm und seinen Mitarbeitern bei einer großen Zahl von Hunden gelungen war, durch Inhalierenlassen von fein verstäubtem Phthisikersputum fast immer eine Tuberkulose der Lunge zu erzeugen. Um dieselbe Zeit stellte der Pathologe an der Münchener Tierärztlichen Hochschule *Otto Bollinger* (1843—1909) Fütterungsversuche mit tuberkulösem Material an, wie sie *Chauveau* u. a. an Kaninchen gemacht hatten. Sie hatten denselben positiven Erfolg und wurden, wie die Experimente *Tappeiners*, auch von vielen anderen Forschern bestätigt. *Bollingers* Kollege an der Tierärztlichen Hochschule in Dresden *Albert Johne* (1839—1910) kam bei der kritischen Sichtung all dieser mühsamen Untersuchungen 1883 zu der Überzeugung, daß die Tuberkulose vom Tier auf das Tier und von Menschen auf Tiere mit der Nahrung übertragen wird, wenn auch der Erfolg im Ernährungsexperiment nicht ganz so sicher ist wie beim Impfversuch. Die Übertragung geschieht am leichtesten durch Fütterung mit tuberkulösen Massen, dann aber auch durch Milch von tuberkulösen Tieren.

Auf der eben erwähnten Münchener Naturforscherversammlung des Jahres 1877 gab *Edwin Klebs*, den man zu den Vorläufern *Robert Kochs* rechnen muß, damals Pathologe in Prag, auf Grund von Übertragungs- und Kulturversuchen der Überzeugung Ausdruck, daß das seit *Villemin* anerkannte spezifische tuberkulöse Virus in bestimmten, außerhalb des Körpers zu züchtenden Organismen, die er mit dem „vorläufigen“ Namen „Monas tuberculosum“ bezeichnete, zu suchen ist, und *Cohnheim* stellte Ende der 70er Jahre den Grundsatz auf, daß alles das zur Tuberkulose gehört, „durch dessen Übertragung auf geeignete Versuchsthiere Tuberkulose hervorgerufen wird, und Nichts, dessen Übertragung unwirksam ist“.

Durch die Möglichkeit, eine Tuberkulose im Tierexperiment künstlich zu erzeugen und auf diese Weise ihre Entwicklung vom ersten Anfang zu verfolgen, bekam die pathologisch-anatomische Forschung neue Anregung. Alte Anschauungen wurden revidiert, neue gesichert. *Johannes Orth* (1847—1923), der *Virchows* Nachfolger auf dem Berliner Lehrstuhl wurde, ein Forscher von größten Verdiensten um die Lösung der Tuberkulosefrage, hat diese Entwicklung am Anfang des 20. Jahrhunderts in mehreren Aufsätzen dargestellt. Bei zahlreichen Erkrankungen, die man der Skrophulose zurechnete, ferner in den Lymphdrüsen, den Knochen, den Gelenken, der Haut des Menschen und bei perlsüchtigem Rindvieh hatte man mit Hilfe des Mikroskops die gleichen kleinen Knötchen gefunden wie bei der Miliartuberkulose.

Auf mikroskopischem Wege hatte von den pathologischen Anatomen (1871) *Oskar von Schüppel* (1837—1881) in Tübingen die tuberkulöse Natur der „skrophulösen“ Lymphdrüsen erkannt, *Karl Koester* (1843—1904), damals Privatdozent in Würzburg, (1869) die Tuberkeln in den fungösen Gelenkgranulationen nachgewiesen, *Carl Friedländer* (1847—1887), damals Assistent am Straßburger pathologischen Institut (1874), die Zugehörigkeit des Lupus zur Tuberkulose gezeigt, indem er die Identität der miliaren Tuberkel mit den Lupusknötchen nachwies. Das seit langem in seiner großen praktischen Bedeutung erkannte Problem der „Generalisation der Tuberkulose“ über den ganzen Körper, deren Ätiologie man in einer besonderen Disposition erblickt hatte, gewann unter dem Einfluß der Lehre vom infektiösen Charakter des Leidens ein neues Gesicht, wenn man auch zunächst von der Eigenart des Giftes nicht mehr wußte, als daß es charakteristische morphologische Veränderungen verursachte. Im Jahre 1859 hatte der Münchener Pathologe und gesuchte Praktiker *Ludwig Buhl* (1816—1880) die Ansicht begründet, daß die Miliartuberkulose eine spezifische Resorptionskrankheit ist, die sich auf dem Blutweg verbreitet. 1860 war der

Breslauer Internist *Bernhard Cohn* (1827—1864) zu der gleichen Ansicht gekommen und hatte den embolischen Charakter ihrer Verbreitung in der Leber für äußerst wahrscheinlich erklärt. 1877 hatte *Emil Ponfick* ausgedehnte tuberkulöse Prozesse im Ductus thoracicus beschrieben, die (nach *Bochalli*) schon (1798) von *Astley Cooper* gesehen worden waren, und daraus die große Bedeutung der Lymphwege für die miliare Aussaat des Tuberkelgiftes abgeleitet. 1877 veröffentlichte *Carl Weigert* den ersten Bericht über das Vorkommen tuberkulöser Gebilde in einem venösen Gefäß und bewies damit die Ausbreitung der Tuberkulose auf dem Blutwege sicher. Alle diese Befunde wurden von anderen pathologischen Anatomen bestätigt. So hatte die anatomische und experimentelle Pathologie, wie *Orth* sagt, das moderne Bild der Tuberkulose schon vor der Entdeckung ihres bakteriellen Erregers in seinen Grundzügen klargelegt.

Nun fand *Robert Koch* 1882 das Virus in dem von *Klebs* postulierten Stäbchen. Damit begann eine neue Ära der Tuberkuloseforschung. Sie verlegte das Schwergewicht in die Bakteriologie, aber die Bedeutung der pathologischen Anatomie und ihr Anteil an der gemeinsamen Arbeit zur Lösung des Tuberkuloseproblems wurde nicht geringer. Man braucht nur daran zu denken, daß der Bazillus im Gewebe nicht immer nachzuweisen und der spezifische Befund doch morphologisch durch den eigenartigen Bau des Knötchens im Granulationsgewebe gesichert ist mit seinen von *Virchow* beschriebenen Epitheloidzellen, die von Bindegewebszellen und Gefäßendothelien abstammen mit den sich dazu gesellenden Lymphozyten und Leukozyten, mit den durch randständige Kerne charakterisierten Riesenzellen und der verkäsenden Nekrose im Zentrum.

c) Die Lehre von den pathologischen Neubildungen

Die Lehre von den pathologischen Neubildungen, denen der Praktiker seit den durch die Narkose ermöglichten kühneren Operationen in vielen Fällen nicht mehr so hilflos gegenüberstand wie vorher, bot der Pathologie um die Mitte des 19. Jahrhunderts Rätsel genug. Was war der letzte Grund ihrer Entstehung, ihrer Gut- oder Bösartigkeit, was sagte das Mikroskop über ihre Genese und Struktur, und welche Schlüsse konnte man daraus für die Theorie und Praxis ziehen?

Die alte Vorstellung, man hätte es bei der Geschwulstbildung im Sinne der Pathologie des *Paracelsus* (vgl. Bd. I, S. 259) mit einem dem Körper fremden Parasiten zu tun, war längst überwunden, obwohl *Laennec* noch 1826 die Geschwülste als etwas Gewebsfremdes angesehen hatte (*Rössle*). Viel länger blieben veraltete Begriffsbildungen und Abgrenzungen nach klinischen Beobachtungen lebendig. Man unterschied gutartige und böse, entzündliche, durch Retention von Säften und Ausscheidungen entstandene, harte und weiche Geschwülste. Aussehen und Inhalt entschieden über ihre Einteilung in Knoten, Polypen, pilz- oder blumenkohlförmige Gebilde und Perlgeschwülste. Sie waren ebenso verschiedene Arten, wie nach dem Inhalt die Hygrome, Hydrozelen und kolloidalen Tumoren.

Über die letzte Ursache der Geschwulstbildung blieb es das ganze Jahrhundert hindurch beim alten Rätselraten. Mit dem „formativen Reiz" war nichts gewonnen. Er konnte ebensogut die Entstehung benigner und maligner Tumoren verursachen wie harmlosere Zellproliferationen aller Art bei chronischen und akuten Entzündungen. Und was war das Wesentliche an diesem Reiz? Hier konnte man nur ärztliche Erfahrungen deuten. Wir erinnern an die Beschreibung des Skrotalkarzinoms der Schornsteinfeger durch *Pott* im Jahre 1775, an die weit zurückreichende Beobachtung des Unterlippenkrebses bei Pfeifenrauchern, von dem *Sömmerring* 1795 erklärte, daß er nicht durch den Rauch, sondern durch den in der Pfeife angesammelten Saft verursacht wird, an die alten Beobachtungen des Schneeberger Lungenkrebses, an die im Anschluß an Traumen, an gutartige Magengeschwüre und Entzündungen verschiedener Art auftretenden Karzinome. Bei allem blieb die Frage offen: „Bedeutet das post hoc ein propter hoc"? Bemühungen, die Geschwülste als infektiöse Erkrankungen zu betrachten oder ihnen gar — unter dem Eindruck der jungen

Bakteriologie — spezifische Mikroben als Erreger zuzuteilen, scheiterten. Auch die experimentelle Pathologie des 20. Jahrhunderts hat dieses Rätsel trotz vieler Fortschritte bis auf den heutigen Tag bekanntlich nicht lösen können. Immerhin war es ein großer empirischer Fortschritt, als der Frankfurter Chirurg *Ludwig Rehn* (1849—1930) auf dem Berliner Chirurgenkongreß 1895 mitteilte, daß die bei Arbeitern, die in der Fuchsinfabrikation beschäftigt waren, häufigen Blasentumoren durch Einatmung von Anilindämpfen hervorgerufen werden, der die reizende Ausscheidung von Anilin auf den Harnwegen folgt.

Die nächste Aufgabe blieb die Beantwortung der Frage nach der Genese und der morphologischen Struktur der Geschwulst. Hier blühte dem Mikroskop und der Zellularpathologie ein aussichtsreiches Arbeitsfeld, im Virchowschen Satz: omnis cellula e cellula, wie bei der Entzündung, ein wertvolles Leitprinzip und in dem früher (Bd. II, 1, S. 17) erwähnten Aufschwung der Entwicklungsgeschichte durch *Döllinger* und seinen Schülerkreis eine wichtige Stütze, zumal die Embryologie durch die Studien von *Robert Remak* und *Wilhelm His d. Ä.* eine glückliche Weiterentwicklung erfuhr. *Remak* wies (1854) selbst auf die Bedeutung embryologischer Vorgänge für die Klärung pathologischer Prozesse hin. *His* zeigte 1865 in seinem akademischen Programm Basel, daß das „Endothel", für das er diesen Namen vorschlug, bindegewebiger Abstammung und vom Epithel streng zu trennen ist, was sich bald als wichtig für die Geschwulstlehre ergab.

In *Johannes Müllers* grundlegendem Werk über den feineren Bau und die Formen der krankhaften Geschwülste aus dem Jahre 1838 tritt das zelluläre und das entwicklungsgeschichtliche Denken deutlich in die Erscheinung. Schon am Anfang des 19. Jahrhunderts, ehe es die moderne Zellenlehre gab, hatte der Londoner Chirurg *John Abernethy* (1764—1831) erkannt, daß gewisse Geschwülste Übereinstimmungen mit bestimmten Teilen des Körpers aufweisen (*Virchow*). *Müller* legte fest, daß der Bau des Geschwulstgewebes von dem normalen Körpergewebe grundsätzlich nicht abweicht, daß also in den Geschwülsten kein fremdartiges Gewebe vorliegt. Er verglich die Geschwulstbildung mit der embryonalen Entwicklung. Diesen Vergleich griff *Virchow* auf.

Das Ei — so sagt er 1858 — muß als „Analogon der pathologischen Mutterzelle, die Befruchtung als Analogon der pathologischen Reizung" betrachtet werden. Bei der Geschwulstbildung erregt der spezifische Reiz die neuen Entwicklungsvorgänge „ganz nach Art des Samens". Damals betrachtete man die Befruchtung durch das Spermatozoon noch als katalytischen Vorgang. Der spezifische Reiz wird nach *Virchow* durch chemische Stoffe ausgeübt. Jede Art von Monstruosität in der embryonalen Entwicklung liegt innerhalb der physiologischen Grenzen der Spezies. Aber die besondere Richtung der embryonalen Neubildung schließt sich bald mehr dem mütterlichen, bald mehr dem väterlichen Habitus an. Die „formative" Erregung, welche der Same herbeiführt, bringt entweder die von der Mutter her auf das Ei übertragenen Eigentümlichkeiten zur Erscheinung, oder der Same wirkt so energisch, daß die väterlichen Eigentümlichkeiten ganz oder überwiegend entwickelt werden. Es kommt nur darauf an, ob der Same (schwächer) als einfacher oder (stärker) als spezifischer Reiz wirkt. Genau so ist es bei den pathologischen Neubildungen. Je stärker der Reiz, desto stärker die Abweichungen der Geschwulststruktur vom Mutterboden, auf den er wirkt. Der Punkt der größten Reizung ist in der Regel der Mittelpunkt der Neubildung. Dem entspricht, daß hier die stärkste Abweichung von der Struktur, die heteroplastische Gestaltung, konzentriert zu sein pflegt, während an der Peripherie, wo der Reiz schwächer wirkt, eine einfache hyperplastische Entwicklung vor sich geht, die dem „Habitus des Mutterbildes" entspricht. Noch weiter nach außen stößt „diese an eine einfache hypertrophische Schwellung". So erklärt *Virchow*, daß der Magenkrebs in seiner Umgebung eine Hyperplasie des Bindegewebes, der Muskulatur und der Drüsen, ein Knochenkrebs die entsprechenden Veränderungen des Knochengewebes zeigt. Aus derselben Mentalität entspringen seine Versuche, die Metastasen, die Aussaat miliarer Krebsknötchen auf das Peritoneum und ähnliche Vorgänge zu erklären. Wieviel an vergangene Zeiten erinnernde Spekulation und Analogie steckt doch auch nach der festen Begründung der Zellularpathologie noch in den Theorien ihres Schöpfers! *Walter Pagel* hat (1945) in einer interessanten Studie auf die von philosophischer Spekulation und Ahnung getragenen Vorläufer der allgemeinen Pathologie der zweiten Hälfte des 19. Jahrhunderts in der romantischen Medizin und der naturhistorischen Schule hingewiesen.

Grundsätzlich sieht *Virchow*, wie sein Lehrer *Johannes Müller* in den Geschwülsten wie in allen pathologischen Neubildungen nichts anderes als Reproduktionen physiologischer Gewebe. Im ersten Band seines Archivs hatte er 1847 den alveolaren Bau des Karzinoms zum erstenmal in voller Klarheit beschrieben und daneben den modernen Begriff des Sarkoms als einer „faserig zelligen" Geschwulst aus dem Wirrwar dessen herausgearbeitet, was man damals unter „Fleischgeschwulst" verstand. Aber den Mutterboden aller Geschwülste sieht er im Bindegewebe. In seinen berühmten Vorlesungen über die Zellularpathologie (1858) und über die krankhaften Geschwülste (1863) proklamiert er zwei Formen von Neubildungen, homologe und heterologe. Homolog nennt er die Geschwülste, welche das gleiche Gewebe aufweisen wie der Mutterboden, aus dem sie hervorgehen, z. B. eine Knorpelgeschwulst, die sich aus dem Rippenknorpel bildet. Heterologe Geschwülste entstehen an einem Ort, wo sich kein Gewebe bildet, das ihrer Struktur entspricht; so ist es z. B. bei einer Knorpelgeschwulst im Hoden. Dieselbe Geschwulst kann unter den einen Umständen homolog, unter anderen heterolog sein. Die homologen Geschwülste sind gewöhnlich gutartig, die heterologen von vornherein auf Bösartigkeit zum wenigsten verdächtig. *Virchow* warnt allerdings selbst davor, diese Erfahrung voreilig zu verallgemeinern, betont jedoch sehr die Bedeutung dieses Unterschiedes für die Praxis.

Es ist verständlich, daß man sich angesichts dieser praktischen Bedeutung besonders bemühte, tiefer in die Genese und die Feinstruktur der Geschwülste einzudringen, deren besondere Bösartigkeit man aus der klinischen Erfahrung kannte und die man unter dem Sammelbegriff des Krebses zusammenfaßte.

Zuerst beschäftigte sich *Adolph Hannover* 1843/44 mit dem Versuch, das Wesen der Bösartigkeit aus der Eigenart der Zelle selbst zu erkennen. Er betrachtete die bindegewebigen Bestandteile des Krebsknotens als etwas Unwesentliches. Maßgebend ist allein die ,,Cellula cancrosa als ein eigenthümliches, heterologes Element". Sie ist charakterisiert durch die verhältnismäßige Größe des Zellkernes, die Häufigkeit von mehreren Kernen in derselben Zelle, weiter durch die Größe und Durchsichtigkeit des Kernkörperchens. Auch *Lebert* glaubte in seiner Physiologie pathologique 1845 die spezifische Krebszelle gefunden zu haben, die er ausführlich beschreibt und in dem zum Werk gehörenden Atlas abbildet. *Waldeyer* beobachtete 1872 zusammen mit dem Amerikaner *William H. Carmalt* an zwei frisch exstirpierten Karzinomen der Mamma und an einem Rundzellensarkom der Achselhöhle auf dem erwärmten Objektträger in Blutserum das Vorkommen von amöboiden Zellbewegungen der auf S. 28 beschriebenen Art. Alle diese und ähnliche Vermutungen und Versuche, spezifische Eigenschaften der Krebszelle nachzuweisen, erwiesen sich ebenso als Fehlschläge, wie Versuche, die Geschwulstbildung auf Wanderzellen und emigrierte Leukozyten zurückzuführen, wie sie von *F. Pagenstecher* 1868 aus dem Wiener pathologisch-anatomischen Institut veröffentlicht und von *Rollett* wahrscheinlich gemacht wurden, der 1871 die Leukozyten und Wanderzellen zu den ,,Elementartheilen" und ,,Keimzellen" rechnete, die sich unter Umständen zu Epithelien entwickeln können. Es gibt noch heute kein morphologisches Charakteristikum für die Spezifität der Krebszelle (*Walther Fischer*, 1947).

Die Frage: Woran erkennt man die Bösartigkeit einer Geschwulst? konnte nur aus der klinischen Beobachtung oder aus der morphologischen Analyse des Ablaufs des pathologischen Prozesses beantwortet werden. Was man mit Hilfe der klinischen Beobachtung erfuhr, kam meistens zu spät, um das Leben zu retten. Die pathologische Analyse ging Hand in Hand mit der Forschung nach der Entstehung der Geschwulst. In den 60er und 70er Jahren beschäftigten sich viele Praktiker und Theoretiker mit diesem Problem. Man kann in ihnen Anhänger und Gegner der Auffassung *Virchows* vom Bindegewebe als

Mutterboden aller Geschwulstbildung unterscheiden. Zu den ersteren gehörte der angesehene Londoner Praktiker und Pathologe *Wilson Fox* (1831—1887). Er hatte zwei Jahre bei *Virchow* gearbeitet und nahm (1864) an, daß die Epithelialzellen der Ovarialkystome sich aus dem Bindegewebe der darunterliegenden Stromaschicht entwickeln. *August Foerster* (1822—1865), der Nachfolger *Virchows* in Würzburg, ließ, wie sein Amtsvorgänger „fast" sämtliche Neubildungen aus dem Bindegewebe hervorgehen. Ebenso hielt *Rindfleisch* in seinem Lehrbuch der pathologischen Gewebelehre (1867/69) an der Möglichkeit der Entstehung von Epithelien aus dem Bindegewebe fest, wenn er auch für eine große Anzahl von Krebsen den unmittelbar epithelialen Ursprung akzeptierte. Später trennte er, wie seine oft aufgelegten und ins Englische und Französische übersetzten „Elemente der Pathologie" zeigen, die epithelialen Geschwülste als ekto- und entodermale Bildungen von den ausschließlich aus dem Mesoderm stammenden Neoplasmen, insbesondere vom Sarkom.

Die der Virchowschen Theorie entgegengesetzte Ansicht, daß das Karzinom immer epithelialen Ursprungs ist, sollte in den 60er und 70er Jahren den Sieg davontragen. Schon in den Anfängen der mikroskopischen Krebsforschung wurde sie von manchen Autoren auf Grund einzelner Befunde vertreten, bei denen sich der Übergang vom normalen ins pathologisch gewucherte Epithel unmittelbar zeigte, z. B. bei Krebstumoren der äußeren Haut, wie sie *Remak* 1854 beschrieb. Um die Mitte der 60er Jahre setzen sich die Franzosen *Robin*, *Cornil* und *Ranvier* dafür ein. *Charles Robin* (1821—1885), ein bedeutender Biologe und Histologe in Paris, war einer der ersten, die den Gebrauch des Mikroskops in die französische normale und pathologische Anatomie einführten, dabei ein scharfer Gegner *Virchows*. *André Victor Cornil* (1837—1908) wirkte in Paris als angesehener Praktiker, Professor der Histologie und eifriger Mitarbeiter *Ranviers*. *Robin* und *Cornil* sind nach *Waldeyer* noch der Überzeugung, daß es sich beim Karzinom nicht immer um eine direkte Fortentwicklung aus vorher bestehenden epithelialen Elementen handelt, sondern oft um eine Neubildung von epithelialen Zelltypen auf dem Wege der generatio aequivoca. Der Satz: omnis cellula e cellula hatte für sie noch keine Gültigkeit.

Der wichtigste Schritt auf dem Wege zu der neuen Auffassung war die Folgerung, die der Leipziger Chirurg *Karl Thiersch* (1822—1895), damals in Erlangen, im Jahre 1865 aus seinen Untersuchungen über den Epithelialkrebs der Haut ableitete: Der Epithelialkrebs der Haut nimmt seinen Ursprung immer nur von vorhandenen Epithelzellen aus, niemals vom Bindegewebe. Diese Theorie dehnte *Waldeyer* in Studien, deren Ergebnisse er 1872 in einem Vortrag in der Sammlung von *Richard Volkmann* zusammenfaßte, vom Hautkarzinom auf das ganze Gebiet der Karzinome aus. Alle Karzinome verdanken nach ihm ihren Ursprung stets den Epithelien, sei es der äußeren Haut oder der Schleimhaut mit ihren Ausstülpungen, Abkömmlingen und Adnexen. Die beste theoretische Stütze dieser Vorstellungen war die inzwischen unter der Autorität von *His d. Ä.* allgemein akzeptierte Lehre, daß die bei der embryonalen Entwicklung einmal erfolgte Scheidung in drei Keimblätter das ganze Leben bestehen bleibt, daß also aus Bindegewebe niemals wahres Epithel oder umgekehrt entstehen kann.

Die Embryologie bekam immer mehr Einfluß auf die Geschwulstlehre. Wie der um sie verdiente, später in Straßburg wirkende Chirurg *Georg Albert Lücke* (1829 bis 1894) sich 1869 ausdrückt, wurde es damals bei den Pathologen allgemeine Überzeugung, daß die Dermoide angeborene Geschwülste sind. *Cohnheim* vertrat diese Ansicht für alle Neoplasmen in der Geschwulsttheorie, die er 1877 in seinen Vorlesungen über Pathologie entwickelte. Alle Erscheinungsformen der Geschwülste, ihr Verlauf und ihre Krankheitssymptome erklären sich am besten und einfachsten, wenn man sie auf einen Fehler in der angeborenen Anlage zurückführt. Er stand unter dem Eindruck der neueren Untersuchungen über die Mißbildungen, die „monstra per excessum", den totalen oder partialen Riesenwuchs. Alles deutet auf die ungeheuren „potentiellen Lebenskräfte", welche zum Charakteristikum der Geschwulst gehören. Die eigentliche Ursache der im Laufe des Lebens auftretenden Geschwulst ist also in einer Unregelmäßigkeit der embryonalen Anlage zu suchen. Diese besteht in der Existenz eines über das physiologische Maß produzierten Zellenquantums. Es hat infolge seiner embryonalen Natur die Fähigkeit, sich enorm zu vermehren, und trägt dadurch die Möglichkeit einer Neoplasmabildung in sich. Dabei ist es gleichgültig, ob dieser Zellenhaufen sich in einem mit ihm übereinstimmenden oder nicht übereinstimmenden Gewebe befindet. Diese Theorie erklärt auch, daß die Geschwulstbildung bestimmte Körperstellen bevorzugt, die „Prädilektionsstellen", die *Virchow* seit 1854 in den Rändern der Orifizien des Körpers, Lippen, anus, Muttermund usw. speziell für epitheliale Geschwülste sah und auf die traumatischen Insulte zurückführte, denen diese Körperpartien in besonderem Maße ausgesetzt sind. Für *Cohnheim* ist dagegen das besonders häufige Vorkommen von Tumoren an diesen Stellen daraus zu erklären, daß hier Übergänge von Gewebsarten stattfinden und dadurch in der Embryonalentwicklung besonders leicht Komplikationen eintreten. Das gilt namentlich für den Muttermund, die Cardia und den Pylorus des Magens, die Prostata usw. In Übereinstimmung mit *Cohnheims* Ansicht von der entscheidenden Rolle des Blutgefäßes bei der Entzündung steht es, wenn er in einer vermehrten Blutzufuhr ein wichtiges, auslösendes und unterstützendes Moment für die Geschwulstbildung sieht.

Diese theoretischen Überlegungen suchte man durch Tierexperimente zu stützen. Sie schlossen sich an ältere Implantationsversuche an, die 1873 *van Dooremal* aus der Schule von *Donders*, 1874 der ungarische Ophthalmologe *Wilhelm Goldzieher* (1849—1916) mit der Einpflanzung verschiedener Gewebe in die vordere Augenkammer gemacht und andere wiederholt und modifiziert hatten. Alle hatten nur Gewebe von geborenen Tieren benutzt. Mit dieser Methode erhielt der Klebs-Schüler *Friedrich Wilhelm Zahn* (1845—1904), damals Pathologe in Genf, im Jahre 1877 nur Mißerfolge. Die eingepflanzten Gewebe gingen auf dem fremden Boden zugrunde. Jedenfalls erzielte er im Gegensatz zu den älteren Untersuchern bei dieser Methode niemals ein weiteres Wachstum. Ganz anders, wenn er embryonales Gewebe zur Implantation verwandte. Hier kam er zu positiven Ergebnissen. Die übertragenen Gewebe und sogar „ein ganzes Organ, z. B. ein Oberschenkel", wuchsen weiter. Vieles von seiner Methode und ihren Resultaten erinnert an experimentelle Ergebnisse *Hans Spemanns* und seiner Schule. Die Möglichkeit, fetales Gewebe ohne Berücksichtigung der Gattung von einem Tier auf das andere mit Erfolg zu übertragen, wie es ihm in einzelnen Fällen gelang, ist für ihn ein Beweis, daß die gleichen fetalen Gewebe auch bei verschiedenen Tieren gleichwertig sind und daß die embryonalen Gewebe den pathologischen, speziell den Neubildungen sehr nahe stehen. Die gelegentlichen Erfolge der Experimentatoren, die älteres Gewebe verpflanzten, erklärt *Zahn* daraus, daß den erwachsenen Tieren Material entnommen wurde, welches der fetalen Stufe nahe steht, z. B. Periost oder Epithel aus tieferen Schichten.

Die Zahnschen Untersuchungen wurden von dem Gynäkologen und späteren Direktor der Dresdener Frauenklinik *Gerhard Leopold* (1846—1911) im Breslauer Pathologischen Institut 1881 mit *Cohnheims* Unterstützung fortgesetzt und vielfach variiert. *Leopold* gelang es, durch Implantation von fetalem Knorpel in einen fremden Organismus „eine ächte Geschwulst, das Enchondrom" hervorzubringen. Das war für ihn der experimentelle Beweis für die Richtigkeit der Cohnheimschen Hypothese vom embryonalen Ursprung der Geschwulst und eine plausible Erklärung der am Anfang der 80er Jahre laufenden Theorien über die Faktoren, die den Drang des embryonalen Gewebes zur Expansion bis zur Geschwulstbildung unterstützten. Alle Gewebe des menschlichen Körpers stehen zueinander in einem ständigen Gleichgewichtsverhältnis und setzen sich gegenseitig bestimmte Wachstumsgrenzen. Wird diese natürliche Harmonie gestört, so kommt es zum Kampf zwischen beiden. Versprengte embryonale Keime zeigen den Expansionsdrang in ganz besonderem Maße. Dafür spricht die große Häufigkeit bösartiger Tumoren im Kindesalter. Der geschwulstbildende Reiz kann seine Überlegenheit durch seine besondere Stärke zeigen und umgekehrt das den Geschwulstteil umgebende Gewebe der schwächere Teil sein, worauf *Virchow* in seinen Vorlesungen über Geschwülste 1863 besonders aufmerksam macht. Diese Gewebsschwäche ist wohl der wesentlichste und häufigste Auslösefaktor; sie kann durch Alter, Krankheit, chronische Hyperämie, Trauma, Entzündung u. ä. zustande kommen. Aber alles wirkt nur dann, wenn die Anlage zur Geschwulstbildung schon da ist.

Damit war auch die Frage nach der angeborenen Disposition für Krebserkrankungen und ihre Vererbung aufgerollt. Von den Forschern, die in dieser Konstitution einen wichtigen Faktor für die Genese des Krebses erblickten, ist *Friedrich Wilhelm Beneke* besonders zu nennen. Seine Arbeiten aus den 70er Jahren erinnern sehr an die alte Konstitutionslehre. 1875/76 sieht er die Hauptgefahr, an einem Karzinom zu erkranken, in einer „carcinomatösen Constitutionsanomalie". Das sind die Menschen mit einer Säftemischung, die sehr reich an den wesentlichsten Materialien für die Zellenbildung ist (Albuminate, Lezithin, Cholesterin, Phosphorsäure, Kalk, Kali, Eisen). Die Gefahr kann durch falsche Ernährung noch erhöht werden. Auch eine Überfunktion der Leber spielt eine Rolle, durch welche das Cholesterin und Lecithin im Übermaß produziert werden. Daß Gram und Sorgen die Entstehung des Karzinoms begünstigen, wie damals auch andere Forscher glaubten (Über nervöse Einflüsse auf die Tumorbildung vgl. Bd. II, 1, S. 217), erklärt *Beneke* durch ihre Einwirkung auf die Leber. Daraus zog man gewisse Konsequenzen für die Therapie (vgl. S. 186).

Zahlreiche Forscher, Pathologen und Kliniker der verschiedensten Nationen beschäftigten sich um dieselbe Zeit wie *Cohnheim* ärztlich, experimentell und theoretisch mit diesen Fragen. Eine Zeitlang erschien den meisten seine Hypothese als plausibelster aller Erklärungsversuche des unheimlichen Naturphänomens. Verwandt mit ihr war eine Theorie, die der Pathologe *Hugo Ribbert* (1855—1920), damals in Zürich, um die Mitte der 90er Jahre aufstellte. Er lehnte eine Steigerung der Wachstumsenergie der Zelle als Krebsursache ab und suchte die Ursache der Geschwulstbildung in einer Abtrennung von Zellen oder Zellgruppen aus dem organischen Zusammenhang, die sich entweder schon durch intrauterine Entwicklungsstörungen oder später unter dem Einfluß äußerer Einwirkungen vollzieht.

Über die Bedeutung der Metastasenbildung für die Frage der Bösartigkeit einer Geschwulst gab es keinen Zweifel. Die uralte Bezeichnung „Metastase" wechselte, wie *Isidor Fischer* (1868—1943), in einer Studie aus dem Jahre 1940 dargelegt hat, ihren Inhalt im Laufe der Zeit entsprechend den Wandlungen der Grundlehren über das Wesen des Lebens und der Krankheit. Um die Mitte des 19. Jahrhunderts wächst mit der Ablehnung der Humoralpathologie das Mißtrauen gegen den traditionellen Metastasenbegriff. Dieser beruhte auf der Vorstellung von den Gefahren der Säfteretention und analogisierte die Exstirpation der Primärgeschwulst mit dem Ausfall der Sekretion von Menstruation, Urin, Schweiß, Galle und Wundabsonderung. Erst die Fortsetzung der Bd. II, 1, S. 149 erwähnten Versuche von *Virchow* aus dem Jahre 1846, in denen er das Wesen der embolischen Prozesse klarlegte, brachte auch die klare Abgrenzung des modernen Metastasenbegriffs von dem alten. Bald war — ähnlich wie wir es bei der Tuberkulose schilderten — bei den Pathologen kein Zweifel mehr daran, daß die bösartigen Geschwülste in die Venen oder in die Lymphbahnen einbrechen und im Gefäßsystem als Embolus zur Metastasenbildung führen, wie es zuerst 1855 von *Paget* und *Virchow* bei enchodromatösen Massen beobachtet wurde. *Virchow* — und nach ihm mancher andere — führte 1849 und in schärferer Formulierung 1863 die Entstehung der metastatischen Knoten ebenso wie die lokale Ausbreitung und die lokalen Rezidive der „Muttergeschwulst“ auf eine „infektiöse“*) Eigenschaft der Geschwulst und ihrer auf dem Blut- oder Lymphwege verschleppten Teile zurück, ohne die Möglichkeit auszuschließen, daß ein im Saft gelöstes Virus und nicht das zelluläre Gewebe der Geschwulst der Träger der Ansteckung ist. Jedenfalls wachsen die neuen Knoten nicht etwa aus den versetzten Zellen selbst hervor, sondern es wird von dem abgelösten Teil eine Infektion auf das an Ort und Stelle vorhandene Gewebe ausgeübt, und dieses erzeugt dann seinerseits den metastatischen Knoten. Unter Führung von *Cohnheim* trat 1877 neben diese Theorie eine andere: Nicht ein Saft bedingt beim Krebs die Entstehung der Metastasen, und nicht das auf den Reiz mit Wucherungen reagierende Gewebe der Niederlassungsstätte des Geschwulstkeimes ist das Maßgebende bei der Bildung des Metastasenknotens, sondern die Zellen des Embolus stellen einen neuen Geschwulstkeim dar, aus dem die Metastase gerade so hervorwächst wie die Primärgeschwulst aus dem embryonalen Keim. Dafür sprachen auch Beobachtungen von *Bizzozero*, seines Landsmannes, des Klinikers *Camillo Bozzolo* (1845—1920), *Afanassjews* u. a., von denen wir die von *C. Andrée* 1874 im Breslauer Institut *Cohnheims* gemachten Feststellungen hervorheben.

Im auffallenden Gegensatz zu der „enormen Metastasierungsfähigkeit“ der Karzinome schien der Mißerfolg der Versuche vieler Chirurgen und Pathologen der 70er und 80er Jahre zu stehen, Karzinome auf Tiere zu überpflanzen und zur Weiterentwicklung zu bringen. Sie scheiterten entweder ganz oder ergaben nur in wenigen Fällen äußerst fragliche und umstrittene Resultate, bis es dem Privatdozenten für Pathologie in Zürich *Arthur Hanau* (1858—1900) im Jahre 1889 gelang, Rattenkarzinome von einem Tier auf das andere mit unzweifelhaftem Erfolg zu übertragen. Die Arbeit erschien an einer wenig zugänglichen Stelle, in den „Fortschritten der Medizin“, und fand daher keine Beachtung. Nach *Garrison* trieb die Enttäuschung über dieses Ignorieren seiner Leistung *Hanau* in den Freitod. In der gleichen Versuchsserie machte *Hanau* auch Teerpinselungen am Rattenskrotum in der Absicht, Kankroide zu erzeugen, doch gelang es ihm nicht.

Die ungeheure Arbeit, die im Zeitalter der Zellularpathologie dem Geschwulstproblem, insbesondere der Erforschung der bösartigen Tumoren seitens der Pathologen und Kliniker, gewidmet wurde, um die Ätiologie, die Hintergründe der äußeren Form, die „Generalisation“, die „Dissemination“, die Metastasen, die Zerfalls- und nekrobiotischen Vorgänge im Tumor, die Allgemeinerscheinungen und die Geschwulstkachexie, die Beziehungen zu Geschlecht und Alter, die Erfolge und Mißerfolge der operativen Therapie, die Verbreitung des Leidens zu klären, mit unzähligen makroskopischen Studien am Seziertisch, klinischen Beobachtungen, statistischen Erhebungen, tiervergleichenden Arbeiten, mikroskopischen Untersuchungen und tierexperimentellen Übertragungsversuchen, haben am Ende des 19. Jahrhunderts zu keinem einheitlich anerkannten Ergebnis geführt. Auch gegen das, was führende Männer aus innerster Überzeugung lehrten, erhoben sich Einwände. Wie die Geschwulstlehre um diese Zeit stand, erfahren wir aus dem S. 100 erwähnten Lehrbuch der Pathologie von *Ernst Ziegler*. Darin findet man manche Anklänge an das, was die älteren Geschwulstforscher des 19. Jahrhunderts gesagt haben:

Unter Geschwulst versteht man eine Gewebsneubildung, welche einen atypischen Bau besitzt, auch nicht in nutzbringender Weise in den Organismus eingefügt ist, welche demgemäß im allgemeinen auch keine dem Wohle des Gesamtorganismus dienende Funktion

* Das Wort Infektion wurde 1856 von *Virchow* an Stelle der überlieferten Miasmen und Contagien in die Terminologie eingeführt. Er übersetzte das griechische μιαίνω mit inficio. Seine „Infektion“ bedeutet also eine Krankheitsursache, die „verunreinigt“ und keineswegs, wie im modernen Sinne, nur das Eindringen eines selbständig vermehrungsfähigen pflanzlichen und tierischen Krankheitserregers in den Körper.

ausübt und endlich auch kein typisches Ende ihres Wachstums erkennen läßt. Sie kann in jedem wucherungsfähigen Gewebe entstehen und bildet sich durch eine Proliferation von Gewebszellen, die sich mit Gefäßneubildung verbindet. Die manchmal dabei beobachtete Emigration von Leukozyten gehört nicht unbedingt dazu. Die bei der Zellvermehrung beobachteten Mitosen sind meist typisch, kombinieren sich aber oft mit atypischen Formen, asymetrischen Teilungen, Kernfiguren mit abnorm großen Chromatinmassen, Riesenmitosen, pluripolaren Mitosen, Kernfragmentation und direkter Segmentierung. Die Ätiologie der Geschwulstentstehung ist uneinheitlich. Man unterscheidet verschiedene Gruppen, nämlich solche Geschwülste, die als „örtliche Gewebsmißbildungen" aus besonderen kongenitalen Anlagen bestehen, solche nach traumatischen Gewebsverletzungen, solche, die sich an Entzündungen und Geschwürsbildungen mit nachfolgender Narbenbildung anschließen, und solche, die, wie es scheint, dadurch ausgelöst werden, daß die das Gewebe zusammensetzenden Teile eine ungleiche Rückbildung erfahren, so daß gewisse Wachstumswiderstände aufgehoben oder verringert werden. Dazu rechnen vor allem die epithelialen Wucherungen und Krebse, ein Punkt, den schon *Thiersch* 1865 in Gedanken an die „senile Disposition für Epithelkrebs" betont hatte.

Die Unsicherheit in dieser Aufstellung ist unverkennbar. „Unsere Kenntnisse von der Ursache der Geschwulstbildung" — sagt *Ziegler* zum Schluß — „kann man zur Zeit etwa dahin zusammenfassen, daß man sagt: zur Geschwulstentwicklung führen ererbte und erworbene Zustände bestimmter Zellen und Zellgruppen, die sich in einer Tendenz zu gesteigerter formativer Tätigkeit mit Bildung atypischer Gewebe äußern. In manchen Fällen wird diese Wucherung vorbereitet, begünstigt und ausgelöst durch Verlagerung von Zellen und Zellgruppen, oft aber auch durch Veränderungen in der Nachbarschaft der betreffenden Zellen. Ein allgemeingültiges Schema für die Geschwulstentwicklung gibt es nicht."

Uns scheint dieses Resumé wie ein Kompromiß zwischen den divergenten Richtungen, die wir in ihren Hauptzügen zu skizzieren suchten. Der Pathologie des kommenden Jahrhunderts blieb eine schwere Aufgabe vorbehalten. Das bedeutungsvollste praktische Ergebnis der unermüdlichen histologischen Arbeit war die klare Abgrenzung der verschiedenen Geschwulstformen. Von ihnen wußte man 1900 sehr viel mehr als um 1850: von den Bindesubstanzgeschwülsten mit den Fibromen, Myxomen, Lipomen, Chondromen, Osteomen, den Hämangiomen und Lymphangiomen, den Myomen, Gliomen, Neuromen und Sarkomen mit ihren Unterarten, von den epithelialen Geschwülsten in all ihren Abarten vom Adenom zum Karzinom und endlich von den teratoiden Geschwülsten. 1884 beschrieb der Virchowschüler *Paul Grawitz* (1850—1932) in Greifswald die nach ihm genannten Hypernephrome, die er aus fetalen Verlagerungen von Nebennierensubstanz hervorgehen ließ. All dieses Neuland verdankt die Medizin in letzter Linie der Zellularpathologie im Gefolge der vorbildlichen Forschung *Rudolf Virchows.*

d) Pathologische Chemie und experimentelle Pathologie

Aber so sehr die morphologisch-zelluläre Betrachtung bei den von uns als Beispiel geschilderten drei Errungenschaften, der Lehre von der Entzündung, der Tuberkulose und von den Geschwülsten, im Vordergrund stand, wäre es doch falsch, die Pathologie jener Zeit als einseitig anatomisch ausgerichtet zu bezeichnen. Mochten auch in der ersten Zeit die Versuche, die pathologischen Veränderungen chemisch aufzuklären, wenig weiterkommen, wie wir es S. 102 für die Tuberkulose sagten, so war man sich doch schon früh über die aussichtsreiche Aufgabe der Chemie bei der Lösung pathologischer Fragen klar, z. B. *Remak* 1854 bei der Geschwulstforschung. Die aufsteigende Entwicklung der pathologischen Chemie geht mit der der physiologischen Chemie Hand in Hand. Vom Blut und Harn ausgehend, wandte sie sich den krankhaften Veränderungen des Stoffwechsels zu. Hier hat *Ernst Leopold Salkowski* (1844—1923) große Leistungen aufzuweisen. Klinisch und physiologisch ausgebildet, kam er 1880 als Vorstand der chemischen Abteilung an das Berliner Institut *Virchows* und brachte bis zum Jahrhundertende eine lange Reihe von ergebnisreichen Untersuchungen zur Pathologie des Stoffwechsels heraus. Von ihnen heben wir die hervor, die für die spätere Lehre von der Säureintoxikation wichtig wurden. Wie eng diese pathologische Chemie mit der Physiologie verbunden war, zeigen zahlreiche Arbeiten von *Hoppe-Seyler*, *Willy Kühne* und nicht zuletzt *Salkowskis* oft aufgelegtes, auch ins Englische übersetztes „Practicum der physiologischen und pathologischen Chemie" vom Jahre 1893.

Mit der Begründung der physikalischen Chemie wurden ebenso wie in der Physiologie die auf der Kenntnis der Osmose und Diffusion sowie auf der Ionenlehre beruhenden Methoden in der Pathologie zur Anwendung gebracht, die Gefrierpunktbestimmung, die Messung der elektrischen Leitfähigkeit usw. An der Schwelle des 20. Jahrhunderts (1901—1904) erschien die erste zusammenfassende Darstellung der Anwendung dieser Methoden auf die verschiedensten Gebiete der Physiologie und Pathologie des Holländers *Hartog Jakob Hamburger* (1859—1924), damals Professor der physiologischen Chemie in Groningen, der sich selbst um ihre Ausarbeitung große Verdienste erworben hatte. Ähnlich wirkte die Kolloidchemie auf die ganze Arbeitsrichtung der Pathologen ein. Es zeigte sich alsbald nicht nur eine besonders innige Gemeinschaft zwischen Biologie und Pathologie, die mit dem sprunghaft fortschreitenden Eindringen in die feinen physikalisch-chemischen Vorgänge des normalen und pathologischen Zellebens zusammenhing und auf der dadurch vertieften Erkenntnis beruhte, daß ein prinzipieller Unterschied zwischen beiden Prozessen nicht besteht, sondern auch eine starke Befruchtung der physikalischen Chemie selbst von seiten der mit ihren Methoden das kolloide System des menschlichen und tierischen Organismus bearbeitenden Bio- und Pathologen (vgl. S. 21 und 33).

1899 hielt der bayrische Pathologe *Eugen Albrecht* (1872—1908), der sich in seinem kurzen Leben mit diesen Fragen besonders intensiv beschäftigte, auf der Tagung der ein Jahr vorher gegründeten Deutschen Pathologischen Gesellschaft in München einen viel beachteten Vortrag „Zur physiologischen und morphologischen Pathologie der Nierenzellen", der ganz von physikalisch-chemischen Überlegungen ausging. Wie weit etwa ein Vierteljahrhundert später die physikalisch-chemische Methode in die Forschung nach dem Wesen der Entzündung eingedrungen war, zeigte der vor derselben Gesellschaft 1923 in Göttingen gehaltene Vortrag des Ostwaldschülers *Heinrich Schade* (1876—1935), damals Leiter der physiko-chemischen Abteilung der medizinischen Universitätsklinik in Kiel, in seinem Vortrag „Über die Physikochemie der Entzündung".

Unter dem Eindruck der großen Erfolge der Physiologen mit dem Tierversuch wurde die experimentelle Pathologie, von der wir die Übertragungs- und Implantationsversuche bei der Tuberkulose- und Geschwulstforschung erwähnten, in allen pathologischen Instituten und von den Anhängern aller Schulrichtungen mit den verfeinerten Methoden der Zeit eifrig betrieben. Merkwürdig lange dauerte es indessen, bis man die von *Roux* inaugurierte Explantationsmethode und die Karzinomzüchtungsversuche von *Leo Loeb* (vgl. S. 54) in ihrer Bedeutung für die Erforschung pathologischer Fragen voll zu würdigen wußte. Der Ausbau dieser Methode blieb dem 20. Jahrhundert vorbehalten.

Wie durch die tierexperimentelle Betätigung der Pathologen wurde die pathologische Physiologie dadurch gefördert, daß der Pathologe trotz der mit der zunehmenden Masse des Stoffes wachsenden Spezialisierung das Interesse der Praxis im Auge behielt, worauf *Virchow* selbst den größten Wert legte. Aus der Praxis und Klinik flossen den pathologischen Instituten manche neue Aufgaben und Anregungen zu gemeinsamer Arbeit zu. Beide Teile befruchteten sich gegenseitig. Schon seit dem 18. und frühen 19. Jahrhundert war die pathologische Physiologie den Ärzten und Pathologen ein fester Begriff. *Virchow* hat sein ganzes Leben lang bei jeder Gelegenheit ihre Bedeutung hervorgehoben. Jetzt wurde sie zum Schlagwort für eine besondere Disziplin. Als Ausgangspunkt dieser modernen Entwicklung kann man den „Grundriß der allgemeinen klinischen Pathologie" ansehen, den *Ludolf Krehl* (später geadelt; 1861—1937) im Jahre 1893 veröffentlichte, ein Aufsehen erregendes Buch, das in späteren zahlreichen Bearbeitungen und Übersetzungen unter dem Titel „Pathologische Physiologie" erschien.

Die Band II, 1, S. 153f. geschilderten Beziehungen der Pathologie zur experimentellen Pharmakologie fanden ebenfalls ihre Fortsetzung. In *Virchows* pathologischem Institut machte sein damaliger „chemischer" Assistent *Oscar Liebreich* (1839—1908), der spätere Ordinarius der Pharmakologie an der Berliner Universität, Versuche an Kaninchen, die ihn 1869 zur Entdeckung der schlafbringenden Eigenschaft des Chloralhydrats führten.

Man brauchte diese selbstverständliche Weiterentwicklung dessen, was wir für ältere Zeiten kennenlernten, für die zweite Hälfte des 19. Jahrhunderts nicht besonders anzuführen, wenn nicht das traditionelle Vorurteil noch immer geneigt wäre, die Zeit der Vorherrschaft der Zellularpathologie so darzustellen, als hätte *Virchow* mit seiner Lehre die ganze Pathologie zu einer einseitig morphologisch-statisch eingestellten Forschung verführt. *W. Froboese* hat dieses Vorurteil neuerdings auf Grund sorgfältiger Quellenstudien mit allen Einzelheiten gründlich widerlegt. Weder bei dem Magister mundi der Pathologie noch in seinem Schülerkreis und ebensowenig bei den großen Pathologen des Auslandes — wir denken an Männer wie *William H. Welch* (1850—1934), den Begründer der modernen amerikanischen Pathologie und Bakteriologie, an die zahlreichen bedeutenden Kliniker in England und Frankreich, die ihre Tätigkeit am Krankenbett nach alter Tradition mit der Forschung am Seziertisch und im Laboratorium verbanden, — fehlt es an dem zum wahren Gelehrten gehörenden Universalismus. Wie die Dinge lagen, war damals das erste Erfordernis die Detailforschung. Nur von ihr aus konnte man an die großen Probleme herangehen. Dadurch wird der früher geschilderte lokalistische Standpunkt *Virchows* und der Medizin seiner Zeit verständlich.

Er hat diese Ansicht bis zuletzt beibehalten und verteidigt, z. B. in Rom 1894; denn sie war mit seinem zellulären Denken aufs engste verknüpft. Die Beteiligung des ganzen Menschen am krankhaften Geschehen war ihm schon wegen seiner ärztlichen und therapeutischen Einstellung keineswegs fremd. Dafür lassen sich genug Belege da finden, wo er allgemeine Fragen der Therapie berührt. Der ältere *Virchow* dagegen, der mit dem Krankenbett nicht mehr so unmittelbar in Berührung kam wie der junge, konzentrierte sich immer mehr auf den lokalen pathologischen, in der Zelle gegebenen Prozeß. Schließlich konnte man auch die Allgemeinkrankheit vom praktisch-therapeutischen Standpunkt insofern lokalisiert denken, als sie Veränderungen darstellte, die durch die Zelle therapeutisch beeinflußbar sind.

Zweifellos kam der Konstitutionsgedanke in der Zeit der Hochflut der Zellularpathologie unter der Führung des Meisters gegenüber dem Lokalismus zu kurz. Das lokalistische Prinzip stimmte so gut zu *Virchows* Lehre vom demokratischen Zellstaat. Die einzelne Zelle steht in ihm als Individuum selbständig neben der anderen und dient aus ihrer Eigenart heraus dem Ganzen. Aber die gleiche Auffassung läßt auch die Möglichkeit offen, daß der ganze Mensch krank wird, wie der Staat versagt, wenn seine Bürger versagen, und umgekehrt muß in einem bankerotten Staat der Bürger zugrunde gehen. 1862 spricht *Virchow* vom „Konstitutionalismus" der Krankheit. Bei den konstitutionellen Krankheiten darf man nicht nur örtliche Veränderungen der Bedingungen (vgl. Bd. II, 1, S. 168) annehmen, sondern wird auf eine allgemeine, dem ganzen Organismus inhärente Veränderung hingewiesen. Sieben Jahre später betont er in Innsbruck auf der Naturforscherversammlung nachdrücklich, daß nicht das Leben unter ungewöhnlichen Bedingungen an sich die Krankheit erzeugt, sondern erst das Versagen der regulatorischen Kräfte des Menschen, die berufen sind, die Wirkung der Krankheitsursache auszugleichen und die Heilung herbeizuführen. Von ihnen hängt die Entstehung und die Eigenart des Krankheitsverlaufes ab, und sie sind in der Individualität des einzelnen gegeben, die man als seine Konstitution bezeichnet. Auch bei *Virchows* unmittelbaren Schülern, *von Recklinghausen* und *Orth*, blieb der Konstitutionsgedanke lebendig, aber das Interesse an ihm war beim Gros der Pathologen gering.

Ähnlich wurde das Interesse der Pathologen an der äußeren Krankheitsursache durch die intensive Beschäftigung mit den zellulären Veränderungen vermindert. Das hinderte jedoch nicht, daß man sich im einzelnen Fall auch auf diesem Gebiet weiterzukommen bemühte, wie wir es bei den Kapiteln von der Entzündung, Tuberkulose und Geschwulstbildung sahen und wie es *Virchow* selbst durch zahlreiche eigene Arbeiten und experimentelle Beiträge seiner frühen Jahre zur Parasitenkunde, zur Frage des Rotzes u. a. bewies. *Virchow* trennte die äußere Ursache (causa externa) streng vom Wesen der Krankheit, dem in der Zelle gegebenen ens morbi. Die causa externa ist für ihn (1880) ein „äußeres Ding". Es verändert die lebende Zelle in physikalischer oder chemischer Weise. Alles andere hängt von der Zelle ab. Sie reagiert entweder mit einem pathologischen Zustand (erhöhter) Reizung oder mit einer einfachen Funktionsstörung oder mit einer Lähmung. Dieselbe äußere Ursache kann auf die eine Zelle reizend, auf eine andere bloß störend, auf eine dritte lähmend wirken. Die „innere Krankheitsursache", die Prädisposition, liegt also in der Zelle.

Diese Vorstellungen vom Wesen der Krankheit und die fast genügsam zu nennende Berücksichtigung ihrer Ursache behielten eine fast unbeschränkte Geltung, bis die Bakteriologie ihren Siegeslauf antrat.

2. Die Bakteriologie, Serologie und Immunitätslehre

Wir sprachen Bd. II, 1, S. 196 von den beiden Hindernissen, die nach den verheißungsvollen Anfängen um die Mitte des 19. Jahrhunderts der schnellen Weiterentwicklung der Lehre von den Infektionskrankheiten entgegenstanden. Der Überwindung des ersten Hindernisses, der Theorie von der Urzeugung, wurde in der Folge eine intensive experimentelle Arbeit gewidmet.

Die Methoden knüpften an Versuche an, welche der früher erwähnte Engländer *Needham* um 1750 angestellt hatte, um die Urzeugung zu beweisen. Er hatte kochende Fleischbrühe in Flaschen gefüllt, die Flaschen in heiße Asche gestellt, damit sie erhitzt blieben, und sie fest zugestöpselt. Trotzdem entwickelten sich in der Brühe Infusorien. Ihre Entstehung konnte er sich nur durch eine generatio spontanea erklären; denn das Kochen und Erhitzen hatte doch alle präexistierenden Keime getötet. *Spallanzani* machte den Gegenversuch. Er füllte Flaschen mit zersetzungsfähigen Flüssigkeiten, kochte sie und verschloß sie hermetisch. Es entstanden keine Infusorien. Wenn aber den durchkochten Flaschen Sprünge beigebracht wurden, erschienen die Tierchen. Die Tierchen mußten also aus der Luft stammen, und die Zersetzung trat ein. Man erinnert sich unwillkürlich an den Vergleich der Infektion mit dem Faulen des Hühnereies nach einer minimalen Verletzung der Schale durch *Paracelsus* (vgl. Bd. I, S. 260). *Needham* hatte eben nicht lange genug erhitzt und die Luft nicht genügend abgeschlossen. Die richtige Ansicht *Spallanzanis* setzte sich nicht durch. Man wandte ein, die Luft sei durch die Erhitzung und das Kochen so verändert, daß sie die spontane Entwicklung nicht mehr zulasse.

Nun versuchte man, den Zutritt reiner Luft zu der ausgekochten Masse ohne Erhitzung durchzuführen. *H. Schröder* und *Theodor von Dusch* (1824—1890), damals Privatdozent der Pathologie in Heidelberg, zeigten 1854, daß man die Luft, wenn man sie durch Watte hindurchleitete, keimfrei machen und dadurch die Entwicklung von Keimen in der dieser Luft ausgesetzten Masse verhindern konnte (vgl. Abb. 23). Diese und viele von anderen Forschern mit ähnlichen Methoden aus-

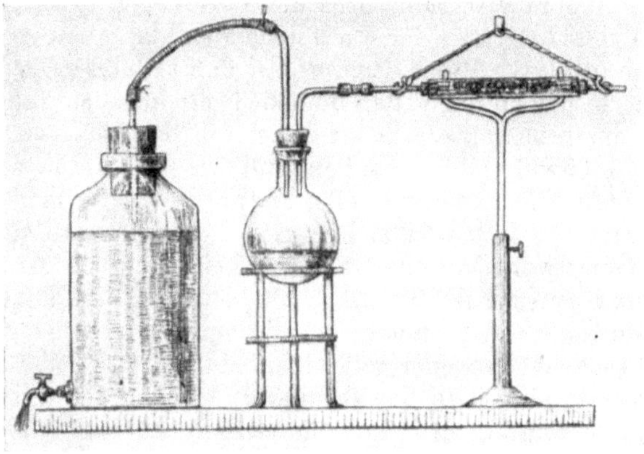

Abb. 23. Versuch zur Fernhaltung von Bakterien aus der Luft von *H. Schröder* und *Theodor von Dusch* (1854) (nach *Loeffler*, 1887)

geführten Versuche überzeugten die Anhänger des Glaubens an die generatio spontanea zunächst noch nicht. Daß man eine Materie durch genügend langes Erhitzen und Auskochen sterilisieren konnte, war allerdings allmählich nicht mehr zu bestreiten. Der springende Punkt blieb die Frage: Stammen die sich neubildenden Keime aus solchen, die vorher in der Luft enthalten sind, oder nicht? Diese Frage wurde am Ausgang der 50er und am Beginn der 60er Jahre durch den großen Franzosen *Louis Pasteur* (1822—1895) definitiv entschieden.

Obwohl der Physiker, Chemiker und Leiter der ,,wirtschaftlichen Studien" an der École normale in Paris, einer Schule, die zur Ausbildung der unseren Studienräten entsprechenden Lehrer an höheren Schulen dient, damals noch nicht 40 Jahre alt war, genoß er schon ein großes wissenschaftliches Ansehen. Trotzdem hatte er einen schweren Stand. Die Frage der Urzeugung bewegte die Öffentlichkeit in hohem Maße. Die Männer, die *Pasteur* bekämpfte, waren nicht zu unterschätzen, der Pariser Hygieniker *Paul Jolly* (1790 bis 1879), hochangesehenes Mitglied der französischen Akademie der Wissenschaften, und *Felix Archimède Pouchet* (1800—1872), korrespondierendes Mitglied derselben Akademie, Professor der Medizin in Rouen, Direktor des naturwissenschaftlichen Museums daselbst, in Botanik und Zoologie wohl beschlagen. In seinem Bericht vom 20. Dezember 1858 ,,Über die spontan in künstlicher Luft und in Sauerstoff entstandenen pflanzlichen und tierischen Protoorganismen" hatte *Pouchet* sich noch einmal mit seiner ganzen Autorität für die generatio spontanea eingesetzt. *Pasteur* wandte sich 1859 gegen ihn mit einem Verfahren, das er ,,mikroskopisches Studium der Luft" nannte. Er untersuchte die Luft auf ihren Organismengehalt, indem er, unabhängig von *Schröder* und von *v. Dusch*, einen Baumwollbausch von angesaugter Luft durchziehen ließ. Er fand danach den Bausch voll von Staub,

Sporen und anderen Keimen. Wenn er eine an sich zu starker Zersetzung neigende, aber sterilisierte Flüssigkeit völlig vom Staub der Luft abschloß, blieb diese Flüssigkeit unbeeinflußt. Brachte er aber nur ein minimales Teilchen des verunreinigten Baumwollbausches in die Flüssigkeit, so trat die Zersetzung ein. Der Kampf ging weiter; denn viele glaubten, daß chemische und physikalische Eigentümlichkeiten der Luft, Gase, Ozon, Elektrizität, Magnetismus zur Entstehung von Lebewesen führen könnten. *Pasteur* konstruierte nun 1860 Glasgefäße nach einer Methode, mit der auch der deutsche, um die Erforschung der Pilze und Bakterien verdiente Gießener Botaniker *Hermann Hoffmann* (1819—1891) Versuche angestellt hatte. Er ließ die Glasgefäße, in denen er zersetzungsfähige Substanzen durch Kochen sterilisierte, offen, so daß die gewöhnliche Luft freien Zutritt hatte, bog aber das obere dünner ausgezogene Ende zu einer, man möchte sagen, girlandenartig geschwungenen Röhre aus, so daß der Staub und damit der Organismeninhalt der Luft in dieser Biegung aufgehalten wurde und nicht mit der Luft bis an den Spiegel der sterilisierten Flüssigkeit gelangte. Es kam nicht zu einer Zersetzung. *Pasteur* modifizierte diese Glasgefäße (vgl. Abb. 24), erforschte mit ihnen die ruhende Luft im dumpfen Keller und die bewegte Luft auf dem flachen Lande und auf den Höhen der von ihm erstiegenen Berge des Jura und der Alpen. Dabei fand er unter anderem, daß die Luft in der Höhe staub-

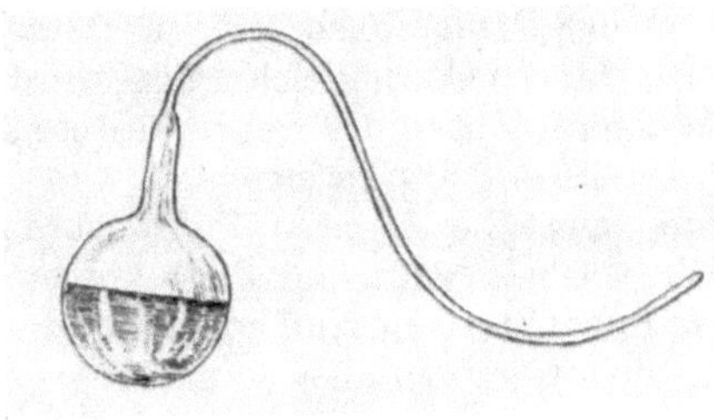

Abb. 24

Apparat zur Fernhaltung von Luftverunreinigungen von sterilisierten Substanzen nach *Hoffmann* und *Pasteur*, 1860/61 (nach *Loeffler*, 1887)

und keimärmer ist als im Tiefland. Von vielen maßgebenden Forschern kamen Einwände, aber um die Mitte der 60er Jahre verstummt die Gegnerschaft bis auf wenige, die noch in den 70er Jahren an der Urzeugung festhielten, ohne sich durchsetzen zu können.

Die Beseitigung des zweiten Hindernisses, der Vorstellung von der Polymorphie der Mikroorganismen, hat eine komplizierte Vorgeschichte.

Alles, was sich auf sie bezog, erregte bei Botanikern, Zoologen und Medizinern höchstes Interesse, schien doch die Untersuchung dieser Gebilde als Pilzparasiten und Krankheitserreger nicht nur berufen zu sein, manches pathologische Rätsel zu lösen, das die Ärzte seit Jahrtausenden beschäftigte, sondern bei der Kleinheit und einfachen Organisation dieser Gebilde auch an die Frage der Entstehung des Lebens heranzuführen. Die Verbesserung des Mikroskops zeigte, daß diesen Organismen nicht der komplizierte Bau zukommt, den ihnen *Ehrenberg* in kühnen Vergleichen mit höheren Lebewesen zugeschrieben hatte. Sie gab zugleich einen kräftigen Ansporn zu weiteren Untersuchungen. Botaniker und Zoologen stritten sich lange darum, ob man diese Mikroparasiten zum Pflanzen- oder Tierreich rechnen sollte. Den Hauptanteil an ihrer Erforschung hatten zunächst die Botaniker. *Virchow* nennt 1874 die Bakteriologie eine noch wenig angebaute Provinz der „medizinischen" Botanik. Er rechnet die Mikroparasiten, darunter die Spirochaete *Obermeiers*, zu den Pflanzen. *Koch* sagt später (1909) einmal von dieser Zeit, damals hätte die Bakteriologie nur einen winzigen Abschnitt aus der Botanik gebildet, der kaum ein Dutzend Arten von pflanzlichen Organismen umfaßte. Es entstehen die Anfänge der modernen bakteriologischen Nomenklatur.

Ehrenberg unterschied bei seinen Infusionstierchen geradlinige, unbiegsame Formen als Bakterien, geradlinige, schlangenförmig biegsame als Vibrionen, spiralförmig gekrümmte, unbiegsame als Spirillen und spiralförmig biegsame als Spirochäten. Ähnliche Unterscheidungen traf (1841) *Dujardin*. *Carl W. von Naegeli* faßte 1849 alle die Formen, welche unter dem Mikroskop farblos erschienen, darunter auch den Erreger der Seidenraupenkrankheit, unter der Bezeichnung Schizomyzeten (Spaltpilze) zusammen, um sie von den gefärbten Algen zu unterscheiden. Diese farblosen Gebilde — das war sein Grundgedanke — produzieren im Gegensatz zu den grünen keinen Sauerstoff. Damit hat *von Naegeli*, wie *Friedrich Loeffler* (1852—1915) sagt, dem allgemeinen Verständnis der niederen Formen zwar einen im Rahmen der Zeit wertvollen Dienst erwiesen, weil man nun einen Sammelnamen hatte, der die physiologische Eigenart dieser Gebilde treffend charakterisierte. Aber die beginnende Systematik, die berufen war, getrennte Formen klar gegeneinander abzugrenzen, war gefährdet. Und es gab genug Forscher, die glaubten, daß es sich bei diesen Organismen um im Grunde einheitliche Gebilde handele, die unter verschiedenen äußeren Bedingungen verschiedene Formen annehmen können und miteinander verwandt waren, etwa in der Art, wie wir es in den nosologischen Krankheitsvorstellungen der Vergangenheit kennenlernten.

Der autoritative Vertreter dieser Lehre war der Schleidenschüler und Jenenser Botaniker *Ernst Hallier* (1831—1904). Er machte in den Jahren 1866—1868 unzählige Versuche in dem Bemühen, die morphologische Betrachtungsweise des unter dem Mikroskop beobachteten Chaos durch die experimentelle Erforschung der Entwicklung der niedersten Formen zu ergänzen. In seiner Untersuchung schloß er auch die auf und im menschlichen Körper hausenden, als Krankheitserreger erkannten oder vermuteten Mikroorganismen ein: das Achorion Schönleini, Trichophyton tonsurans, Mikrosporon furfur, die Mikroben, die von zahlreichen Forschern während der Choleraausbrüche in Deutschland und Österreich im Jahre 1866 als Ursache des Übels angeschuldigt wurden, das allein im Deutschen Krieg 6427 preußischen Soldaten das Leben kostete. *Hallier* kam zu dem Ergebnis: Es gibt nur eine verhältnismäßig geringe Zahl von Pilzspezies. Die Hauptursache für die Entwicklung einer bestimmten Form ist das Substrat, der Nährboden, auf welchem der Pilz wächst. Sämtliche Pilze können in der Form des Schimmels vorkommen.

Die Behauptungen *Halliers* machten einen großen Eindruck auf Wissenschaftler und Laien. Es schien alles so exakt experimentell begründet, so plausibel und einfach. Auch von Ärzten kamen zustimmende Äußerungen. Es war keine leichte Aufgabe, diesen Irrtum zu überwinden. Die Botaniker nahmen den Kampf auf, und namhafte Mediziner unterstützten sie dabei. *Anton de Bary* (1831—1888), einer der bedeutendsten Botaniker seiner Zeit, bestritt die Zuverlässigkeit der Versuche *Halliers*, weil seine Vorsichtsmaßregeln nicht ausreichten, um Verunreinigungen mit Schimmelpilzen sicher zu vermeiden. Ebenso wies *Hermann Hoffmann* die Ansichten *Halliers* zurück. Er trennte (1869) die Pilze und Hefen streng von den niedersten Formen der Mikroorganismen und faßte diese unter dem Sammelnamen „Bacterien" zusammen, eine Bezeichnung, die später durch *Ferdinand Cohn* populär werden sollte. Gleichzeitig stellte er fest, daß „die sämmtlichen Formen der Bacterien-Reihe nie anders als durch gleichartige Wesen erzeugt werden". Auch innerhalb derselben Bakterienreihe ist es unmöglich, daß aus einem kugelförmigen Körperchen durch Längenwachstum ein Stäbchenbakterium wird. *Hoffmann* hatte schon 1860 ein Stück von einer in Wasser gekochten Kartoffel benutzt, um Hefe- und Schimmelpilze zu kultivieren und damit eine Methode der Kultur von Mikroorganismen auf Nährböden eingeführt, die sich in der Folge als besonders wertvoll für das Studium der Bakterien erweisen sollte. Andere folgten seinem Beispiel. In den Jahren 1868 bis 1870 züchtete *Joseph Schröter* (1835—1894), ein Schüler von *Ferdinand Cohn*, damals Stabsarzt in Breslau, pigmentbildende Spaltpilze auf Kartoffeln, Mehlbrei, Stärkekleister und anderen Nährböden.

Von den Medizinern, die sich auf die Seite der Gegner der Lehre von der generatio spontanea stellten, nennen wir nur *Eduard Rindfleisch.* Er brachte (1872) die Borken des Favusgrindes und frisches Muskelfleisch, in absolut reinem Wasser suspendiert, unter das Mikroskop und beobachtete bei starker Vergrößerung durch Ölimmersion die weiteren Vorgänge mit dem Ergebnis: Es gibt keine Urzeugung, keine Fäulnis ohne Schizomyzeten, keinen Übergang von einer Pilzform in die andere.

Es besteht ein klarer Unterschied zwischen zwei Arten von an der Fäulnis beteiligten Schizomyzeten, den Bakterien und Mikrokokken.

Mit der gleichen Methode wie *Schröter* kam *Cohn* auf Grund seiner Arbeiten aus den Jahren 1870—1875 zu der Überzeugung: Die verschiedenen Arten der Bakterien sind konstant wie die Arten der höheren Pflanzen und Tiere. Sie gehen immer nur aus Keimen der gleichen Art hervor und unterscheiden sich scharf durch ihre verschiedene Entwicklung, ihre Lebensbedingungen und Fermenttätigkeiten. Man kann sie mit ganz bestimmten Züchtungs- und anderen Methoden auseinanderhalten. Die Autorität *Cohns* führte diese Lehre zur allgemeinen Anerkennung. Er formulierte sie definitiv im Jahre 1876, demselben Jahr, in dem die grundlegenden Untersuchungen von *Robert Koch* über die Ursache des Milzbrandes erschienen.

Damit war ein großer Fortschritt gemacht. Man konnte mit größerer Zuversicht als bisher an das für die Medizin wichtige Problem herangehen, an die Frage: Sind die Spaltpilze tatsächlich spezifische Erreger von Krankheiten oder harmlose Parasiten von sekundärer Bedeutung? Wie wir (Bd. II, 1, S. 196) sagten, war man in den 50er Jahren über Vermutungen nicht hinausgekommen.

Mit Untersuchungen *Pasteurs* beginnt der Weg, der zur sicheren Beantwortung dieser Frage und damit zu einer Revolution im ganzen ärztlichen Denken führen sollte. *Pasteur* war der Überzeugung, daß nicht nur, wie *Cagniard de la Tour* und *Schwann* gefunden hatten, bei der alkoholischen Gärung, sondern auch bei andersartigen Gärungen, bei Essig-, Milch-, Butter-, Weinsäuregärungen und bei Harnstoffzersetzungen, die man auf chemische Fermente zurückführte, stets Mikroorganismen im Spiele sind. Das war für die Medizin um so wichtiger, als man zwischen Gärung, Fäulnis und Krankheit keine scharfe Grenze zog (vgl. Bd. II, 1, S. 193). Gärender Wein war kranker Wein. Faulende tierisch-organische Stoffe waren nach *Semmelweis* die Infektionserreger des Kindbettfiebers. 1857 teilte *Pasteur* der Öffentlichkeit mit, daß er als Ursache der Umwandlung von Milchzucker in Milchsäure kleine, als Ferment wirkende Kügelchen gefunden, und 1858, daß er bei der Umwandlung der Weinsäure ähnliche Gebilde von fermentativer Wirkung gesehen hätte. 1861 fand er ein organisiertes Ferment für die Entstehung der Buttersäure und entdeckte bei dieser Gelegenheit und bei ähnlichen Studien im Jahre 1863 Mikroorganismen, die ohne Sauerstoff leben konnten, das erste Beispiel „obligat anaerobiontischer Bakterien". Er war auch von der Spezifität dieser Mikroben überzeugt, konnte sie aber nicht beweisen, weil die Mikroben bei den von ihm beobachteten Objekten zwar in der Überzahl, aber nie allein vorhanden waren.

Um 1860 schrieb *Pasteur* der Pariser Akademie der Wissenschaften, daß es besonders wünschenswert wäre, alle diese Mikrobenstudien so zu fördern, daß „man den Weg zu einer ernsthaften Untersuchung der Ursache verschiedener Krankheiten fände". So wandte er sich denn (1864) selbst im Anschluß an seine oben geschilderten Untersuchungen über die in der Luft vorhandenen Mikroorganismen und seine bei den fermentativen Prozessen gemachten Erfahrungen den Krankheiten des Weines zu, der eines der wertvollsten Produkte seines Heimatlandes war und dessen Erkrankungen großen ökonomischen Schaden anrichteten. Als Ursache der häufigsten und gefährlichsten dieser Erkrankungen fand *Pasteur* „morphologisch verschieden organisierte Fermente", darunter für das Sauerwerden des Weines ein „Mycoderma aceti", welches auf der Oberfläche des Weines eine Haut bildete. Wenn er von diesen rasenförmigen Pilzüberzügen etwas nahm und auf gesunden Wein übertrug, wurde dieser ebenfalls krank.

Unter dem Einfluß dieser Untersuchungen, der sich mehrenden Funde von Mikroben auf äußeren und inneren Krankheitsherden mit dem Mikroskop, des tieferen Eindringens in die Entwicklung und Wirkung der tierischen Parasiten — wir denken vor allem an die Klärung der Trichinose durch *Leuckart*, *Virchow* und *F. A. von Zenker* (s. w. u.) — nimmt in den 60er Jahren das Interesse der Forschung an der Frage erheblich zu, ob es sich bei den Mikroorganismen nur um einfache Schmarotzer auf erkrankten Körperteilen handelt oder um echte Krankheitserreger im Sinne einer Infektion.

In einem Aufsatz von *August Hirsch*, der damals noch als praktischer Arzt in Danzig wirkte, „Der Madura-Fuß" aus dem Jahre 1863 mit dem charakteristischen Untertitel: „Ein Beitrag zur Geschichte des pflanzlichen Parasitismus" zeigt sich deutlich, welchen Einfluß die vermehrte Kenntnis von den tierischen Parasiten des Menschen auf die Forschung nach Krankheitserregern aus dem Pflanzenreich ausübte. *Hirsch* bringt ein kritisches Referat über die Beobachtungen französischer und englischer Ärzte über die eigenartige, in den Tropen heimische, der Aktinomykose ähnliche Krankheit der unteren Extremitäten. Diese hatte man vielfach für skrofulös oder tuberkulös gehalten. Der Franzose *Collas*, der in Pondichéry in Madras wirkte, lehnte diese Ätiologie 1861 ab, glaubte aber noch in Übereinstimmung mit den damaligen Auffassungen, daß es sich beim Madurafuß wie bei der Skrofulose und Tuberkulose um eine Krankheitsdiathese handele; sie sollte nur anderer spezifischer Natur sein als bei diesen. Die Jahre 1861 und 1862 brachten durch die mikroskopischen und pathologisch-anatomischen Untersuchungen des Engländers *Vandyke Carter*, der als Professor der Anatomie an der Medizinschule in Bombay tätig war, und seines Landsmannes *Bidie* die Erkenntnisse der wahren Ursache des Leidens. *Carter* fand einen sporenbildenden, in seinen Fäden radienartig angeordneten Pilz nicht nur in den Geschwüren selbst, sondern auch in der Tiefe der Weichteile und selbst im Knochenmark der befallenen Extremitäten. Entsprechend seiner ganzen Arbeitsrichtung vermutete *Hirsch* eine starke Abhängigkeit des Erregers und der Krankheit von der Bodenbeschaffenheit.

Durch die *Pasteur* gelungenen Übertragungen von Weinkrankheiten wurde im Jahre 1863 *Casimir Joseph Davaine* (1837—1882), der sich als Privatgelehrter in Paris ganz seiner Forschungstätigkeit widmen konnte, dazu angeregt, die Übertragung des Milzbrandes im Tierversuch zu erproben.

Die experimentelle Übertragung ansteckender Krankheiten auf Tiere geht (nach *Kisskalt*) bis in die Anfänge des 18. Jahrhunderts zurück. Während einer Pestepidemie in Marseille 1720/21 injizierte der Chemiker und Arzt *Antoine Deidier* (gest. 1746) Hunden die Galle von Pestleichen in Hautwunden, in die Venen oder verfütterte sie an diese Tiere und erzielte, vor allem nach der intravenösen Injektion, positive Resultate. Es gelang ihm aber ebensowenig Verständnis für seine wissenschaftliche Tat zu finden, wie *Marc Anton Plenciz* (auch Plencicz geschrieben) (1707—1786), der 1762 in Wien unter dem Einfluß der Infusionstierchen *Leeuwenhoeks* mit größter Klarheit der Deduktion und überraschender Vorwegnahme später sicher fundierter Forschungsergebnisse erklärte, daß ein principium quodam seminale verminosum von spezifischem Charakter die Ursache der kontagiösen Erkrankungen und der Fäulnis sein müsse. 1816 glaubte der Stadtarzt von Verona, *Francesco Vasani* (1782—1850), den Erreger einer ansteckenden Augenkrankheit in einem von ihm mit dem Mikroskop beobachteten kleinsten Lebewesen gefunden und mit Erfolg auf kleine Hunde übertragen zu haben (*L. Belloni*).

Als *Davaine* mit seinen Versuchen begann, war die Frage nach der Ätiologie des Milzbrandes ein viel erörtertes Problem. Man müßte manche Namen nennen, wenn man alle Männer erwähnen wollte, die sich verdienstvoll mit ihm beschäftigten, vor allem *Onésime Delafond* (1805—1861), den bedeutenden Direktor der Veterinärschule in Alford bei Paris und Mitglied der französischen Akademie der Medizin. Er hat zuerst in histologischen Schnitten Bakterien nachgewiesen. Seine 1860 bekanntgegebenen Stäbchenbefunde und Übertragungsversuche beim Milzbrand übertreffen (nach *Reiner Müller*) die von *Davaine* an Exaktheit.

Schon 1850 hatte *Rayer* (vgl. Bd. II, 1, S. 160) Versuche der Übertragung des Milzbrandes von kranken auf gesunde Tiere gemacht und im Leichenblut milzbrandkranker Schafe „petits corps filiformes" gesehen, ohne ihnen eine ursächliche oder diagnostische Bedeutung zuzuschreiben. *Davaine* war damals Assistent im Laboratorium *Rayers*. Wie er 1863 mitteilt, erschienen ihm diese „corps" den „Vibrionen" ähnlich, die *Pasteur* als Ursache des Sauerwerdens der Butter ansah. Dadurch kam er auf den Gedanken, nach der Methode von *Pasteur* Blut von milzbrandkranken Tieren auf gesunde zu übertragen. Bei diesen Versuchen erkrankten die gesunden Tiere nur, wenn das Blut, das er verwendete, die Stäbchen enthielt, die *Pollender* (vgl. Bd. II, 1, S. 195f.) und er selbst im Blut von milzbrandkranken Tieren gesehen hatten. Waren diese Stäbchen nicht im Blut vorhanden, so erkrankten die geimpften Tiere nicht. *Davaine* zog daraus den Schluß, daß diese Stäbchen die Erreger des Milzbrandes sind, eine Frage, die *Pollender* zwar aufgeworfen, aber nicht zu beantworten gewagt hatte.

Seine Behauptung stieß auf heftigen Widerstand. Neben *Brauell* (vgl. Bd. II, 1, S. 196) sei unter den Gegnern der russische Militärarzt *O. Grimm* in Petersburg erwähnt. Wie er 1872 in Virchows Archiv mitteilt, hat er bei der ungeheuren Verbreitung des Milzbrandes in Rußland, der dort die „sibirische" Pest genannt wird, zahlreiche als Opfer der Seuche gefallene Tiere seziert und in Milz, Leber, Lunge, Blut und Nieren Stäbchen gefunden. Diese Bakterien erscheinen jedoch nur „nach dem Tode des erkrankten Subjektes, während des Lebens aber ist keine einzige Bakterie im Blut aufzufinden". Die anderen Milzbrandforscher haben das Blut nicht mit genügender Sorgfalt untersucht. Im Hinblick auf die fehlende Asepsis ist recht interessant, wie der Lüneburger Tierarzt *Feldtmann* 1866 zu der Überzeugung kommt, daß es sich beim Milzbrand um eine echte Infektionskrankheit handeln muß. Er seziert eine an Milzbrand krepierte Kuh, spült das Seziermesser zwar „tüchtig" mit kaltem Wasser ab, trocknet es aber nicht und macht gleich darauf mit demselben Messer an einem Eberferkel eine „sonst stets gefahrlose Operation". Schon am zweiten Tag nach dem Eingriff erliegt das Tier einer brandigen Entzündung. „Die Infection des Milzbrandes war hier nicht zu verkennen, obgleich derselbe als örtliches Leiden auftrat." Gemeint ist hier, daß es sich nicht um den Einzelfall einer Epidemie im Sinne des Miasma handeln kann.

An *Davaines* Untersuchungen schlossen sich zahllose weitere pathologisch-anatomische und experimentelle Forschungen in Frankreich, Italien, England und Deutschland an, die wir unmöglich alle aufzählen können; Kliniker und Pathologen beteiligten sich daran. Man suchte am Seziertisch nicht mehr nur nach morphologischen Veränderungen im Sinne der Zellularpathologie, sondern auch nach Mikroorganismen im Krankheitsherd. 1866 injizierte der Professor der Arzneimittellehre *Léon Coze* (1817—1896) zusammen mit dem Anatomen und pathologischen Physiologen *Victor Thimothée Feltz* (1836—1893) in Straßburg faulige Flüssigkeiten und Blut von typhus- und pockenkranken Menschen Versuchskaninchen in die Venen. Sie fanden das Blut der Versuchstiere „von zahllosen Bakterien verschiedener Größe, Form und Bewegung" erfüllt. Bei weiteren Versuchen konnten sie mit der Methode *Davaines* bei der Übertragung dieses zweiten Blutes auf gesunde Tiere in diesen die gleichen Erscheinungen hervorrufen. Im gleichen Jahr veröffentlichte *Rindfleisch* die ersten Mitteilungen über das Vorkommen von Bakterien in den Organen von Patienten, die an Wundinfektionskrankheiten gestorben waren. 1867 fand *Cohnheim* Vibrionen in Entzündungsherden. 1868 entdeckte *Virchows* Assistent *Otto Obermeier* (1843—1873) im Blut von Rückfallfieberkranken die Spirochäte. Er veröffentlichte seinen Fund erst im Jahre seines Todes. Es war eine Zeit begeisterter Bakterienforschung angebrochen, die Theoretiker und Praktiker in ihren Bann zog, z. B. die Chirurgen *Carl Hueter* (1838—1882), der in dem Jahr seiner einschlägigen Untersuchungen (1868) als Ordinarius nach Rostock kam, und seinen weltberühmten Fachkollegen *Theodor Billroth* (1829—1894).

Alle Symptome bei Versuchstieren wie bei Patienten, bei denen Mikroorganismen übertragen bzw. gefunden wurden, hatten, namentlich bei den septisch-pyämischen Zuständen, eine solche Ähnlichkeit mit Vergiftungen, daß man sie auch durch ungeformte Gifte im alten Sinne (vgl. Bd. II, 1, S. 192f.) erklären konnte. Solange man die lebendigen Organismen als Erreger von ansteckenden Krankheiten nicht sicher kannte und als Ursache ein Gift im gewöhnlichen Sinne des Wortes in Betracht kam, war der Versuch durchaus berechtigt, der Natur dieser Erkrankungen durch Einspritzung giftiger, faulender und eitriger Massen näherzukommen, ohne auf die dabei gefundenen geformten Gebilde Rücksicht zu nehmen. Von diesem Standpunkt sind die Bd. II, 1, S. 25 erwähnten Versuche von *Magendie* und *Gaspard* zu deuten und ebenso die ähnliche Wege gehenden Tierexperimente des vielseitigen Berliner Mediziners *Adolph Stich* (vgl. Bd. II, 1, S. 141), damals Assistent an der Berliner Universitätspoliklinik unter *Romberg*, aus dem Jahre 1853, die ihn zu der Überzeugung führten, daß Cholera, Typhus und andere ansteckende Krankheiten durch „putride Infection" verursacht sind, u. a. zu erklären. Der badische Chirurg *Bernhard Beck* (später geadelt; 1821—1894) fand 1852 im Eiter hydrothionsaures Ammoniak und stellte bei Tierversuchen fest, daß es septische Eigenschaften besitzt. Am meisten beachtet wurden die Untersuchungen von *Panum*, mit denen er in den Jahren 1855/56 begann. Er gewann aus faulendem Hundefleisch ein putrides Gift, das in seiner tödlichen Wirkung auf Hunde dem Schlangengift, dem Curare und den Pflanzenalkaloiden ähnlich war. Es wurde beim Einkochen im Gegensatz zu den geformten Mikroorganismen nicht zerstört, war in Wasser löslich, in absolutem Alkohol unlöslich. Näher drang *Panum* in die chemischen und physikalischen Eigenschaften dieser Substanz nicht ein, kam aber zu der Überzeugung, daß es sich um ein spezifisches Fäulnisgift handele und daß es nicht mit den Stoffen identisch sei, die man bisher aus den Verwesungsprodukten stickstoffhaltiger Körper isoliert hatte. Er warnte davor, ein solches Gift wegen der Ähnlichkeit der Symptome voreilig mit den Ursachen von Typhus, Cholera, Pyämie, Milzbrand und Wurstvergiftung zu identifizieren.

Die 60er Jahre brachten zahlreiche neue Arbeiten über den Gegenstand. 1865 schrieb die Universität Marburg eine Preisaufgabe darüber aus. Aber die chemische Natur der putriden Gifte blieb zunächst im Dunkeln. Es war wenig damit gewonnen, daß der Chirurg *Ernst Bergmann* (später geadelt; 1836—1907) und *Oswald Schmiedeberg* in Dorpat, die sich seit 1866 mit dem Problem beschäftigten, 1868 aus faulender Hefe eine kristallinische Substanz herstellten, die auf Hunde und Frösche toxisch wirkte und daher von ihnen Sepsin genannt wurde. Dagegen brachte *Selmi* die Sache ein gutes Stück vorwärts, indem er verschiedene Arten des Giftes auseinanderhielt, je nach der Art des Mittels, in dem sie in Lösung gingen. 1876 hatte *Marcell v. Nencki*, damals in Bern, ein Kadaveralkaloid (vgl. S. 21) zum erstenmal rein kristallisiert dargestellt und seine chemische Formel bestimmt. Er gewann es aus der Fäulnis von Gelatine mit der Formel $C_8H_{11}N$ und nannte es Collidin. Damit war für das chemische Studium dieser Gifte die wissenschaftliche Basis geschaffen. Durch *von Nencki* wurden zahlreiche Forscher zum Studium der Ptomaine angeregt. Das bedeutendste Ergebnis brachten die Arbeiten von *Ludwig Brieger* (1849—1919). Er hatte unter *von Nencki* in Bern gearbeitet und wirkte später als Internist und Lehrer der physikalisch-diätetischen Heilmethoden an der Universität in Berlin. *Brieger* stellte eine größere Zahl von Ptomainen rein dar und prüfte ihre Wirkung im Experiment. Aus Fibrinpepton gewann er z. B. das Peptosepsin, welches Tiere unter Lähmungserscheinungen tötete. Aus faulendem Pferdefleisch erhielt er drei in Nadeln kristallisierende Körper: Neuridin, Neurin und Cholin. Davon war das Neurin besonders giftig und rief, ähnlich dem Alkaloid des Fliegenschwammes, dem Muscarin, Speichelfluß, Störungen der Atmungs- und Kreislauffunktion, Pupillenveränderung und klonische Krämpfe hervor. Ähnliche giftige Substanzen gewann *Brieger* aus Fischfleisch, faulendem Käse, Leim und Hefe. Seine Hauptarbeiten auf diesem Gebiet fallen erst in die Jahre 1885/86.

Nach diesem Exkurs in die Lehre von den putriden Giften kehren wir zur Bakteriologie zurück. Dadurch, daß man einerseits die Mikroorganismen als Ursache der Fäulnis und Gärung erkannt hatte und sie mit gutem Grund als Erreger der Wundinfektionskrankheiten vermutete, andererseits mit der Einspritzung putrider Gifte beim Tier ähnliche Symptome wie bei den Infektionskrankheiten erzielt hatte, erhob sich nun doch die Frage, wie weit die Gifte, die man so oft mit Bakterien vergesellschaftet fand, deren Wirkung aber auch von der Beschaffenheit der faulenden Substanz abhängig zu sein schien, aus der sie entstanden, und ohne Bakterien erhalten blieb, Produkte der Spaltpilze waren oder nicht.

Hier wurden die Untersuchungen von *Edwin Klebs* von großer Bedeutung. Ebenso wie *Bernhard Beck* hatte er im deutsch-französischen Kriege 1870/71 an zahlreichen verwundeten Soldaten der Karlsruher Kriegslazarette Gelegenheit gehabt, der Ursache der Wundinfektionskrankheiten, des Wundfiebers, der Pyämie und Sepsis nachzugehen. Er fand die Ursache in Pilzbildungen mit Fäden und Sporen, die er (1871) „bis auf weiteres" unter der Bezeichnung „Microsporon septicum" zusammenfaßte. Man findet das Microsporon septicum in den Wundsekreten und auf entzündlich veränderten Gewebsflächen. Es dringt aber auch in die Gewebe, die Lymph- und Blutgefäße ein und verursacht lokale und diffuse Entzündungen, Eiterherde und Fieber, Pyämie und Sepsis, zwischen denen kein grundsätzlicher Unterschied besteht. *Klebs* vermutet auch, daß dabei ein giftiges Stoffwechselprodukt des Mikrosporons im Spiel ist. Den Beweis dafür lieferte noch im gleichen Jahr sein Schüler *F. W. Zahn*, der später in Genf als pathologischer Anatom und gesuchter Spezialarzt für Lungen- und Kehlkopferkrankungen wirkte, in seiner Berner Doktordissertation. Er verwandte eine von Pyämischen gewonnene Pilzflüssigkeit und filterte die darin enthaltenen Formelemente zum erstenmal mit einem wirklich zuverlässigen Instrument ab, nämlich mit einem von ihm konstruierten Tonzylinder. Am Froschmesenterium konnte er dann sowohl mit der pilzhaltigen, wie mit der pilzfreien Flüssigkeit eitrige Entzündungen hervorrufen. Der Zutritt völlig reiner Luft versetzte dagegen das Mesenterium nicht in einen eitrig entzündlichen Zustand, es sei denn, daß ein mechanischer Fremdkörper im Spiel war. Das reine Filtrat der Pilzflüssigkeit enthielt also ein entzündungserregendes Gift, welches in stärkeren Dosen tödlich wirkte. Ein zweiter Schüler von *Klebs*, *Ernst Tiegel*, stellte im gleichen Jahr in seiner Berner Inaugural-Dissertation über die fiebererregende Eigenschaft des Microsporon septicum fest, daß das Gift vom Pilz nicht nur auf dem Nährboden des lebendigen Organismus produziert wurde, sondern auch bei künstlichen Züchtungsversuchen. Er vermutete die Identität dieses Giftes mit dem oben erwähnten Sepsin. Im Jahre 1872 brachte *Ernst von Bergmann* Tropfen von faulendem Blut, Fleischwasser und Eiter in Pasteursche Flüssigkeit, eine Lösung von Zucker und weinsaurem Ammoniak, die man damals zu solchen Versuchen gerne verwendete, und zeigte, daß diese Flüssigkeit auch giftig wurde, wenn sich in ihr die Fäulnisbakterien weiter entwickelten und vermehrten. Das machte wieder wahrscheinlich, daß das putride Gift ein direktes Stoffwechselprodukt der Bakterien war. Es behielt seine Wirkung, wenn man die Bakterien selbst entfernte oder tötete.

Sicher bewiesen war das alles aber nicht, und *Panum* konnte 1874 zwar mit Recht sagen, daß die große Mehrzahl der Ärzte, Chirurgen und Hygieniker zum Teil mit Begeisterung, ja mit Leidenschaft auf die von *Pasteur* und *F. Cohn* verteidigte Ansicht schwören, daß die Ursache der Fäulnis und damit auch das Gift, welches viele Krankheiten verursacht, in lebendigen Organismen zu suchen ist, von denen es in der Luft und im Wasser wimmelt, aber mit demselben Recht auch den Einwand erheben, daß das Gift auch ein Zersetzungsprodukt faulender Eiweißkörper sein könnte, ähnlich den Produkten der alkoholischen Gärung, und daß man angesichts der Lehren *Liebigs*, der ein scharfer Gegner der Mikrobenstudien *Pasteurs* war, und anderer Chemiker, darunter *Hoppe-Seylers*, über die Fermente und das chemisch-fermentative Wesen der Gärung nicht gezwungen sei, auf die Mitwirkung der Bakterien bei diesen Vorgängen zurückzugreifen. Ähnlich begründete Zweifel formulierte bei aller Anerkennung der geleisteten Arbeit *Rudolf Virchow* in seiner Rede über die Fortschritte der Kriegsheilkunde am 2. August 1874.

Virchow kennt die Literatur genau. Er berichtet über eigene Funde von Bakterien in den Ausleerungen von Cholera-, Typhus-, Ruhr- und Fleckfieberkranken, aber auch bei einfachen Diarrhöen und wieder bei Sektionen an Arsenikvergiftung Gestorbener. Es gelingt mit dem Mikroskop ebensowenig, unter diesen

„Pflänzchen“ spezifische Formen zu unterscheiden, wie mit den sog. Reinkulturen; denn diese Reinkulturen zeigen neben den gezüchteten Pilzformen immer noch andere, deren „Keime man vorher nicht wahrgenommen hat“. Alles ist problematisch. Der mechanistischen Hypothese, die die Wirkung der Bakterien in einem mechanischen Massenangriff auf die Zelle sieht, steht die chemische Gifttheorie gegenüber. Von der großen Bedeutung der Lösung dieser Probleme für die Lehre vom Wesen und der Ursache der ansteckenden Krankheiten ist *Virchow* überzeugt. Es verrät den weiten Blick dieser höchsten Autorität der pathologischen Anatomie, daß er die Lösung nicht von der morphologischen Forschung erwartet, sondern allein vom Experiment, der pathologischen Physiologie. Es war eine eindrucksvolle Rede. Was die Praktiker dachten, charakterisiert ein Wort des um die öffentliche Gesundheitspflege verdienten, vielgereisten Barmer Arztes *Friedrich Sander* (1833 bis 1878) in einem *Lister*-begeisterten Aufsatz über „die Bakterienfrage zu London und Berlin im Jahre 1875“. Er läßt die Frage offen, ob die Bakterien wirklich die Ursache der Infektion sind, und schließt mit den Worten *Thierschs*: „Mein Herz zieht mich zu den Bakterien hin, aber mein Verstand sagt mir, warte noch“.

Ein Jahr später sollte der experimentelle Weg zum Ziel führen. Am 30. April 1876 reiste der Landarzt und Kreisphysikus *Robert Koch* (1843—1910) aus seinem Amtssitz Wollstein, einer Kreisstadt in der Provinz Posen, nach Breslau zu *Ferdinand Cohn*, dessen früher geschilderte Pilzkulturversuche ihm ein Vorbild waren. Bei diesem denkwürdigen Besuch berichtete er dem berühmten Botaniker über seine seit einiger Zeit betriebenen Milzbrandstudien. Sie imponierten dem großen Gelehrten mit ihrer Exaktheit und Überzeugungskraft aufs höchste. *Cohn* sah nach eigenen Worten in *Koch* sofort „den unerreichten Meister wissenschaftlicher Forschung“. Er schickte einen Boten in das pathologische Institut *Cohnheims* mit der Bitte, gleich jemand herüberkommen zu lassen, weil es etwas ganz Außergewöhnliches zu sehen gäbe. *Cohnheim* ging selbst. Als er in sein Institut zurückkam, sagte er zu seinem damaligen Assistenten *Carl Weigert*: „Nun lassen Sie alles stehen und liegen und gehen Sie zu Koch; dieser Mann hat eine großartige Entdeckung gemacht“, die „größte Entdeckung auf dem Gebiete der Mikroorganismen“.

Was hatte *Koch* zu dieser großartigen Entdeckung geführt? In seinem Amtsbezirk richtete der Milzbrand unter dem Zuchtvieh der Landwirte großen Schaden an. *Koch* bemühte sich, wie *Davaine*, die Ursache dieser Krankheit zu finden. Aber er führte dessen Untersuchungen von einem fruchtbareren Gesichtspunkt aus weiter. *Davaine* hatte für manche Beobachtung beim Milzbrand keine Erklärung geben können. Weshalb trat die Krankheit manchmal nur sporadisch, manchmal epidemisch auf? Weshalb kam sie mit Vorliebe in feuchten Gegenden, Flußtälern, Sumpfdistrikten vor? Weshalb war sie in nassen Jahren besonders häufig und von einer bestimmten Wärme an der Oberfläche des Bodens abhängig? Diese Tatsachen schienen für eine miasmatische Ätiologie im Sinne der Alten zu sprechen. Waren die Stäbchen *Davaines*, wie manche annahmen, wirklich nur zufällige Befunde im Blut, womöglich nur Kristalle, wie einige glaubten? Man mußte die Stäbchen außerhalb des befallenen Organismus züchten, und zwar in reiner Form auf Nährböden, auf denen die Bakterien ähnliche Lebensbedingungen finden mußten wie im Körper der milzbrandkranken Tiere. Als solche Nährböden konnte man Rinderblut und den Glaskörper des Rinderauges verwenden. *Koch* brachte sie in einem Brutapparat unter, der der Körperwärme entsprechend temperiert war. Man mußte beim Mikroskopieren einen entsprechend erwärmten Objekttisch benutzen. Mit dieser Apparatur sah *Koch* unter dem Mikroskop, wie im Blut, das er milzbrandkranken Tieren entnommen hatte, die Milzbrandstäbchen wuchsen und sich vermehrten. Nun impfte er mit diesem Blut einen Nährboden. Es entwickelte sich auf ihm eine Kultur der im Blut gefundenen Stäbchen. Zunächst war sie nicht frei von Verunreinigungen. Als *Koch* aber von dieser ersten Pilzkultur Material auf einen zweiten und immer wieder auf einen neuen Nährboden impfte, erhielt er schließlich eine echte Reinkultur. Wenn er von dieser Kultur, die mit Sicherheit von dem Blut des kranken Tieres nichts enthielt als die Stäbchen, ein weiteres Tier (Meerschweinchen, Kaninchen) impfte, bekam dieses Tier wieder den Milzbrand. Mit seinen Versuchen wollte *Koch* noch etwas anderes zeigen. Ähnlich wie *Cohn* bei seinen Kulturen 1875 festgestellt hatte, daß die Heubazillen Sporen bilden, wies er nach, daß die Milzbrandstäbchen an sich nicht so widerstandsfähig sind, wie *Davaine* angenommen hatte, sondern ebenfalls Dauerformen, Sporen, bilden. Diese sind widerstandsfähig, halten sich lange außerhalb des Körpers und wachsen erst wieder zu Bazillen aus, wenn sie in ein Tier eindringen und damit geeignete Lebensbedingungen finden. *Koch* konnte dieses Auswachsen auch auf seinen Nährböden unter dem Mikroskop beobachten.

Jetzt waren alle Erscheinungen des Milzbrandes und seiner Übertragung erklärt, sein sporadisches und sein seuchenartiges Auftreten, seine Abhängigkeit von Temperatur- und Witterungswechsel. Es gab Milzbranddistrikte. Die Sporen überstanden trockene Zeiten, drangen mit der Einatmung staubiger Luft, mit Insektenstichen, mit dem Futter, Gras und Heu in die Tiere ein. Im tierischen Körper fanden sie günstigere Nährböden, vermehrten sich rapide, und das Unheil war da.

Die erste Infektionskrankheit war durch einen spezifischen Erreger erklärt, dessen Lebensbedingungen außerhalb des Organismus genau studiert waren. Damit war die Forderung *Henles* (vgl. Bd. II, 1, S. 195) erfüllt und das Programm für die Seuchenforschung auf lange Sicht festgelegt. Der Landarzt *Koch* wurde 1880 als Regierungsrat und Mitglied des kaiserlichen Gesundheitsamtes nach Berlin berufen und war bald ein weltberühmter Mann.

In den ihm unterstehenden Instituten und Laboratorien und in seinem weiteren Schülerkreis wurden die Methoden ausgebaut, die die Bakteriologie zu unerhörten Erfolgen führen sollten: die Bakterienfärbung, die Bakterienreinkultur und die spezialisierte tierexperimentelle Technik.

Versuche, die Bakterien wie die Zellen und ihren Inhalt zu färben, waren schon früh gemacht worden. *Pollender* hatte Milzbrandstäbchen gelb, *Hermann Hoffmann* Bakterien mit Fuchsin rot gefärbt. In Dänemark hatte *Carl Julius Salomonsen* (1847—1924), ein Schüler *Cohnheims* in Breslau, später hochangesehener Bakteriologe und Serologe in Kopenhagen, im Jahre 1876 mit Versuchen begonnen, die Bakterien durch Färbung und Nährbodenkulturen voneinander zu trennen. Da er seine Ergebnisse in dänischer Sprache publizierte, wurden sie nicht genügend bekannt. Seine „Lebenserinnerungen aus dem Breslauer Sommersemester 1877" geben einen guten Einblick in die Zusammenarbeit des Schülerkreises um *Cohnheim*, zu dem auch *William Welch* gehörte. Die Bahnbrecher auf dem Gebiet der Bakterienforschung waren seit dem Beginn der 70er Jahre *Carl Weigert* und *Paul Ehrlich*. Die Anilinfarben leisteten ihnen dabei wie in der Histologie die besten Dienste. Schon 1871 fand *Weigert* mit einfacheren Färbemethoden in der Haut von Pockenkranken massenhaft Bakterien und kam zu dem vorsichtigen und doch bezeichnenden Schluß, daß die Bakterien in „irgendwelcher Beziehung" zum Pockenprozeß stehen müssen, da sie ausschließlich an Stellen vorkommen, wo auch sonst die Wirkungen des Pockengiftes zutage treten.

Die grundsätzlich wichtigste aller Methoden wurde nach *Reiner Müller* die Gramfärbung. Der Däne *Christian Gram* (1853—1938), Professor der Pharmakologie, Pathologie, Therapie und Direktor der medizinischen Klinik in Kopenhagen, entdeckte diese Färbung bei Studien in Berlin, wo er am städtischen Krankenhaus Friedrichshain als Mitarbeiter *Carl Friedländers* tätig war. Er gab 1884 den diagnostisch so bedeutungsvollen Unterschied zwischen den Krankheitserregern bekannt, die wir als grampositiv und -negativ auseinanderhalten. 1882 entdeckte *Paul Ehrlich* die Säurefestigkeit bestimmter Bakterien und regte dadurch neue Färbemethoden an. Er selbst schuf 1882 unmittelbar nach der Entdeckung des zu den säurefesten Stäbchen gehörenden Tuberkelbazillus ein Verfahren der

Kontrastfärbung, mit dem es gelang, den leuchtend rot gefärbten Bazillus in den sonst blau erscheinenden geformten Bestandteilen des Auswurfs leicht nachzuweisen. Das Verfahren wurde modifiziert und als Ziehl-Neelsensche Methode in der Praxis besonders gern angewendet. *Franz Ziehl* (1857—1926), später Neurologe in Lübeck, war damals Assistent an der Heidelberger medizinischen Klinik. Er färbte 1883 den auf dem Objektträger getrockneten Sputumausstrich zunächst mit einer Methylviolettlösung, dann entfärbte er das Präparat mit Salzsäurealkohol. Danach behielten nur die säurefesten Tuberkelbazillen ihre Farbe bei, während die anderen morphologischen Bestandteile des Auswurfes die Farbe verloren. Nun färbte *Ziehl* das Ganze erneut mit Methylenblau. Dann erschien das ganze Präparat wie bei *Ehrlich* blau, und die Tuberkelstäbchen hoben sich durch ihre violette Farbe deutlich ab. Der Kontrast trat noch besser in die Erscheinung, als der Pathologe *Friedrich Neelsen* (1854—1894), damals Assistent am Pathologischen Institut in Dresden, an Stelle des Methylvioletts das Karbolfuchsin benutzte und dadurch den Tuberkelbazillen eine besonders schöne rote, ins Auge springende Farbe verlieh. Zahlreiche Modifikationen, Verbesserungen und neue Entdeckungen dieser und anderer Färbemethoden bewährten sich beim Neuauffinden und genauen Studium von Krankheitserregern von den Zeiten *Kochs* und seiner unmittelbaren Schüler bis auf den heutigen Tag.

Neben den Färbemethoden erwiesen sich die Bakterienkulturen als unabdingbares Hilfsmittel der Bakterienforschung. Schon aus der Art, wie die Nährböden auf die auf ihnen wachsenden Bakterien reagierten, konnte man bei den Mikroorganismen verschiedene Arten unterscheiden und Schlüsse auf ihre Biologie, insbesondere auf die von ihnen hervorgebrachten Stoffwechselprodukte und ihre eventuellen Gifte ziehen. Manche Bakterien verflüssigten die Substanzen, auf denen sie wuchsen, andere nicht. Nach dem Vorbilde von *Koch* kam alles darauf an, den natürlichen Nährboden der Mikroben durch einen künstlichen zu ersetzen, der alle ihnen gemäße Bestandteile enthielt. Für die Krankheitserreger sind die Produkte des menschlichen und tierischen Körpers das Gegebene. So verwandte man Fleischabkochungen, Peptone, Serum, Blut, Gelatine u. a. Substanzen. Ein aus Meeresalgen in Ostasien und Kalifornien ausgekochtes, gelatineähnliches Produkt, das malaiisch „agar-agar" genannt wird, zeigte sich als Agarnährboden der Gelatine ebenbürtig, ja in mancher Hinsicht überlegen. Seine Einführung in die wissenschaftliche Arbeit ist der Küchenerfahrung einer tüchtigen Frau zu verdanken, *Angelina Hesse* geb. *Eilshemius* (gestorben 1934 im Alter von 84 Jahren). Sie war die Gattin des Bakteriologen *Walter Hesse*, der damals bei *Koch* den Keimgehalt der Luft untersuchte. Von einer holländischen Familie aus Batavia, wo Gelatine trotz der Tropenhitze nicht erstarrt, hatte sie ein Agarrezept zum Einkochen von Fruchtgelee bekommen. Dieses Rezept empfahl sie 1880 ihrem Mann für seine bakteriologischen Nährböden. Statt der Fruchtsäfte wurde dem Agar Nährbrühe zugesetzt, und *Koch* konnte 1882 die gute Verwendbarkeit des Nähragars für Bakterienkulturen empfehlen.

Am häufigsten legte man solche Kulturen in sterilisierten Reagenzgläsern an, deren Öffnung nach altem Vorbild (vgl. S. 116 f.) mit sterilisiertem Wattepfropfen verschlossen wurde. Unter den anderen Nährbodenbehältern seien die Petrischalen genannt. Sie wurden von *Julius Richard Petri* (1852—1921), der auch zu den Schülern *Kochs* gehört, in die bakteriologische Technik eingeführt.

Mit Hilfe der genannten drei Methoden, Färbung, Kultur und Tierversuch, erfolgen die Entdeckungen neuer Krankheitserreger Schlag auf Schlag. Wesentlich auf Färbemethoden und direkte Übertragungen von Tier zu Tier gestützt, gibt *Koch* selbst auf der 51. Versammlung Deutscher Naturforscher und Ärzte in Kassel 1878 bekannt, daß den verschiedenen Formen der infektiösen Wundkrankheiten Stäbchen und Kokken verschiedener Art entsprechen. Seine schön gefärbten Präparate erregen großes Aufsehen. Man erkennt unter ihnen auch unsere Streptokokken. In demselben Jahr prägte, wie *Pasteur* berichtet, der französische Chirurg *Charles Emmanuel Sédillot* (1804—1883) in einem Aufsatz über den Einfluß der Pasteurschen Entdeckungen auf die Chirurgie für die Eitererreger den im französischen Schrifttum gerne verwendeten Namen „Mikroben". *Pasteur* beobachtete in den Jahren 1878/79 in Furunkeln Kokken, die in Häufchen und bei Puerperalsepsis solche, die halsschnurförmig geordnet waren. Das Wort „Streptokokken" war schon 1874 von *Billroth* für in Ketten geordnete Kokken geprägt worden. Er hielt sie aber, entsprechend seiner Überzeugung von der Polymorphie der Bakterien, nicht für eine besondere Gattung, sondern nur für eine vorübergehende „Vegetationsform". Die Sonderheit der Staphylokokken erkannte der schottische Chirurg *Alexander Ogston* (1844—1929) und gab ihnen 1882 den Namen.

1879 entdeckt der Dermatologe *Albert Neisser* (1855—1916) den Gonokokkus. 1880 veröffentlicht der Norweger *Armauer Hansen* (1841—1912), der in Bergen reichlich Gelegenheit hatte, Aussätzige zu untersuchen, in Virchows Archiv die Entdeckung des Leprabazillus, den er schon 1874 gesehen hatte. In dem gleichen Jahr (1880) teilt im gleichen Archiv der Pathologe *Karl Joseph Eberth* (1835—1926), damals in Zürich, die Entdeckung des Typhusbazillus mit, den er in der Darmschleimhaut, der Milz und in abdominalen Lymphdrüsen gefunden hatte. 1882 entdeckt *Robert Koch* den Tuberkelbazillus. Gleichzeitig und unabhängig von ihm fand ihn *Paul Baumgarten* (später geadelt; 1848—1928), damals pathologischer Anatom in Königsberg, nach Zusatz von dünner Natron- oder Kalilauge in einem Iristuberkel des Kaninchens. Im Jahre 1883 gibt *Friedrich Fehleisen* (1854—1924), damals Assistent *Ernst von Bergmanns* in Berlin, später Chirurg in San Francisco, in einer Schrift über „Die Ätiologie des Milzbrandes" bekannt, daß er in der Würzburger Klinik *Bergmanns* mit den Kochschen Färbungs- und Züchtungsmethoden eine besondere Art von Streptococcus als Erreger des Erysipels nachgewiesen hat. In der Folgezeit werden noch zahlreiche andere Arten spezifisch wirkender Streptokokken und Staphylokokken erkannt wie der Streptococcus pyogenes und der haemolyticus, der Staphylococcus aureus, albus und citrinus.

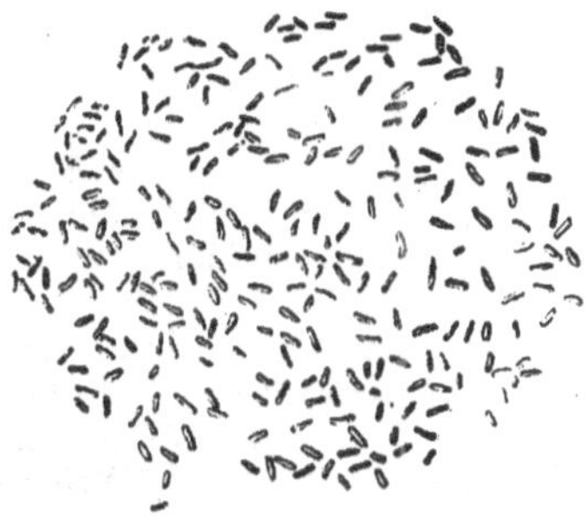

Abb. 25. Abbildung der von *Baumgarten* am 15. 4. 1882 in einem Iristuberkel des Kaninchens entdeckten Tuberkelbazillen

Besonders reich an neuen pathologischen Funden war das Jahr 1884. *Koch* entdeckt auf einer Expedition zur Erforschung der Cholera in Ägypten und Ostindien den kommaförmigen Choleraerreger. Sein Assistent, der Stabsarzt *Friedrich Loeffler*, isoliert auf Nährböden von erstarrtem Blutserum zum erstenmal die Diphtheriebazillen und erzeugt von der Reinkultur aus bei Tieren aller Art, darunter Affen, Tauben und Kälbern diphtherische Beläge und toxische Zustände, nachdem *Klebs* diese Stäbchen schon 1873 auf krankhaften Belägen beschrieben hatte, ohne beweisen zu können, daß sie die Erreger der Diphtherie sind. Einem anderen Assistenten am Kaiserlichen Gesundheitsamt und Mitarbeiter *Kochs*, *Georg Gaffky* (1850—1918), gelingt es, den Typhusbazillus zum erstenmal in Reinkultur zu züchten. Der Berliner Internist *Albert Fraenkel* (1848—1916) kann auf dem Berliner Kongreß für innere Medizin über eine besondere Art von Diplokokken als Erreger der kruppösen Pneumonie berichten, die er im Exsudat der entzündeten Lunge gefunden hatte und durch Reinkultur und Tierversuch von anderen Kokken abgrenzen konnte. Dieser Diplokokkus erhielt 1886 durch *Anton Weichselbaum* (1845—1920), damals Professor der pathologischen Histologie und Bakteriologie in Wien, den Namen Diplococcus pneumoniae. Heute ist er als Fraenkel-Weichselbaumscher Diplococcus pneumoniae bekannt. *Arthur Nicolaier* (geb. 1862), Internist in Göttingen und Berlin, zeigt als cand. med. 1884 und in seiner 1885 geschriebenen Göttinger Doktordissertation, daß man bei Mäusen, Kaninchen und Meerschweinchen, denen man Erde in künstlich gesetzte Hauttaschen bringt, Wundstarrkrampf erzeugen kann, und führt die Krankheit auf einen im Erdboden befindlichen Tetanusbazillus zurück. Nachgewiesen hat er ihn nicht. Aber ein Jahr später findet der

Göttinger Chirurg *Julius Friedrich Rosenbach* (1842—1923) bei Übertragungsversuchen von brandigen Hautstücken eines an Tetanus gestorbenen Menschen auf Meerschweinchen, Kaninchen und Mäuse Tetanusbazillen im Gewebe, ohne einwandfreie Reinkulturen darstellen zu können. Er teilt das Ergebnis auf dem 15. Kongreß der Deutschen Gesellschaft für Chirurgie am 7. April 1886 mit.

Zwei Jahre später gelingt *Kochs* Schüler, dem Japaner *Shibasaburo Kitasato* (1856 bis 1931) während seines Studienaufenthaltes in Berlin die erste Reinzüchtung des Tetanusbazillus.

1887 findet *Weichselbaum* bei der epidemischen Genickstarre in der Spinalflüssigkeit den Diplococcus intracellularis meningitidis. Im Juni 1894 reisen *Kitasato* und der hervorragende Schweizer Bakteriologe *Alexandre John Emile Yersin* (1863—1943) zum Studium der dort grassierenden Pest nach Hongkong. Bald nach der Ankunft gelingt es beiden, in den Bubonen der Pestleichen einen Bazillus nachzuweisen, in dem sie den Erreger der Pest erkennen. *Kitasato* veröffentlicht seine Entdeckung am 7., *Yersin* am 30. Juli. Beide waren unabhängig voneinander, aber die Darstellung *Yersins* gab die größere Sicherheit, daß es sich wirklich um den Erreger der schrecklichen Seuche handelte (*E. Podach*).

Man kann ohne Übertreibung sagen, daß *Pasteur* und *Koch* die Lehrer der Bakteriologen in den Kulturländern der ganzen Welt wurden. Neben *Kitasato* nennen wir von den vielen noch *W. H. Welch.* Er züchtete 1892 gemeinsam mit seinem damaligen Assistenten *George H. F. Nuttal* (geb. 1862) in Baltimore aus einer Leiche den gasbildenden Bacillus aerogenes capsulatus. Dieser wurde 1893 von dem Pathologen *Eugen Fraenkel* (1857—1925), damals Prosektor am Eppendorfer Krankenhaus in Hamburg, als Gasbranderreger erkannt und erhielt später den Namen Welch-Fraenkelscher Bacillus phlegmonis emphysematosae.

Das Zeitalter der „Mikrobenjäger" hatte begonnen. Schrecken vor dem winzigen Feind der Menschheit mischte sich mit der Zuversicht, ihn einmal wirksam bekämpfen zu können. Nicht nur belesene Laien, auch manche Ärzte faßten keine Türklinke mehr an und drückten sie mit dem Ellenbogen herunter, um Infektionen zu vermeiden. Von der Nützlichkeit, ja Unentbehrlichkeit der Spaltpilze, von denen *Pettenkofer* einmal gesagt hat, sie seien die besten Freunde der Menschen (*Kisskalt*), war weniger die Rede, und doch wies in derselben Zeit, in der ihre Gefahren für die Gesundheit erkannt wurden (1887), der Gynäkologe *Albert Döderlein* (1860—1941) darauf hin, daß Scheidenkeime bei gesunden Schwangeren keine schädlichen Fremdlinge sind, sondern im Gegenteil zu den Schutzkräften des Körpers gehören. 1888 wurde die wohltätige Symbiose der Bakterien mit den Wurzeln der Nährpflanzen durch den Holländer *Martinus Willem Beijerink* (1851—1931) klargestellt. Das Wort „Symbiose" hatte *A. de Bary* 1879 zur Kennzeichnung der gemeinsamen Arbeit von Algen und Pilzen beim Aufbau des Flechtenkörpers eingeführt. 1898/99 lieferte der Bakteriologe *Max Schottelius* (vgl. S. 70) den Nachweis, daß Tiere und Menschen ohne Darmbakterien nicht leben können.

Max Pettenkofer, der seine in Bd. II, 1, S. 200 geschilderte Seuchenlehre durch die Bakteriologie bedroht sah, verschluckte virulente Cholerabazillenreinkulturen anläßlich der großen Hamburger Choleraepidemie im Jahre 1892, um zu zeigen, daß seine Theorie die richtige war. Er überstand das experimentum crucis ohne wesentliche Gesundheitsstörung.

Die Entdeckungen der Bakteriologen hatten eine große grundsätzliche Bedeutung für die Pathologie, insbesondere für die Lehre von der Entzündung und die Frage nach der Krankheitsursache. Wir erinnern an die S. 23 geschilderten Untersuchungen und Experimente von *Klebs* über die durch das Microsporon septicum hervorgerufene Entzündung und ihre ätiologische Verwandtschaft mit Pyämie und Sepsis. In den Ausführungen *Cohnheims* über die „infektiösen Entzündungen" als einer besonderen Art des pathologischen Vorganges aus dem Jahre 1877 glaubt man, den unmittelbaren Eindruck des berühmten Besuches von *Robert Koch* in Breslau (vgl. S. 124) zu spüren. Die „Schizomyzeten" alterieren die Gefäßwände, so daß daraus die entzündlichen Zirkulationsstörungen entstehen, sie „etablieren" sich in bestimmten Organen und Körperteilen, in denen sie geeignetes Nährmaterial finden, genau wie die Trichine in der Muskulatur, so z. B. bei der Zerebrospinalmeningitis im guten Nährboden der Pia mater. Der Mikroorganismus ist ein wichtiger ätiologischer Faktor entzündlicher Erkrankungen geworden, aber vieles bleibt *Cohnheim* fraglich. Die im Volk auf Erkältungen und Durchnässungen zurückgeführten sog. rheumatischen Entzündungen und Katarrhe kann man z. B. höchstens zum Teil in die Infektionskrankheiten einreihen.

Metschnikow erklärte 1891 in der Festschrift für *Virchow* die Gefäßalterationsthese (vgl. S. 99) der Entzündung für überlebt. Bei seinen Untersuchungen „zur vergleichenden Pathologie der Entzündung" setzte er sowohl bei nerven- und gefäßlosen, als auch bei Gefäße besitzenden Wirbellosen und bei Wirbeltieren künstliche Schädigungen und studierte die eintretenden Reaktionsvorgänge. Bei sämtlichen Wirbellosen, die ein Mesoderm aufweisen, fand er das Bild der Phagozytose, auch wo bei ihnen noch keine Diapedese durch eine Gefäßwand möglich war, und erblickte darin den ersten Schritt eines Entzündungsvorganges. „Der Hauptfaktor, das primum movens, der entzündlichen Reaktion besteht in einer Ansammlung der Leukozyten um den Reizkörper".

Die Erkenntnis der Bakteriologen, daß ein lebendiger Mikroorganismus als Angreifer die Entzündung verursacht, warf zusammen mit der Phagozytentheorie und der Vorstellung vom Kampf ums Dasein die Frage auf, wie weit es sich bei der Entzündung um eine sinnvolle, der Heiltendenz dienende Reaktion handelt, auf die nur bei Fehlleistung der von *Virchow* aufgestellte Charakter der Gefahr Anwendung finden kann. Seit den 80er Jahren gab es manchen führenden Kopf, der sich zu den Heiltendenzen des entzündlichen Prozesses bekannte, darunter die Pathologen *Felix Marchand* (1846—1928) in seiner Gießener Antrittsrede 1881, *Ernst Neumann* in Königsberg 1889 u. a. Aber sie drangen nicht durch. Selbst *Metschnikow*, der in der angeführten Studie die exsudative Entzündung ausdrücklich als einen Kampf der Phagozyten gegen Krankheitserreger auffaßt, vertritt den reinen „Standpunkt der Evolutionslehre" und will von einer teleologischen Deutung des Entzündungsvorgangs nichts wissen. Die Phagozytosentätigkeit kann unter Umständen für das Leben schädlich wirken, z. B. wenn sie Nerven- oder Leberzellen vernichtet, die zwar geschwächt, aber doch noch für das Leben wichtig sind.

Was die Frage nach der Krankheitsursache angeht, so wird in der 1864 erschienenen 2. Auflage des vielgelesenen und oft aufgelegten Handbuches der allgemeinen Pathologie der Pathologen und Kliniker *Paul Uhl* (1827—1861) in Jena und *Ernst Wagner* (1829—1888) in Leipzig die Lehre von der Krankheitsursache „eines der schwächsten Kapitel der Pathologie" genannt, da es im Begriff der Ursache im Sinne des Kausalitätsprinzips liegt, daß die Wirkung mit Notwendigkeit eintritt, wir aber bei Krankheiten diese Notwendigkeit der Wirkung einer sogenannten Krankheitsursache nur äußerst selten konstatieren können. Aus solchen Überlegungen mag auch die von uns erwähnte Zurückhaltung der Pathologen in der Frage der Ätiologie zu erklären sein. Jetzt lernte man zahlreiche Erkrankungen kennen, bei denen der kausale Zusammenhang mit dem Krankheitserreger klipp und klar erwiesen schien. Die Begeisterung verleitete manchen Pathologen dazu, das Wesen der Krankheit einseitig in äußeren Faktoren zu suchen. So kam es zu Gegensätzen zur Zellularpathologie und zur Lehre *Virchows* vom ens morbi. Auf den Naturforscherversammlungen zu München 1877 und Kassel 1878 wurde *E. Klebs* der Interpret einer starken Reaktion gegen die zellularpathologischen Vorstellungen. Er wollte die rein mechanischen Störungen so wenig wie die angeborenen und erworbenen Anomalien, das Fehlen oder die mangelhafte Entwicklung einzelner Körperteile den

Krankheiten zurechnen und ließ eigentlich nur die durch Infektion bedingten Prozesse als Krankheit gelten. Das ausschließlich Entscheidende sollte der Infektionserreger sein. Auf ihn und nicht auf die zellulare Veränderung kommt es an. Dem gegenüber betonte *Virchow* (1880), daß auch bei der Annahme der bakteriellen Krankheitsverursachung keine Theorie der Infektionskrankheiten ohne zellularpathologischen Charakter bestehen könnte, da man immer Zellschädigungen entweder durch die Bakterien selbst oder durch ihre Gifte annehmen müsse. Im Laufe der Zeit nahm der Konflikt zwischen Bakteriologen und Zellularpathologen selbst bei *Klebs* mildere Formen an. 1887 erklärte dieser unter dem Einfluß Darwinscher Ideen in Übereinstimmung mit *Virchow*, daß es sich bei der Infektionskrankheit um einen Kampf zwischen zwei Lebewesen, dem Bazillus und dem befallenen Organismus, handele, der sich weder vom Standpunkt des Bakteriologen noch von dem des Zellularpathologen allein erklären lasse. So war die Gefahr beschworen, daß die Individualität des Kranken aus der Betrachtung völlig ausschied. Für die Bakteriologie blieb jedoch der Schwerpunkt der Krankheit in die äußere Ursache verlegt. Als *Friedrich Wilhelm Beneke* (1881) als Vorläufer der modernen Konstitutionspathologie darauf hinwies, daß das Gepräge der Krankheit und der Effekt der Ursache in der anatomischen und chemischen Konstitution des Erkrankten bedingt sei, nahm er charakteristischerweise die Infektionskrankheiten davon aus. Von pathologischer Seite hob ferner *Johannes Orth* (1887) die prinzipielle Bedeutung der Disposition gegenüber dem Tuberkelbazillus hervor.

Auch nachdem die einseitig bakterielle Einstellung, wie sie *Klebs* eine Zeitlang repräsentierte, überwunden war, behielt, wie wir sehen werden, das bakteriologische Denken keinen geringen Einfluß auf die gesamte Lehre von der Krankheit.

Inzwischen vollzog sich in der Bakteriologie eine folgenschwere Wandlung. Wir möchten sie als den Weg vom Bazillus zum Toxin bezeichnen. Zunächst war man geneigt, die einfache mechanische Anwesenheit von Bazillen mit der Krankheitsursache zu identifizieren. 1878 stellte *Koch* die Forderung auf, es müßten zum Nachweis einer echten Infektionskrankheit durch Bazillen „die Bakterien ausnahmslos und in derartigen Verhältnissen betreffs ihrer Menge und Verteilung nachgewiesen werden, daß die Symptome der betreffenden Krankheit ihre vollständige Erklärung finden". Auf die Dauer konnte diese mechanistische Auffassung nicht aufrecht erhalten werden. Nicht ohne Beeinflussung durch die geschilderten Untersuchungen über die putriden Gifte und die von *Klebs* und seinen Schülern studierten giftigen Wirkungen der Bakterienfiltrate schlug die Bakteriologie die von uns formulierte neue Arbeitsrichtung ein. *Koch* selbst sah, als ihm der Nachweis der Kommabazillen bei der Cholera geglückt war, niemals Bazillen im Blut, sondern nur im Darm. Eine plausible Erklärung für den schweren, tödlichen Verlauf der Seuche fand er 1884 in der Annahme eines spezifischen, von den Bazillen produzierten Giftes, dessen Wirkung sich teils unmittelbar an Ort und Stelle durch Schädigung des Epithels und der Darmschleimhaut, teils mittelbar durch Resorption und Schädigung des Gesamtorganismus bis zum Tode äußerte.

Ganz ähnlich lagen die Verhältnisse bei der Diphtherie. *Loeffler*, wie auch die späteren Bearbeiter fanden beim Menschen und bei Versuchstieren die Diphtheriebazillen immer nur in den lokalen entzündlichen Membranen bzw. an der Impfstelle. *Loeffler* erklärte aus diesem Grund schon in seiner ersten Mitteilung (1884) gewisse pathologische Befunde aus der Wirkung eines von den Bazillen an der Impfstelle produzierten und von den Blutgefäßen aufgenommenen chemischen Agens und sprach in der Diskussion zu seinem Vortrag davon, daß der Tod durch ein von den Bazillen lokal erzeugtes Gift erfolge. In weiteren Versuchen aus den Jahren 1887 und 1888 bekam er schließlich ein greifbares Resultat und stellte ein Gift her, das bei den

Versuchstieren diphtherieähnliche Symptome hervorrief. Aber als er seine Ergebnisse im Beginn des Jahres 1889 im Greifswalder medizinischen Verein veröffentlichte, war das Gift von *Emile Roux* (1853—1933) und *Yersin* bereits (1888) exakt festgestellt und das Verfahren der Allgemeinheit bekanntgegeben worden. Sie ließen eine Diphtheriebouillonkultur durch ein Porzellanfilter gehen, das die Bazillen zurückhielt, und konnten mit dem völlig bakterienfreien Filtrat ganz exakt die Erscheinungen hervorrufen, welche das allgemeine Krankheitsbild der schweren und tödlichen Diphtherie charakterisieren.

Der Vergleich der früher erschlossenen Fäulnis- und Verwesungsgifte mit den giftigen Produkten der pathogenen Bakterien lag nahe. *Brieger* übertrug seine bei dem Studium jener gemachten Erfahrungen auf Versuche, die chemische Konstitution dieser näher zu ergründen und sie rein darzustellen. Im Jahre 1886 wies er bei einer ganzen Reihe neuentdeckter Bakterien (Tetanus, Staphylococcus aureus, Typhus, Cholera u. a.) giftige Produkte von spezifischer Art und zum Teil chemisch genauer erfaßtem Charakter nach. Er stellte ihre basische Natur fest und schlug für sie im Gegensatz zu den ungiftigen Fäulnisprodukten, die er in Erinnerung an *Selmi* als Ptomaine zusammenfaßte, den Namen Toxine vor.

Die Hoffnung wurde wach, den Begriff der Infektionskrankheit in den Begriff der Vergiftung mit Substanzen aufzulösen, deren chemischer Aufbau, wie der von anderen tierischen und pflanzlichen Giften, erschließbar schien, eine Hoffnung, der *Brieger* auf der Naturforscherversammlung in Heidelberg (1889) unter allgemeinem Beifall Ausdruck gab. Es ist verständlich, daß man mit Feuereifer an die weitere chemische Erschließung dieser Gifte ging, vor allem, seitdem *Roux* und *Yersin* die Rolle des Diphtheriegiftes so exakt und überzeugend dargestellt hatten. *Brieger* und der Bakteriologe und Hygieniker *Carl Fraenkel* (1861—1915), damals in Königsberg, welche die Studien von *Roux* und *Yersin* fortsetzten, kamen 1890 auf Grund ihrer Tierversuche und chemischen Analysen zu der Überzeugung, daß es sich hierbei im Gegensatz zu den basischen Toxinen um einen giftigen Eiweißkörper handele, und übertrugen diese Ansicht auch auf Typhus-, Cholera-, Tetanus-, Milzbrand- und Eiterbakteriengifte. Das ,,Toxalbumin" verschiedener Abart und chemischer Konstitution sollte — durch die Bazillen aus dem Gewebseiweiß abgespalten — die klinischen Allgemeinerscheinungen, unter Umständen auch den Tod bei den Infektionskrankheiten bedingen.

Indessen erhoben sich gegen diese einfache Formulierung der Natur der Bakteriengifte schon bald Bedenken. Der Franzose *Edmond Guinochet* (1853—1937), Apotheker an den Hospitälern der Pariser Charité, züchtete aus völlig eiweißfreiem, alkalisiertem menschlichem Urin Diphtheriebazillen und konnte daraus in gleicher Weise wie aus Peptonbouillonkulturen das Diphtheriegift extrahieren. Der Münchener Bakteriologe und Hygieniker *Hans Buchner* (1850—1902) erhielt 1893 ein analoges Resultat aus einer Kultur von Asparaginlösung mit Mineralsalzen. Beide vertraten die Ansicht, daß die Toxalbumine von den Bazillen nicht aus dem Nährboden abgespalten werden, sondern aus dem Plasma der Bazillen selbst stammen. Der Mitarbeiter und Nachfolger *Pasteurs* in der Leitung seines Institutes, *Pierre Emile Duclaux* (1840—1904), zeigte die außerordentliche Unsicherheit der positiven Kenntnisse von der chemischen Konstitution der Eiweißstoffe überhaupt und kam zu dem Schluß, daß es sich bei der vermeintlichen Isolierung wohl charakterisierter giftiger Eiweißkörper um die Produkte einer Methode handele, die mit vielen Fehlern behaftet war. Bald wurde der über die chemische Natur nichts präsumierende Name Toxine allgemein akzeptiert.

Roux und *Yersin* charakterisierten in Übereinstimmung mit *Loeffler* im Jahre 1893 das Diphtheriegift als eine ferment- oder enzymähnliche Substanz. Hiergegen wandte sich wieder der ehemalige Militärarzt *Emil Behring* (1854—1917), der im gleichen Jahr zum Professor ernannt wurde und durch die vorausgegangene Entdeckung des Diphtherieheilserums bald Weltruf erringen sollte. Er wies auf die vielen Merkmale hin, durch die sich das Diphtheriegift von den Fermenten und Enzymen unterschied, und erklärte den Vergleich mit diesen für sehr gewagt.

So schienen die Bemühungen, die Bakteriengifte durch chemische Konstitutionsformeln und den Vergleich mit den Fermenten zu charakterisieren, trotz mancher Analogie mit diesen zunächst wenig aussichtsreich. Mehr Geltung behielten Versuche, die Toxine nach ihrer Wirkung auf den Organismus zu charakterisieren. Als wichtigstes zeigten sich zwei Eigenschaften: einmal die Spezifizität ihrer Wirkung, die einerseits eine besondere Art der lokalen und allgemeinen Veränderung im lebendigen Tierkörper, andererseits eine Beschränkung der Schädigung auf bestimmte Organismen bedingt, und zweitens die Fähigkeit, im befallenen Organismus die Ausbildung spezifischer Antitoxine anzuregen. Diese Tatsache wurde zuerst im Dezember 1890 von *Behring* und seinem damaligen Mitarbeiter *Sh. Kitasato* nach Immunisierungsversuchen an Tieren bekanntgegeben. *Behring* fand im Laufe dieses Jahres, daß Meerschweinchen, die mit Diphtherie schwer infiziert, aber durch Behandlung der Infektionsstelle mit Jodtrichlorid geheilt waren, sich bis zu einem gewissen Grade gegen eine neue Infektion mit Diphtherie immun zeigten. Diese Immunität ließ sich durch Weiterbehandlung nicht nur mit lebenden Diphtheriebazillen, sondern auch mit Diphtheriegift steigern. Das Blut der so behandelten Tiere ließ ausgesprochen antidiphtherische Eigenschaften erkennen, und zwar erstreckte sich der Schutz nicht nur auf die Infektion mit lebenden Diphtheriebazillen, sondern auch auf die von ihnen gebildeten Toxine. Die naheliegende Annahme einer Giftgewöhnung schloß *Behring* aus. Dagegen bestätigte ihm die Erfahrung, daß Tiere, die mit Injektionen von Diphtheriegift in die Bauchhöhle behandelt worden waren, in ihrem von allen andern Bestandteilen befreiten und anderen Tieren injizierten Blutserum keine Spur von schädlicher Giftwirkung zeigten, und daß auch noch dem extravaskulären Blut diphtherieimmuner Tiere die Fähigkeit zukommt, das Diphtheriegift unschädlich zu machen. Es handelte sich also nicht um eine bis dahin zur Erklärung der Immunität angenommene Eigenschaft lebender zellularer Teile des Organismus, sondern um eine besondere Eigenschaft des von lebenden Zellen freien Blutes. Die historische Gerechtigkeit erfordert es, hier daran zu erinnern, daß schon im Jahre 1888 *Jules Héricourt* (geb. 1850) und *Charles Richet* die Immunisierung gegen bakterielle Infektionen auf dem Blutwege in ihrer ganzen Bedeutung erkannt hatten. Im Ausbau Pasteurscher Vakzinationsversuche übertrugen sie Blut von Hunden, die sie mit einem von ihnen Staphylococcus pyosepticus genannten Erreger infiziert hatten, durch Bluttransfusion direkt aus der Carotis des Hundes in die Peritonealhöhle des Kaninchens und erzielten eine ganz klare Immunisierung dieser Tiere gegen diesen Erreger. Sie hatten auch die große Bedeutung dieser neuen Immunisierungsmethode erkannt und die Zuversicht, daß sich das Verfahren ebenfalls bei anderen Infektionen bewähren werde. Ebensowenig konnte die herkömmliche Anschauung geltend gemacht werden, daß die Immunität auf unmittelbar bakterienfeindlichen Kräften des Blutes beruhe; denn auf dem Blut der immunisierten Tiere wuchsen die Diphtheriebazillen üppig bei eher noch vermehrter Virulenz. Schon früher war *Behring* durch Jodoformstudien zu der Ansicht gekommen, daß die antiinfektiöse Leistungsfähigkeit eines therapeutisch wirksamen Mittels nicht auf seine bakterizide, sondern auf seine entgiftende oder antitoxische Wirkung zurückzuführen sei. Als er nun bei der Mischung von Immunserum mit Diphtherietoxin diese Wirkung beobachtete, stellte er das antitoxische Erklärungsprinzip grundsätzlich auch für die Immunisierung gegen Diphtherie auf. Weitere Versuche mit *Kitasato* erbrachten genau dieselben Verhältnisse beim Tetanus. Damit war (1890) der Begriff eines von den Toxinen im Körper des angegriffenen Wesens erzeugten und zwar ganz spezifischen Antitoxins zum erstenmal festgelegt. Ein Jahr später (1891) lieferte *Paul Ehrlich* denselben Nachweis für die Pflanzengifte. Er experimentierte im Anschluß an die Versuche von *Behring* und

Kitasato mit zwei Giften, die damals von dem Dorpater Pharmakologen *Rudolf Kobert* (1854—1918) genauer studiert worden waren, mit Ricin, dem Gift des Samens der Ricinuspflanze, und mit Abrin, dem wirksamen Prinzip der Jequiritybohne, deren (1882) in die Therapie der Augenheilkunde eingeführtes Infus gelegentlich zu schweren Schädigungen des Auges Veranlassung gegeben hatte. Die prinzipiell wichtige Analogie dieser Gifte mit den Bakteriengiften hatte schon *Brieger* betont. Sie schienen *Ehrlich* eine einfachere Lösungsmöglichkeit der experimentellen Aufgabe zu bieten als die quantitativ schwer und in absolut reinem Zustand überhaupt nicht zu erhaltenden Bakteriengifte. Es gelang ihm, Mäuse gegen diese Gifte zu immunisieren und mit dem Blut dieser Tiere, das er mit der Lösung der Gifte mischte, deren Wirkung völlig zu paralysieren. Auch hier stellte sich die absolute Spezifität der Wirkung heraus. *Ehrlich* erklärte sie damals durch eine Zerstörung der Gifte; niemals vermochte das Blut rizinimmuner Tiere für das Blut abrinimmuner Tiere einzutreten. Demnach bestand kein Zweifel, daß von den Pflanzengiften ebenso wie von den Bakterientoxinen im Blut der vergifteten Tiere ein Antitoxin ausgebildet wurde, das *Ehrlich* in seinen Fällen Antiricin bzw. Antiabrin nannte.

Durch diese Erkenntnisse wurde der Schwerpunkt der Bakteriologie von der morphologischen auf die biologisch-chemische Arbeit verlegt, der Immunitätsforschung eine neue Grundlage gegeben und die Serumtherapie unserer Tage vorbereitet.

Seit der Kuhpockenschutzimpfung *Jenners* war die Hoffnung größer geworden, durch künstliche Erzeugung leichter Erkrankungen schwereres Unheil zu verhüten. Es mußte sich doch bei all den neuen Erkenntnissen über die Ursache der Infektionskrankheiten ein Weg finden, tiefer in das Wesen und die biologischen Geheimnisse der immer wieder von neuem gemachten Erfahrung einzudringen, daß es Menschen gibt, die von den Krankheitserregern nichts zu fürchten haben, die andere Menschen in Massen befallen und dahinraffen, wie einstmals die Pocken, und daß Menschen bei vielen Krankheiten nicht wieder infiziert werden, wenn sie den Kampf ums Dasein mit dem Bazillus einmal siegreich überstanden haben.

Das nächste Ziel in diesem Kampf war die Schwächung der Kräfte des Gegners. Den ersten Anlaß gab ein Zufall. *Pasteur* war 1880 mit Studien über die Hühnercholera beschäftigt. Der Erreger der Krankheit wurde alle 24 Stunden auf einen neuen Nährboden überpflanzt. Er behielt seine Giftigkeit und tötete bei Überimpfung in kleinsten Mengen die Versuchshühner schnell. Eine vor einigen Wochen angelegte Kultur war (in den Institutsferien) vergessen worden und unbenutzt liegen geblieben. Als Hühner von dieser Kultur geimpft wurden, erkrankten sie zwar, aber starben nicht. *Pasteur* ließ die Kulturen bei seinen Versuchen von jetzt ab älter werden, und es zeigte sich, daß sie um so weniger Virulenz entwickelten, je länger man ihre Verwendung zum Tierversuch hinausschob. Diese Veränderung schrieb *Pasteur* dem Einfluß des in der Luft enthaltenen Sauerstoffs auf die Kulturen zu. Wenn er von den weniger virulenten Kulturen neue Nährböden beimpfte, blieb in der neuen Kultur die Abschwächung der Virulenz in dem gleichen Grade erhalten. Und das Wichtigste: Hühner, welche die Verfütterung mit den abgeschwächten Bakterien überstanden hatten, überstanden ohne Schaden auch die Impfung mit den vollvirulenten Bakterien, welche den nicht vorbehandelten, normalen Hühnern den sicheren Tod brachte. Die mit geschwächt virulenten Kulturen behandelten Hühner waren immun geworden. Das Verfahren wurde dann auch auf andere Krankheitserreger angewendet. Die durch physikalische und chemische Mittel erzielten abgeschwächten Bakterienstämme nannte man nach dem Vorbilde *Pasteurs* Vakzine, das Verfahren Vakzination. *Pasteur* erklärte die auf diese Weise erzielte Immunität in seiner Erschöpfungshypothese damit, daß durch die Impfung im tierischen Organismus, wie in einem mit Bakterien beschickten künstlichen Nährboden das Material für die Ernährung der Bakterien schon vor der Infektion mit den vollvirulenten Erregern aufgebraucht sei, und daß ihnen im Wirt die Existenzbedingungen genommen wären. Dieser Theorie setzte *Chauveau* die Retentionshypothese entgegen, indem er annahm, daß nach dem Überstehen der Impfkrankheit im Körper Stoffwechselprodukte der Bakterien zurückblieben, die eine neue Entwicklung von Mikroorganismen der gleichen Art unmöglich machten.

Während diese beiden Theorien das Wesen der Immunität in das Blut und die Säfte des Körpers verlegten, knüpften es im Zeitalter der Zellularpathologie andere Forscher an die Zelle. *Paul Grawitz*, damals Assistent am Berliner Pathologischen Institut, suchte 1877 den Grund in einer erhöhten Anpassungsfähigkeit der Zelle, wodurch die oft jahrelange Dauer und die Vererbungsmöglichkeit der Immunität plausibel erklärt schien. *Hans Buchner* sah ihn in den 80er Jahren in einer Steigerung der Fähigkeit der Gewebe, auf Bakterieninvasion mit entzündlichen Vorgängen zu reagieren.

Außerordentlich fruchtbar und vielseitig wertvoll erwies sich in diesen Fragen die Phagozytosetheorie *Metschnikows*. Er war nicht der erste, der Bazillen in Leukozyten fand. Sie waren darin schon früher von *Bernhard Cohn*, dem Pathologen *Felix Victor Birch-Hirschfeld* (1842—1899), ferner von *Klebs*, *Waldeyer* und *Koch* gesehen worden, ohne daß Klarheit über den dabei wirksamen Faktor bestand. Ein junger Mediziner, *John Müllendorf*, hatte schon 1879 (er starb kurz darauf) in seiner Leipziger Dissertation über Febris recurrens, die nur handschriftlich in einem Exemplar vorhanden ist, die Vermutung ausgesprochen, daß es sich bei Leukozyten, die er in Konglomeraten von Spirillen beobachtete, um die Vorbereitung eines Verzehrungsprozesses handele (*Hermann Frank*). *Metschnikow* durchdachte und propagierte seine Theorie in allen Einzelheiten der Pathologie und Bakteriologie. So betrachtete er z. B. (1888) die Riesenzellen und die Epitheloidenzellen der Tuberkulosenherde als ausgesprochene Phagozyten, „Makrophagen". Er sah das Wesen der Immunität eines Menschen gegenüber bestimmten Infektionen in der Fähigkeit seiner weißen Blutkörperchen, die eingedrungenen Krankheitserreger anzugreifen und durch Phagozytose zu vernichten. Zahlreiche Forscher wurden durch ihn zur Nachprüfung angeregt. Zustimmung, Zweifel, Warnung vor Verallgemeinerung und Ablehnung dieser Auffassung finden sich in der Literatur des ausgehenden 19. Jahrhunderts in manchen Variationen. Pathologen, wie *Paul Baumgarten* und *Ernst Ziegler*, nahmen statt der Vernichtung lebender einen Abtransport bereits abgestorbener Bakterienleiber durch die weißen Blutkörperchen an. Nach *Ziegler* (1898) kommt der Phagozytose als einer schützenden Vorrichtung jedenfalls nur eine beschränkte Bedeutung für bestimmte Fälle zu. Die Bakteriologen sahen nach wie vor den Hauptsitz der Abwehrkräfte im Blutserum. Trotz des Streites zwischen Gegnern und Freunden der Theorie wurde am Ende des Jahrhunderts die Phagozytose von den meisten als eine Grundfunktion der weißen Blutkörperchen für den Gesamtorganismus des Menschen betrachtet.

Nach seinen seit 1889 unternommenen Versuchen glaubte *Hans Buchner*, damals Privatdozent in München, daß die bakterienfeindliche Wirkung des Blutes auf eiweißartigen Stoffen beruht, die von vornherein im Blut vorhanden sind. Er nannte sie Alexine (von dem Griechischen ἀλέξω = wehre ab). Aber bald zeigten der Pathologe *Otto Lubarsch* (1860—1939), damals Assistent am pathologischen Institut und Privatdozent in Zürich, im Jahre 1891 und andere, daß die dem Blut und den Zellen von Haus aus eigene Bakterizidie die Widerstandsfähigkeit gegenüber der Infektion keineswegs restlos erklären könne. Nun wurde mit den früher erwähnten Arbeiten von *Behring* und *Ehrlich* aus den Jahren 1890/91 die Antitoxinbildung, welche die Giftwirkung der Bakterien aufhob, als das Wesen der Immunität angesehen und diese Lehre der Ausgangspunkt der weiteren Immunitätsforschung.

Tierversuche von *Metschnikow* und dem Koch-Schüler und hervorragenden Bakteriologen *Richard Pfeiffer* (geb. 1858; im zweiten Weltkrieg verschollen) bewiesen jedoch, daß der Antitoxingehalt des Blutes auch nicht immer das Entscheidende sein konnte. Dagegen lieferte *Pfeiffer* in der ersten Hälfte der neunziger Jahre den Nachweis, daß vollvirulente Choleraerreger, die man in die Bauchhöhle vorher immunisierter Tiere oder zusammen mit Immunserum in die Bauchhöhle normaler Tiere einspritzte, dort in Körnchen zerfallen und sich schließlich ganz auflösen (Pfeifferscher Versuch). Es zeigte sich also, daß bei der Infektion im Serum des Blutes spezifische Stoffe auftreten, die den Krankheitserreger selbst vernichten können. *Pfeiffer* nannte sie wegen ihrer auflösenden Eigenschaft (1896) Bakteriolysine.

Der zunächst unüberwindlich erscheinende Widerspruch zwischen den von den Serologen angenommenen beiden Wirkungen der Immunsera, der antitoxischen und der bakteriziden einerseits und der Phagozytose *Metschnikows* andererseits, begann einer vermittelnden Anschauung Platz zu machen, als *Metschnikow* zu der Überzeugung kam, daß die bakteriziden Substanzen durch den Zerfall der weißen Blutkörperchen frei werden, und als der hervorragende Franzose *Jules Bordet* (geb. 1870), damals Mitarbeiter am Institut Pasteur, im Jahre 1896 von der „Bakteriolyse" die Auffassung entwickelte, daß bei der Zerstörung und Auflösung der Mikroorganismen zwei verschiedene Substanzen beteiligt seien; die eine sei identisch mit dem Alexin *Buchners* und schon im normalen Blut vorhanden, die zweite entstehe erst durch den Vorgang der Immunisierung; die erste sei nicht spezifisch, von fermentartig verdauender Qualität, in den Leukozyten enthalten und bei der Blutgerinnung durch deren Zerfall in Freiheit gesetzt, die letztere, die substance sensibilisatrice („Zwischenkörper" der deutschen Forschung) zirkuliere im Blut und trage die spezifischen Eigenschaften, die den Alexinen abgehen. Im gleichen Jahr spritzte *Bordet* seinen Versuchstieren in analogem Vorgehen statt der Bakterien artfremdes Blut von anderen Tieren ein und beobachtete danach genau wie bei der Bakteriolyse eine Auflösung der fremden Blutkörperchen, die Hämolyse. Entsprechend führte er sie auf das Auftreten einer spezifischen substance sensibilisatrice unter Mitwirkung einer schon vorhandenen Substanz nach Art der Alexine zurück. Durch *Hans Buchner* und seine Schüler, durch *Richard Pfeiffer* u. a. wurde in den folgenden Jahren viel Material zur Begründung der Ansicht beigebracht, daß beide Substanzen genetische Beziehungen zu den verschiedenen Formen der Leukozyten hätten (die substance sensibilisatrice speziell zur Milz, zu den Lymphdrüsen und dem Knochenmark). Damit war eine gewisse Annäherung der humoralen Theorie von *Buchner* an die zellulare von *Metschnikow* erfolgt.

Im Jahre 1896 entdeckte *Max Gruber* (später geadelt; 1853—1927), damals Hygieniker in Wien, mit seinen englischen Schülern *Herbert Edward Durham* und *Albert Grünbaum* (vgl. S. 77), die Eigenschaft des Immunserums bzw. des Serums von Typhusrekonvaleszenten, lebendige Typhusbazillenkulturen, die man mit dem Serum in Berührung brachte, unbeweglich zu machen und in Häufchen zusammenzuballen (Agglutination). Diese Eigenschaft erwies sich als streng spezifisch, d. h. sie trat nur bei Vermischung einer bestimmten Bazillenart mit dem entsprechenden Immunserum ein. Ein Jahr später entdeckte *Rudolf Kraus* in Wien (geb. 1868) an Tieren, die mit Bakterien behandelt wurden, die Bildung der Präzipitine (Ausfälle). Er mischte ein klares Filtrat einer Bouillonkultur von Typhusbazillen mit dem Serum von Typhuskranken und beobachtete danach eine Trübung der klaren

Flüssigkeit durch Ausfällungen, die sich als spezifisch erwiesen. 1899 zeigten *Bordet* und der russische Pathologe *Theodor Tschistowitsch* (geb. 1870), daß Präzipitine auch im Blutserum von Tieren entstehen, wenn man sie mit bestimmten Eiweißstoffen behandelt. *Tschistowitsch*, damals in Petersburg, fand, daß Aalserum, Kaninchen eingespritzt, Präzipitine hervorruft, die nur Aaleiweiß ausfällen, *Bordet* bei Versuchen mit dem Milcheiweiß verschiedener Tiere, daß in ihrem Blut verschiedene spezifische Präzipitine gebildet werden entsprechend den verschiedenen Eiweißarten der verschiedenen Milchsorten.

Die Erscheinung der Agglutination führte der Bakteriologe und Serologe *Rudolf Emmerich* (1852—1914), ein Schüler *Pettenkofers*, zuletzt Ordinarius in München, im Jahre 1898 mit seinem Mitarbeiter *Oscar Löw* als „erstes Stadium der Auflösung der Bakterien" auf Enzyme zurück. In Enzymen sah er auch die Ursache der Immunität. Sie werden von den Bakterien selbst gebildet und lösen diese schließlich auf. Es gibt auch Enzyme, die nicht nur die eigene Bakterienart aufzulösen imstande sind, sondern auch andere Bakterienarten, darunter solche pathogener Natur, und zwar nicht nur in vitro und in der Kultur, sondern auch im kranken Körper. Ein Beispiel dafür ist das Enzym des Bacillus pyocyaneus. Tierversuche haben ergeben, daß man mit ihm z. B. Milzbrand heilen kann. Es gelang *Emmerich*, auch das Enzym dieses Bazillus so darzustellen, daß er mit dem Produkt, der „Pyocyanase", Kaninchen gegen Milzbrand und Meerschweinchen gegen Diphtherie immunisieren konnte. Doch setzte er sich nicht durch. Daß er mit diesen Theorien und Versuchen zu den Vorläufern der modernen antibiotischen und Penicillin-Therapie zu rechnen ist, kann nicht bezweifelt werden.

So stand es am Ausgang des 19. Jahrhunderts um die Bakteriologie, Serologie und Immunitätslehre. Eine Unmenge von Tatsachen, von naturwissenschaftlich sicher bewiesenen Einzelheiten war bekannt geworden. Die Behringsche Serumtherapie, die wir im Kapitel von den Behandlungsmethoden besprechen, hatte ihre praktischen Früchte gebracht. Mit Stolz konnte man auf das Geleistete zurückblicken.

Die Vielheit von richtigen Beobachtungen über die Aufgabe von Serum und Zelle von einem einheitlichen Gesichtspunkt zu erfassen, die abweichenden Erklärungsversuche sozusagen unter einen Hut zu bringen und damit ein theoretisches Fundament der Immunitäts- und Serumforschung zu schaffen, auf dem in der Folge wichtige neue Tatsachen entdeckt wurden, gelang *Paul Ehrlich* in seiner in der zweiten Hälfte der 90er Jahre entstandenen Seitenkettentheorie, die 1898 ihre endgültige Prägung fand.

Analog den Seitenketten des Benzolrings der Chemiker nahm *Ehrlich* in der lebendigen Zelle bestimmte Protoplasmamolekülgruppen an, welche die körperfremden Stoffe, namentlich bakterielle Gifte binden sollten und die er deswegen „Rezeptoren" nannte. Er sah nämlich das Wesen der Entgiftung in einem chemischen Bindungsvorgang, der sich entsprechend der Neutralisierung einer Säure durch eine Base vollzieht. Da aber, wenn ein Toxin im Körper durch diese Bindung in eine ungiftige Modifikation überführt wird, seine Fähigkeit zur Bildung des Antitoxins nicht verloren geht, muß diese Bindung auf eine spezifische Gruppe des Giftkomplexes zurückgeführt werden. Sie paßt nach einem Vergleich *Emil Fischers* wie ein Schlüssel zum Schloß. Das Schloß wird von einer besonderen Gruppe des Rezeptors gebildet. Diese beiden aufeinander eingestellten Gruppen des Toxins und des Körperprotoplasmas bezeichnet *Ehrlich* als Haptophoren. Neben dieser bindenden haptophoren Gruppe muß im Giftmolekül eine von ihr unabhängige Gruppe vorhanden sein, welche die Ursache der spezifischen Giftwirkung darstellt. Das ist die toxophore Gruppe. •

Die Produktion der Antikörper geschieht auf folgende Weise: Ist die haptophore Gruppe des Toxins mit dem Rezeptor der tierischen Zelle in Verbindung getreten, so ist diese Seitenkette physiologisch ausgeschaltet. Es entsteht ein funktioneller Defekt. Diesen sucht die

Zelle durch eine Neubildung der gleichen spezifischen Gruppe zu kompensieren. Dabei kommt es zu einer Überkompensation, also im Falle einer Vergiftung mit einer nichttödlichen Dosis zu einer Bildung von Rezeptoren, die das Maß des augenblicklichen Bedarfs überschreitet. Soweit diese Rezeptoren von der Zelle nicht für ihre eigenen Zwecke verwendet werden können, werden sie von ihr abgestoßen und gelangen in das Blut. Die Fähigkeit, sich mit dem spezifischen Gift zu verbinden, bleibt dem ins Blut abgestoßenen Rezeptor erhalten. So steht der Körper einer neuen Vergiftung dieser Art gewappnet gegenüber.

Durch die Anwendung der Seitenkettentheorie auf die Arbeiten *Bordets* über die Hämolyse durch *Ehrlich*, seine Schüler *Julius Morgenroth* (1871—1924), *Hans Sachs* (1877—1945) u. a. ergaben sich weitere Ausblicke. Die roten Blutkörperchen des injizierten fremden Blutes banden die substance sensibilisatrice (den Zwischenkörper), dagegen wurde das nichtspezifische Alexin, für das *Ehrlich* die Bezeichnung „Komplement" einführte, nicht an sie verankert, da die roten Blutkörperchen keine Atomgruppen besitzen, die sie direkt mit dem Komplement verkuppeln könnten. Dagegen besitzt der Zwischenkörper zwei verschiedene haptophore Gruppen. Die eine von ihnen entspricht in ihrem Bau dem Rezeptor der roten Blutkörperchen, der andere ist imstande, das Komplement an sich zu reißen, um es an das Angriffsobjekt, die roten Blutkörperchen, heranzubringen. Dort entfaltet es dann seine fermentartige Wirkung. Dieser Zwischenkörper hat also eine wichtige Doppelaufgabe. *Ehrlich* nannte ihn deshalb „Amboceptor". Er stellt immer das spezifische Prinzip des ganzen Vorgangs dar. Erst durch seine Tätigkeit wird die toxophore, lytische, agglutinierende Gruppe des Komplements in die Möglichkeit versetzt, ihre Wirkung auszuüben. So wurden, wie schon angedeutet, die Vorgänge der Infektion, Intoxikation, Bakteriolyse, Hämolyse und Immunisierung im Zusammenhang mit normalen vitalen Prozessen, bei denen sich in der Zelle und im Serum ganz analoge Vorgänge abspielen, einheitlich erfaßt.

Ferner wurde durch *Ehrlichs* Theorie die Basis für die Erkennung des Wesens einer Reihe von Krankheitsbildern geschaffen, deren Symptome man zwar schon früher beobachtet hatte, deren Erforschung aber erst die Serologie ermöglichte. Hierhin gehört vor allem die Erkenntnis der Anaphylaxie und der allergischen Krankheiten an der Schwelle des 20. Jahrhunderts.

Das Jahr 1898 darf als ein Wendepunkt in der Entwicklung der Lehre von den Infektionskrankheiten insofern bezeichnet werden, als es die Erkenntnis brachte, daß eine Infektionskrankheit durch ein Wesen verursacht wurde, das sich im Tierexperiment wie ein Bazillus verhielt, aber mit dem Mikroskop nicht nachgewiesen werden konnte. *Friedrich Loeffler* und der Berliner Bakteriologe *Paul Frosch* (1860 bis 1928) fanden als Ursache der Maul- und Klauenseuche ein ultravisibles Virus, welches alle für Bakterien undurchgängigen Filter ohne Schwierigkeiten passiert. Es schlug die Geburtsstunde der Erforschung der Viruskrankheiten, die der Medizin des 20. Jahrhunderts so viele neue Aufschlüsse über Krankheiten mit bis dahin unbekannten Erregern und ihre Behandlung bringen sollte.

Mikroskop und Färbemethoden bewährten sich im Zeitalter der Bakteriologie auch in der Klärung von Krankheiten, die durch Protozoen verursacht wurden, mit schnellen Fortschritten in der Erforschung jener einzelligen, zum großen Teil harmlosen Schmarotzer der Körperhöhlen, von denen wir die Trichomonas vaginalis und ihre Entdeckung durch *Donné* (Bd. II, 1, S. 191 f.) erwähnten, und der im Körper und im Blut beobachteten Flagellaten und Trypanosomenformen, die ihren Namen von ihren Geißelfäden (flagellum = Peitsche) bzw. von ihrer oft spiralig gebundenen Gestalt (τρύπανον = Drillbohrer) haben. Schon in den 60er und 70er Jahren waren Amöben im Darm von Dysenterikern beobachtet und als Erreger der Ruhr vermutet worden. 1875 konnte *Loesch* in Petersburg durch Übertragung dieser Organismen von ruhrkranken Menschen auf Tiere die Seuche bei diesen hervorrufen. *Robert Koch* fand die Parasiten 1883, als er in Ägypten weilte, in den Wänden von Leberabszessen, jener gefürchteten Komplikation der Amöbenruhr. In Untersuchungen, die in die 80er und 90er Jahre fielen, lernte man die Amöbenruhr von der durch Bakterien verursachten und harmlose Darmamöben von pathogenen unterscheiden (*Garrison*).

1880 entdeckte der Pariser *Alphonse Laveran* (1845—1922), während er in Algier als Militärarzt tätig war, im Blut von Malariakranken „Hämamöben" als Erreger der Krankheit. Als im Jahr 1897 der Engländer *Sir Ronald Ross* (1857—1932) in Indien dieselben Plasmodien im Magen und ein Jahr später in der Speicheldrüse der Anophelesmücke nachwies, und als der italienische Zoologe und vergleichende Anatom *Giovanni Battista Grassi* (1854—1925) diese Ergebnisse wertvoll vervollständigte und experimentell weiterführte, war eine große Leistung vollbracht. Sie wurde durch die Verleihung des Nobelpreises an diese drei Forscher anerkannt.

1894 fand der englische Militärarzt *Sir David Bruce* (1855—1931) in Afrika den Erreger der Nagana, einer mörderischen Krankheit der Pferde und Rinder, in einem Trypanosom, das ihm zu Ehren „Trypanosoma Brucei" genannt wurde, und erkannte, daß es von der Tsetsefliege übertragen wird. Nach *Reiner Müller* war es der erstentdeckte pathogene Parasit dieser Art.

Der Gedanke an die Übertragung pathogener Mikroorganismen durch Insekten lag in der Luft. Nach *Reiner Müller* heißt die Malaria in der Sprache ostafrikanischer Neger „Mückenkrankheit". *Carlos Juan Finlay y de Barrès* (1833—1915), Chef der Sanitätsverwaltung in Habana, nahm es 1881 als sicher an, daß das Gelbfieber durch die Stiche einer bestimmten Mückenart verursacht wird, und bewies es später durch Versuche. Man könnte manchen Forscher nennen, der sich damals mit diesem Problem beschäftigte. So hat z. B. der Ordinarius für allgemeine Pathologie in Rom *Amico Bignami* (1862—1929) schon 1896 die Hypothese von der Mückenübertragung der Malaria aufgestellt und sie 1898 auch experimentell bewiesen. Er betonte in manchen von seinen vielseitigen Arbeiten die Bedeutung der Hausfliege für die Verbreitung von Krankheitskeimen, z. B. von Wurmeiern und von den durch *Koch* entdeckten Cholerabazillen.

IV. Die leitenden Gedanken der medizinischen Grundlagenforschung und ihr Wandel

Philosophie und Empirie. Lokalismus und Konstitutionslehre. Krankheitsvererbung. Darwinsches Denken. Der Reizbegriff. Synthese und Analogie. Mechanismus und Vitalismus.

Die Geschichte lehrt, daß die Zielsetzung und Forschungsrichtung aller wissenschaftlichen Arbeit in weitem Umfang von den theoretischen Voraussetzungen beeinflußt sind, mit denen der Forscher an seine Aufgabe herangeht. Daraus ergibt sich die Abhängigkeit dieser Arbeit und schließlich auch ihrer Ergebnisse vom Zeitgeist. Die Medizin hat es mit dem leibseelischen Organismus Mensch zu tun. Sie ist daher mit der Naturwissenschaft und — durch ihre Beschäftigung mit der Seele — im 19. Jahrhundert mit dem philosophisch-metaphysischen und psychologischen Denken ihrer Zeit ebenso verbunden wie in älteren Epochen. Die übliche Abstempelung der Heilkunde der zweiten Hälfte dieses Jahrhunderts als eng naturwissenschaftliche und ganz unphilosophische Medizin ist unrichtig.

Die Neigung zum Philosophieren blieb aus der Zeit vor 1850 (vgl. Bd. II, 1, S. 227) erhalten, war allerdings nicht gerade groß. Die naturphilosophischen Lehren von *Haeckel*,

Lotze, *Mach*, *Ostwald* und der Psychomonismus *Verworns* fanden bei manchen Medizinern Beachtung. Die durch die Entgleisungen der Romantik in Mißkredit gekommene Bezeichnung „Naturphilosophie" ist, wie *Ostwalds* „Vorlesungen über Naturphilosophie" zeigen, 1902 wieder hoffähig geworden. Gerade führende Köpfe haben sich in aller Naturwissenschaft für die Unentbehrlichkeit der Philosophie eingesetzt. „Niemand — so sagt *Liebig* 1863 — weiß die geistige Gymnastik mehr zu schätzen, welche das Studium der Logik und Philosophie darbietet, und beklagt mehr als ich die Gleichgültigkeit, oft die Verachtung, die man auf unseren Universitäten gegen dieselbe wahrnimmt; es ist wahr, die Philosophie macht nur ein Procent der Naturforschung, der Medizin und der sogenannten technischen Fächer aus, denen die Naturwissenschaften als Hilfswissenschaften dienen, aber ohne dieses Procent reifen die Früchte nicht." 1865 hält *K. v. Vierordt* in Tübingen eine Rede: „Über die Einheit der Wissenschaften." Darin zeigt er an vielen Beispielen die engen Zusammenhänge der Geistes- mit den Naturwissenschaften und die Unentbehrlichkeit der Metaphysik für beide. Selbst da, wo die innere Natur unserer Aufgaben wesentliche Verschiedenheiten der Methoden und Standpunkte verlangt, können sich diese Verschiedenheiten vor dem freien, ungetrübten Blick niemals zu unverträglichen und unerträglichen Gegensätzen steigern. Die „positive Wissenschaft", die „den sicheren Boden der Empirie nicht zu verlassen braucht, ja nicht verlassen darf", wird bald aufhören, die Spekulation zu schmähen. *Virchow* bekennt 1877, daß er seine Methode, die „jetzt landläufige, naturwissenschaftliche Methode nicht ohne Philosophie gefunden" hat. „Wir hatten Respekt nicht bloß vor der Logik der Tatsachen, sondern vor der Logik überhaupt" (vgl. Bd. II, 1, S. 227). Er bedauert sehr, daß niemand mehr Logik und Dialektik betreibt, daß man dem, der Neigung dazu spürt, statt der „allgemeinen Logik eine medizinische Logik" bietet, und daß die Sprache sich immer mehr verwirrt. Im gleichen Jahr verwahrt sich *Helmholtz* in seiner Berliner Rede: „Das Denken in der Medizin" gegen die Behauptung, daß er von der Philosophie nichts wissen will, wenn er auch von der Metaphysik für die Naturwissenschaft nichts erwartet und den Satz prägt: „Ein metaphysischer Schluß ist entweder ein Trugschluß oder ein versteckter Erfahrungsschluß." *Claude Bernhard* zeigt sich in seinen Vorlesungen über die „Phänomene des Lebens" aus den Jahren 1878/79 als scharfer philosophischer Denker. *August Antinous Rauber*, der besonders vielseitige Anatom, war, wie wir hörten, von der Philosophie *Lotzes* beeinflußt. *Wilhelm Roux* stand unter dem Einfluß *Kants* und seiner Lehre von den Ursachen.

Bei der Erforschung der Gehirnfunktionen, der Sinnesempfindung und -wahrnehmung war die Psychologie und Erkenntnistheorie überhaupt nicht zu entbehren. Wir erinnern an die Psychophysik *Fechners*, die physiologische Psychologie von *Wilhelm Wundt*, an die Philosophie des Unbewußten *Eduard von Hartmanns*, die medizinische Psychologie *Lotzes* und ihren Einfluß auf die Lehre *Pawlows* von den bedingten Reflexen, an die Assoziationspsychologie *Theodor Meynerts*, an den psychologischen Anteil der Forschungen über das Sehen und die Farbenempfindung von *v. Helmholtz*, *August Classen*, *v. Kries* und *Ewald Hering* und an *Preyers* Psychologie des Kindes. *Samuel von Basch* kommt 1895 auf Grund erkenntnistheoretischer Betrachtungen zu dem Ergebnis, daß man bei dem Ausgleich von Herzklappenfehlern durch Herzmuskelhypertrophie nicht, wie *Traube* es wollte, von „Compensation" sprechen darf, weil man statische Vorgänge aus dynamischen, aber nicht dynamische aus statischen ableiten kann. Die Kompensationslehre entspringt nicht aus der Erfahrung, sondern aus einer Abirrung vom Weg echter naturwissenschaftlicher Forschung, einer ungezügelten Spekulation.

Es läßt sich noch mancher philosophische Kopf unter den Theoretikern und Praktikern der Medizin jener Zeit nennen. Die spekulative Deutung der vielen neuen Ergebnisse der empirischen Forschung erforderte philosophisches Denken. Die Methode unterschied sich von *Henles* rationeller Medizin eigentlich nur durch den Namen, wenn man versuchte, Wesen und Ursache des Lebens und der Krankheit theoretisch zu ergründen oder auch nur in klare Begriffe zu fassen. Zahllos sind die den Fortschritten der Forschung entsprechenden Definitionen des Krankheitsbegriffs.

Wir sahen S. 128f., welche grundsätzliche Bedeutung der jungen Bakteriologie für die Frage nach der Krankheitsursache zukam, welche Schwierigkeiten man hatte, sie mit dem Kausalitätsprinzip in Einklang zu bringen. Klinische Erfahrungen und spekulative Überlegungen führen 1891 den geistvollen und vielseitigen Internisten *Ottomar Rosenbach* (1851—1907), der damals in Breslau wirkte, in seinem Kampfe gegen die „orthodoxe Bakteriologie" zu der Überzeugung, daß man die Rolle der Mikroorganismen bei der Entstehung von Krankheiten nicht als Ursache bezeichnen kann. Die Ursache der Erkrankung ist vielmehr der schwache Körper, die Anwesenheit bestimmter Organismen nur der Anstoß zum Entstehen der Krankheit, wie die Ursache des Falles der Körper ihre Schwere ist und nicht der zufällige Anstoß, der den Fall auslöst. *Rosenbach* bezeichnet diesen Anstoß auch als Reiz. Das Symptom ist für ihn (1894) nur eine Funktion von Reiz und Disposition. Die Disposition nennt er auch „Erregbarkeit für die Fremdkörper und ihre Produkte". Die Diagnose einer Krankheit ist die Lösung einer Gleichung mit zwei Unbekannten (Reiz und Erregbarkeit). Die Krankheiten sind nicht dauernde Erscheinungen und Zustände, sondern in stetem Fluß befindliche Vorgänge. Ein natürliches pathologisches System ließe sich nur aus der Berücksichtigung der verschiedenen, in Betracht kommenden Energiegrößen aufstellen, aber wir besitzen nicht die geeigneten Meßmethoden. Der weltanschauliche Hintergrund des Ostwaldschen Energetismus ist unverkennbar.

Unabhängig von *Rosenbach* entwickelte der Prager Bakteriologe und Hygieniker *Ferdinand Hueppe* (1852—1938), der aus dem Kreise um *Robert Koch* kam, ganz ähnliche Gedankengänge. Aus der Erfahrung, daß die Anwesenheit von Bakterien keineswegs immer identisch mit der Erkrankung ist, schlug er 1887 für die pathogenen Bakterien die Bezeichnung „Krankheitserreger" vor; denn sie sind nicht die Ursache der Seuchen schlechthin. In den Jahren 1887 bis 1893 ließ er sich bei seiner Deutung der praktischen Erfahrungen des Bakteriologen und Hygienikers von den Theorien leiten, die durch das Kausalitätsprinzip *Kants* aufgeworfen und durch Forscher wie *Reil* (vgl. Bd. II, 1, S. 25), *Johannes Müller*, *Helmholtz* und *Robert Mayer* vertreten worden waren. Vor allem stand er unter dem Eindruck der Lehre *Johannes Müllers* von der spezifischen Energie der Sinnesorgane und des Gesetzes von der Erhaltung der Energie. Die Lehre *Johannes Müllers* zeigte auf physiologischem Gebiet, daß der äußere Reiz nicht das Entscheidende für die Art des körperlichen Vorganges ist, sondern daß die Wirkung von der inneren Einrichtung des Organismus abhängt. Das Gesetz von der Erhaltung der Energie brachte Ursache und Wirkung in ein Identitätsverhältnis. Dieses ist nach *Hueppe* immer ein quantitatives. Das Qualitative wird von uns hineingebracht, weil wir von den Vorgängen nur durch unsere Sinnesorgane Kenntnis bekommen. Die innere Einrichtung des Organismus enthält im Sinne der potentiellen Energie der Physiker alles, was auf äußere Einflüsse in die Erscheinung tritt. Weder in der Zelle noch im Infektionserreger kann das sog. Wesen der Krankheit gesucht werden. Es ist ein Begriff, der nur einem unberechtigten ontologischen Bedürfnis entspringt. Bei der Krankheit stehen die infektionserregenden Zellen mit der Summe ihrer Wirkungen der auslösbaren Energie des lebendigen Protoplasmas des Befallenen gegenüber. Unter bestimmten Bedingungen — das ist das Entscheidende — lösen sie durch Übertragung bestimmter Protoplasmabewegungen im Befallenen bestimmte Bewegungsmöglichkeiten aus. Ob diese Bewegungen an isolierbare aktive Eiweißkörper, an Enzyme oder Toxalbumine als Reize gebunden sind, ist etwas Sekundäres.

Da *Hueppe* von „bestimmten Bedingungen" spricht, die zur Erkrankung führen, ist er zu den Vorläufern des Konditionalismus zu zählen. Zu ihnen gehört auch *Hugo Ribbert*. 1892 hatte er in seiner Züricher Antrittsvorlesung darauf hingewiesen, daß man die bei der Erkrankung mitwirkende Bedingung als „auslösende" Ursache bezeichnen könnte, weil durch sie die im Körper gegebenen Möglichkeiten in ähnlicher Weise zur Auslösung gebracht werden, wie die einer gespannten Uhrfeder durch Anstoßen des ruhenden Pendels. Begründet wurde der Konditionalismus als Erkenntnisprinzip erst im 20. Jahrhundert, vor allem durch *Verworn* in seinen Aufsätzen über die Frage nach den Grenzen der Erkenntnis und über kausale und konditionale Weltanschauung in den Jahren 1908 und 1912. Der Begriff „Ursache" muß nach *Verworn* aufgegeben werden. Ihm haftet ein „mystischer Charakter" an, den man vergebens zu fassen sucht. Ein solches mystisches Etwas gibt es nicht. Die Vorgänge an den Dingen sind ausschließlich durch ihre eigene Beschaffenheit und durch die Einflüsse bestimmt, die sich von anderen Dingen auf sie geltend machen. Aus diesen Bedingungen ergibt sich die Veränderung in allen ihren Einzelheiten und Notwendigkeiten. Außer ihnen ist nichts da, was sonst noch auf den Vorgang irgendwie Einfluß hätte, keine „Ursache", die als etwas Selbständiges zu jenen Bedingungen noch hinzukommen müßte, um sie wirksam zu machen (zit. nach *Ribbert*).

Mit der spekulativen Einordnung der Ergebnisse der experimentellen und empirischen Forschung in die naturwissenschaftliche Energetik durch *Rosenbach* und *Hueppe* wurden die Vorstellungen vom Wesen und den Ursachen der Krankheit in quantitative Energieveränderungen aufgelöst. Die Lehre von der autokratischen Stellung der Bakterien erhielt einen ebenso heftigen Stoß, wie die von *Virchow* der Zelle zugeschriebene Rolle als ens morbi und sein Lokalismus. Was die beiden Forscher sagten, wurde zunächst von den Pathologen und Bakteriologen kaum beachtet. Um so mehr wirkten sie auf die Männer der Praxis. Man kann das verstehen; denn der Praktiker, der weniger das kranke Organ, den kranken Zellverband als den kranken Menschen in seiner ganzen Individualität vor sich hatte und sah, mit welch unendlichen Variationen seine Patienten auf die gleiche Schädlichkeit reagierten, fühlte die Bedeutung dieser Spekulationen für die Begriffe der Disposition und Konstitution heraus, die vor den vielen neuen Einzelergebnissen der Forschung zu kurz gekommen waren. Vergessen waren sie aber trotz der kausalanalytischen und lokalistischen Einstellung von der empirischen Forschung keineswegs.

„Auf der genauen Erforschung der Lokalaffektionen, der ‚primär erkrankten' Organe und Funktionen" — sagt *Karl Vierordt* 1877 — „beruht bekanntlich die Medicin unseres Jahrhunderts, in charakteristischem Gegensatz zu den früheren Zuständen der Wissenschaft; gleichwohl mußte sich in neuerer Zeit die Überzeugung immer nachdrücklicher geltend machen, daß die Pathologie noch viel weitere Aufgaben zu lösen hat. Wenn der Arzt keine Krankheiten, sondern erkrankte Organismen vor sich hat, so müssen alle Funktionen, auch die ‚gesund gebliebenen' seine Aufmerksamkeit in Anspruch nehmen; wird doch der Ausgang der Krankheiten in zahlreichen Fällen viel mehr von dem bedingt, was gesund geblieben, als von dem, was direkt erkrankt ist".

Auch bei *Virchow* selbst war, wie wir S. 114f. hörten, der Konstitutionsbegriff keineswegs vergessen, und in seinem Kreise fehlte es nicht an Pathologen, die bei allem Lokalismus den Konstitutionsgedanken vertraten, auch wenn sie das Wort nicht direkt gebrauchten, so wenn *Rindfleisch* 1883 in seinen Elementen der Pathologie, wo er die Wege der Ausbreitung des lokalen Krankheitsprozesses über den ganzen Körper schildert, sagt, daß der allgemeine Gang der Krankheit von dem ganzen menschlichen Körper und seinen anatomisch-physiologischen Einrichtungen abhängt. „Es ist an der Zeit zu unterscheiden, was von der Natur der Krankheitsursache und von der Natur des kranken Organismus abhängig ist." Ein anderer Virchowschüler, *Johannes Orth* hat, wie wir S. 130 hörten, nach der Entdeckung des Tuberkelbazillus nach wie vor den größten Wert auf die Disposition für die Entstehung einer Tuberkulose gelegt, und er war darin keineswegs allein.

Nun erhielten die den alten Ärzten aus der Praxis geläufigen, in der wissenschaftlichen Literatur dagegen nur noch selten erwähnten Begriffe der Konstitution und Disposition in der spekulativen Pathologie neues Ansehen. Der Berliner Stadtrat, praktische Arzt und spätere Leiter des preußischen Medizinalwesens *Adolf Gottstein* (1857—1941) formulierte in seiner allgemeinen Epidemiologie vom Jahre 1897 auf Grund der Hypothesen von *Rosenbach* und *Hueppe* und intensiver eigener Seuchenstudien den Begriff der Disposition in prinzipiell wichtiger Weise weiter. Bei den Krankheitsvorgängen spielen zwei variable Größen die Hauptrolle, nämlich die Virulenzstärke des Bakteriums einerseits und die Resistenz des Wirtsorganismus andererseits. Für den zweiten Faktor braucht er auch den Ausdruck Konstitutionskraft. Es entspricht dem Denken der Zeit, daß die Formel, in der *Gottstein* dieses Wechselverhältnis unterbringt, der Formelsprache der Mathematik entlehnt ist. Mit C bezeichnet er die Höhe der normalen Konstitutionskraft, mit p die Höhe der pathogenen Eigenschaften sämtlicher zum Menschengeschlecht in Krankheitsbeziehungen tretenden Parasiten. $\frac{C}{p}$ wurde der Ausdruck für die Disposition und dann zum Ausdruck einer Krankheitsentstehung, wenn das Ergebnis kleiner wird als 1, sei es durch Abschwächung von C oder durch Steigerung von p.

So verwischen sich die Grenzen zwischen Krankheitsanlage und Krankheit. Das tritt noch deutlicher im sog. Nosoparasitismus in die Erscheinung. Der Begründer dieser Richtung, die auch *Gottstein* anerkannte, war der Pharmakologe *O. Liebreich*. Die Toxikologie hatte ihm die verschiedene Empfänglichkeit tierischer und menschlicher Zellen für Gifte gezeigt. Von dieser Erfahrung und von therapeutischen Gesichtspunkten aus trat er 1895 an das Problem heran. An die Erfahrung, daß sich Art und Individuum gegenüber dem Tuberkelbazillus verschieden verhalten, und aus Beobachtungen bei Lepra, Cholera, Diphtherie, Gangrän und anderen Erkrankungen, die er mit dieser Erfahrung in Parallele setzte, knüpfte er die Überzeugung, daß das Krankheitsbild erst dann erzeugt werden kann, wenn die menschlichen Zellen ihrer Widerstandskraft gegen den betreffenden Bazillus verlustig gegangen sind. Diesen Zustand verminderter Widerstandskraft hat man als Notbehelf Disposition genannt. Er ist schon eine Abweichung von der Norm und daher der bereits eingetretene eigentliche Beginn der Erkrankung. Die Schwächung der vitalen Funktion kann durch Ernährungsstörungen, hereditäre und andere biologische Einflüsse hervorgerufen werden und vorübergehend oder dauernd sein. Die Tuberkulose kann als lokale Krankheit auftreten oder allgemeiner Natur sein. Erst dann, wenn diese Tuberkuloseerkrankung vorhanden ist, ist der Angriffspunkt für den Tuberkelbazillus gegeben. Erst jetzt ruft dieser seinerseits das allgemein bekannte Bild tuberkulöser pathologisch-anatomischer Veränderungen hervor. Wären die Zellen nicht vorher erkrankt gewesen, so hätten sie dem Tuberkelbazillus keinen Angriffspunkt bieten können. Der Tuberkelbazillus ist also kein wahrer Parasit, er beginnt seine Arbeit im menschlichen Organismus erst, wenn eine Erkrankung ihm die Gelegenheit dazu bietet. Man muß ihn daher als Parasit der Erkrankung, als Nosoparasit, bezeichnen. Dieser Nosoparasitismus gilt auch für die übrigen oben genannten Krankheiten. *Liebreich* ist seiner Sache nicht ganz sicher; denn er bemerkt, daß Nosoparasiten für den menschlichen Organismus keineswegs immer harmlos sind; sie können zur Erzeugung des Krankheitsbildes wesentlich beitragen, und für eine Reihe von Erkrankungen ist die Ursache überhaupt in einem wahren Parasitismus zu suchen. Als Konsequenz für die Therapie der nosoparasitären Erkrankungen ergibt sich, daß die Bekämpfung der Mikroben, die diese Erkrankungen begleiten, keine Rettung bedeutet, wenn nicht die das Zelleben störende Krankheitsursache beseitigt wird.

Man spürt in dieser Theorie, die sich nicht durchsetzen konnte, den unerschütterten Einfluß der Lehre von der zentralen Stellung der Zelle am Ausgang des 19. Jahrhunderts. Das gleiche ist der Fall in der Grundanschauung des Rostocker Klinikers *Friedrich Martius* (1850—1923). Seit 1898 bildete er in seinen Arbeiten die Gedankengänge von *Hueppe*, *Rosenbach*, *Gottstein* und *Liebreich* weiter und wurde der Hauptbegründer der modernen Konstitutionspathologie, indem er die Betrachtungsweise seiner Vorgänger und die Gottsteinsche Formel von den Infektionskrankheiten auf die gesamte Pathologie der inneren Krankheiten ausdehnte. Der Begriff der äußeren Krankheitsursache, der bei *Virchow* noch die alte wichtige Rolle spielte, muß nach *Martius* fallen, nur von auslösenden Momenten (z. B. Erkältung), Reizen (z. B. Giften), Erregern (z. B. Parasiten) soll die Rede sein. Die Krankheitsanlage muß die zentrale Stellung in der Pathogenese bekommen. Für den Kliniker *Martius* waren hierbei vor allem die Beobachtungen bei der Neurasthenie und der von ihm genauer studierten Achylia gastrica überzeugende Beispiele. Die klinische Erfahrung lehrte ihn einwandfrei, daß die eigentliche Ursache des neurasthenischen Symptomenkomplexes, einer funktionellen Störung, eine angeborene oder erworbene Schwäche des zentralen Nervensystems ist, während die Auslösung von den verschiedensten Stellen der Peripherie aus stattfinden kann. Ähnlich liegt die Sache bei der Erkältung; je nach der Disposition bekommt der eine durch Abkühlung eine infektiöse Erkrankung, weil die Erkältung den belagernden Bakterien die Bresche schlägt, der andere einen nervösen Schnupfen, der dritte nervöse Durchfälle. Seine Untersuchungen über die Achylia gastrica brachten *Martius* die Erkenntnis, daß bei Individuen mit angeborener Sekretionsschwäche der Magendrüsenzellen die Insuffizienz oft rein funktionell, aber auch der Grund dafür sein kann, daß die schwach veranlagte Schleimhaut durch die von der Nahrungsaufnahme unzertrennlichen normalen Lebensreize allmählich zum Schwund gebracht und der Tod herbeigeführt wird. Im Jahre 1900 prägte er für den entscheidenden Faktor im kranken Geschehen, der in der Anlage liegt, gegenüber dem wechselnden Sprachgebrauch der älteren Literatur den Begriff „Konstitution" in seiner seitdem mit unwesentlichen Modifikationen benutzten Form als angeborene oder erworbene Körperverfassung. Den Sitz der natürlichen Widerstandskraft und der Krankheitsanlage sah *Martius* in Anlehnung an *Virchow* in der Zelle. Durch den Lokalisationsgedanken wurde er auch zur Anwendung der Konstitutionslehre auf die einzelnen Organe und Organsysteme geführt.

Das Experiment der gewöhnlichen „generellen Pathologie" genügt nach *Martius* zur Erforschung der konstitutionellen Momente nicht. Es kann nur die spärlichen Faktoren ergründen, die bei allen Individuen der Gattung zur gleichen Krankheit führen. Zur Erforschung der in der individuellen Konstitution liegenden krankmachenden Faktoren dienen exakte Methoden am einzelnen (anatomische Messungen, Funktionsprüfungen) und nicht zuletzt die wissenschaftliche Statistik, die damit in der Medizin erneut zur Geltung kam (vgl. Bd. II, 1, S. 154). Da ein wesentlicher Anteil dieser Arbeit sich am Krankenbett vollzieht, wurde die Klinik enger mit der Pathologie verbunden.

In der Konstitutionspathologie spielte die angeborene Körperverfassung eine wichtige Rolle. Dadurch gewann ein Problem aktuelle praktische Bedeutung, das schon durch die Deszendenztheorie und die Lehre von der Vererbung stark in den Vordergrund des Interesses gerückt war, die Frage nach dem ersten Auftreten der Krankheit, nach der angeborenen Krankheit und der Krankheitsvererbung. Seit *Darwin* lag der Gedanke nahe, daß sich pathologische Abweichungen im Laufe der Jahrhunderte genau so gut zum erstenmal entwickeln und vererbbar werden können, wie normale Eigenschaften. Gewiß waren Gegner vorhanden. Aus den 70er und 80er Jahren nennen wir als solche *Wilhelm His d. Ä.*, *Eduard Pflüger* und *Viktor Hensen*. Die Pathologen waren zunächst doch im allgemeinen der Überzeugung, daß Krankheiten als erworbene somatische Eigenschaften vererbt werden können. *Virchow* selbst vertrat (1886) diese Ansicht und stellte die Vererbbarkeit erworbener Krankheiten mit den Variationen des Individuums in Parallele, die im Sinne *Darwins* neu entstehen und zur Artbildung führen. Ebenso stieß die Annahme, während des Lebens erworbene Krankheiten seien vererblich, bei den Neolamarckisten (vgl. S. 47) begreiflicherweise auf keinen Widerstand. Seit Anfang der 80er Jahre erwuchsen dieser Ansicht jedoch immer mehr Gegner unter der Führung von *Weismann*. Sie vertrug sich nicht mit seiner Theorie von der Kontinuität des Keimplasmas. Für ihn und seine Anhänger war es ausgeschlossen, daß sich krankhafte Veränderungen in den fertigen Körperzellen auf die Keimzellen und die in ihnen konzentrierten Erbfaktoren übertrugen.

Wohl hält es *Ernst Ziegler* (1886) für möglich, daß gelegentlich, sei es direkt oder indirekt, nach und durch die Läsion von Körperzellen schädigende Einflüsse auf die Geschlechtszellen herbeigeführt werden und daß dadurch an dem aus diesen Geschlechtszellen hervorgegangenen Individuum Mißbildungen oder Krankheiten entstehen. Aber das wäre dann keine Vererbung, sondern die Neubildung einer Krankheit. Alle sicher beobachteten vererbbaren Krankheiten und Mißbildungen, wie die Hämophilie, Nervenkrankheiten, Mehrfingrigkeit, Hasenscharten sind zuerst durch Keimesvariationen entstanden und werden als solche vererbt. Wie *Ziegler* dachten zahlreiche andere Forscher.

Es schien eine Zeitlang, als würden die Ergebnisse der Bakteriologie und Serumforschung den Vertretern der Theorie recht geben, daß vom Körper des Individuums erworbene Krankheiten vererbbar sind. In der zweiten Hälfte der 80er und im Anfang der 90er Jahre brachten zahlreiche Forscher, wie der Leiter der Berliner Universitätspoliklinik für Lungenkranke *Max Wolff* (1844—1923), der italienische Tuberkuloseforscher *Angelo Maffucci* (1845—1903), der Jenaer Hygieniker *August Gärtner* (1848—1934), die Pathologen *Paul Baumgarten*, *F. V. Birch-Hirschfeld* und später noch viele andere, experimentelle und pathologisch-anatomische Untersuchungen, die eine Übertragung von Infektionskrankheiten, insbesondere der Tuberkulose, auf die Frucht seitens der Mutter durch die Plazenta sicherstellten und seitens beider Eltern durch die Geschlechtszellen (germinative Infektion) als Rarität wahrscheinlich machten. Dagegen wurde aber von *Lubarsch*, *Martius*, *Orth* u. a. eingewendet, daß in all diesen Fällen keine eigentliche Vererbung vorliegt, sondern die frühe Erwerbung einer Infektionskrankheit; denn die eigentlichen Träger der Vererbbarkeit in den Geschlechtszellen sind nicht unmittelbar beteiligt. Dasselbe gilt für die im Anschluß an die Ricin- und Abrinversuche von *Ehrlich* (vgl. S. 132 f) beobachtete Tatsache, daß die Immunität gegen diese Gifte von der Mutter auf das Kind übertragen wurde, die *O. Hertwig* (1898) im Sinne der Vererbung einer erworbenen Eigenschaft deutete, ferner für den Nachweis derselben Übertragung der Immunität gegen Diphtherie durch *Erich Wernicke* (1895) und der Präzipitinreaktion auf demselben Wege durch den Gerichtsmediziner *Hermann Merkel* (geb. 1873) im Jahre 1904; denn die an sich denkbare Vererbung derartiger gelöster, im Blute kreisender Stoffe durch Beeinflussung des Keimplasmas durch das Sperma des Vaters wurde, worauf *Martius* 1909 aufmerksam machte, niemals sicher bewiesen. Ebenso zeigte die ärztliche Erfahrung bei Seuchen, daß, worauf *A. Gottstein* 1897 hinwies, eine individuell erworbene Immunität niemals dauernd auf die Nachkommenschaft übergeht. Um so plausibler erschien, namentlich seit den hervorragenden genealogischen Studien des Historikers *Ottokar Lorenz* (1832—1904) in Jena aus dem Jahre 1898, den biologischen Untersuchungen des S. 42 genannten Zoologen *Heinrich Ernst Ziegler*, den Studien des Klinikers *Martius* u. a. an der Schwelle des 20. Jahrhunderts die Übertragung der Anlage (der gesunden und kranken Körperkonstitution) durch das Keimplasma, in dem die unendlichen Variationen aus der gesamten Ahnenreihe eines Individuums in den gesunden und kranken Chromosomen und Determinanten (vgl. S. 48) gegeben waren und sich günstige und ungünstige Erbteile in Übereinstimmung mit den Mendelschen Regeln häufen und ausschalten konnten.

Mit der Zellenlehre und den Spekulationen über die Krankheitsursache war der Reizbegriff aufs engste verbunden. Seitdem der Engländer *John Brown* diese Begriffe populär gemacht hatte (vgl. Bd. II, 1, Register), ist immer wieder vom

Reiz und von der Reaktion auf den Reiz als Charakteristikum der lebendigen Substanz die Rede, gleichviel, ob es sich um die Erklärung physischer oder psychischer, biologischer oder pathologischer Phänomene handelt. Das Operieren mit diesen Begriffen erwies sich nützlich. Was man im einzelnen Fall unter ihnen versteht, zeigt sich in der Beschreibung ihrer Wirkung und in der Deutung der naturwissenschaftlichen oder psychologischen Beobachtungen.

Wir haben das Wort „Reiz" in unserer Darstellung oft herangezogen. Zur Ergänzung heben wir aus der Fülle des Materials nur drei Beispiele heraus.

Für *Virchow* ergab sich die Einheitlichkeit der Pathologie nicht nur aus der zentralen Stellung der Zelle, sondern auch aus seiner Interpretation des Reizbegriffes, mit dem er sich 1858 in einer zusammenfassenden Studie beschäftigte. Die Reizbarkeit ist eine Eigenschaft nicht nur einzelner bevorzugter, höher organisierter Teile, wie der Nerven, der Muskeln oder des Eies, sondern jeder lebenden Zelle und jedes lebenden Zellderivates. Auf dieser Eigenschaft beruht die Fähigkeit, auf Reize mit einer bestimmten Tätigkeit zu reagieren. Die „actio irritans" ist immer „etwas Äußerliches", gleichviel, ob der Reiz sichtbar von außen kommt, oder ob die Reizung sich im Innern des Körpers abspielt, z. B. vom Nerv auf den Muskel, vom Blut auf die Drüse oder von irgendwelchem erregten Teil auf den benachbarten. In jedem Fall ruft der die Tätigkeit auslösende Reiz in dem betroffenen reizbaren Objekt eine mechanische oder chemische Veränderung hervor. Die mechanische kann grober (anatomischer) oder feiner (molekularer) Natur sein, je nachdem die räumliche Anordnung der histologischen Massenteile oder der physikalischen Moleküle dadurch geändert wird.

Diese Reizung findet im Gesunden und Kranken stets an den Gewebszellen selbst statt und löst die Tätigkeit derselben unmittelbar aus. Nur die Wege, auf denen der Reiz zu den Geweben gelangt, sind verschieden. Die Reizbarkeit kann sich in drei verschiedenen Formen der Betätigung dokumentieren: in einer rein funktionellen, einer der Ernährung dienenden, nutritiven und einer formativen, d. h. der Bildung und dem Wachstum dienenden Tätigkeit. Geringere Reize bringen mehr funktionelle, stärkere mehr nutritive Erregung hervor, noch stärkere lösen formative Leistungen aus, die stärksten töten.

Ähnliche Gedankengänge von *Eduard Pflüger* (vgl. S. 74) zeigen, daß diese Theorie in der Luft lag. Der Greifswalder Psychiater *Rudolf Gottfried Arndt* (1835—1900) sagt 1885 in seiner Monographie: „Die Neurasthenie" von der Reizbarkeit des Protoplasmas: „schwache Reize fachen sie an, mittelstarke beschleunigen sie, starke hemmen und stärkste heben sie auf." Diesen Satz belegt er später mit dem Namen Biologisches Grundgesetz und setzt statt Reizbarkeit den Ausdruck Lebenstätigkeit. 1887/88 prüfte *Hugo Schulz* (1853—1932), der Schüler *Pflügers* war, später als Pharmakologe gleichzeitig mit *Arndt* in Greifswald wirkte und mit ihm in Gedankenaustausch stand, dieses Reizgesetz nach und zog daraus wichtige pharmakotherapeutische Schlußfolgerungen.

Gewiß entscheidet bei *Virchow* die Zelle über den Effekt des ätiologischen Reizes, aber für das Endergebnis spielt auch die Quantität des Reizes keine geringe Rolle. Jeder formative Vorgang ist als aktive Leistung der Zelle zu betrachten, aber er setzt eine gewisse Reizstärke voraus. Auch von dieser hängt es ab, ob ein einfacher zelliger Katarrh, eine ulzerierende Eiterung oder eine einfache Hyperplasie zustande kommt, die alle „auf einer Linie mit Krebs, Tuberkel und Geschwulstbildung" stehen (vgl. S. 106). *Virchow* ist vorsichtig, wenn er betont, daß mit seiner einheitlichen Auffassung dieser Vorgänge nur die Identität „des allgemeinen Prinzips der Bildung" gemeint ist, und daß ätiologische, morphologische, physiologische und pathologische Fragen davon nicht berührt werden. Dieses äußerst theoretische, quantitative Prinzip paßte gut zum mechanistischen Denken der Zeit.

Die mechanische Ausdeutung der Reize zeigt sich auch in dem zweiten Beispiel, das wir den Untersuchungen von *E. Klebs* über die pathologische Anatomie der Schußwunden und die dabei vor sich gehenden Heilungsprozesse aus den Jahren 1870/71 entnehmen. Das einzige, was hier über den Brownschen Reizbegriff hinausführt, ist die mechanistische Auffassung und die Beziehung auf die Zelle. Die Erkenntnis der Zellemigration bei der Entzündung (vgl. S. 97f.) nach *Cohnheim* und der Proliferationsfähigkeit der Parenchymzellen nach *v. Recklinghausen* bringen nach *Klebs* keine kausale Erklärung für das, was der Reiz nun eigentlich macht. Jedenfalls kann die einfache mechanische Irritation genügen, um aus den Zellen hinreichende Kräfte zur Wiederherstellung des normalen Zustandes auszulösen. Dann ist alles in Ordnung. Begegnet dagegen der Organismus dem äußeren Reiz mit einem zu großen oder zu geringen Grad von Reizbarkeit, dann wird entweder zu viel oder zu wenig Zellarbeit geliefert, und es folgt entweder ein Zustand von Überproduktion, Hyperplasie in Form von Eiterung, Granulation oder dauernder Neubildung, oder es kommt zur Aplasie, die sich bis zur Gangrän steigern kann.

Ein drittes Beispiel für die unverminderte Anziehungskraft der Reizvorstellung bietet die Tatsache, daß *Nicolaier* 1885 in seiner S. 127 erwähnten Doktorarbeit die Ansicht zurückweisen muß, daß der Tetanus als Reflexneurose durch einen Reiz auf die sensiblen Nerven verursacht ist, der durch steckengebliebene Fremdkörper, atmosphärische Einflüsse (daher die Häufung bei Kriegsverletzungen), Kälte usw. gegeben sein kann.

Das Tagewerk dieser Forscher, die über so weitreichende Probleme meditierten, war ganz der spezialistischen, morphologischen, experimentellen Arbeit oder der klinisch beobachtenden Tätigkeit am Krankenbett gewidmet, einer Arbeit, bei der die Forscher alles als Entgleisung fürchteten, was nicht unmittelbar aus den Tatsachen zu ihnen sprach. Darum zeigt sich bei diesen Männern, mögen sie auch von den verschiedensten Ergebnissen ihrer empirischen Forschung ausgehen, doch immer wieder das Bedürfnis, die großen Zusammenhänge nicht aus dem Auge zu verlieren. Die Grundfragen der Medizin sind im Zeitalter des Spezialismus und der Kleinarbeit nicht vergessen. Über ihre Bedeutung für die Praxis braucht man kein Wort zu verlieren. Man denke nur an den Einfluß des Ursachenbegriffs auf die therapeutischen Methoden.

Die Distanz der Einzelwissenschaften war in der zweiten Hälfte des 19. Jahrhunderts keineswegs so groß, wie es die landläufige Meinung wahrhaben will. Es fehlt nicht an Stimmen, die sich gegen ihre Isolierung wenden. Man war sich der Befruchtung bewußt, die das eine Arbeitsgebiet vom andern empfängt. 1876 sieht *Gegenbaur* „die neue und hohe Aufgabe der Morphologie in der Synthese gegenüber denen, die sich bewußt mit der analytisch-empirischen Forschung begnügen“. Ihr Standpunkt ist veraltet. Alle von der Anatomie und ihren Hilfswissenschaften bis zur Paläontologie erarbeiteten Tatsachen bleiben unverwertet, wenn sie nicht synthetisch erfaßt und untereinander in logische Verbindung gebracht werden. Ein gewichtiges Wort angesichts der großen Bedeutung des morphologischen Denkens in der Biologie und Pathologie der Zeit, in der das Mikroskop das wichtigste Hilfsinstrument der alles beherrschenden Zellforschung blieb, auch nachdem, wie wir an zahlreichen Beispielen zeigten, zur vergleichenden Anatomie die vergleichende Mikroskopie und Embryologie hinzugekommen waren.

Im letzten Viertel des 19. Jahrhunderts und vor allem seit den 80er Jahren ist die Anatomie mit ihren Hilfsfächern, wie *Dietrich Barfurth* (1849—1927) in seiner Rektoratsrede Rostock 1903 und *Heinrich von Eggeling* (1869—1954) gezeigt haben, zu einer vielseitigen, der Biologie und den praktischen Zielen der Medizin aufgeschlossenen Wissenschaft geworden und hat jene Richtung vorbereitet, die die anatomische Forschung im 20. Jahrhundert als Kind einer neuen Gesamtauffassung der Medizin charakterisieren sollte.

In engste Verbindung trat sie — der Natur der Sache nach — mit der pathologischen Anatomie. Hier entfaltete die Entwicklungsgeschichte einen besonders deutlich erkennbaren Einfluß.

Auf der Münchener Tagung der Deutschen pathologischen Gesellschaft im Jahre 1899 widmete *Felix Marchand* diesem Einfluß, insbesondere der Bedeutung der Keimblattlehre, eine programmatische Rede, in der er den Stand der Geschwulstforschung am Ende des Jahrhunderts umriß und den Ausspruch tat: „Dem Wesen der Geschwulstbildung werden wir nur auf dem Wege der Histogenese näher kommen!"

Eng übereinstimmend in den Grundgedanken, arbeiteten mit den Morphologen die Physiologen Hand in Hand. Die Bedeutung ihrer Arbeit für die gesamte Medizin hatte *Vierordt* in seinem wiederholt zitierten Grundriß 1877 ins Licht gesetzt: „Wenn wir von denjenigen medizinischen Entdeckungen absehen, welche wir mehr einem glücklichen, immerhin aber nur in der Hand des Begabten gedeihlich werdenden Zufall verdanken, so ist der ganze planmäßige und systematische, also stetige und sichere Fortschritt der Medizin, als erklärender Naturwissenschaft, ausschließlich nur vom Standpunkt der physiologischen Methode möglich." Wie in der Morphologie wurde auch in der Physiologie die vergleichende Betrachtung wertvoll. Wenn man *Hensens* Bearbeitung der Physiologie des Ohres in *Hermanns* Handbuch aus dem Jahre 1880 liest, ist man erstaunt, welch großen Raum die vergleichende Anatomie und Physiologie mit entsprechenden Funktionsprüfungen an Quallen, Würmern, Mollusken, Krebsen, Fischen, Heuschrecken, Amphibien, Reptilien und Vögeln einnehmen. Auch der phylogenetische Gedanke wirkt dabei mit.

Durch *Haeckels* biogenetisches Grundgesetz war die Phylogenese ein integrierendes Gedankengut der medizinischen Grundlagenforschung geworden. Dazu kam in weitem Umfang die von ihm so eifrig propagierte Lehre *Darwins*. *Metschnikow* stand bei der Konzeption der Phagozytentheorie unter dem Einfluß der Darwinschen Entwicklungslehre und der Haeckelschen Vorstellungen von der Biogenese (vgl. S. 27). *Virchow* spricht 1885 und öfter von den Infektionskrankheiten als von einem „Kampf der Zellen gegen die parasitären Mikroorganismen". Vom Kampf der Geschwulstzellen gegen die schwächeren Gewebe hörten wir S. 109f. 1883 wird *Rindfleisch* in einem Aufsatz „über die organische Einheit" durch den Gedanken, daß das Leben ein fortwährender Kampf ums Dasein ist, den das Protoplasma, die einzelne Zelle und der vielzellige Organismus mit der Außenwelt bestehen muß, zu der Theorie geführt, daß die Zelle nur im Verband des Organismus mit seinen beiden „Elementareigenschaften des Lebens" der Reizbarkeit und der Assimilation in diesem Kampf erfolgreich sein kann. In der funktionellen Betätigung dieser Eigenschaften liegt überhaupt die Möglichkeit der Erhaltung der lebendigen Substanz und gewinnt die Idee der Einheit aller Teile ihren greifbaren Ausdruck. Die Beispiele ließen sich leicht vermehren.

Die Beobachtung der zahllosen Ähnlichkeiten im biologischen und pathologischen Geschehen bei Mensch und Tier und auch im Pflanzenreich unterstützte die Neigung zum Denken in Analogien. Es erwies sich nicht immer, aber in der weisen Beschränkung skeptischer Vorsicht doch oft als nützlich.

So macht *Lotze* 1852 in seiner medizinischen Psychologie gerne Gebrauch von Analogien. Ausgehend von der Vergleichung seelischer Betätigungsformen mit den verschiedenen Reaktionen der Säure und des Alkalis und von zahlreichen Analogien aus dem Bereich der unbelebten und lebendigen Natur zeigt er, daß die Seele keineswegs das „ideal" ist, was der Körper „real" ist, sondern daß sie zu ihm in sehr verschiedenen Beziehungen steht. *Meynert*, der von *Lotze* beeinflußt ist, konstruierte Analogien zwischen „anatomischen" und psychologischen Assoziationen (vgl. S. 93). Ähnlich ist es bei *Virchow*. Wir erinnern an seine Analogisierung der Mutterzelle einer Geschwulst mit dem befruchteten Ei (vgl. S. 106). Eine nicht geringe Rolle spielt der Analogieschluß bei der Entstehung der Theorie von den Attraktionskräften. *Max Neuburger* hat 1900 in einer aufschlußreichen Studie die historische Entwicklung der Hypothese von der Wahlanziehung im Organismus geschildert, ihre Beziehungen zu den „Anschauungen über den Mechanismus der spezifischen Ernährung" herausgestellt und ihre Abhängigkeit vom Wechsel der weltanschaulichen, philosophischen und naturwissenschaftlichen Grundlagen aufgezeigt. Was hat man im Laufe der Zeiten nicht alles herangezogen, um diese „vitalen" Kräfte zu erklären! Den Vergleich mit den magnetischen und galvanischen Kräften, mit den chemischen Vorgängen, den Prozessen der Kapillarität, der Kristallisation, den weiten naturphilosophischen Begriff der Polarität (vgl. Bd. II, 1, S. 28, 43, 89)!

Die mechanistisch eingestellten Mediziner der zweiten Hälfte des 19. Jahrhunderts sind unter dem Eindruck der fortgeschrittenen Chemie und Physik sicher, daß alle attraktiven Vorgänge durch chemische Affinität und Osmose genügend erklärt werden, vor allem seitdem man die kontraktiven Bewegungen der Zelle (vgl. S. 28 und 97) und die Phagozytose kennengelernt hatte. Für *Virchow* war an den elektiven Attraktionskräften der Zelle kein Zweifel. Die Auswanderung der Leukozyten bei der Entzündung führte er auf die attraktive Fähigkeit des Gewebes zurück (vgl. S. 99). Als die Alleinherrschaft des mechanistischen Denkens durch den Neovitalismus bedroht wurde (vgl. weiter unten), änderte sich die Deutung der attraktiven Phänomene im vitalistischen Sinne; aber an der Tatsache, daß sie bestehen, zweifelte man nicht, wenn auch *Cohnheim* 1882 *Virchow* vorwerfen konnte, er habe die attraktive Wirkung der primär erkrankten Zellen auf die Gefäße und ihren Inhalt erfunden; denn in der Physiologie gäbe es kein Analogon dafür.

Ein besonders wertvolles Resultat wurde mit der analogisierenden Denkweise von *Oskar Minkowski* 1887 erzielt. Er verglich den mikroskopischen Bau der Hypophyse mit dem der Schilddrüse und erinnerte sich an die von der Thyreoidea ausgehenden „trophischen Störungen". Das führte ihn zu der Erkenntnis, daß es sich bei der Akromegalie, die kurz vorher (1886) von dem französischen Neurologen *Pierre Marie* (1853—1940) klassisch beschrieben worden war, um eine durch Vergrößerung der Hypophyse entstandene Stoffwechselstörung handele. Dieses eigenartige Krankheitsbild hatten schon 1884 der Schweizer praktische Arzt *Christian Friedrich Fritzsche* (1851—1938) und *Edwin Klebs*, später auch andere geschildert. Beide hatten auch die Veränderung der Hypophyse dabei festgestellt, aber den Zusammenhang nicht beachtet. Bei dem Nachdenken über das Wesen dieser Wachstumsstörung verzögerte die Analogie auch wieder die Erkenntnis; denn man schloß aus der „Tierähnlichkeit" des Aussehens der Patienten auf einen Atavismus, einen Rückfall in den Typus des anthropoiden Affen. Erst 1892 führte der vielseitige Pathologe, Kliniker und Hygieniker *Roberto Massalongo* (1857—1919), Privatdozent in Padua und Direktor des Volkshospitals in Verona, die Akromegalie auf eine Hyperfunktion des Hirnanhanges zurück (*R. Abderhalden*).

Wir haben oft genug darauf hingeweisen und brauchen es nicht zu wiederholen, welch breiten Raum das mechanistische Denken in der Medizin der zweiten Hälfte des 19. Jahrhunderts in Anspruch nimmt, und welch großen Einfluß es auf die Arbeitsrichtung und Arbeitsmethode entfaltet. Der große Naturforscher *Thomas Henry Huxley* (vgl. Bd. II, 1, S. 117) charakterisiert am Ende seines Lebens in seiner Autobiographie vom Jahre 1891 die Physiologie als „Maschinenlehre des lebenden Mechanismus". Wie *Kussmaul* in seinen Erinnerungen aus der Dozentenzeit erzählt, erntete *Virchow* auf der Naturforscherversammlung in Karlsruhe 1858 mit seiner Rede über die mechanische Auffassung der Lebensvorgänge „stürmischen Beifall". Alle Veränderung in der Welt, sagte 11 Jahre später *v. Helmholtz* auf der Naturforscherversammlung in Innsbruck, ist Änderung der räumlichen Verteilung der elementaren Stoffe und kommt in letzter Instanz durch Bewegung zustande. Alle elementaren Kräfte sind Bewegungskräfte, und das Endziel der Naturwissenschaft ist, die allen Veränderungen zugrunde liegenden Bewegungen im Raum und deren Triebkräfte zu finden, „also sie in Mechanik aufzulösen". In Übereinstimmung damit gibt es für *du Bois-Reymond* kein anderes Erkennen als das mechanische. Es ist zwar nur ein kümmerliches Surrogat für „wahres" Erkennen, aber als physikalisch-mathematische Denkform die einzige wirklich wissenschaftliche.

Ausgesprochen mechanistisches Denken stand hinter den S. 52 f. geschilderten Experimenten zur Embryonalentwicklung von *Wilhelm His d. Ä.* und eine, wenn auch ein bißchen schüchtern ausgesprochene Hoffnung, das Leben einmal mechanistisch erfassen zu können, hinter den S. 33 erwähnten Modellversuchen von *Bütschli*. Solche Versuche gehen bis in die erste Hälfte des 19. Jahrhunderts zurück. Wir nennen von *Bütschlis* Vorläufern nur *Panum*. Er berichtet 1852 in Virchows Archiv über seine Bemühungen, „Pseudozellen" künstlich herzustellen, und erwähnt unter den älteren Bestrebungen auf diesem Gebiet unter anderen den Berliner praktischen Arzt, Privatdozenten und Geh. Sanitätsrat *Ferdinand Moritz Ascherson* (1798—1879), der es mit Fetttropfen in eiweißhaltiger Flüssigkeit versucht hatte. *Panum* ließ Chloroform in Serum tröpfeln und fand die Tropfen mit einer Haut von koaguliertem Eiweiß umgeben. „Rein morphologisch gesehen" schienen sich schließlich in diesen künstlichen Gebilden alle Bestandteile der Zelle mit Membran, Kern, Kernkörperchen und körnigem Inhalt darzubieten. Daraus zieht *Panum* den Schluß, daß auch im lebendigen Körper neben der unter dem Einfluß vitaler Kräfte vor sich gehenden Zellbildung eine rein physikalische oder chemische Zellbildung denkbar ist. „Wenigstens dürfte es in betreff der sogenannten Fettzellen unnöthig sein, unbegreifliche vitale Kräfte zu Hülfe zu rufen, da man künstlich Bildungen erzeugen kann, die sich von den im Organismus entstandenen nicht unterscheiden."

Für die Anwendung der Mathematik bei den Versuchen, physiologische Probleme zu lösen, brachten wir S. 87 Beispiele aus der Lehre von der Bewegung des menschlichen Körpers.

Sehr charakteristisch, geradezu der Prototyp solchen exakten mathematischen Vorgehens ist die Methode, mit der *Ernst Mach* und *I. Kessel* am 23. April 1874 den Mitgliedern der Wiener Akademie den Mechanismus der Gehörknöchelchen darzulegen versuchten. Sie operieren an ganzen Köpfen, wählen im Kopf drei leicht auffindbare, zu einander rechtwinklige Ebenen aus und geben für die „wichtigeren Punkte des Gehörorgans" die drei senkrechten Abstände von jenen Ebenen als bestimmte Koordinaten an. Darauf bauen sie dann ein System nach den „Prinzipien der deskriptiven Geometrie" auf, wobei sie glauben, daß sich „jeder in 3 bis 4 Stunden das Verständnis ihrer Sätze über gerade Linien und Ebenen aneignen kann, welches zum Verstehen ihrer Ausführungen nötig ist". Uns scheint dieser Glaube zu viel mathematische Begabung vorauszusetzen, ebenso wenn *Eugen Seitz* (vgl. S. 171) 1860 in seinem ganz auf die Praxis eingestellten Buche über „Die Auscultation und Percussion der Respirationsorgane" dem praktischen Text eine lange mathematisch-physikalische Erklärung der bei diesen diagnostischen Methoden beobachteten Phänomene durch den theoretischen Physiker *Friedrich Zamminer* vorausgehen läßt. Im Nachlaß des Physiologen *G. Valentin* (vgl. Bd. II, 1, S. 119) fand man eine für die Veröffentlichung im Anfang der 80er Jahre vorbereitete Studie: „Eine Anwendung der Zahlentheorie auf die Erscheinung der Dotterteilung" (*Hintzsche*).

Wir hörten, daß die Statistik durch *Louis* einen großen Einfluß gewann. Dieser blieb das ganze Jahrhundert hindurch erhalten. Der mathematisch hochbegabte Kliniker *Carl Liebermeister* (später geadelt; 1833—1901) hielt in Tübingen Vorlesungen über das Thema und veröffentlichte in Volkmanns klinischen Vorträgen 1877 seine Ansichten über die Bedeutung der „Wahrscheinlichkeitsrechnung in Anwendung auf therapeutische Statistik". Wie er, so wendete sich *Friedrich Martius* 1881 bei aller Einsicht in die Schwächen und Fehlerquellen des Verfahrens gegen das eingerissene Mißtrauen und die Vernachlässigung der Methode.

Die „numerische Methode" (vgl. Bd. II, 1, S. 154f.) ist dem mechanistischen Denken besonders vertraut. Das liegt in der Natur der Sache. *Karl Kisskalt* hat in seinem geistvollen Buche: „Theorie und Praxis der medizinischen Forschung" daran erinnert, daß die Zahl der Bakterien bei bakteriologischen Untersuchungen anfangs vernachlässigt wurde. Man glaubte, daß schon ein einzelner pathogener Mikroorganismus sich im Körper immer vermehrt und krank macht. Der um die Bekämpfung der Wundkrankheiten, der Knochentuberkulose und um die Ausbildung der Antisepsis hochverdiente Londoner Chirurg *Sir William Watson Cheyne* (1852—1932) griff bei der experimentellen Infektion von Tieren 1886 auch dieses Problem quantitativ auf und zeigte, daß das keineswegs immer der Fall ist; denn er konnte damals zwar mit einem einzigen Milzbrandbazillus ein Meerschweinchen töten, aber bei anderen Tieren waren mehr Bazillen nötig. Man kann seine Methode mit Vergiftungsversuchen an Tieren vergleichen, bei denen die Wirkung von der Dosis des

Giftes und der Empfindlichkeit des Versuchsobjektes abhängt. So ergaben sich bei ihm verschiedene Zahlen, wenn eine Wirkung erreicht werden sollte, je nach der Art und Virulenz der Bakterien und der Art der verwendeten Versuchstiere. Man konnte aus der Zahl der zur Entstehung der Krankheit nötigen Bakterien Rückschlüsse auf die Krankheitsdisposition und Konstitution machen, zumal die anfangs etwas unzuverlässigen Isolierungsmethoden der Bazillen mit den von *Cheyne* angewandten Kulturverdünnungen im Laufe der Zeit verbessert wurden.

Allmächtig sind der Mechanismus und die mit ihm Hand in Hand gehende Überzeugung von der absoluten Gültigkeit „des Kausalitätsprinzips in der strengen, in keinem Augenblick durchbrochenen Gesetzlichkeit der Natur" in der medizinischen Grundlagenforschung unseres Zeitraumes nicht. Gewiß konnte *von Helmholtz* in der genannten Rede in Innsbruck ohne Widerspruch sagen, daß das in der Welt des Anorganischen und der lebenden Organismen gleichmäßig herrschende Gesetz von der Erhaltung der Kraft der Annahme einer besonderen Lebenskraft widerspreche, und, gestützt auf *Darwin*, betonen, daß „Zweckmäßigkeit der Bildung in den Organismen auch ohne alle Einmischung von Intelligenz durch das blinde Walten eines Naturgesetzes entstehen kann". Aber schließlich war doch die Entstehung dieser Zweckmäßigkeit in *Darwins* keineswegs ohne Widerspruch gebliebener Lehre dem Zufall überlassen. Und in demselben Jahre 1869 erklärte *Liebig*, daß alles in der organischen Natur so, wie es ist, zweckmäßig ist und seinen Sinn hat, auch wenn ihn der Mensch nicht versteht. Die Chemiker waren eher geneigt, sinnvolle Zusammenhänge anzunehmen, als die morphologisch und physikalisch denkenden Forscher. Richtig befreunden konnten sich beide Richtungen nicht mit dem Gedanken an eine sinnvolle Zweckmäßigkeit im biologischen und erst recht nicht im pathologischen Geschehen. Am liebsten gehen sie dem Problem aus dem Weg. In der Entzündung hatte die uralte Tradition, bestärkt durch die Autorität *John Hunters* (vgl. Bd. II, 1, S. 22), einen, wenn auch manchmal über das Ziel hinausschießenden Heilungsprozeß gesehen. Auch *Virchow* lehnt 1854 die Idee von der Nützlichkeit des Entzündungsprozesses nicht radikal ab, obwohl sie ihn mit dem Gedanken an Angriff und Abwehr an die romantische Auffassung vom Kampf „zwischen dem Kosmischen und dem egoistischen Prinzip" erinnert. Aber das Problem scheint ihm von untergeordneter Bedeutung. Die Frage blieb, wie wir hörten, offen.

Man wollte Tatsachen sehen und hatte wenig Neigung zu teleologischen Spekulationen. Der Zweckmäßigkeitsgedanke war eine der Hauptstützen des inzwischen in Mißkredit gekommenen alten Vitalismus gewesen (vgl. Bd. II, 1). Aber auch bei den Mechanisten wollte man ihn nicht ganz fallen lassen. Auf der Naturforscherversammlung in Frankfurt/Main 1867 erklärte *Wilhelm Wundt* ihn für unentbehrlich, obwohl er die Zellenlehre im Begriff sah, aus der Zellbiologie zu einer Zellphysik zu werden. Und die Tatsachen sprachen; die nüchtern und exakt festgestellten Einzelheiten mehrten sich. Immer tiefer drang man in die Wunder des Lebens ein. Je intensiver man Physik und Chemie und die von ihnen dargebotenen technischen Hilfsmittel auf das Studium des normalen und krankhaften Geschehens anwandte, um so deutlicher wurde es von neuem: mit dem einfachen Mechanismus ist es in der Welt des Lebendigen nicht getan. Der Physiologe *Friedrich Goltz* glaubte 1869 auf Grund seiner Experimente am Frosch, die niederen Hirnfunktionen nur durch die Annahme eines „Seelenvermögens" erklären zu können. *Eduard Pflüger*, der schon vor *Goltz* (1853) von einer „Beseeltheit" (Sensorium) des Rückenmarks gesprochen hatte, lehrte 1877 in seiner „teleologischen Mechanik der lebendigen Natur" den ausgesprochen teleologischen Satz, daß jedes Bedürfnis die Ursache seiner Befriedigung sei. Er verglich den Organismus mit einer Spieldose, in der durch bestimmte Zapfenverschiebung tausend verschiedene Lieder gespielt werden können. Beide Forscher hätten sich trotzdem sicher dagegen gewehrt, wenn man sie den Vitalisten zugerechnet hätte. Der Vitalismus war eben zu sehr diskreditiert. Unter den ersten, die ihm objektiv gegenüber standen, ist *Rudolf Virchow* zu nennen. Wie wir Band II, 1, S. 146f. schilderten, vertrat er seit den 50er Jahren eine neue fruchtbare Form des Vitalismus, in der das Leben als eine besondere Form mechanischer Vorgänge erschien.

In den 80er Jahren mehren sich die Bedenken gegen den Mechanismus, aber man ist noch zurückhaltend und vorsichtig in der Formulierung dessen, was man Vitalismus nennen soll. Der amerikanische Biologe und Philosoph *Edmund D. Montgomery* (1835—1911) beginnt 1881 mit den Arbeiten, die ihn jede Maschinentheorie als Grundlage der organischen Phänomene ablehnen lassen. Er hält eine solche Theorie für unverträglich mit der Protoplasmabewegung, der Muskelkontraktion, der Teilbarkeit der Infusorien, der Regeneration überhaupt. Die Lebenssubstanz stellt ihre Integrität nach Störungen immer wieder her, und es handelt sich dabei nicht um chemische Wirkungen im üblichen Sinne des Wortes. Die Assimilation wird für *Montgomery* zum Grundphänomen alles Biologischen; sie erfolgt auf Grund einer „innerlich konstituierten Autonomie" mit genetisch organisierten, spezifischen Kräften (nach *Driesch*). 1887 stellt der Baseler Professor der Physiologie und bedeutende Biochemiker *Gustav von Bunge* (1844—1920) den Vitalismus als vorläufige Basis für die Physiologie hin, aber nicht ohne auf seine Lücken aufmerksam zu machen. In dem oben erwähnten Artikel von *Rindfleisch* über die organische Einheit vom Jahre 1883 sind die Gedankengänge bis aufs kleinste von Zweckmäßigkeitsvorstellungen begleitet. Freilich vermeidet er bewußt den Ausdruck „Zweck" und spricht lieber vom „Erfolg" der elementaren Lebenserscheinungen. 1888 proklamiert er in seiner Würzburger Festrede vom 2. Januar als Rektor den „modernen Vitalismus". Seine Argumente lehnen sich eng an die seines Lehrers *Virchow* an. Die Wunder des Zellbaues, der Zellteilung, der Phagozytose haben es ihm angetan, dazu das unbestreitbare Versagen des Materialismus gegenüber den Rätseln der Biologie und Pathologie und die Ehrfurcht vor dem Unerforschlichen. Eine strikte Absage an den Mechanismus bedeutete dieser Vitalismus nicht, auch nicht als *Rindfleisch* 1895 auf der Naturforscherversammlung in Lübeck das Wort zum „Neovitalismus" ergriff.

Inzwischen war durch die Entwicklungsmechanik von *Roux* das Zeitalter eingeleitet worden, in dem die experimentelle Erforschung und funktionelle Betrachtung der Form einsetzte. Bei der Zweckmäßigkeit, die sich in der „funktionellen Anpassung" doch deutlich zeigt, ist ihm ebenfalls noch unbehaglich zumute. Er wählt dafür die „sachliche" Bezeichnung „Dauerhaftigkeit"; denn alles, was wir an der Organisation zweckmäßig nennen, stellt ihre Dauerfähigkeit her oder fördert sie. Wir erinnern an seine (vgl. S. 54) geschilderten Versuche mit dem halbierten Froschei. In vielen Fällen entwickelte sich aus der nicht verletzten Hälfte genau ein halber Embryo, aber manchmal ergänzten sich im Laufe der weiteren Entwicklung die zunächst entstehenden Halbbildungen und erzeugten die anderen Hälften nach. Es hat also jede der beiden ersten Zellen die Fähigkeit, nicht nur ihre eigene Keimhälfte, sondern, wenn vielleicht auch auf einem Umweg, einen ganzen Embryo zu bilden. Noch deutlicher wurde die Sache bei Versuchen von *Hans Driesch*. Er konnte im gleichen Entwicklungsstadium die beiden Hälften des Seeigeleies voneinander trennen, ohne die eine zerstören zu müssen. Jede Hälfte ergab ganze Larven von halber Größe, aber völlig normaler Form. Intensiver als je zuvor erkannte man die wundervolle Zweckmäßigkeit in der Entwicklung und im Bau der Organismen. Und jetzt wurde „Zweckmäßigkeit" wie beim alten, so auf dem Wege zum neuen Vitalismus wieder das oberste Prinzip. 1894 hatte der später in Basel wirkende Biologe und Psychiater *Gustav Wolff* (1865—1941) die Linse aus dem Auge des Wassermolches entfernt und beobachtet, daß sie statt von der Körperhaut vikariierend vom vorderen Rande der Iris aus regeneriert wird. Das war sicher erwiesene „primäre Zweckmäßigkeit". Die Tatsache, daß bei der Zerlegung von Seeigeleiern von den Eiteilen Ganzbildungen geliefert werden, war nicht anders zu deuten. Dadurch wurde die Ganzbezogenheit des Teils und die Einheit des Organismus dargelegt, das zweite Hauptargument für die vitalistische Auffassung der lebendigen Vorgänge. Schnitt man dem Triton den Fuß ab, so regenerierte er ihn. Form und Größe des Regenerates richteten sich nach Form und Größe des abgeschnittenen Teils. Auch fern von der Verletzungsstelle gelegene Körperpartien stellten sich auf die neuen Verhältnisse um. Das war die Regulation. Auf diese und ähnliche Ergebnisse der experimentellen Forschung gründeten sich die Kardinalsätze des modernen Vitalismus, wie er, philosophisch vertieft, am energischsten und konsequentesten von *Hans Driesch* vertreten wurde. Das Teleologische ist eine irreduzible Sonderheit des Lebens. Aus ihm, aus der prospektiven Tendenz, die in der Entwicklung des Ganzen und der Teile steckt, aus der organischen Regulation ergibt sich die Eigengesetzlichkeit, die Autonomie des Lebens. Für den Mechanismus sind diese Tatsachen einfach undenkbar und unerklärbar. Daher muß an seine Stelle ein neuer, dynamischer Vitalismus treten.

Mit einem gewissen Stolz — und darin ist er ein Kind des 19. Jahrhunderts — bekennt *Driesch* 1901, daß dieser neue Vitalismus — im Gegensatz zu der rein spekulativen Begründung des alten, durch den von ihm verehrten *Aristoteles* begründeten — seine Überzeugungskraft den Ergebnissen des analytisch naturwissenschaftlichen Experimentes verdankt. Er empfiehlt, statt von Vitalismus lieber von der „Autonomie der Lebensvorgänge" zu sprechen. Man spürt, daß diesem „schulenmäßig klingenden, vieldeutig gebrauchten Wort" etwas Überlebtes anhaftet. *Drieschs* Wunsch ging nicht in Erfüllung. Das Schlagwort Neovitalismus blieb. Er hatte am Ende des 19. Jahrhunderts nicht wenige Anhänger gefunden, aber der Mechanismus war keineswegs besiegt. Man stritt weiter. Erst im 20. Jahrhundert sollten sich die Gegensätze mildern, als man begann, von einem Neomechanismus zu sprechen, dessen Verwandtschaft mit dem Neovitalismus in manchen Zügen nicht zu verkennen war.

1899 trifft *Eugen Albrecht* in seinem zum großen Teil von erkenntnistheoretischen Gedankengängen erfüllten, aber — ähnlich wie bei *Driesch* — aus konkreter biologischer Arbeit erwachsenen „Vorfragen der Biologie" die Situation, wenn er an die Wahrheit des Wortes erinnert, das *Claude Bernard* 1878 im ersten Bande seiner S. 139 zitierten Vorlesungen über die Phänomene des Lebens ausgesprochen hatte: „Man kann das Leben charakterisieren, aber nicht definieren", und wenn er weiter die Überzeugung ausspricht, daß die prinzipiellen Gegensätze vitalistischer und mechanistischer Biologie sich zu bloßen Betrachtungsweisen verflüchtigt haben, die man nach Wahl und Bedürfnis wechselt. Alle neueren vitalistischen, teleologischen und verwandten Aufstellungen sind nur verzweifelte Versuche, den gordischen Knoten, den sie nicht entwirren können, zu durchhauen.

Angesichts der vielen offenen Probleme und des für das Zeitalter der Naturwissenschaften bezeichnenden Dranges nach einer absolut sicheren Lösung aller Fragen, der ein bißchen an das früher erwähnte bürgerliche Bedürfnis nach Sicherheit der Existenz erinnert, ist es verständlich, daß gerade die führenden Forscher vor Überschätzung des Erreichten warnen und mahnen, sich der Vorläufigkeit der Ergebnisse und der Grenzen der naturwissenschaftlichen Erkenntnis bewußt zu bleiben. Zeugen dieser weisen Zurückhaltung begegnen dem, der die Quellen liest, an vielen Stellen. *Jules Béclard* beginnt sein berühmtes Lehrbuch der Physiologie im Jahre 1855 mit einem Kapitel „über die Grenzen der Physiologie". 1872 schließt *du Bois-Reymond* auf der Naturforscherversammlung in Leipzig seinen Vortrag „Über die Grenzen des Naturerkennens" mit dem weltberühmt gewordenen, aber auch lebhaft bekämpften Wort: „Ignorabimus". 1880 setzt er sich mit seinen Kritikern in dem Akademievortrag über die sieben Welträtsel auseinander. Von diesen Rätseln scheinen ihm die „transzendenten" schlechthin unlösbar. Bei *Bunge* heißt es 1898: „In der kleinsten Zelle — da liegen schon alle Räthsel des Lebens vor uns und bei der Erforschung der kleinsten Zelle — da sind wir mit den bisherigen Hilfsmitteln bereits an der Grenze angelangt." Der Bd. II, 1, S. 227 erwähnte Optimismus erfuhr, so berechtigt er war, eine gewisse Einschränkung.

In der medizinischen Grundlagenforschung der zweiten Hälfte des 19. Jahrhunderts lernten wir einen vielseitigen Ideenreichtum kennen, der weit entfernt ist von der Einseitigkeit eines engen naturwissenschaftlichen Mechanismus und Lokalismus. Eine Fülle großer Gedanken verbinden sich mit der Kleinarbeit in dem einen Ziel, die Krankheiten zu bekämpfen, zu verhüten und den Menschen gesund zu erhalten. Es ist eine Verbindung idealistischer Freude an der Forschung um ihrer selbst willen, im Sinne des Wortes: „l'art pour l'art" mit dem Gedanken an ihren praktischen Nutzen. *Virchow* ist auch hier vorbildlich, wenn er in seinen pathologischen Veröffentlichungen so oft an die Praxis und in anderen Werken so oft an die Nützlichkeit der wissenschaftlichen Arbeit überhaupt erinnert. Seine Autorität bewirkte, worauf der amerikanische Pathologe *James Ewing* aufmerksam gemacht hat, daß die Beachtung praktisch wichtiger medizinischer Probleme in den amerikanischen Beiträgen zur Pathologie stark in die Erscheinung tritt.

Die praktischen Ziele der wissenschaftlichen Arbeit zeigen sich manchmal unmittelbar darin, daß Theoretiker, wie es früher noch häufiger der Fall war, mit Praktikern direkt zusammenarbeiten. Ein Beispiel dafür ist die auf Anregung des Physiologen *Ed. Pflüger* 1871 entstandene gemeinsame Arbeit des S. 69 und 72 genannten Kreuznacher praktischen Arztes *A. Röhrig* mit dem damaligen Bonner Privatdozenten für Physiologie *Nathan Zuntz*: „Zur Theorie der Wärmeregulation und der Balneotherapie". Da werden Kaninchen in kalte, warme, Süßwasser- und Soolbäder gesteckt, um zu dem Nachweis zu kommen, daß bei den Kaltwasserbädern, den Seebädern und Solbädern und dementsprechend bei den verschiedenen anderen Heilbädern „die hauptsächlichste Wirkung auf dem Reflexwege von der Haut auf den Stoffwechsel vermittelt wird", dessen Hauptträger die Muskeln sind. Entsprechend ist die Wärmeregulation wahrscheinlich „in erster Linie bedingt durch beständige schwache reflectorische Erregung der motorischen Nerven, welche mit der Temperaturdifferenz zwischen Thierkörper und Umgebung wächst".

Man merkt, daß man in der Zeit eines besonders großen Interesses für die Lehre vom Reflex lebt.

In den Lehrbüchern der Anatomie, Physiologie und Pathologie, die der wissenschaftlichen Ausbildung des künftigen Arztes dienen, werden die Leser häufiger als heute auf die Beziehungen zur Praxis aufmerksam gemacht und im Text Beispiele aus der Praxis herangezogen. In Reden aus festlichem Anlaß spricht man gerne über das, was die Wissenschaft dem Arzt zu geben hat. Mahnend ruft *Helmholtz* am 2. 8. 1877 in der S. 139 erwähnten Rede den jungen Ärzten zu: „Man muß vielleicht dem brechenden Auge des Sterbenden und dem Jammer der verzweifelten Familien gegenübergestanden haben, man muß sich die schweren Fragen vorgelegt haben, ob man selbst Alles gethan habe, was man zur Abwehr des Verhängnisses hätte thun können, und ob die Wissenschaft auch wohl alle Kenntnisse und Hilfsmittel vorbereitet habe, die sie hätte vorbereiten sollen, um zu wissen, daß erkenntnistheoretische Fragen über die Methodik der Wissenschaft auch eine bedrängende Schwere und eine furchtbare praktische Tragweite erlangen können."

Marchand nennt in seiner schon erwähnten Gießener Antrittsvorlesung von 1881 die Pathologie die Wissenschaft, die das Handeln des Arztes bestimmen soll, eine „Philosophie der Medizin", deren Endziel die Therapie ist.

V. Die praktische Medizin und ihre Sonderfächer

Was dem Bild der praktischen Medizin in der zweiten Hälfte des 19. Jahrhunderts die prägnanten Züge verleiht, ist die intensive Fortsetzung der Tendenz, die wir Bd. II, 1 S. 151ff. schilderten. Noch mehr als in den 40er und beginnenden 50er Jahren bemüht man sich, die Heilkunde, gestützt auf die Ergebnisse der naturwissenschaftlichen Grundlagenforschung, zu einer wissenschaftlichen (früher hatte man gesagt „physiologischen") praktischen Medizin zu entwickeln, in welcher der Anteil der ärztlichen Kunst ohne Schaden, wenn nicht verschwinden, so doch in den Hintergrund treten kann.

Ein beredtes Zeugnis dieser ärztlichen Einstellung ist das berühmte Lehrbuch der speziellen Pathologie und Therapie eines der bedeutendsten Kliniker seiner Zeit, *Felix von Niemeyer* (1820—1871). Es erschien 1858, als er noch in Greifswald wirkte, in demselben Jahr, in dem *Virchow* seine Vorlesungen über die Zellularpathologie herausbrachte, und erlebte 11 Auflagen und zahlreiche Übersetzungen ins Französische, Englische und Italienische. Noch nach *Niemeyers* Tod blieb es in neuer Bearbeitung bis in die Mitte der 80er Jahre ein autoritatives Werk. Man kann in ihm die Wandlung der Grundsätze des ärztlichen Handelns und die Vermehrung und Verbesserung der diagnostischen und therapeutischen Hilfsmittel gut verfolgen. So schnell und so sicher, wie es die Enthusiasten am Anfang erwarteten, zeigten sich die Erfolge der naturwissenschaftlichen Fundierung der praktischen Heilkunde nicht, und es ist verständlich, daß das Vertrauen auf die neuen Methoden, wie früher, bei nicht wenigen Praktikern, die noch immer mehr von der alten Empirie erwarteten, mit Zweifeln belastet blieb. Darüber verdanken wir dem Kopenhagener Arzt und Medizinhistoriker *Julius Petersen* (1840—1912) wertvolle Aufschlüsse.

Diesen Zweiflern gegenüber atmet *Niemeyers* Lehrbuch den Geist der neuen, in die Zukunft weisenden praktischen Medizin. Er verkörpert bewußt „überall das gewissenhafte Streben, die neuere Physiologie für die Erklärung pathologischer Tatsachen zu verwerthen und die Symptome als die notwendigen Folgen der Krankheit zu deduziren". Er nimmt für sich in Anspruch, der erste zu sein, der in der gedrängten Kürze eines Lehrbuchs das gesamte Gebiet der speziellen Pathologie und Therapie vom neuen Standpunkt aus behandelt. *Virchow* erhält ein besonderes Lob. Er hat die allgemeine Pathologie umgestaltet, der neueren Physiologie angepaßt und *Niemeyer* so die Arbeit erleichtert. „Es war oft nur nöthig, die allgemein befundenen Gesetze auf die Krankheiten der einzelnen Organe anzuwenden, um für die physiologische Deutung ihrer Symptome neue Gesichtspunkte zu gewinnen."

Der Einfluß von *Virchows* Zellenlehre zeigt sich bei *Niemeyers* Beschreibung der pathologischen Anatomie der kruppösen Pneumonie mit dem entzündlichen Exsudat und der aktiven Beteiligung der Zellen, aber vieles sieht er noch im Sinne der Humoralpathologie und der Lehre vom genius epidemicus loci (vgl. Bd. II, 1, S. 191), wenn er manche Pneumonien aus einer akuten Dyskrasie entstehen läßt oder die „Kumulation von entzündlichen Erkrankungen" auf die Einwirkung unerforschter atmosphärischer oder tellurischer Vorgänge zurückführt. In der 11. Auflage (1884) hört man nichts mehr von Dyskrasie und genius epidemicus. Es bleiben genug Fragen offen, aber jetzt suchen sorgfältige Aufzeichnungen der meteorologischen Stationen, exakte Prüfungen des Feuchtigkeitsgehaltes der Luft, der Barometer- und Thermometerschwankungen Licht in das Dunkel der Abhängigkeit des Ausbruchs der Pneumonien von Erkältungen und ihrer Häufungen bei bestimmter Witterung zu bringen. Die Vorstellung von einem spezifischen, „infectiösen" Krankheitserreger gewinnt Raum.

In den 60er und 70er Jahren entscheidet sich der „Kampf für eine neue Heilkunde" auch in der Praxis definitiv. Der Nihilismus der Wiener Schule wird ebenso überwunden wie die theoriefeindliche Empirie *Rademachers*. Man hat die Naturwissenschaft zur Grundlage aller Diagnostik, Therapie und Prophylaxe gemacht, begeistert von den erzielten Erfolgen und zunächst relativ wenig beeinflußt von den Enttäuschungen, die man gelegentlich mit den aus naturwissenschaftlichen Überlegungen verabreichten Medikamenten und anderen therapeutischen Applikationen erlebte. Manchmal lag es an zu hoch geschraubten Hoffnungen, bis man auch in der Praxis die Grenzen des naturwissenschaftlichen Fundamentes erkannte. So wandte sich z. B. *Wunderlich* in der Leipziger Zeit seiner Mannesjahre vom „physiologischen" Radikalismus seiner Jugend ab, mit welchem er die ausschließliche Berechtigung der exakten Wissenschaft vertreten hatte, und half mit, eine Therapie zu begründen, die nicht in unversöhnlichem Widerspruch mit dem wissenschaftlichen Bewußtsein stand, sondern sich in immer weiterem Umfang auf wissenschaftliche Voraussetzungen stützte und doch wesentlich eine Heilkunst war.

Aus den in der ersten Hälfte dieses Bandes geschilderten Anfängen entwickelte sich der moderne Spezialismus. Angesichts der in das Unübersehbare wachsenden Wissenschaft, des ständigen Bekanntwerdens neuer Krankheitsbilder und der — man möchte sagen — mit der Geschwindigkeit der modernen Auto- und Motorradindustrie fortschreitenden Technik war es dem einzelnen Arzt einfach nicht mehr möglich, allen Aufgaben seines Berufes gerecht zu werden. Nicht wenige empfanden das als schweren Defekt und machten es der naturwissenschaftlichen Richtung zum Vorwurf. Über ähnliche Zustände hatte schon der englische Kulturhistoriker *Henry Thomas Buckle* (1821—1862) in seiner Geschichte der Zivilisation in England geklagt. Die Wissenschaft seines Landes sei mit kleinlichem Detail überfüllt, das weder die Urteilskraft noch das Gedächtnis bewältigen könnten. Der deutsche Medizinhistoriker *Heinrich Rohlfs* (1827—1898) gibt 1875 seiner Entrüstung darüber Ausdruck, daß gerade die naturwissenschaftliche Medizin in dem „gedankenlosen Ansammeln von Beobachtungen und Experimenten" zu ersticken und das Band zwischen Wissenschaft und ärztlicher Kunst zu lösen droht. Aber die Entwicklung war nicht aufzuhalten, die Aufteilung der Arbeit trotz aller ihr anhaftenden Nachteile unvermeidlich. Und schließlich: Auch in dieser Spezialisierung blieb den Ärzten vieles gemeinsam.

Die diagnostischen Methoden, mit denen man sich um die Erkennung allgemeiner Erkrankungen bemühte, dienten genau so der Feststellung von Lokalerkrankungen bestimmter Organe, die vom Spezialarzt behandelt wurden. Ebensooft waren äußerst spezialistische Instrumente und Verfahren da unentbehrlich, wo man die Diagnose allgemeiner Erkrankungen sichern wollte, die der praktische Arzt behandelte. Ähnlich werden viele therapeutische Maßnahmen in allen Sonderfächern benötigt, nicht zuletzt dieselben Medikamente.

Um unnötige Wiederholungen zu vermeiden, empfiehlt es sich daher, vor der Schilderung der Sonderdisziplinen die historische Entwicklung der Diagnostik und Therapie, insbesondere der Pharmakologie und Pharmakotherapie zu behandeln und später bei den Spezialfächern nur die ihnen im engeren Sinn eigenen Methoden zu besprechen.

1. Die Diagnose und ihre Methoden

Durch die Errungenschaften der Chemie, Physik und Technik wurden den Ärzten zahlreiche neue Untersuchungsmethoden in die Hand gegeben, die sich am Krankenbett zur Diagnose verwerten ließen. Die minuziöse morphologische und experimentelle Forschung in der Anatomie, Physiologie, Pathologie und Bakteriologie verlangte scharfe Augen, schärfte daher auch den Blick für pathologische Zusammenhänge am und im lebenden Menschen und lenkte so die Aufmerksamkeit auf krankhafte Phänomene, die älteren Ärztegenerationen unzugänglich gewesen oder von ihnen in ihrer Bedeutung nicht erkannt worden waren. Dieses neue Sehen kam wieder der Krankheitsdiagnose zugute, insbesondere vom Standpunkt der Symptomatologie. Die experimentell-empirische Forschung förderte die Neigung der Kliniker zur funktionellen Diagnostik, die dem Patienten und seinen Organen bestimmte Aufgaben stellt und erfahren will, wie sie darauf reagieren. Diese Richtung nimmt in der zweiten Hälfte des 19. Jahrhunderts einen deutlichen Aufschwung.

a) Die chemischen und physikalischen Untersuchungsmethoden der Körpersäfte und Ausscheidungen

Wir besprechen zuerst die Entwicklung der chemischen und physikalischen diagnostischen Methoden.

Zu den Bd. II, 1, S. 131f. erwähnten Urinuntersuchungsmethoden, die in manchem modifiziert und verbessert wurden, kam als wichtige neue die quantitative Bestimmung des Eiweißgehaltes. Sie wurde im Jahre 1874 von dem Pariser Arzt *G. H. Esbach* (1843—1890) mit dem nach ihm benannten Reagens eingeführt. Dieses besteht aus einer Lösung von Pikrinsäure und Zitronensäure in Wasser. Es fällt bei Zusatz zum Harn das darin gelöste Eiweiß durch Bildung von unlöslichem Eiweißpikrat aus. Die Menge konnte dann in einem graduierten Reagenzglas bestimmt werden. Im Jahre 1869 wies *Max Jaffé* (1841—1911) in Königsberg, einer der bedeutendsten Vertreter der frühen physiologischen Chemie, damals Privatdozent und Assistenzarzt an der medizinischen Klinik unter *Leyden*, das Urobilin als normalen Farbstoffbestandteil des Urins gesunder Menschen nach, der unter pathologischen Bedingungen, vor allem bei fieberhaften Zuständen und bei denjenigen Zuständen vermehrt ist, die mit konzentriertem Harn verbunden sind. 1877 gab *Jaffé* die nach ihm benannte Indikanprobe an. Es war der erste „Versuch einer quantitativen Indikanbestimmung" und die Voraussetzung des Nachweises, daß Indikan im Urin als Fäulnisprodukt des Eiweißes normalerweise vorkommt, aber bei manchen leichten und schweren Darmerkrankungen, die mit erhöhter Eiweißfäulnis verbunden sind, reichlicher erscheint. Die Methode wurde 1890 von dem Wiener Internisten *Friedrich Obermayer* (1861 bis 1925) wesentlich verbessert und für die Praxis bequemer gemacht.

Den S. 19 geschilderten chemischen Studien von *Peter Grieß* folgte 1881 die Bekanntgabe der Diazoreaktion durch *Paul Ehrlich*, der ihre praktische Bedeutung vor allem in ihrem positiven Ausfall bei Typhus, Lungentuberkulose und Komplikationen der Pneumonie erblickte. 1884 zeigte der spätere Aberdeener Professor *Matthew Hay* (1855—1932), als er in München unter *Pettenkofer* arbeitete, diesem eine neue von ihm entdeckte Gallennachweisprobe und veröffentlichte sie 1886. Wenn man Schwefelblüten auf Urin streut, sinken sie nur dann in die Tiefe, wenn der Urin Gallensäure enthält.

Die (vgl. Bd. II, 1, S. 35) von dem Professor der materia medica in Edinburgh *Francis Home* 1780 entdeckte Gärungsprobe mit Hefezusatz zum Nachweis des Zuckers im Urin war lange Zeit wenig beachtet geblieben, obwohl einige Nachfolger sich weiter darum bemühten. Selbst der wiederholt erwähnte physiologische Chemiker *C. G. Lehmann* hatte sie nicht populär machen können, obwohl er sie 1850 technisch einwandfrei ausführte, bis *Max Einhorn* (geb. in Rußland in der Nähe von Grodno 1862, gest. New York 1953), der viele Jahrzehnte in New York als Magen-Darmspezialist von hohem Ansehen und als Professor der inneren Medizin wirkte, sie 1887/88 wesentlich verbesserte und ihr durch das von ihm angegebene Gärungssaccharometer (vgl. Abb. 25) zur qualitativen und quantitativen Bestimmung des Zuckergehaltes im Harn eine zuverlässigere Technik und damit allgemeines Ansehen schaffte. 1899 hält der Berliner Kliniker *Georg Klemperer* (1865—1946) in seinem mehr als 25mal aufgelegten Grundriß der klinischen Diagnostik die Gärungsprobe noch für die sicherste von allen Zuckerproben, aber schließlich wurde auch diese Methode durch sicherere, vor allem durch die Polarisation (vgl. S. 24) überholt.

Einen wesentlichen Fortschritt in der Geschichte der Untersuchung des Diabetikerurins bedeutete der Nachweis des Acetons. 1850 machte *Ernst Brand* (1827—1897), damals Assistent an der medizinischen Universitätsklinik in Erlangen, später praktischer Arzt in Stettin, auf den Apfelgeruch aus dem Munde Zuckerkranker als charakteristisches Symptom dieser Erkrankung aufmerksam. Sieben Jahre später bemerkte *Wilhelm Petters*, über dessen Persönlichkeit wir in der Literatur keine Angaben fanden (nach *Erich Ebstein*), diesen Riechstoff nicht nur im Harn, sondern auch im Blut von Diabetikern und erkannte in ihm das Aceton. Von den chemischen Proben, mit denen man anschließend die Acetonurie nachwies, wurde in der Folge diejenige klinisch am häufigsten verwendet, die der Breslauer Arzt *Emmo Legal* (1859—1922), der ein Jahr bei *Biermer* als Assistent tätig war, im Jahre 1882 angab. Sie beruhte auf einem Zusatz von Nitroprunidnatriumlösung zum Urin.

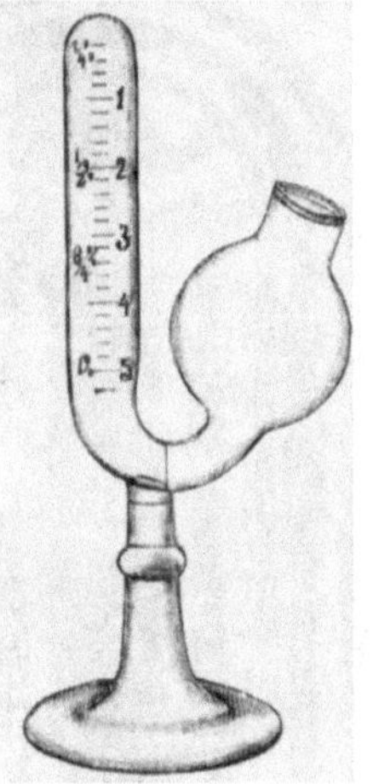

Abb. 25. Gärungssaccharometer nach *Max Einhorn* (1888)

Auch den Chemismus des Blutes hat man bei Krankheiten verschiedener Art, akuten und chronischen, herangezogen, um diagnostische Beziehungen zu gewinnen. Zahlreiche Forscher, Theoretiker und Praktiker verschiedener Nationen, wendeten sich seit den 70 er Jahren der Frage zu und untersuchten, z. B. bei Cholera, Pneumonie, Anämie und anderen Hämatosen, bei Skorbut und Neubildungen vor allem die veraschten mineralischen Rückstände des Blutes. Eine gute Übersicht über diese Bestrebungen und ihre Methodik erhält man aus einer Arbeit, die der chemische Assistent im Laboratorium der Zürcher medizinischen Universitätsklinik *W. von Moraczewski*, ein geborener Warschauer, unter *Hermann Eichhorst* (1849—1921) machte und 1895 in Virchows Archiv veröffentlichte. Aus der Überlegung, daß bei Prozessen, die mit Zellenvermehrung einhergehen, wobei wieder die Zellkerne die Hauptrolle spielen und daher möglicherweise eine Vermehrung des Phosphors zu erwarten sei, untersuchte *Moraczewski* den ,,Chlor- und Phosphorgehalt des Blutes bei Krebskranken", dehnte seine Aufgabe auch auf andere chemische Zusammenhänge aus und kam trotz mancher negativer Ergebnisse zu dem Resultat, daß ,,der Stickstoffgehalt des Blutes noch der beste Anhaltspunkt ist, um auf chemischem Wege eine Differentialdiagnose zwischen Anämie und Karzinom zu stellen".

Der chemischen Untersuchung der normalen und pathologischen Ausscheidungsprodukte im Bereich des Magendarmkanals (vgl. Bd. II, 1, S. 128f.) brachte die Verwendung des Magenschlauches und der Duodenalsonde eine große Erweiterung des Arbeitsfeldes.

Die Einführung von Instrumenten durch die Speiseröhre in den Magen hat eine weit in die Vergangenheit zurückreichende Geschichte. Hohle oder auch feste, elastische, z. T. klosettbürstenähnliche Instrumente waren seit dem 16. Jahrhundert bekannt (*Leube*). Sie sollten bei Versagen des Schlingvermögens der Zuführung von Nahrungs- oder Arzneimitteln dienen, der Erweiterung von Strikturen nach Art der Bougies, der Reizung oder auch der Reinigung von Speiseröhre und Magen, hatten also nur therapeutische Zwecke. Ihre Anwendung muß für den Patienten sehr qualvoll gewesen sein. Am 21. Mai 1776 hielt *John Hunter* in London einen Vortrag über die Wiederbelebung anscheinend Ertrunkener und empfahl dabei, die Arzneimittel mit Hilfe einer Spritze durch ,,hohle Bougies oder biegsame Catheter", die bis in den Magen reichten, direkt in den Magen einzuspritzen. Es lag nahe, mit derselben Methode in umgekehrter Richtung unwillkommene Mageninhalte durch Anziehen des Spritzenstempels hinauf und herauszusaugen. Zu diesem Zweck konstruierten, unabhängig voneinander, im Jahr 1822 zwei englische Chirurgen, *Francis Bush* und *Edward Jukes*, eine entsprechende Apparatur, die von manchen anderen unwesentlich modifiziert wurde, die ,,Magenpumpe". *Bush* verwendete sie bei Opiumvergiftungen. Er schraubte an eine gewöhnliche Spritze eine biegsame Röhre aus elastischem

Gummi oder Leder an — man kann das Instrument ohne Zwang mit einer Klistierspritze vergleichen —, spritzte erst Wasser ein und zog dann den Spritzenstempel zurück, um das mit dem Wasser vermischte Gift aus dem Magen „gleichsam heraufzupumpen". Schon ein Jahr später (1823) machte ein amerikanischer Arzt namens *Sommerville*, der im Staate Virginia praktizierte, die Benutzung der Spritze von *Jukes* in vielen Fällen entbehrlich und erdachte ein bequemeres Verfahren, das sich bis in die Gegenwart hinein zur Magenspülung erhalten sollte. Er führte eine sehr lange, biegsame Röhre durch den Ösophagus in den Magen und versah sie am oberen Ende mit einem Trichter. Dieser wurde zunächst mit Wasser gefüllt, dann hochgehoben, so daß er den Magen ausfüllte, dann herabgesenkt, worauf er „wie ein Saugheber" wirkte und den ganzen Mageninhalt herauszog. Auch *Sommervilles* Absicht war es, den Magen von Giften zu befreien.

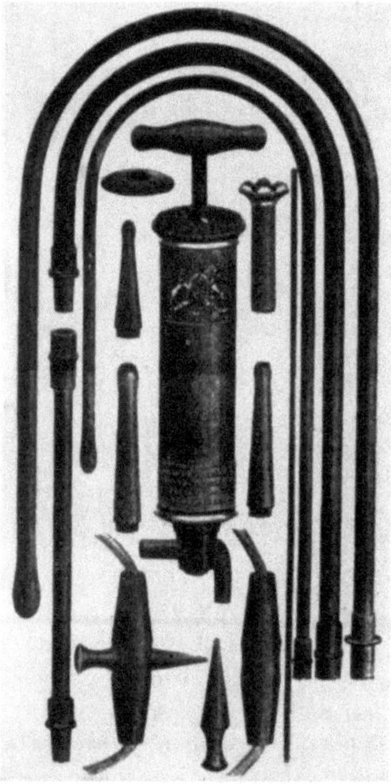

Abb. 26. Originalmagenpumpe nach *Weiß* aus den 20er Jahren des 19. Jahrhunderts (nach *Walter von Brunn*, 1925)

Auf die Weiterentwicklung der Anwendung der Magenpumpe in der Praxis wurde die Mitteilung *Adolf Kussmauls*, der damals als hochangesehener Kliniker in Freiburg (Breisgau) wirkte, auf der Naturforscherversammlung in Frankfurt a. M. 1867 „Über den therapeutischen Erfolg bei Magenerweiterung mittels Einführung von Bougies, Entleerung des Magens durch die Pumpe und Reinigung mit geeigneten Flüssigkeiten" von großem Einfluß. Den ersten schlagartigen Erfolg hatte er mit dieser Methode bei der Spülung des Magens mit Vichy-Wasser bei einem 25jährigen Bauernmädchen, welches an „hochgradiger Erweiterung des Magens durch Ulcus pylori, Hypertrophie des Pförtners und chronischem Katarrh des Magens" mit Krampfanfällen litt und stark abgemagert war. Er benutzte dazu einen Apparat, den er nach amerikanischem Vorbild von dem Freiburger Instrumentenmacher *Fischer* hatte anfertigen lassen (*Walter von Brunn*). Zwei Jahre später ergänzte *Kussmaul* diese Mitteilungen durch den als klassisch geltenden Aufsatz: „Über die Behandlung der Magenerweiterung durch eine neue Methode mittels der Magenpumpe." Nun erkannte man allenthalben die therapeutischen Möglichkeiten des Verfahrens. Es wurde von vielen aufgenommen und mit mehr oder weniger Erfolg zur Behandlung verwendet.

In England hatte man schon früh weiche Gummikatheter zur Behandlung der Harnorgane empfohlen. Ihre Idee ging auf den hervorragenden Londoner Chirurgen *Sir Everard Home* (1763—1832) zurück. Auf dessen Anregung stellte der chirurgische Instrumentenmacher *Weiß*, ein geborener Rostocker, der in London lebte, solche Katheter her und verwendete dann auch diese Schlauchform bei einer von ihm konstruierten Magenpumpe, die sich seit den 20er Jahren in England großer Beliebtheit erfreute (vgl. Abb. 26). Aber neben diesem patentierten Apparat blieben weiter harte Schlundrohre aus besonders präpariertem Gummi in Gebrauch, die vielfach noch mit einem Mandrin aus Fischbein versehen waren. Sie ließen sich selten ohne Schwierigkeiten einführen und konnten daher nicht recht populär werden. Seit 1870 wurde das Sommervillesche Verfahren von deutschen und englischen Autoren bevorzugt. Ein von dem Kieler Polikliniker *Theodor von Jürgensen* (1840—1907) im Jahre 1870 benutzter und empfohlener weicher Gummischlauch, ein Pariser Fabrikat, fand keine Beachtung. Da erkannte *Carl Anton Ewald* (1845—1915), daß es auch einfacher geht. Bei einem Vergiftungsfall, einem Selbstmordversuch mit Nitrobenzol, mußte er improvisieren und einen Gasschlauch zur Magenspülung benutzen. Seit 1874 empfahl er unter dem Eindruck dieser Erfahrung einen einfachen, weichen Gummischlauch zur Magenspülung. Man sollte ihn am unteren Rande mit einer Scheere etwas abstumpfen, „ein oder zwei Augen an der Seite einschneiden, ihn etwas einölen und oben das Spülwasser mit einem Trichter eingießen". Solche „seitliche Augen" waren übrigens schon früher empfohlen worden. Schon vor *Carl Anton Ewald* hatte auch *Alfred Hegar* (vgl. S. 239) einen entsprechenden Trichterapparat zu Darm- und Blasenspülungen benutzt. Jetzt war aus der Magenpumpe als besseres Hilfsmittel die Magensonde mit dem Trichter geworden.

Im Jahre 1871 begründete der große Kenner der Magen-Darmkrankheiten *Wilhelm Olivier von Leube* (1842—1922) die funktionelle Prüfung des Magens zur Krankheitsdiagnose. Er berichtete damals auf der Naturforscherversammlung in Rostock über Untersuchungen des Magensaftes, den er mit der Magensonde gewonnen hatte, bei nüchternem Zustande, nach Zufuhr von Eiereiweiß, von Bittermitteln und bei verschiedenen Magenerkrankungen, deutete die sich daraus für die Therapie ergebenden neuen Möglichkeiten an und erwartete von der Verwertung der Magensonde für die Zukunft eine wertvolle Bereicherung der Diagnose. Die Hoffnung erfüllte sich bald. Neue chemische Reaktionen erleichterten die diagnostische Arbeit. Wir nennen nur einige der am meisten beachteten und am häufigsten angewendeten.

1880 erfand der Rostocker Professor der Hygiene und Medizingeschichte *Julius Uffelmann* (1837—1894), der weniger durch seine hygienischen Werke und seine medizinhistorischen Studien bekannt geblieben ist als durch dieses Hilfsmittel der Magendiagnose, das nach ihm benannte Reagenz zum Nachweis der Milchsäure im pathologisch veränderten Mageninhalt. Er mischte 10 ccm einer 4%igen Karbolsäurelösung mit 20 ccm destilliertem Wasser. Dazu kam ein Tropfen der offizinellen Eisenchloridlösung. Bei Zusatz dieser Mischung zum Magensaftfiltrat wurde die zunächst amethystblaue Farbe in Zeisiggelb oder Gelbgrün verwandelt, wenn freie Milchsäure vorhanden war.

1887 empfahl zum Nachweis der freien Salzsäure im Magen der Frankfurter praktische Arzt *Alfred Günzburg* (geb. 1861, gest. wahrscheinlich in Palästina) eine Lösung von 2,0 Phloroglucin und 1,0 Vanillin in 30,0 absolutem Alkohol, von der einige Tropfen zusammen mit dem Magensaftfiltrat auf einem Schälchen verdampft wurden, wobei sich auch bei geringsten Spuren anwesender Salzsäure ein scharlachroter Spiegel bildete. Die Methode wurde die beliebteste der Praktiker zum Nachweis freier Salzsäure.

Im Jahre 1884 begannen in Berlin die gemeinsamen Arbeiten des hervorragenden Magenspezialisten *Ismar Boas* (1858—1938) mit *C. A. Ewald* über den Chemismus der Magenverdauung. Sie nahmen ihren Ausgangspunkt von Beobachtungen an einer jungen Frau, die sich als besonders geeignetes Versuchsobjekt erwies; denn sie erbrach seit Jahren ohne alle vorausgehende Übelkeit, sobald sie zum Essen trank. Bei diesen Versuchen wurde 1885 zum erstenmal das Ewald-Boassche Probefrühstück verwendet, bestehend aus einer Tasse Tee und einer trockenen Semmel. Es sollte sich fast ein halbes Jahrhundert lang als klinisch brauchbare Methode zur funktionellen Magenprobe bewähren. Dazu kam 1889 die von *Leube*, der damals in Würzburg wirkte, und später von dem Gießener Kliniker *Franz Riegel* (1843—1904) eingeführte Probemahlzeit, bestehend aus einem Teller Rindfleischsuppe, einem Beefsteak von 100—200 g, 50 g Kartoffelpüree, einem Weißbrötchen und einem Glas Wasser. Fanden sich 6 Stunden später bei Ausspülung des Magens, bei welcher der Trichter zweimal mit einem halben Liter Wasser gefüllt wurde, keine oder nur sehr geringe Speisereste, so war der Magen motorisch in Ordnung.

Unter dem Eindruck der großen diagnostischen und therapeutischen Erfolge, die die Einführung der modernen Magensonde zu verzeichnen hatte, mag es ein naheliegender Gedanke gewesen sein, am lebenden Menschen mit ähnlichen Methoden über das Magenlumen hinaus in das Duodenum vorzustoßen. Die ersten Versuche nach dieser Richtung demonstrierte in Baltimore der ungewöhnlich vielseitige und angesehene Internist und Physiologe *John Hemmeter* (1864—1931) im Jahre 1896. Das Verfahren war wieder für die Versuchspersonen äußerst unbehaglich. Es wurden zwei Schläuche eingeführt. Der eine trug am unteren Ende einen aufzublasenden Gummibeutel, dessen Form sich der Form des Magens anpassen sollte. Er hatte in der Wand eine Führungsröhre (Abb. 27a). Durch diese wurde der zweite Schlauch geleitet. Er besaß eine besondere Biegungsform und sollte den Magen passieren und in das Duodenum vorstoßen (Abb. 27b). *Hemmeter* spricht selbst von den großen

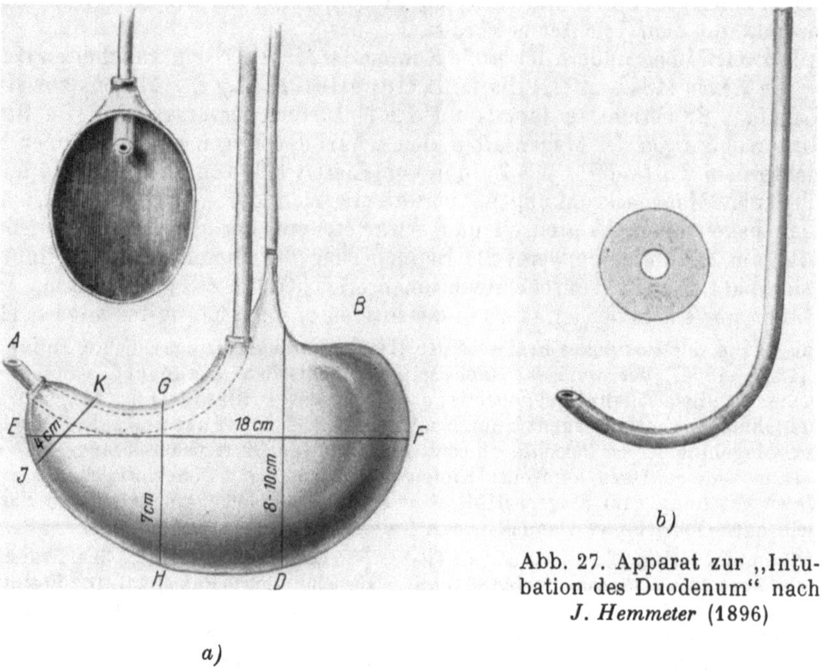

Abb. 27. Apparat zur „Intubation des Duodenum" nach *J. Hemmeter* (1896)

Schwierigkeiten und von der Verbesserungsnotwendigkeit der Methode. Er kam zu einigen ziemlich fragwürdigen Ergebnissen über die Dünndarmfunktion und die dabei tätigen Säfte. Erst im 20. Jahrhundert sollte die Apparatur zu einer zuverlässigen Gewinnung des Duodenalsaftes durch den Magen hindurch geschaffen werden, als *Max Einhorn* im Jahre 1909 die „Duodenalsonde" demonstrierte, einen ganz dünnen, langen, weichen Schlauch der unter Überwindung des Pyloruswiderstandes durch die Peristaltik des Magens wie Speisepartikelchen in das Duodenum geschoben wurde.

Bis dahin blieb die chemische Untersuchung dessen, was im Darm vor sich geht, auf die Analyse der Faeces angewiesen.

Durch ihre bequeme praktische Anwendbarkeit und durch die Präzision, mit der sie auch minimale Spuren von Blut im Stuhl feststellte, wurde die chemische Methode des Blutnachweises in den Faeces besonders beliebt, die der holländische Physiologe *Isaak van Deen* (1805—1869), ein geborener Westfale, 1862 mit Guajakharz angegeben hatte, nachdem sie von *Hermann Weber* (1865—1943) in Berlin (1893) wesentlich verbessert und handlicher gestaltet worden war.

Adolf Schmidt (1865—1918), der von der Privatdozentur in Bonn über Dresden als angesehener Polikliniker und Kliniker der inneren Medizin an die Universität Halle kam, wo er nach dem für Deutschland unglücklichen Ausgang des ersten Weltkrieges seinem Leben freiwillig ein Ende machte, stand unter dem Eindruck von *C. A. Ewald* und *Boas*, als er für den Darm eine „Probekost" schuf, um seine Funktion unter pathologischen Umständen zu prüfen. Er begann seine Studien über diesen Gegenstand um die Mitte der 90er Jahre mit Untersuchungen über Faecesgärung und berichtete darüber zuerst 1898. Von physiologischer Seite lagen zahlreiche Forschungen über den Chemismus der Darmabgänge vor, aber es fehlte der Versuch, daraus feste Anhaltspunkte für die Diagnose von Darmerkrankungen zu gewinnen. Wie man sich denken kann, war das Problem schwer genug. *Schmidt* regte den damaligen Assistenten an der Bonner medizinischen Klinik, den Sohn des Botanikers *E. Strasburger*, *Julius Strasburger* (1871—1934), der später als bekannter Kliniker in Frankfurt/Main lehrte, zur Mitarbeit an. Das Ergebnis war die an der Schwelle des 20. Jahrhunderts festgelegte, heute noch nach *Schmidt* benannte Probekost: Der Kranke erhält morgens ½ Liter Milch oder Kakao mit 50g Zwieback, vormittags ½ Liter Haferschleim mit 200 g Milch, 10 g Butter und ein Ei, mittags 125 g gehacktes Rindfleisch mit 20 g Butter leicht angebraten und 250 g Kartoffelbrei, nachmittags ½ Liter Milch oder Kakao, abends ½ Liter Haferschleim. Diese Kost wird drei Tage lang verabreicht und der Stuhl des letzten Tages zur chemischen, mikroskopischen und gärungstechnischen Untersuchung verwendet. Als *Schmidt* 1904 das Resultat seiner Bemühungen zusammenfaßte, war er sich klar darüber, eine neue bedeutungsvolle diagnostische Methode geschaffen zu haben, aber er wußte auch, wieviel Unsicherheit ihr noch für die Unterscheidung von Darmstörungen seitens des Magens, der Leber, des Pankreas und der „selbständigen Darmstörungen" (Ulzera, Katarrhe und funktionelle Störungen) anhaftete.

Seit dem Ende des 19. Jahrhunderts lenkte die physikalische Chemie mit ihrer Lehre von den Ionen und der Dissoziation der Lösungen (vgl. S. 22) nicht nur die Aufmerksamkeit der Forscher auf bis dahin unbekannte Zusammenhänge im biologischen und pathologischen Geschehen, die das Wesen des krankhaften Prozesses im neuen Licht erscheinen ließen (vgl. S. 113), sondern brachte auch neue diagnostische Methoden, die sich am Krankenbett nützlich zeigten: die Untersuchung des Verhaltens der Ionen, des osmotischen Druckes im Blut, im Harn und in pathologischen Ausscheidungen durch die Bestimmung des Gefrierpunktes, die Kryoskopie, und die Prüfung ihrer elektrischen Leitfähigkeit mit geeigneten Apparaten. Die verfeinerten Methoden und Instrumentarien dieser Art entwickelten sich erst im 20. Jahrhundert. Da sie für den draußen wirkenden Praktiker wenig in Frage kommen, verzichten wir entsprechend den Zielen unseres Buches auf eine eingehendere Darstellung ihrer historischen Anfänge, aber auf eins möchten wir doch hinweisen, auf die Begründung der klinischen kryoskopischen Diagnostik im Jahre 1894 und ihren sich daran anschließenden weiteren Ausbau durch den Budapester Internisten *Sándor Korányi* (1866—1944).

Von den auf physikalischer Grundlage aufgebauten diagnostischen Hilfsmitteln erinnern wir an die Begründung der Thermometrie (vgl. Bd. II, 1, S. 157f.). Trotz gelegentlicher Einsprüche war ihre Entwicklung nicht aufzuhalten. Die Applikation des Thermometers am Krankenbett wurde technisch erleichtert und bequemer gemacht, als der damalige Assistent *Felix Niemeyers* in Tübingen, *Karl Ehrle* (1843—1917) im Jahre 1868 das Maximalthermometer erfand, und eine zuverlässig gleichmäßige Messung garantiert, als 1886 das Normalthermometerglas eingeführt wurde, welches der Chemiker und Glastechniker *Otto Schott* (1851 bis 1935) in Jena ausarbeitete und zusammen mit den dortigen Zeisswerken fabrizierte.

Vor allem denken wir an das Mikroskop. *Virchow* hatte die Ärzte, wie wir hörten, gelehrt, mikroskopisch zu denken und zu sehen. Das Instrument war weiter verbessert und zum unentbehrlichen Handwerkszeug des praktischen Arztes und Klinikers geworden. Das zeigt die unendliche Vielseitigkeit seiner Anwendung zur

Untersuchung der verschiedenen Sekrete und Exkrete des menschlichen Körpers, künstlich entnommener Flüssigkeiten und von Organ- und Gewebsteilen. Wir beziehen uns auf das Bd. II, 1, S. 157ff. Gesagte und heben aus der weiteren Entwicklung einige näher datierbare Beispiele heraus.

Im Jahre 1881 fand *Wilhelm Ebstein* beim komatösen Anfall von Diabetikern im Urin neben einer Albuminurie granulierte Zylinder. Sie stellten sich, da sie auch während der Prodromalerscheinung nachgewiesen werden konnten, als diagnostisch und prognostisch wertvoll heraus. 1895 führte *Constantin Külz* im Titel seiner Marburger medizinischen Inauguraldissertation für diese Gebilde den Namen „Comacylinder" ein. Er ist heute jedem Kliniker geläufig.

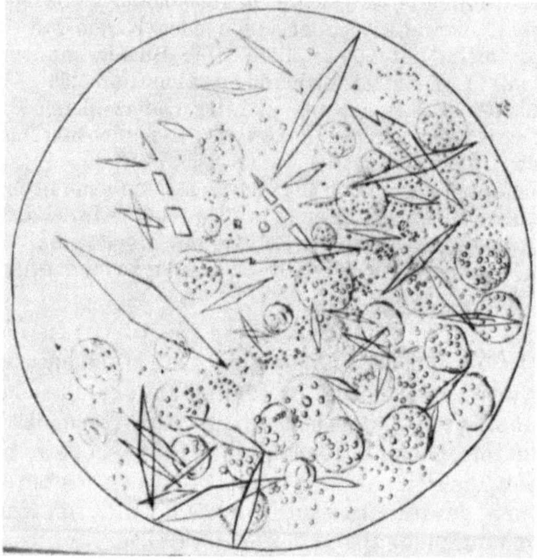

Abb. 28. Asthma-Kristalle nach *Leyden* 1872

Im Jahre 1872 veröffentlichte *Ernst von Leyden*, damals Professor in Königsberg, in Virchows Archiv Befunde über das Vorkommen von bestimmten Kristallen bei Asthmakranken, das er seit 1870 beobachtet hatte. Sein Assistent *Max Jaffe* ergänzte diese Befunde. *Salkowski* analysierte die Kristalle chemisch. *Leyden* hatte in diesen Beobachtungen zahlreiche Vorgänger. Man hatte solche Kristalle in verschiedenen Gebilden des Körpers gefunden, z. B. *F. A. Zenker* (1851/52) bei Leukämie im Blut und in der Milz, und vor allem *Charcot* (1853 und später). Man spricht daher heute von Charcot-Leydenschen Kristallen. *Leyden* hielt sie für spezifisch und war geneigt anzunehmen, daß diese spitzen, scharfen Gebilde durch Reizen der Schleimhaut, der Alveolen und der kleinen Bronchien bzw. Nervenendigungen paroxysmale Asthmaanfälle auslösen, was uns etwas an die Geschwürsbildung verursachenden messerscharfen Partikelchen *Boerhaaves* erinnert (vgl. Bd. I, S. 304). Die fortschreitende Forschung zeigte, daß die Kristalle zwar bei Bronchialasthma besonders häufig vorkommen, aber auch bei anderen Erkrankungen der Bronchien im Sputum zu finden sind.

Dasselbe gilt für die Entdeckung eines anderen morphologischen Bestandteils im Auswurf der Asthmatiker, den *Heinrich Curschmann* (1846—1910) im Jahre 1882 als Direktor des Allgemeinen Krankenhauses in Hamburg mikroskopisch nachwies, die Curschmannschen Spiralen. Es handelt sich um starke, wie ein Seil gedrehte Schleimfäden, die oft in der Mitte eine hellere Partie zeigen, den Zentralfaden. Gleichzeitig mit *Curschmann* sah diese Gebilde der damalige Assistent an der Bonner Universitätspoliklinik *Emil Ungar* (1849—1934).

Die moderne mikroskopische Untersuchung des Blutes zu diagnostischen Zwecken wurde, wie wir S. 55 sagten, durch *Paul Ehrlich* begründet. Sein Schüler und Mitarbeiter *Adolf Lazarus* (1867—1925), dem wir darin folgen, hat diese Entwicklung 1914 in der Festschrift für *Ehrlich* eingehend geschildert. Mit der Entdeckung der „granulierten“ oder „Mastzellen“, die *Ehrlich* der ersten elektiven Färbung verdankte, die überhaupt bekannt geworden ist (*Leonor Michaelis*), war die Erkenntnis der basophilen Eigenart der Granula dieser Zellen verbunden. Diese ließen sich nur mit basischen Stoffen färben, was *Ehrlich* 1877 bekanntgab. Die beiden folgenden Jahre brachten den Nachweis, daß die Granula anderer Zellen sich mit keinem einzigen basischen, aber mit allen sauren Farbstoffen tingieren. Das sind die eosinophilen Zellen. Aus der Erfahrung, daß die Hauptmenge der Leukozyten weder basophile noch azidophile Körnchen hatte, kam *Ehrlich* am Beginn der 80er Jahre auf den Gedanken, sie mit neutralen Farbstoffen zu behandeln, die von ihm in äußerst mühsamen chemischen Versuchen dargestellt wurden. Er fand die neutrophilen Leukozyten. Die weiteren Untersuchungen führten ihn bis zum Ende des Jahrhunderts zu hämatologisch und diagnostisch außerordentlich wertvollen Erkenntnissen. Jede einzelne Granula-Art ist spezifisch, eine Zelle kann nie Träger zweier verschiedenartiger Körnelungen sein. Sie birgt immer nur Elemente derselben Gattung. Neben den Mastzellen und den eosinophilen Zellen sind die aus dem Lymphgefäßsystem stammenden, durch ihre geringe aktive Beweglichkeit von allen übrigen Formen scharf unterschiedenen Lymphozyten, und als eine weitere Gruppe die großen mononukleären und die polynukleären Leukozyten mit ihren Übergangsformen zu trennen.

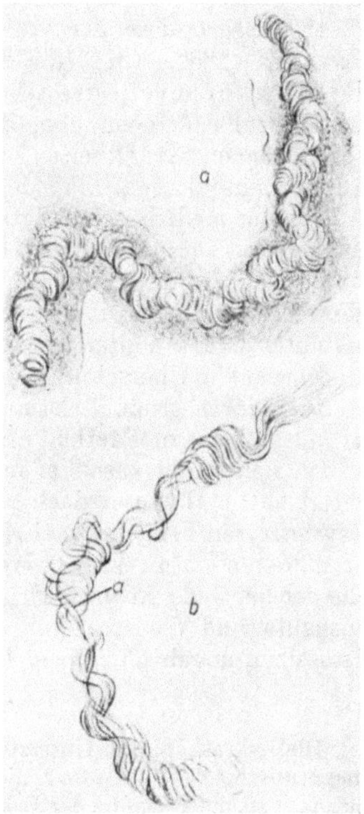

Abb. 29. Asthma-Spiralen nach *H. Curschmann* (1882)

Mit dem Jahr 1880 begannen auch *Ehrlichs* Arbeiten über die roten Blutscheiben mit dem Ergebnis, daß bei allen Formen schwerer Anämien, gleichgültig welcher Ursache, kernhaltige rote Blutkörperchen, Erythroblasten, im strömenden Blut auftreten. Bei ihnen sind drei Arten zu unterscheiden: die Normoblasten in der Größe der normalen roten Blutscheiben, die Megaloblasten, die einen zwei- bis vierfach größeren Durchmesser aufweisen können, und die vielgestaltigen, recht seltenen Mikro- und Poikiloblasten.

Bedenkt man, welche Rolle die Feststellung der verschiedenen Arten dieser Formelemente des Blutes in der Diagnostik unserer Tage, nicht nur bei Bluterkrankungen spielt, und dazu, was *Ehrlich* über die Beteiligung der Milz, des Knochenmarks und der Lymphdrüsen bei Bluterkrankungen erforscht hat, so wird klar, was der große Gelehrte im letzten Viertel des 19. Jahrhunderts durch seine farbenanalytischen und experimentellen Blutforschungen der modernen theoretischen und praktischen Medizin geschenkt hat.

Mit den zuverlässigen Methoden zur Zählung der Blutkörperchen (vgl. S. 62) konnte es nicht ausbleiben, daß man die schwankende Zahl der Leukozyten im Blut bei pathologischen

Vorgängen erkannte. Gegen Ende des 19. Jahrhunderts beschäftigte die Frage, was dieses Schwanken bedeutete, nicht wenige Forscher. Der erste, der die über ihr vermehrtes Auftreten vorliegenden Beobachtungen durch genaue und systematische Zählungen praktisch verwertete, war *Heinrich Curschmann*. Er zeigte 1901, daß die Vermehrung der Leukozyten bei der Blinddarmentzündung wichtige Anhaltspunkte für das Fortschreiten des entzündlichen Prozesses und für den Übergang in perityphlitischen Eiter gibt, auch wenn die klinischen Symptome und die Temperatur noch keine Alarmsymptome zeigen. Damit leitete er eine diagnostische und prognostische Methode ein, die sich in vielfacher Anwendung als nützlich erweisen sollte.

1894 begründete der Warschauer Universitätsprofessor und Kliniker *Edmund Biernacki* (1866—1911) die moderne Erforschung und diagnostische Verwertung der Blutkörperchensenkungsgeschwindigkeit. Er brachte damit Licht in ältere Beobachtungen über die Verschiedenheit des Blutgerinnungsvorganges bei verschiedenen Krankheiten, die bis in die Antike zurückgehen und sich an den Aderlaß anschlossen. Man denke an die berühmte Crusta inflammatoria, die man, z. B. in der medizinischen Literatur des 18. Jahrhunderts, immer wieder als Begleiterscheinung entzündlicher Erkrankungen erwähnt findet. Der Ausdruck bezeichnet eine besonders zähe, weiße Kruste, die sich als pathognomonisches Zeichen für diese Erkrankungen über dem Cruor und dem Serum als oberste Schicht des Aderlaßblutes bilden sollte, und zwar als Folge der Gerinnung der bei Entzündungen im Körper im Überschuß produzierten „koagulablen Lymphe".

Biernackis große Leistung wurde nicht genügend beachtet, obwohl er alles Grundsätzliche zur Methode und zu ihrer klinischen Bedeutung in seiner ersten und in den sich daran anschließenden weiteren Arbeiten aus den 90er Jahren klar festgelegt hatte. Hatte er doch z. B. schon 1897 auf die schnellere Sedimentierung der Erythrozyten bei febrilen Erkrankungen, bei Gelenkrheumatismus und Infektionskrankheiten aufmerksam gemacht und später eine geeignete Technik geschaffen, ehe der Schwede *Robin Fåhraeus* (geb. 1888) das Verfahren (seit 1918) systematisch ausbaute und die Anregung zu vielen neuen diagnostischen Beobachtungen mit demselben angab (*A. Smoluchowski*).

b) Die Probeexzision

Die mikroskopische Untersuchung von Probeexzisionen aus Organen und Geweben zu diagnostischen Zwecken war die natürliche Konsequenz der Fortschritte der Pathologie. Bekannt ist die Tragödie der Erkrankung Kaiser Friedrich III., der am 15. Juni 1888 einem Kehlkopfkrebs erlag. Die sichere Diagnose zog sich trotz der wiederholten mikroskopischen Untersuchung exzidierter Partikel durch *Virchow* lange hinaus. Als die verhängnisvolle Diagnose endlich feststeht, fällt das für das damalige Ansehen der Methode charakteristische, bittere Wort einer ersten Autorität wie *Ernst von Bergmann*, der nach den klinischen Symptomen schon lange keinen Zweifel an der bösartigen Natur der Neubildung gelassen hatte: „Wir hatten den Anatomen nicht nötig ... Wir hatten niemals den Standpunkt eines Arztes verstehen können, der seiner Diagnose nur dann ein Recht zur Bestimmung seines Handelns einräumt, wenn sie das Messer des Anatomen verifiziert hat, ein Standpunkt, der in seiner äußersten Konsequenz den Arzt erst hinter den Sektionstisch verwiese! Allein selbst die exzentrische Forderung war nun erfüllt worden" (zit. nach *H. Unger*). Sechs Jahre nach dieser Tragödie (1894) beschäftigt sich *Hugo Ribbert* in seinem Laboratorium mit histologischen Studien über die Anfänge der Krebsbildung. Er benutzt dazu nur Material, welches durch Operationen gewonnen war, und betont von neuem, von welcher Bedeutung „bei der oft sehr großen Schwierigkeit der anatomischen Diagnose eines beginnenden Carzinoms die klinischen Anhaltspunkte" sind.

Am Ende des 19. Jahrhunderts ist die histologische Begutachtung der Probeexzision eng mit dem Urteil des Klinikers verbunden. Viele Krankenhausstationen und Universitätskliniken haben ihre eigene Apparatur für histologische Untersuchungen, oder man schickt das exzidierte Material sofort an pathologische Institute.

c) Die Endoskopie

Wenn man sich an die Bd. II, 1, S. 51 geschilderte Beleuchtungsmaschine von *Bozzini* mit der „besonders stark brennenden Wachskerze" aus dem Jahre 1807 und an die Erfindung der elektrischen Glühlampe (vgl. oben S. 24) erinnert, kann man sich leicht vorstellen, welch große Chancen gegenüber diesen primitiven Anfängen der Endoskopie sich den Versuchen boten, mit der neuen Lichtquelle diagnostisch in das Innere des menschlichen Körpers einzudringen.

Die ersten Methoden dieser Art waren Durchscheinverfahren, eine „Diaphanoskopie"; denn man zog seine Schlüsse aus dem nach außen durchscheinenden Licht einer Lichtquelle, die man in Hohlorgane des Körpers eingeführt hatte. Nach *Josef Grünfeld* (1840 bis 1910), dem selbst um die Entwicklung der Endoskopie verdienten Wiener Dozenten für Syphilis, war der Arzt, Zahnarzt und spätere Professor der Zahnheilkunde in Breslau *Julius Bruck* (1840—1902) der erste, der (1867) das galvanische Licht zu solchen Durchleuchtungen verwendete. In Anlehnung an *Middeldorpf* benutzte *Bruck* eine Platinspirale, die er zum Weißglühen brachte, und führte sie, geschützt durch eine reagenzglasähnliche Glashülle, die vor Verbrennung bewahrte, mit einem dem Vaginalspekulum ähnlichen Instrument bei der Frau in die Scheide, beim Mann ins Rektum ein. Dadurch wurden die Blase und ihre Umgebung gut durchleuchtet. Dasselbe galt für die Mundhöhle. In der Folge versuchten manche Autoren, solche Durchleuchtungen bei Tieren auch vom Magen oder Mastdarm aus zu machen.

Zum methodischen Ausbau des Verfahrens für diagnostische Zwecke bei Magenerkrankungen und zur allgemeineren Wertung des Vorgehens überhaupt trug *Max Einhorn* viel bei, als er 1889 vor der deutschen medizinischen Gesellschaft in New York die diagnostischen Möglichkeiten einer „Gastrodiaphanie" schilderte und einen handlichen Apparat angab, der aus einem Nelatonschen Katheter bestand, der mit einer kleinen Edisonschen Glühlampe versehen war. Die Magendurchleuchtung wurde vorgenommen, nachdem die Versuchsperson 1 bis 2 Glas Wasser getrunken hatte. *Einhorn* ergänzte seine Erfahrungen 1892 in einem vielbeachteten Aufsatz in der Berliner Klinischen Wochenschrift, in dem er über die auf diesem Wege erzielten Diagnosen bei Magendilatation, Gastroptose, Tumoren und Verdickungen der vorderen Magenwand berichtete, und regte in den 90er Jahren viele Internisten und Chirurgen zur Nachprüfung an.

Das Diaphanieverfahren verlor seine Bedeutung, als die moderne endoskopische Technik entstand. In ihrer Entwicklung besteht ein eigenartiges Wechselverhältnis zwischen Zystoskopie und Gastroskopie. Die eine lernte von der anderen. 1853 hatte der Pariser Chirurg *Antonin Jean Desormeaux* (1815—1894) der medizinischen Akademie ein gutes „Endoskop" zur Diagnose und Behandlung der Erkrankungen der Harnröhre und Harnblase vorgelegt und es 1865 in einem Buch der Allgemeinheit warm empfohlen. Seinen Beleuchtungsapparat, der mit seiner Lampe noch sehr an *Bozzinis* Maschine erinnerte (vgl. Abb. 30), übernahm *Kussmaul*, als er 1868 versuchte, das Innere des Magens durch eine gerade Röhre zu erleuchten und dadurch dem Auge zugängig zu machen. Ein Degenschlucker überzeugte ihn, daß es möglich war, durch eine bestimmte Kopfhaltung und Lagerung die Mundhöhle, den Rachen, die Speiseröhre und den Mageneingang zusammen in eine Gerade zu bringen. Er führte ihm zwei 47 cm lange Metallrohre von verschiedenem Querschnitt ein. Die von *Desormeaux* übernommene Lichtquelle war aber so weit von der zu untersuchenden Schleimhaut entfernt, daß die Beleuchtung nicht genügte. Außerdem behinderte das ständige Eindringen von Magensaft in das untere Rohrende die Sicht. *Kussmaul* sah daher von weiteren Versuchen ab. Aber es blieb das wichtige Prinzip des geraden Weges und der Gedanke an die Verwendung starrer Röhren.

Max Nitze (1848—1906), der sich seit seiner Dresdener Assistentenzeit mit Versuchen über die Beleuchtungsmöglichkeit innerer Hohlorgane beschäftigt hatte, begründete 1879 durch sein in Wien zusammen mit dem Instrumentenmacher *Leiter* konstruiertes Prismen- und Spiegelzystoskop seinen Weltruf und die moderne Urologie und ging noch im gleichen Jahr an den Bau eines Gastroskops nach demselben Prinzip. Dabei wurde zum erstenmal die Lichtquelle direkt in den Magen eingeführt. Aber der erwünschte Erfolg blieb aus, weil *Nitze* nicht ein starres, sondern ein biegsames Rohr verwendete. So kommt das Verdienst, das erste brauchbare Instrument zur Ösophago- und Gastroskopie konstruiert zu haben, dem später in Breslau so berühmten Chirurgen *Johann von Mikulicz-Radecki* (1850—1905) zu. 1881 — er war damals Assistent bei *Billroth* in Wien — veröffentlichte er auf Grund vorausgegangener sorgfältiger Studien ein Instrument, dem man mit seiner Spiegel- und Prismaeinrich-

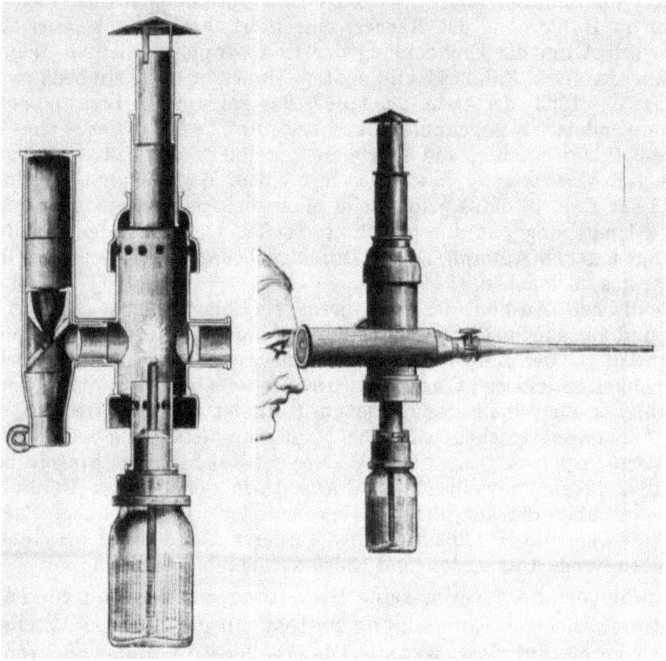

a) *b)*

Abb. 30. Endoskop nach *Desormeaux* (1865).
a) Konstruktion; *b)* Anwendung

tung und mit der Abknickung des unteren, gastralen Drittels seines starren Rohres den Einfluß der *Nitze*schen Zystoskop-Konstruktion deutlich anmerkt. Es gelang *Mikulicz*, bei mit Luft aufgeblähtem Magen Karzinome zu sehen und andere Beobachtungen zu machen. Aber, entgegen seinem anfänglichen Optimismus, erschienen ihm später die Erfolge, ähnlich wie *Kussmaul*, so unbefriedigend, daß er das Verfahren fallen ließ. Es war verbesserungsbedürftig. Hier setzten neben vielen anderen zwei bedeutende Spezialärzte für Magen-Darm-Krankheiten ein, 1895 der Berliner Professor für innere Medizin *Theodor Rosenheim* (1860—1939) und ein Jahr nachher ein Schüler von *C. A. Ewald*, *Boas* und *Mikulicz*, *Georg Kelling* (1866—1945), der später in Dresden tätig war. Ihre Konstruktionen waren handlicher, anpassungsfähiger, in der Optik fortschrittlicher gebaut und boten größere Sicherheit vor Verletzungen. Die diagnostischen Chancen verbesserten sich, doch ermöglichte erst die weitere Entwicklung der Technik im 20. Jahrhundert Instrumente, die sich in der Hand des Geübten bestens bewährten und die Gastroskopie zu einer Methode machten, die allgemein als sehr wertvoll anerkannt wurde.

Die Untersuchung des unteren Darmabschnittes erfuhr eine wesentliche Verbesserung, als man mit entsprechender Beleuchtung versehene und den Patienten nicht allzu belästigende Rektoskope kennenlernte. Sie bestanden aus einem mehr oder weniger langen Rohr, das den röhrenförmigen Scheidenspekula nachgebildet war. Bei der Einführung durch den After war es mit einem zurückziehbaren Bougie ausgefüllt, welches über das innere Tubusende kuppelförmig hervorragte und dem Tubus durch Dilatation des Darmlumens den Weg bahnte. Besonders beliebt waren das 1887 bekanntgegebene kurze Proktoskop des New Yorker Urologen *William Kelly Otis* (1860—1906), dessen leicht konkav gebogenes Bougie an die von dem Gynäkologen *Alfred Hegar* konstruierten Zervixdilatatoren erinnert, und das weiter in die Tiefe reichende Rektoskop, welches der ausgezeichnete Vertreter der Geburtshilfe und Gynäkologie an der Johns Hopkins-Universität in Baltimore *Howard Atwood Kelly* (1858—1943) im Jahre 1895 konstruierte und zur Benutzung empfahl.

d) Die Röntgendiagnostik

Von den auf physikalischer Grundlage aufgebauten diagnostischen Hilfsmitteln hat keines so gewaltige Umwälzungen nach sich gezogen wie die Röntgenstrahlen (vgl. S. 22).

Am 22. Dezember 1895 fertigte der damalige Professor der Physik in Würzburg, *Röntgen*, mit den von ihm entdeckten X-Strahlen eine Aufnahme der durchleuchteten Hand seiner Gattin und sandte die Photographie einigen näheren Freunden zu (*P. Debye*). Vier Tage später überreichte er dem Vorsitzenden der Würzburger Physikalisch-medizinischen Gesellschaft seine erste Mitteilung „Über eine neue Art von Strahlen". Die Kunde von dem Wunder durcheilte mit Sturmesgeschwindigkeit die wissenschaftliche und die Laienwelt. Zunächst wurde die einzigartige Bedeutung des Verfahrens für die Diagnose von traumatischen und nichttraumatischen Veränderungen am Skelettsystem, an den Zähnen, den Stirn- und Kieferhöhlen, von eingedrungenen metallischen und anderen schattenbildenden Fremdkörpern in der Praxis erkannt und verwertet, aber der Kreis erweiterte sich rapide. *Georg Hoppe-Seyler* (1860—1940), Internist in Kiel, stellte 1896 röntgenographisch arteriosklerotische Veränderungen an den Radialarterien fest. In demselben Jahr begannen auch schon Kontrastverfahren zur Durchleuchtung des Magens. Im März 1896 berichtete zuerst *Wolf Becher* (1862—1906), praktischer Arzt zu Berlin, über Versuche, am Meerschweinchen eine Methode zur Röntgendurchleuchtung von inneren Hohlorganen zu finden. Er machte bei den Tieren eine Laparotomie und injizierte ihnen dann in abgeschnürte Magen- und Darmteile mit Hilfe einer Pravazspritze Liquor plumbi subacetici. Auf den Gedanken, den Weg durch den Mund zu suchen, kam er nicht. Die erzielten Photogramme waren mäßig. Unter dem Eindruck dieser Veröffentlichung empfahl der Leiter des Sanatoriums für Magen- und Darmkranke in Bad Königsborn (Westfalen) *Carl Wegele* (1859—1929) die Einführung eines Metallmandrins durch den weichen Magenschlauch, um auf diese Weise die untere Grenze des Magens sicher zu bestimmen. Dieser Vorschlag wurde akzeptiert und die Sondeneinführung noch im 19. Jahrhundert nach verschiedenen Richtungen ausgebaut. Der vielseitige, um die Ausbildung der Prokto-Sigmoskopie verdiente Berliner Internist *Hermann Strauß* (1868—1944) wollte die untere Magengrenze im Jahre 1898 dadurch sichtbar machen, daß er seine Patienten Gelatinekapseln verschlucken ließ, die mit einem für Röntgenstrahlen schwer durchlässigen Körper (Ferrum hydrogenio reductum, Bismutum nitricum) gefüllt waren.

Daneben versuchte man die Lufteinblasung in den Magen und die durch sie bedingte Aufhellung des Röntgenschattens diagnostisch zu verwenden.

Noch vor Ende des Jahrhunderts verwertet man den Röntgenschatten zur Konstatierung von Veränderungen am Herzen und an der Lunge. Man diagnostiziert Aneurysmen, auf Tuberkulose verdächtige Herde in der Lunge, eine Kaverne u. ä. Aber alles ist noch im Werden. Man ist vorsichtig im Urteil. Die Durchleuchtung gilt mehr einer Kontrolle der klinisch erzielten Diagnose; doch erwartet man für die Zukunft auch eine Primärdiagnose mit Hilfe der Röntgenstrahlen. Vielleicht zeigt eine Veröffentlichung aus dem Jahre 1896 die Situation deutlicher als viele Worte. Der Pariser *Charles-Jacques Bouchard* (1837—1915) versuchte damals als erster, mit der Röntgendurchleuchtung bei einem auf Tuberkulose verdächtigen Patienten, bei dem die physikalische Untersuchung keine Sicherheit gab, zu einer sicheren Diagnose zu gelangen. Die eine Lunge zeigte sich etwas weniger durchsichtig als die andere. Einige Zeit später erwies sich dann dieser Röntgenbefund durch die wiederholte klinische Untersuchung als positives Zeichen einer inzwischen festgestellten Tuberkulose (*Gocht*).

Alle diese Verfahren waren der Natur der Sache nach von äußerst beschränktem Wirkungskreis und dazu unsicher. Von einer sicheren Feststellung der Konturen des Magens war man noch weit entfernt. *John Hemmeter* machte 1896 auf die Giftgefahr der von *Becher* bei seinen Tierversuchen verwendeten Bleiazetatlösung für den Menschen und auf die Unzulänglichkeit der Methode von *Wegele* aufmerksam. Er schuf ein für den Menschen brauchbares Verfahren, indem er bei seinen Patienten die Bleiazetatlösung durch den Schlauch in den sich der Magenkontur anpassenden Gummisack seines auf S. 160 wiedergegebenen Apparates einfüllte und nachher mit der Magenpumpe wieder herausholte. Trotz seiner methodisch wichtigen Bedeutung und nicht fehlender diagnostischer Erfolge wurde *Hemmeters* Vorschlag nicht beachtet. Das Verfahren war zu kompliziert. Es sollte bis 1904 dauern, bis eine geeignete Methode gefunden wurde, die man weiter verbessern und ausbauen konnte. Damals führte der Münchener Kliniker und Vertreter der physikalischen Therapie *Hermann Rieder* (1858—1932) in seiner Arbeit über „Radiologische Untersuchungen des Magens und Darmes beim lebenden Menschen" das Mittel ein, welches einen tiefen Röntgenschatten gab und sich ohne Schädigung den Konturen des Magen-Darmkanals vorzüglich anpaßte, eine „Kontrastmahlzeit" aus Mehlkartoffelbrei mit Milch und Fleischpüree, dem, eng vermischt, 2 bis 3 Eßlöffel von Bismutum subnitricum zugesetzt waren.

Im Jahre 1898 erschien das erste Lehrbuch der Röntgenuntersuchung zum Gebrauch für Mediziner von der Hand des Orthopäden *Hermann Gocht* (1869—1938). Er war selbst ein bedeutender Röntgenologe und starb nach langem, heldenhaft in klarer Erkenntnis der Aussichtslosigkeit getragenem Leiden als Opfer seines Berufes an einem immer wieder rezidivierenden Röntgenkarzinom. Aus seinem Lehrbuch erhält man den besten Eindruck von der schnellen Verbreitung der Röntgenologie. Die dort verzeichnete Literatur ist riesengroß. Das Röntgeninstrumentarium zeigt in ständigem Zunehmen technische Verbesserungen. Viele praktische und Spezialärzte haben ihre eigenen Apparate. Man hat in Deutschland, England, Frankreich, Österreich und Amerika schlimme Erfahrungen mit peinlichen Wirkungen der Röntgenstrahlen auf den Körper und seine Organe, speziell die Haut gemacht, ohne die ganze Gefahr zu erkennen. Man hat nach dieser Richtung Tierversuche angestellt und alle möglichen Theorien über die Ursache der unangenehmen Nebenwirkungen erdacht. Auch die therapeutische Verwendung der Strahlen hat, wie wir später sehen werden, begonnen. Bei der Verwertung der Röntgenbefunde für die Diagnose von Erkrankungen der Bauchorgane mahnt *Gocht* noch zu äußerster Vorsicht. Er erwartet auch für die Zukunft nicht viel davon. Wie bald mußte er sein Urteil ändern!

e) Die Elektrodiagnostik

Die Anfänge der Verwertung des elektrischen Stromes für die Diagnose gehen auf Erfahrungen bei der Elektrotherapie zurück. Bei den (vgl. Bd. II, 1, S. 166) früh einsetzenden vielen elektrotherapeutischen Versuchen hatten manche Ärzte von Erfahrung und Ansehen, wie *Duchenne*, *Remak* u. a., Abweichungen und

Ausfälle der normalen Reaktion von Nerven und Muskeln auf die Reizung mit dem galvanischen und faradischen Strom beobachtet. Im Jahre 1859, demselben Jahr, in dem *Eduard Pflüger* (vgl. S. 74) die Grundlagen des Zuckungsgesetzes publizierte, beobachtete der Nürnberger Arzt *Eduard Baierlacher* (1825—1889) bei der Behandlung einer Fazialislähmung, daß die Muskeln auf den faradischen Strom gar nicht, auf den galvanischen dagegen in gesteigertem Maße reagierten. Die Bekanntgabe dieser Beobachtung regte viele zur Nachprüfung an. Es entstand eine lange Reihe kasuistischer Mitteilungen. Vor allem beschäftigte sich seit 1868 der später weltberühmte Neurologe *Wilhelm Erb* (1840—1921) mit den dabei auftauchenden Fragen. Beobachtungen an nervenkranken Menschen und an dem Experiment unterworfenen Tieren ergaben viele Variationen der Abweichung vom normalen Verlauf der Zuckung von Muskeln, die selbst oder deren Nerven der elektrischen Reizung mit galvanischen und faradischen Strömen unterzogen wurden. *Erb* war ein Meister der Beobachtung und des Experiments auf diesem Gebiet. Für die Gesamtheit der abnormen Erscheinungen prägte er auf Grund seiner experimentellen Untersuchungen in den Jahren 1867/68 den Ausdruck Entartungsreaktion. 1882 formulierte er als solche in Ziemssens Handbuch der allgemeinen Therapie „einen ganzen Zyklus von quantitativ-qualitativen Erregbarkeitsveränderungen, welcher unter bestimmten pathologischen Verhältnissen an den Nerven und Muskeln abläuft und in den innigsten Beziehungen zu gewissen, gleichzeitig in Nerven und Muskeln ablaufenden histologischen Entartungsvorgängen (degenerativer Atrophie) steht. Sie charakterisiert sich in der Hauptsache durch Abnahme und Verlust der faradischen und galvanischen Erregbarkeit der Nerven und der faradischen Erregbarkeit der Muskeln, während die galvanische Erregbarkeit der Muskeln erhalten bleibt, zeitweilig erheblich gesteigert und immer in einer Art qualitativ verändert wird." Aus den verschiedenen Graden und Formen dieser Entartungsreaktion gelang es dem scharfen klinischen Blick *Erbs*, feine Unterscheidungen über die Art und den Grad der degenerativen Veränderungen in den lädierten Nerven und Muskeln, ihre eventuellen Heilungsaussichten, die einsetzenden und fortschreitenden Regenerationsvorgänge herauszulesen und neurologische Diagnosen und Prognosen zu stellen, die sich bis auf den heutigen Tag bewährt haben.

Diese elektrodiagnostischen Fortschritte waren für die Neurologie die wertvollste Ergänzung zu älteren diagnostischen Methoden, die man der schlichten ärztlichen Beobachtung der Reflexe und ihrer Veränderungen verdankte.

Im Jahre 1856 empfahl *Adolf Stich*, damals Assistenzarzt am Berliner Bethanien-Krankenhaus, die „Erregung von Reflexbewegungen als diagnostisches Hilfsmittel". Er verwendete zu diesem Zweck Betupfungen der Haut mit Schwämmen, die in heißes Wasser getaucht waren, direktes Eintauchen der Glieder in heißes Wasser oder Einstiche und, wo solche Methoden nicht angängig waren, verdampfendes Ammoniak, letzteres z. B. in der Conjunctiva, und hoffte, durch die daraufhin eintretenden oder fehlenden Reflexbewegungen bei Lähmungen und Gefühlsverlust Näheres über den Sitz der Erkrankung im Nervensystem aussagen zu können, z. B. ob die Erkrankung „central oder im Stamme des Nervens" liegt, und auch über „die Ausdehnung eines Leitungshemmnisses im Rückenmark selber" Aufschlüsse zu erhalten.

Die primitiven Versuche *Stichs* zur diagnostischen Verwendung der Reflexe wurden 15 Jahre später von der Entdeckung abgelöst, daß das Verhalten des Patellarreflexes die wertvollsten Auskünfte über Erkrankungen im Nervensystem gibt. Diese Entdeckung wurde unabhängig voneinander und gleichzeitig von *Erb* und von dem hervorragenden Berliner Psychiater *Carl Westphal* (1833 bis 1890) gemacht. Beide hatten seit den Jahren 1870/71 das gleiche Phänomen beobachtet.

Adolf Strümpell schildert in seinen Lebenserinnerungen, was bei *Erb* der Anlaß zu der Entdeckung wurde. Eine Anzahl junger Assistenten und Dozenten in Heidelberg fanden sich damals zum Kegeln zusammen, an dem auch *Erb*, damals außerordentlicher Professor, teilnahm. Eines Abends vergnügte sich einer der Anwesenden damit, daß er, auf einem Tisch sitzend, mit einem schweren Hausschlüssel immer wieder auf sein Kniescheibenband einschlug. Darauf erfolgte jedesmal prompt ein Emporschnellen des herabbaumelnden Unterschenkels. Diese Erscheinung fiel *Erb* auf. Er dachte darüber nach, wiederholte schon am folgenden Tag den einfachen Versuch an Gesunden und Kranken und erkannte sowohl den physiologischen Charakter des Reflexes, als auch die Bedeutung seines abnormen Verhaltens für die Klinik.

Westphal wurde nach seiner eigenen Angabe um dieselbe Zeit durch einen Patienten darauf aufmerksam gemacht, daß, „wenn er, auf einem Stuhl sitzend, leicht auf die Gegend unterhalb der Kniescheibe des betreffenden Beines klopfe, dasselbe mit einem plötzlichen Ruck nach vorn rutsche (sich im Kniegelenk strecke)". Wie *Erb* verarbeitete er diese Beobachtung an Gesunden und Kranken in den nächsten Jahren aus. 1875 erschienen die Berichte — nach gemeinsamer Vereinbarung der beiden Forscher — gleichzeitig im Archiv für Psychiatrie und Nervenkrankheiten. Die Basis für viele erfolgreiche weitere Studien über die diagnostische Bedeutung des Patellarreflexes war geschaffen.

f) Die Auskultation und Perkussion

Auch die Auskultation und Perkussion wurde in der zweiten Hälfte des vorigen Jahrhunderts technisch nach mancher Richtung verbessert und durch neue physikalische Untersuchungsmethoden ergänzt. Wir heben die Versuche von *Carl Gerhardt* (1833—1902) heraus, eines der universellsten Kliniker, Pädiater und Laryngologen des späteren 19. Jahrhunderts. Er bemühte sich während seiner Tätigkeit als Kliniker in Würzburg seit 1872, auf dem Gebiet der Perkussion und Auskultation mit Hilfe der auf S. 83 f. geschilderten Resonatoren von *Helmholtz* weiterzukommen. Mit diesem Hilfsmittel erkannte er, daß im Vesikuläratmen viele verschiedene Töne zusammenkommen, und fand, daß größere Kavernen und einzelne Herzgeräusche auf manche Resonatoren ansprechen. Es gelang ihm sogar, die regelmäßigen Wellen des tympanitischen Schalles mit der Flamme zu registrieren. Aber er war sich der Unvollständigkeit dieser Ergebnisse bewußt und erwartete erst von der Zukunft bessere Apparaturen und sicherere Kenntnisse.

In den 90er Jahren entstanden die ersten Phonendoskope, darunter als besonders beliebtes Modell das von *Bazzi-Bianchi* mit seinen beiden den Schall zu den Ohren des Arztes leitenden Schläuchen, und Verfahren, die es ermöglichten, gleichzeitig mit der Aufzeichnung des Spitzenstoßes die direkt wahrgenommenen Töne des Herzens zu registrieren. Von ihnen wurde das sog. akustische Registrierverfahren von *Friedrich Martius* (1888) besonders empfohlen. 1889 entdeckte der englische Physiologe *Augustus Desiré Waller* (1856 bis 1922), der bedeutende Sohn des bedeutenden Vaters (vgl. Bd. II, 1, S. 133) die Aktionsströme des Herzens. Es kamen die Vorläufer des Elektrokardiogramms, das seit der großen Tat des Nobelpreisträgers *Willem Einthoven* (1860—1927), der Konstruktion des Seitengalvanometers im Jahre 1902, für die Diagnose der Herzkrankheiten unentbehrlich geworden ist. Um einen genauen Einblick in die Beziehungen der Kontraktionsphasen des Herzens zum Zustandekommen der Herztöne zu gewinnen, konstruierte *Karl Hürthle* einen Apparat, der es ermöglichte, die Herztöne mit Hilfe eines Mikrophons wahrzunehmen, die dabei entstehenden elektrischen Ströme durch die Zuckungen eines eingeschalteten Frosch-Nerv-Muskelpräparates zu registrieren und gleichzeitig mit den Bewegungen des Herzspitzenstoßes graphisch darzustellen. Er demonstrierte die Methode 1893 der schlesischen Gesellschaft für vaterländische Kultur in Breslau. Durch *Hürthle* waren *Einthoven* und sein Mitarbeiter, der holländische Arzt *M. A. I. Geluk*, im physiologischen Institut der Universität Leiden, zu ähnlichen Versuchen angeregt. Sie ersetzten 1894 das Froschmuskelpräparat durch ein eingeschaltetes Kapillarelektrometer. Die Bewegungen des Quecksilberfadens in der Kapillarröhre dieses Apparates zeigten die elektrischen Schwingungen an, die durch die Herztöne erzeugt werden, und wurden photographisch aufgenommen. Die Schwingungen verhielten sich verschieden, je nachdem sie von Tönen oder Geräuschen erzeugt wurden. Dementsprechend verhielten sich auch die Bewegungen des Kapillarelektrometers verschieden. So konnte auf graphischem Wege eine genaue Unterscheidung von Herztönen und Geräuschen gewonnen werden.

Diese und manche von uns in anderem Zusammenhang erwähnten Hilfsmittel der Diagnose machten trotz ihrer vielen Verbesserungen die alte hippokratische Beobachtung am Krankenbett mit den fünf Sinnen nicht überflüssig; denn wirkliche Erfolge konnten sie nur bringen, wenn ein guter, scharf beobachtender Arzt sich ihrer bediente.

Anton Biermer (1827—1892), damals Kliniker in Bern, fand 1863, daß die „Schallhöhe des Metallklanges", der bei Pneumothorax mit Erguß auftritt, verschieden ist, je nachdem der Kranke im Liegen oder Sitzen untersucht wird (Biermerscher Schallwechsel).

Von *Biermer* rührt auch die Bezeichnung „Schachtelton" her. Er ist „sonor und tief, hat aber ein etwas tympanitisches Timbre", eine „Modifikation des sonoren Lungenschalles. Er kommt durch eine stärkere Spannung des Alveolargewebes zustande, wo geblähte Lungenpartien der Thoraxwand in etwas größerem Umfang anliegen". Der Bd. II, 1, S. 157 erwähnten, durch *Jackson jun.* 1833 zuerst bemerkten Deutung des verlängerten Exspirationsgeräusches über der Lungenspitze als pathognomonisches Zeichen einer beginnenden Phthise folgte 1860 die Beobachtung des Gießener Klinikers *Eugen Seitz* (1817—1899), daß eine Verkürzung des Klopfschalles über dem Schlüsselbein gegenüber dem über der infraklavikulären Lungenpartie als Frühsymptom für eine Lungentuberkulose spricht, namentlich wenn sie nur auf einer Seite der Lunge beobachtet wird.

g) Die serologischen Untersuchungsmethoden

Von den bakteriologischen und serologischen Methoden, die noch im 19. Jahrhundert diagnostische Bedeutung bekamen, nennen wir die Gruber-Widalsche Typhusreaktion. Sie wurde von dem Pariser Internisten *Fernand Widal* (1862—1929) im Jahre 1896 auf Grund der S. 135 geschilderten, von *Max Gruber* und seinen Mitarbeitern entdeckten Agglutination zu einer am Krankenbett verwendbaren Methode ausgearbeitet und erwies sich nützlich, wenn es sich um Krankheitsbilder handelte, die klinisch dem Abdominaltyphus ähnlich waren. Er entnahm dem typhusverdächtigen Patienten aus der Vene oder der Fingerkuppe eine kleine Menge Blut und brachte sie unter dem Mikroskop mit einer im Wärmeschrank vorrätig gehaltenen Bouillonkultur von lebendigen, in Bewegung befindlichen Typhusbazillen zusammen. Hörte die Bewegung nach Zusatz des verdächtigen Blutes auf, trat also die Agglutination ein, so war die Diagnose Typhus gesichert.

1890 gab *Robert Koch* auf dem X. Internationalen medizinischen Kongreß in Berlin bekannt, daß er ein Heilmittel gegen die Tuberkulose gefunden habe. Unzählige, die sich verloren glaubten, atmeten auf. Ein Sturm der Begeisterung für den Befreier von dieser furchtbaren Menschheitsplage ging durch die Welt. *Koch* sah das Heil im *Tuberkulin*, einem glyzerinhaltigen, eingedickten Extrakt von Tuberkelbazillenkulturen, der den Kranken eingespritzt wurde. Einzelne Patienten wurden tatsächlich geheilt. Aber bald kam die große Enttäuschung. Als das Mittel bei großen Massen von Kranken zur Anwendung kam, versagte es. 1897 brachte *Koch* an Stelle des „alten" Präparates ein „neues" Tuberkulin heraus. Seine therapeutische Anwendung war ebenso wenig ermutigend. Aber es zeigte sich mit der zunehmenden Erfahrung, daß an Tuberkulose erkrankte Menschen auf Tuberkulinimpfung mit Fieber und anderen Erscheinungen reagierten, im 20. Jahrhundert der Wert zur diagnostischen Verwertung des Verfahrens. Wir verweisen auf die Methode, die der Österreicher *Clemens Freiherr von Pirquet* (1874—1929), der damals an der Escherichschen Kinderklinik in Wien tätig war, im Jahre 1907 angab, um bei tuberkuloseverdächtigen Kindern zu einer Diagnose zu kommen, weil sie besonders charakteristisch ist. Der Tuberkulöse ist überempfindlich gegenüber dem Tuberkulin. Wenn man Kindern mit einer Impflanzette Alttuberkulin in die Haut impft, entsteht nur dann innerhalb von 24 Stunden eine rote Papel, wenn bei ihnen irgendwo im Körper ein tuberkulöser Herd vorhanden ist.

Im Jahre 1891 begründete *Heinrich Irenaeus Quincke* (1842—1922), der um manche Gebiete der inneren Medizin und Neurologie hochverdiente Internist in Kiel, als neue diagnostische Methode die Lumbalpunktion. Die moderne Physiologie der Rückenmarksflüssigkeit war durch *Magendies* tierexperimentelle Studien und Veröffentlichungen aus den 30er und 40er Jahren des 19. Jahrhunderts in die Wege geleitet worden. Er hatte vieles richtig beobachtet und auch auf Beeinflussungen des Liquors durch pathologische Verhältnisse im zentralen Nervensystem hingewiesen. Weitere Tierversuche, die in den 80er Jahren von *Leyden* und anderen Forschern gemacht wurden, beschäftigten sich mit den Druckverhältnissen im Schädel-Wirbelsäulenraum (*Cristoffel*). Von solchen Studien ging auch *Quincke* aus. Nach sorgfältigen Versuchen an der menschlichen Leiche überzeugte er sich von der Möglichkeit, am Lebenden, bei der nötigen Vorsicht und Auswahl der Fälle ohne Gefahr, mit einer Punktionshohlnadel zwischen den Lumbalwirbeln durch die häutigen Hüllen des Rückenmarks hindurch in den Liquorraum vorzudringen und Zerebrospinalflüssigkeit zu entleeren. Er trug die Erfahrungen, die er bei Hydrozephalus, Meningitis, Hirntumor und anderen Erkrankungen des zentralen Nervensystems gemacht hatte, im Frühjahr 1891 auf dem X. Kongreß für innere Medizin in Wiesbaden vor und erblickte in seiner Punktion des Subarachnoidalraumes „mit seiner feinen Stichkanüle" unterhalb des III. und IV. Lendenwirbelbogens eine Methode zur Bekämpfung von Krankheitsprozessen, die mit einer Druckerhöhung im Gebiet der Zerebrospinalflüssigkeit verbunden sind. Es ging ähnlich wie bei der von *Kußmaul* für therapeutische Zwecke empfohlenen Magensonde. Aus der Punktionsnadel entwickelte sich ein wertvolles diagnostisches Instrument, das im 20. Jahrhundert immer größere Bedeutung gewinnen sollte. Auf die Möglichkeit der diagnostischen Verwendung seines Verfahrens hatte *Quincke* selbst schon aufmerksam gemacht, z. B. für die Feststellung des Liquordrucks, meningealer Blutungen, chemischer und mikroskopischer Liquorveränderungen.

Den besten Einblick darin, welche Fülle von neuen Methoden und technischen Hilfsmitteln der Diagnostik am Ende des 19. Jahrhunderts zugewachsen waren und wieviel feine Nuancen man bei der Beobachtung der Symptome mit den Sinnesorganen unterscheiden und diagnostisch verwerten gelernt hatte, vermittelt das zuerst 1895 erschienene, oft neu aufgelegte und in fremde Sprachen übersetzte Lehrbuch der klinischen Untersuchungsmethoden von *Hermann Sahli.*

2. Die Therapie und ihre Methoden

Wir sagten Bd. II, 1, S. 163f. bei der Besprechung der Therapie, daß die neuen naturwissenschaftlichen Grundlagen der Medizin in den dreißiger, vierziger und fünfziger Jahren des 19. Jahrhunderts einen relativ geringen Ertrag für die

Verbesserung der Behandlungsergebnisse brachten, daß aber gerade die Zellularpathologie mit dem Optimismus *Virchows* hoffnungsreiche Aussichten für die Zukunft bot. Diese Hoffnung fand, soweit man nicht zu viel erwartete, in der zweiten Hälfte des Jahrhunderts in weitem Umfang Erfüllung. Das war selbstverständlich keineswegs das alleinige Verdienst der Pathologie. Alle naturwissenschaftlichen Disziplinen trugen dazu bei, daß der Heilschatz sich vermehrte, die Indikationen sich klärten und die Technik Methoden gewann, die bis dahin unerhörte Heilerfolge möglich machten. Die Wandlung vom Lokalismus zur Konstitutionspathologie änderte natürlich auch die Behandlungsgrundsätze. Dagegen war es — abgesehen vielleicht von der Therapie der Psychosen und der mit ihnen verwandten Affektionen — für die Praxis ziemlich gleichgültig, ob man sich zum Mechanismus oder zum Vitalismus bekannte. Unter den Anhängern beider Richtungen findet man gute Ärzte und Therapeuten. Für beide gibt es ebensoviel und ebensowenig ungelöste Rätsel, und beide stützen sich in ihrem ärztlichen Denken auf die Ergebnisse der modernen Naturwissenschaften. Die biologisch-pathologischen Grundanschauungen der Zeit bestimmen ihre Hoffnungen und das Bewußtsein ihrer Grenzen. Der Mechanist konnte von der Beherrschung der Gesetze der Chemie und Physik, der Vitalist von der Unterstützung der sinnvoll waltenden vitalen Kräfte alles erwarten.

Der ärztlichen Erfahrung blieb in allem Neuen, wie seit Jahrtausenden, die letzte Entscheidung über den Erfolg oder Mißerfolg einer therapeutischen Maßnahme. Keine Entdeckung im Laboratorium, kein Tierexperiment und die Statistik nur in beschränktem Maße konnte mit Sicherheit voraussagen, wie sich die Behandlung am menschlichen Individuum auswirkte. So blieb in aller naturwissenschaftlich begründeten Therapie ebenso, wie wir es bei der Diagnose sahen, dem Arzt seine schönste Aufgabe, das hippokratische Individualisieren am Krankenbett erhalten. Aber er durfte seines Amtes viel sicherer walten als früher.

Der Weg zu diesem ärztlichen Ziel war mühsam und nicht ohne Gefahr der Verirrung. Die naturwissenschaftliche Begründung der Therapie strebte an sich nach generell gültigen Methoden. Die lokalistische Pathologie förderte die Tendenz, den therapeutischen Angriff auf den lokal nachweisbaren oder vermuteten Krankheitsherd zu richten, oft bis zur Einseitigkeit. Was man zeitweise von einer auf den pathologischen Befund gestützten Therapie erwartete, zeigen einige Beispiele. *Cohnheim* sieht 1877 in der Eisblase ein Heilmittel der Entzündung, weil sie die Gefäße verengert, während Erwärmung des Herdes den entzündlichen Vorgang ungünstig beeinflussen muß. *Carl Binz* schreibt 1867 dem Chinin deshalb eine heilende Wirkung auf die Entzündung zu, weil es einen ausgesprochen hemmenden Einfluß auf die Auswanderung der Leukozyten ausübt. Der Berliner praktische Arzt *Apolant* findet 1874 bei einem durch Abszesse und Eiterungen heruntergekommenen Kind im Blut eine unverhältnismäßig große Zahl von Leukozyten und glaubt im Gedanken an die Auswanderung der weißen Blutkörperchen bei der Entzündung, durch Anlegen von entzündlichen Fontanellen die Hyperleukozytose günstig beeinflussen zu können, nachdem er mit dieser Methode an Kaninchen und Fröschen eine Verminderung der Leukozyten im Blut beobachtet hat.

a) Die experimentelle Pharmakologie

Die experimentelle Pharmakologie blieb der Wegweiser durch alle Zweifel und Wirrnisse. In ihrer Entwicklung bedeutete das Jahr 1873 einen tiefen Einschnitt. Damals gründete *Oswald Schmiedeberg*, der Schüler *Buchheims*, der im Jahr vorher von Dorpat nach Straßburg gekommen war, gemeinsam mit dem Pathologen *E. Klebs* und dem Kliniker *B. Naunyn* das Archiv für experimentelle Pathologie und Pharmakologie. Es war ein Symbol der nun kommenden engen

Arbeitsgemeinschaft der Physiologie, Pathologie und Klinik in der wissenschaftlichen Erforschung der Arzneimittel. Gewiß sollte nach der Formulierung von *Schmiedeberg* die Pharmakologie die „Lehre von den im lebenden Organismus durch chemisch wirkende Substanzen hervorgebrachten Veränderungen im allgemeinen" sein ohne Rücksicht darauf, „ob sie für Heilzwecke gebraucht werden oder nicht". *Hans Simmel* weist mit Recht darauf hin, daß diese Trennung zwischen Forschung und Praxis, wie die Dinge im Zeitalter der Spezialisierung nun einmal lagen, folgerichtig und unausweichlich war. Aber ohne die Pathologie und erst recht die pathologische Physiologie ging es nun einmal nicht, ebensowenig konnte man eine praktische Therapie ohne Mithilfe der klinischen Erprobung der wissenschaftlich durchgearbeiteten Medikamente betreiben. Von der Praxis kamen die Enttäuschungen und von den Pharmakologen, die gleichzeitig als Ärzte tätig waren, die Erkenntnis, daß es mit dem Nachweis der Wirkung eines Mittels auf die Zelle nicht getan ist, wie es *Simmel* für das Lebenswerk des von uns Bd. II, 1, S. 164 benannten *K. G. Mitscherlich* gezeigt hat. Die gleichzeitige Tätigkeit als Arzt und Pharmakologe blieb noch länger erhalten. In Frankreich nennen wir *Adolphe Gubler* (1821—1879) und *E. F. A. Vulpian* (1826—1887). Beide wirkten in Paris als Pharmakologen und klinische Lehrer und bereicherten die Kenntnis der anorganischen und organischen Arzneimittel nach vielen Richtungen. Der Italiener *G. Orosi* (1816—1875) wurde vom Apotheker zum Professor der medizinischen und pharmazeutischen Chemie in Pisa und diente der Medizin namentlich durch die chemische Analyse der Mineralwässer. Die akademischen Lehrstühle für das „Spezialfach" Pharmakologie blieben bis zum Ende des Jahrhunderts noch vielfach mit medizinisch-klinischen und -poliklinischen Professuren verbunden. Aber auch andere Bindungen bewahrten die Pharmakologie vor der Vereinsamung.

Der Anteil der Apotheker an ihrer Entwicklung darf nicht übersehen werden. Gleichzeitig mit *Schmiedeberg* wirkte in Straßburg als Professor der Pharmakognosie und Pharmazie der Schweizer *F. A. Flückiger* (1828—1901), ursprünglich Apotheker in Bern; er hat der Pharmakognosie „durch Erweiterung und Vertiefung in physikalisch-chemischer und historisch-geographischer Richtung neues Leben eingeflößt".

Bekanntlich ist heute die wissenschaftliche Pharmakologie und Pharmakotherapie von der pharmazeutisch-chemischen Industrie mit ihren Forschungslaboratorien nicht mehr zu trennen. Der Bedarf von Arzneimitteln wuchs mit der zunehmenden Zahl der Bevölkerung. Er drängte zur fabrikmäßigen Herstellung der Medikamente. In Amerika machte sich diese Bewegung in Kriegszeiten des 18. Jahrhunderts bemerkbar, wo man Arzneimittel besonders reichlich brauchte und mit den Lieferungen der „drugstores" und der spärlichen Apotheken nicht auskam. Im 19. Jahrhundert förderte der Sezessionskrieg (vgl. S. 1) die Entwicklung. Das Jahr 1867 brachte die Anfänge der *Parke, Davis u. Cie.* Bis zum ersten Weltkrieg basierte die amerikanische Produktion pharmazeutischer Präparate zum größten Teil auf deutschen Forschungsergebnissen (*E. Kremers* und *G. Urdang*).

In Deutschland ging die chemisch-pharmazeutische Großindustrie fast ausschließlich aus den Apotheken hervor. Schon an der Schwelle des 19. Jahrhunderts hatte der Apotheker *Joh. Wolfgang Döbereiner* (1780—1849), der vom Schicksal vielfach umhergetriebene, später von *Goethe* geförderte Professor in Jena, versucht, aus dem Laboratorium seiner Landapotheke eine kleine chemisch-pharmazeutische Fabrik zu machen. Er war damit kläglich gescheitert. Aber eine Generation später (1827) wurde von *Heinrich Emanuel Merck* (1794 bis 1855), den mit *Justus v. Liebig* eine enge Freundschaft verband, aus dem Laboratorium der Engelapotheke in Darmstadt eine Fabrik gegründet, die vor allem die Technik einer „gleichmäßigen reinen und auch nicht zu teuren Darstellung" der Arzneistoffe zum Ziele hatte. Etwas später entstanden aus der „Grünen Apotheke" in Berlin unter der Initiative *Ernst Scherings* (1834—1890) die Anfänge der Scheringwerke, in denen (1902) der Kampfer künstlich hergestellt wurde. Der Apotheker *Carl Friedr. Wilh. Leverkus* (1804—1889) gründete aus einer kleinen Ultramarinfabrik 1862 das chemische Industriewerk, um das sich die heute nach ihm benannte Stadt Leverkusen bildete. Ähnliche Ursprünge aus dem

Apothekerstande haben die Firmen *C. H. Boehringer Sohn*, Ingelheim a. Rh. (1885) und *C. F. Boehringer und Söhne* in Mannheim (1892), *P. Beiersdorf & Co.* und viele andere. Diese Beispiele müssen genügen. Aus allen diesen und anderen Fabriken sind große Leistungen und segensreiche Entdeckungen auf pharmakologischem und pharmakotherapeutischem Gebiet hervorgegangen. Sie wurden in enger Laboratoriumsgemeinschaft und klinisch ärztlicher Tätigkeit von Chemikern, Pharmazeuten und Medizinern errungen. Neben der Produktion vieler gleicher Erzeugnisse machte sich im Laufe der Zeit ein gewisser Spezialismus in der Arbeitsrichtung bemerkbar. So wurden von *Merck* anfangs vor allem Alkaloide fabrikmäßig hergestellt, bei *Schering* Jod, Bromkalium, Silbernitrat. *Beiersdorf* spezialisierte sich auf Salben- und Seifenpräparate und auf Pflaster.

Auch im Zeitalter der modernsten Wissenschaft befruchtete die volkstümliche Empirie noch des öfteren die Arzneimittellehre. Der schottische Arzt *Thomas I. MacLagan* (1838—1903) bewegte sich (vgl. Bd. I, S. 275) in paracelsischen Gedankengängen, als er 1876 seine guten Erfahrungen mit der Salizylsäure beim Gelenkrheumatismus veröffentlichte, die aus dem Dekokt der Weidenrinde (Salix), einem uralten volkstümlichen Mittel gegen Fieber und Gelenkschmerzen, gewonnen, dann synthetisch hergestellt worden, aber in England den Chemikern mehr als den Ärzten bekannt war. „Er sagte sich: In den Ländern, in denen Malaria herrscht, wachsen die Cinchona-Bäume, deren Rinde Chinin liefert. Sollte die Natur dort, wo der Gelenkrheumatismus heimisch ist, nicht Pflanzen mit einem entsprechenden Heilstoff wachsen lassen? So kam er auf die Weide und das Salicyl.“

Auch das Ichthyol, dessen Siegeslauf in der Therapie durch die Behandlungserfolge des bedeutenden Hamburger Dermatologen *Paul Gerson Unna* (1850—1929) eingeleitet wurde, verdankt seine 1882 erfolgende Einführung in den Heilschatz der wissenschaftlichen Medizin der Beobachtung eines Hamburger Reallehrers, *Rudolf Schröter* (so schreibt ihn *Unna*, anderswo heißt er Schrödter). Er lernte auf einer Ferienreise in Tirol eine teerartige Substanz kennen, die von den Bauern aus bituminösem Schiefer ausgeschmolzen und zur Heilung der Räude ihrer Schafe verwendet wurde. Diese Substanz nahm er mit nach Hause und stellte daraus eine ölige Flüssigkeit her. Er nannte sie Ichthyol, weil sich in dem Begleitgestein des Schiefers urzeitliche Fischabdrücke fanden (ἰχθύς = Fisch).

Die Zusammenarbeit der Chemiker, Apotheker, Pharmakologen und Praktiker am Krankenbett bewährte sich glänzend. Durch die neue wissenschaftliche Durchforschung seit Jahrtausenden verwendeter Heilmittel, durch die Isolierung des wirksamen Prinzips aus den Drogen, durch Klärung der chemischen Natur der Arzneikörper und durch ihre Synthese schenkte sie der Therapie alte Medikamente in besserer, von unangenehmen Nebenwirkungen befreiter und feiner dosierbarer Form neben einem großen Schatz von neuen Spezialitäten. Das läßt sich wieder nur an Beispielen erläutern.

Die Isolierung des Morphins aus dem Opium durch *Sertürner* (Bd. II, 1, S. 4) wirkte vorbildlich und trug (nach *Walther Straub*) dazu bei, daß man auch aus anderen Drogen das aktive Prinzip herausholen zu können hoffte. Die Untersuchung der Digitalis schien nach dieser Richtung besonders verlockend. Die Société de Pharmacie in Paris schrieb für die Auffindung der in den Blättern des Fingerhutes wirksamen Substanz einen Preis aus. Der Kliniker und Physiologe *E. Homolle* und der Apotheker an der Charité *M. Quevenne* daselbst taten sich zusammen, um die Aufgabe zu lösen. Chemische Untersuchungen und Experimente an Hunden, bei denen *Homolle* die Brechwirkung als Index benutzte, führten 1854 zur Darstellung eines weißen Pulvers, wie es *Sertürner* ähnlich aus dem Opium gewonnen hatte, der „Digitaline“. Damit war die wirksame Substanz gefunden und der Anfang zur weiteren Erforschung der im Fingerhut enthaltenen Stoffe bis auf unsere Zeit gemacht.

Gewöhnlich sind es Chemiker, die bei der Einführung neuer Heilmittel den ersten Schritt tun. Die Synthese der Salizylsäure gelang 1860 und in verbesserter Form 1873 *Hermann*

Kolbe (1818—1884), der damals in Braunschweig das Handwörterbuch der Chemie herausgab, die des Kampfers *Albin Haller* (1849—1926) im Jahre 1879.

Der Chemiker *Oskar Hinsberg* (1857—1939) stellte 1887 das Phenacetin als erstes synthetisches Fiebermittel der aromatischen Reihe dar. Allmählich wuchs in den Laboratorien der ständig wachsenden chemisch-pharmazeutischen Industrie vieler Länder nicht nur die Zahl der synthetisch hergestellten Antipyretika und Antiseptika, sondern auch anderer vom Arzte täglich gebrauchter Mittel ins Unermeßliche.

1863 entdeckte *Adolf von Baeyer*, damals Lehrer der Chemie an der Berliner Gewerbeakademie, die Barbitursäure, 1869 *Oskar Liebreich* die schlafmachende Wirkung des Chloralhydrats, welches *Liebig* 1831 dargestellt hatte. 1882 stellten *Max Conrad* (1848—1920) und *Max Guthzeit* (1847—1916) die Diaethylbarbitursäure her, die 1903 in gemeinsamer Arbeit von *Emil Fischer* und *Josef Freiherr von Mering* (1849—1908), damals Kliniker in Halle, in ihrer schlafmachenden Wirkung erkannt und als Veronal in die Therapie eingeführt wurde. *Eugen Baumann* fand, als er sich bemühte, an Hunden das Verhalten neuer schwefelhaltiger Verbindungen im tierischen Stoffwechsel auszuprobieren, daß diese Verbindungen die Versuchstiere in tiefen Schlaf versetzten. Aus dieser zufälligen Beobachtung entstand 1884 das damals viel verwendete Schlafmittel Sulfonal.

1875 stellten *Hardy* und *Gerard* aus den Blättern eines brasilianischen Baumes, den Folia Jaborandi, das Pilocarpin dar, *Perrins* 1862 aus der Wurzel des amerikanischen Wasserwurzelkrautes (Hydrastis Canadensis) das Hydrastin. An die Stelle der alten Jodverbindungen traten als bessere Präparate Jodol (1888) und Jodipin (1898).

Die therapeutische Verwendung des Kokains wurde durch zwei Schüler *Wöhlers* in ihren auf seine Anregung entstandenen Göttinger Doktorarbeiten wesentlich gefördert. Im Jahre 1860 gelang es dem hochbegabten, erst kurz vorher als Apotheker approbierten *Albert Niemann* (1834—1861), das Kokain in reinem Zustand aus den Blättern des Kokastrauches zu isolieren. Als er — viel zu früh — ein Jahr darauf starb, setzte der junge Chemiker *Wilhelm Lossen* (1838—1906), später Ordinarius in Königsberg, seine Arbeit fort. Ihm glückte 1862 neben anderen Aufklärungen der Substanz der erste Schritt zur Ergründung ihrer chemischen Konstitution. Im Würzburger pharmakologischen Institut beschäftigte sich *B. von Anrep* intensiv mit der pharmakotoxischen Wirkung des seit 1862 von *Merck*-Darmstadt fabrikmäßig hergestellten Kokains auf kalt- und warmblütige Tiere und empfahl (1880) die Nachprüfung des Mittels als örtliches Anästhetikum beim Menschen. 1884 ließ der damalige Sekundärarzt an der Wiener Universitätsaugenklinik, *Carl Koller* (1857—1944), der später an New Yorker Hospitälern als Ophthalmologe tätig war, in Heidelberg den dort tagenden Augenärzten mitteilen, daß es ihm gelungen sei, durch Einträufeln einer zweiprozentigen Lösung von salzsaurem Kokain in den Bindehautsack das Auge schmerzunempfindlich zu machen. Die Anregung dazu war von *Sigmund Freud* ausgegangen. Erst im Jahre 1898 stellte der damalige Münchener Privatdozent und spätere Nobelpreisträger *Richard Willstätter* (1872—1942) die Konstitution des Kokains definitiv fest. 1901/02 gelang ihm die Synthese des in der Therapie unentbehrlichen Mittels.

1875 wurde das Natrium salicylicum als Heilmittel eingeführt. Seine unangenehmen Nebenwirkungen vermied das 1898 durch die Synthese von Acetyl- und Salicylsäure entstandene Aspirin. 1879 gelang dem Pariser Chemiker *Armand Gautier* (1837—1920) die Darstellung von kristallisiertem Chlorophyll. In demselben Jahr ermittelte *Albert Ladenburg* (1842—1911), Professor der Chemie in Kiel und Breslau, die Konstitution des Atropins und entdeckte das Homatropin, das dann von *Merck*-Darmstadt im großen dargestellt wurde. 1884 wurde von *Ludwig Knorr* (1859—1921), der später in Jena als Professor der Chemie tätig war, das Antipyrin dargestellt, 1886 von *v. Nencki* das Salol, 1887 von dem in der Industrie tätigen Apotheker *Friedrich Stolz* (1860—1936) das Pyramidon. 1888 isolierte *Albrecht Kossel* das Theophyllin aus den Blättern des schwarzen Tees. 1890 wurde von dem in Darmstadt und Frankfurt/Main wirkenden Apotheker und Chemiker *Eduard Ritsert* (1859—1946) als erstes ungiftiges synthetisches Lokalanästhetikum das Anästhesin hergestellt. Es gab den Anstoß zu zahlreichen ähnlichen neuen Präparaten. 1900 gelang *Richard Willstätter*, dem damaligen Schüler und Assistenten *von Baeyers* in München, die Synthese des Hauptalkaloids der Kokablätter, des Kokains.

Die Lehre von der inneren Sekretion wirkte sich vor dem Ende des 19. Jahrhunderts für die Therapie noch nicht aus. Die Bekämpfung des Hypothyreoidismus bestand nur in einer Substitutionstherapie, die (vgl. S. 168), wie die Erfolge *Brown-Séquards*, sich lediglich auf die praktische Erfahrung stützte. Auch die Auffindung des Jods in der Schilddrüse durch *Baumann* war (nach *W. Heubner*) nicht mehr als eine Merkwürdigkeit, und es wurde nur einigen Gelehrten bekannt, als der erfindungsreiche Allgemeinpraktiker *George Oliver* (1841—1915) und der S. 73 genannte Physiologe *E. A. Schafer* in Edinburgh im Jahre 1895 mit einem Extrakt aus Nebennieren einen auffälligen Anstieg des Blutdruckes erzielten.

Einen guten Einblick in die Entwicklung der praktischen medikamentösen Therapie gewinnt man aus einem Handbuch der Therapeutik, welches der englische Pharmakologe *Sidney Ringer* (1835—1910), der weltbekannte Erfinder der Ringerschen Lösung, zum erstenmal 1869 veröffentlichte. Im Gegensatz zu der experimentellen Pharmakologie *Buchheims*, *Schmiedebergs* und ihrer Nachfolger stützt sich sein ganzes Denken in erster Linie auf die klinische Erfahrung. Er verbindet mit der Erläuterung der Arzneimittel, ihrer Wirkung und ihrer Indikationen auch die Besprechung mancher äußerer Anwendungen im Sinne der physikalischen Therapie, insbesondere der Hydrotherapie und Bäderlehre. Das Buch erfuhr im Laufe der Zeit viele Neuauflagen und ist besonders geeignet, an seiner Hand die Wandlungen und den Zuwachs der internen Therapie bis zum Ausgang des Jahrhunderts zu verfolgen.

b) Subkutane und intravenöse Arznei-Injektion, Bluttransfusion und Infusionstherapie

Wie wir Bd. II, 2, S. 165 hörten, hatte sich die subkutane Injektion von Medikamenten durch die Pravazspritze bald einen Weg in die allgemeine Praxis gebahnt. In der zweiten Hälfte des 19. Jahrhunderts wird ihre Anwendung zu einer jedem Arzt unentbehrlichen Methode. 1895 erwartete z. B. *v. Leube* auf dem 13. Kongreß für innere Medizin in München nach Versuchen an Hunden von der subkutanen Injektion gelösten Fettes mit der Pravazspritze eine bessere Hilfe für die künstliche Ernährung als von Nährklistieren. Die intravenöse Applikation von Arzneimitteln (vgl. Bd. I, S. 310f.), die sich seit dem 17. Jahrhundert trotz aller Mißerfolge ebenfalls der Beliebtheit erfreut hatte, wurde jetzt in den Hintergrund gedrängt; denn ihre Gefahren wurden bei der subkutanen Injektion vermieden. Andererseits waren die Vorzüge des unmittelbaren Einbringens von Medikamenten in die Blutbahn da nicht zu verkennen, wo eine schnelle Wirkung nötig war.

Das Verdienst, die intravenöse Injektion wieder zu Ehren gebracht und darauf hingewiesen zu haben, daß ihre Gefahren im Zeitalter der Anti- und Asepsis bei richtigem Vorgehen vermeidbar sind, gebührt dem Chirurgen *Albert Landerer* (1854 bis 1904). Nach gründlichen, auf Tierexperimente gestützten Studien nahm er zum erstenmal im Jahre 1881 bei einem Menschen die intravenöse Infusion einer Kochsalzlösung wegen schwerer Anämie vor. Von 1882 an verwendete er das Verfahren auch zu pharmakotherapeutischen Zwecken, indem er Drüsen-, Knochen- und Gelenktuberkulosen mit intravenösen Injektionen von Perubalsam und seit 1890 von Zimtsäure behandelte. Durch einen Aufsatz in Virchows Archiv aus dem Jahre 1886 regte er zahlreiche andere Forscher zur Nachprüfung an, und bald wurde die Applikation von Medikamenten durch die Venen zu einer allgemein anerkannten modernen Methode.

Landerers Infusion wirkte sich auch auf einem anderen Gebiet der Therapie glücklich aus, das eine lange Tradition hinter sich hatte und den Ärzten viel zu schaffen machte, auf die Bluttransfusion (vgl. Bd. I, S. 310; dort ist bei *Lower* statt 1676 die Zahl 1665 zu setzen).

1824 hatte *Blundell* (vgl. Bd. II, 1, S. 45) nach zahlreichen Tierversuchen zum erstenmal Blut indirekt mit Hilfe einer Spritze von Mensch zu Mensch übertragen. Das Blut stammte von mehreren Männern und wurde in kleinen Portionen einem durch Krebs heruntergekommenen Patienten in die Vene injiziert. Es sollte ihm als Nahrung zugeführt werden. Der Kranke fühlte sich nach zehn solcher Injektionen besser, erlag aber 3 Tage später einem Karzinom. In der Folge wurde die Frage nach der Berechtigung und dem Nutzen dieser Therapie eifrig diskutiert. Man stritt darum, ob man sauerstoffreiches arterielles Blut verwenden müsse, oder ob das venöse genüge, ob Tier- oder Menschenblut zu benutzen sei, und man stritt sich um die Indikationen. Von ihnen trat bald der Blutersatz nach schweren Blutverlusten in den Vordergrund. Menschenblut war aus naheliegenden Gründen schwer zu erhalten. So benutzte man in der Regel Tierblut. 1870 wurde im deutsch-französischen Krieg ein auf dem Schlachtfeld zur Transfusion vorbereitetes Lamm auf dem Tornister eines Soldaten mit in die Kampffront genommen (*Hans-Joachim Wagner*). Man versuchte es mit durch Quirlen defibriniertem Blut und mit Zusatz von Salzen, die die Gerinnung verhüten sollten. Die Erfolge blieben schlecht, ob man Tier- oder Menschenblut verwendete. Die Physiologie tat alles, um in unzähligen Tierversuchen die Gefahrenquellen auszuschalten. Auch bei der Übertragung von Menschenblut gab es viel Unglück und wenig Ermutigendes, ob man nun das Übel aus der unvermeidlichen Gerinnung und Gefäßverstopfung, aus der Auflösung artfremder Blutkörperchen oder aus einer Vergiftung und Nierenschädigung erklärte. Die Zahl der behandelten Patienten bleibt relativ klein; vom Tierblut wird es in den 80er Jahren ganz still.

Schon vor *Landerer* hatte man sich angesichts dieser Gefahren nach einem Ersatz für die Bluttransfusion umgesehen. Die mechanistische Denkart des Jahrhunderts hatte erfaßt, daß die größte Gefahr der akuten Blutverluste in der dadurch bedingten ungenügenden Füllung der Gefäße bestand, die das Herz durch den Leerlauf unmittelbar bedrohte. Die Gefäße mußten mit einer unschädlichen Flüssigkeit gefüllt werden. Diese Theorie vom Verblutungstod hatte *Friedrich Goltz* 1864 aufgestellt und eine Eiweißlösung von der gleichen Konzentration wie das Blut zur Abhilfe vorgeschlagen. Praktische Versuche von *A. Eulenburg* und *Leonard Landois* (1837—1902), Physiologen in Greifswald, schlugen fehl. Bessere Ergebnisse hatten 1879 *Kronecker* und sein Mitarbeiter *Julius Sander*. Ihnen gelang es, mit einer Kochsalzlösung einen Versuchshund vor dem Verblutungstod zu retten (*Gotfredsen*). *Landerer* bewies mit seinem Erfolg, daß es auch für den Menschen, wenigstens bei der Hauptindikation der Bluttransfusion, den starken Blutverlusten, einen gefahrlosen Ersatz gab.

Für andere Anzeigen der Blutübertragung konnte die Kochsalzlösung freilich keinen Ersatz bieten. Zwar erwies sich die Hoffnung der alten Humoralpathologen, dyskrasische Zustände, z. B. bei Geisteskranken, durch Zufuhr fremden Blutes überwinden zu können, bald als trügerisch, aber neue therapeutische Möglichkeiten taten sich auf. 1866 machte der Greifswalder Internist *Karl Friedrich Mosler* (1831 bis 1911) bei leukämischen Zuständen Blutübertragungen, um das Knochenmark zur Blutbildung anzuregen. Man beobachtete (so *Jürgensen*) Erfolge bei Kohlenoxydgasvergiftungen. *Carl Anton Ewald* berichtete 1895 über „eine unmittelbar lebensrettende Transfusion bei schwerster chronischer Anämie". Daher wurden die Bemühungen um die Verbesserung des Verfahrens eifrig fortgesetzt. 1886 zeigte der Vertreter der pathologischen Chemie in Wien, *Ernst Freund* (1862—1946), der seit 1938 in London wirkte, daß „Blut an nicht benetzbaren Oberflächen des Körpers" flüssig bleibt, so wenn es in mit Vaselin ausgegossenen Glasgefäßen aufgefangen und aufbewahrt wird. 1891 erkannte er die gerinnungshemmende Wirkung der Zitrate. Im Gedanken an die S. 63 erwähnte Entdeckung von *Haycraft* wurden 1891/92 in den Dissertationen von *Erich Schultze* und *Paul Blobel* aus dem Greifswalder physiologischen Institut *Leonard Landois*' Tierversuche veröffentlicht, die Gerinnung des zu übertragenden Blutes durch Zusatz von durch Blutegel gesogenem Blut und von Blutegelextrakten zu verhindern. Die gerinnungshemmende Wirkung war da, aber das Verfahren setzte sich wegen der Schwierigkeit der Gewinnung des Extraktes nicht durch.

Die früher behandelten neuen Erkenntnisse über die Agglutination und Hämolyse waren zunächst wenig geeignet, das Vertrauen zur Transfusions- und Infusionstherapie zu fördern. Methoden, defibriniertes Blut auf anderem als dem venösen Weg zu applizieren, so in das Unterhautzellengewebe durch *v. Ziemssen* oder in die Bauchhöhle durch *Ponfick*, aus den 70er Jahren konnten die erwünschten Effekte der Transfusion nicht erzielen.

Man wurde sehr zurückhaltend. Ehe ein neuer, besserer Weg gebahnt war, machte der große Chirurg *August Bier* (1861—1949), damals in Greifswald, im Gedanken an die günstigen Erfahrungen älterer Ärzte 1901 noch einmal Versuche mit der Infusion von „artfremdem", d. h. Lammblut, an kranken Menschen, die „alle mehr oder weniger verzweifelte Fälle waren", und erhoffte Heilwirkungen bzw. Besserungen bei schweren Lokal- und Allgemeintuberkulosen durch die der Infusion folgenden Hyperämien, Fieber und Anregungen des Stoffwechsels und des Appetites. Sicher überwogen die Gefahren den Nutzen.

Damals bereitete sich gerade der Umschwung vor, der diese Gefahren vermeiden lehrte. 1900 erschien die erste der Arbeiten von *Karl Landsteiner* (1868—1943), dem damaligen Assistenten *Weichselbaums* am pathologisch-anatomischen Institut in Wien, die 1901 zur Erkenntnis der verschiedenen Blutgruppen führten. Damit wurden der Bluttransfusion mit der Eröffnung eines weiten Anwendungsfeldes die Erfolge ermöglicht, die sie nicht nur nach schweren Blutverlusten, bei Erkrankungen der blutbildenden Organe, bei Kohlenoxydvergiftungen, sondern auch als Anregungsmittel der Heil- und Abwehrkräfte im Sinne der Reiztherapie zu verzeichnen hat.

c) Reiztherapie, morbi auxiliares, Ableitungstherapie, volkstümliche Heilverfahren

So gliedert sich ein Teil der bluttrans- und infusorischen Maßnahmen jener Zeit dem modernen Begriff der „Reiztherapie" ein. Uns ist diese Bezeichnung in den Enzyklopädien der Therapie und der gesamten Medizin der zweiten Hälfte des 19. Jahrhunderts als Sammelbegriff nicht begegnet, obwohl das durch die Infusion hervorgerufene Fieber oft genug, wie auch bei *A. Bier*, als charakteristische Folge verzeichnet wird. Der Begriff scheint eine Schöpfung der Heilkunde des 20. Jahrhunderts zu sein. Dabei sprach man doch, wie wir sahen, sehr gerne vom Reiz als von einem theoretisch vieles erklärenden und in der Praxis in seinen Auswirkungen oft beobachteten Phänomen und machte in weitem Umfang von therapeutischen Maßnahmen Gebrauch, die heute als Reiztherapie zusammengefaßt werden. Man denke nur an die Massage und die Hydrotherapie.

Das Zeitalter der naturwissenschaftlichen Medizin sträubte sich gegen Methoden, die ohne wissenschaftliche Erklärung uralter ärztlicher Erfahrung entstammten, aber neben allen z. T. großartigen therapeutischen Erfolgen, die ein halbes Jahrhundert „naturwissenschaftlich exakt experimenteller" Forschung der Heilkunde brachte, blieb ein weites Feld von Zuständen und Krankheiten, bei denen die wissenschaftliche Therapie versagte. Man kann verstehen, daß diese Unvollkommenheiten Mißtrauen, ja Ablehnung im Grundsätzlichen hervorriefen (wir sprachen S. 155 davon), zumal die Gefahr bestand, bewährte alte Methoden über Bord zu werfen, weil man sie naturwissenschaftlich nicht begründen konnte. In welchem Umfang das geschah, läßt sich im historischen Rückblick schwer feststellen. Wer schimpft, pflegt zu übertreiben. Wir wissen von vielen, um den Ausbau der naturwissenschaftlich begründeten Therapie verdienten Ärzten und Klinikern, daß sie neben der neuen Pharmakotherapie die altüberlieferten Heilmethoden empirischer Genese sorgfältig pflegten und wissenschaftlich weiterzubilden versuchten.

Bd. I, S. 136 hörten wir von den Hoffnungen, die die antiken Ärzte auf die Heilkräfte des Fiebers bei Epilepsie und anderen Krankheiten setzten, und Bd. II, 1, S. 42 von den morbi auxiliares, die man zu Heilzwecken künstlich hervorrief. Im Volkstum starb der Glaube an die ableitende und heilende Wirkung der Krätze und des Weichselzopfes nicht aus. Auch in der zweiten Hälfte des 19. Jahrhunderts gab es unter den Ärzten noch einige outsiders, die damit operierten (*W. Schönfeld*). In der wissenschaftlichen Medizin hatten sie allen Kredit verloren. Aber der Begriff des morbus auxiliaris behielt auch um diese Zeit seine Geltung. 1878 behandelte der Psychiater *Ludwig Meyer* (1827—1900) in Göttingen die progressive Paralyse mit Einreibungen der ableitenden Brechweinsteinsalbe (vgl. Bd. II, 1, S. 42) in die Kopfhaut und berichtete „über einzelne erfreuliche Erfolge". 1883 veröffentlichte *Friedrich Fehleisen* Erfolge bei der Behandlung inoperabler Tumoren nach aufgeimpftem Erysipel. 1887 schlug *Julius Wagner-Jauregg* (1857—1940) nach eigenen Worten unter dem Eindruck der geschilderten Tradition, insbesondere der Erfahrungen *Ludwig Meyers* und *Fehleisens* vor, Geisteskranke verschiedener Ätiologie mit der Einimpfung von Erysipelstreptokokken zu behandeln, doch entstand bei den Versuchen weder ein Erysipel noch Fieber. Er gab die Versuche auf, weil die öffentliche Meinung sie aus ethischen Gründen ablehnte. Damals wäre sein Schüler *Joseph Adolph Hirschel* (1865—1914) fast ins Gefängnis gekommen, weil er, von der syphilitischen Ätiologie der progressiven Paralyse überzeugt, neun Paralytiker mit Lues infiziert hatte. Nachdem das Tuberkulin 1890 durch *Robert Koch* populär geworden war und Fieber erzeugte, ohne zu einer infektiösen Krankheit zu führen, versuchte *Wagner-Jauregg* 1894 die Behandlung von Psychosen mit diesem Präparat und veröffentlichte seine Ergebnisse ein Jahr später. Von da an erzielte er bei Paralytikern mit einer Kombination von Tuberkulininjektionen und Quecksilberschmierkuren manchmal bessere Resultate. Erst 1917 kam er nach vorausgegangenen Versuchen mit verschiedenen anderen Impfstoffen, darunter mit der Typhusimpfung unter Kombination mit Salvarsan, die alle nicht restlos befriedigten, zur Malariabehandlung der Paralyse, nachdem ihn schon 1913 der Amsterdamer Arzt *E. van Dieren* gefragt hatte, was er von der Behandlung der Paralyse mit Einimpfung dieser Krankheit hielte.

Von der „Ableitung auf die Haut" durch die Kauterisation mit dem Glüheisen bei Spondylitis, Erkrankungen der Hirnhäute, bei Wirbel- und Rückenmarkserkrankungen wurden von *Quincke* und seinem Schülerkreis in den 80er und 90er Jahren Erfolge berichtet. Die Behandlung der Skrofulose und Tuberkulose mit Schmierseife gewann weite Verbreitung. *C. A. W. Richter*, damals praktischer Arzt in Woldegk/Mecklenburg hatte sie 1846 in Form von Waschungen eingeführt und erfolgreich betätigt. Neben vielen anderen empfahl ihre Applikation (1882) eine Autorität wie *Senator* auch bei anderen Erkrankungen, insbesondere bei veralteten Exsudaten in serösen Höhlen in Form von Einreibungen; er sah in der mit der Einreibung verbundenen Massage ein den Erfolg unterstützendes therapeutisches Moment. Die Applikation von Senfpackungen und Senfbädern bei Coma, Ohnmachten, Dyspnoe und verwandten Zuständen wird 1900 in der von *Oscar Liebreich* herausgegebenen „Encyclopaedie der Therapie" unter den bewährten Mitteln genannt und die Inunktionskur mit grauer Quecksilbersalbe als „die mächtigste antisyphilitische Methode betrachtet", aber ihre Verwendung zur Bekämpfung von entzündlichen Herden und septischen Zuständen ist um diese Zeit (nach *Hugo Schulz*) problematisch geworden. Die Eulenburgsche Realenzyklopädie, die 1894—1901 erschien und eine gute Übersicht über den Stand der Dinge am Ende des 19. Jahrhunderts gibt, erwähnt die traditionellen „ableitenden" Methoden, zu denen viele therapeutische Reize gehören, die Hautreize, Fontanellen, Haarseile, Moxen usw. meist als Heilmethoden der Vergangenheit mit dem Interesse des Historikers, aber an anderer Stelle auch, freilich selten genug, als in der Praxis noch anwendbare Methoden, z. B. als „Hautreize" durch Senfteig und Schröpfkopf bei kardialem Asthma und Angina pectoris. Das blutige Schröpfen und die Skarifikationen sind — so lautet 1899 in der genannten Enzyklopädie das Urteil des Wiesbadener Chirurgen *Gustav Wolzendorff* (1839 bis 1926) — „in sehr bescheidene Grenzen zurückgedrängt", und innerhalb dieser Grenzen sind die Ansichten über ihren Wert dazu noch äußerst verschieden.

d) Die Homöopathie

Wie neue, verdienstvolle Untersuchungen von *Hannelore Petry* ergeben, nahmen die Kämpfe um die Homöopathie in den 40er Jahren in Wien besonders lebhafte Formen an. Damals versuchten Wiener Ärzte, Schüler von *Rokitansky* und *Skoda*, angeregt durch die toxischen Versuche *Orfilas* und die pharmakologischen Experimente von *Joerg*, der sich in seiner Vielseitigkeit auch der Materia medica widmete, u. a., die Arzneiwirkungen an Tieren und Menschen physikalisch-chemisch und pathologisch-anatomisch mit den modernsten Mitteln der Zeit, auch mit dem Mikroskop zu studieren. Sie wollten sich damit auch gegen den Nihilismus am Krankenbett wenden (vgl. Bd. II, 1, S. 153). Dabei kamen sie, obwohl sie von homöopathischen Grundsätzen ausgingen, bald in scharfen Gegensatz zu den orthodoxen Anhängern *Hahnemanns*, den „Hahnemannianern" im eigentlichen Sinne des Wortes, die sich, gestützt auf reine Empirie, mit der autoritätsgläubigen Interpretation der Grundsätze des Meisters begnügten. Diese Ärzte gehören zu den frühen Repräsentanten einer zweiten Richtung der Homöopathie, die sich von dem Dogma emanzipierte, daß der Symptomenkomplex das Maßgebende für die Behandlung sei (vgl. Bd. II, 1, S. 37), und unter dem Eindruck der naturwissenschaftlichen Einstellung der zeitgenössischen Medizin versuchten, Anschluß an die Krankheitslehre der „Schulmedizin" zu bekommen, ohne Wesentliches der Homöopathie aufgeben zu müssen. Wie *Bernhard Hirschel* (1815—1874), Homöopath in Dresden, es 1864 ausdrückt, benutzten sie alle Errungenschaften der Pathologie, die physikalische und chemische Diagnostik und die pathologische Anatomie zur Aufstellung des objektiven Krankheitsbildes und legten auf innere Vorgänge ebenso großes Gewicht wie auf das nach außen reflektierte Krankheitsbild. Damit rückten sie der „Schulmedizin" etwas näher. Man konnte diese schließlich auch als Homöopath nicht ignorieren. Allmählich nahmen die Anhänger der Homöopathie an Zahl wieder zu und betätigten sich in Wort und Schrift aktiver als in der letzten Zeit. Gewisse Erfolge am Krankenbett, z. B. die, die bei der Diphtherie in der Zeit vor *Behring* in den 60er und 80er Jahren mit homöopathischen Dosen von Cyanmerkur erzielt wurden, ermutigten zu weiteren Versuchen und belebten auch das von Nicht-homöopathen als bedeutungsvoll anerkannte Ausprobieren der Arzneimittel an gesunden Menschen. Ihm legte freilich die Erkenntnis Schranken auf, daß sich Arzneimittel in ihrer Einwirkung auf den gesunden und kranken Organismus verschieden verhalten. Die ersten Beobachtungen dieser Art gingen (nach *Seel*) auf Versuche an gesunden und künstlich krank gemachten Tieren zurück. Bei ihnen zeigte sich nämlich die Verteilung von Salizylpräparaten und Jod in den Organen verschieden. An diesen Versuchen und den daraus gefolgerten Ableitungen waren *Carl Binz* (1879) und *v. Nencki* (1895) beteiligt.

Die Homöopathie war auf dem Wege, hoffähig zu werden. 1871 erhielt der Deutsch-Böhme *Franz Hausmann* (1811—1876) in Budapest die „erste Professur für homöopathisch-pathologische Experimentalforschung". In den fünf Lebensjahren, die ihm noch beschieden waren, konnte er seinen Einfluß nicht genügend auswirken. 1873 wurde der ungarische Homöopath *Theodor von Bakody* (1825—1911) an der gleichen Universität Professor für vergleichende Pathologie und übernahm nach dem Tode von *Hausmann* auch dessen Lehrstuhl. Man hat ihn (nach *Tischner* unter Ignorierung der Leistung seiner Vorgänger zu Unrecht) den Begründer der naturwissenschaftlichen Richtung der Homöopathie genannt. Daß er die Wichtigkeit der pathologisch-anatomischen Forschung neben den funktionellen Störungen anerkannte und sich bemühte, die Ergebnisse der mikroskopischen Forschung bei seiner Homöopathie zu verwerten und seine therapeutischen Verordnungen mit anderen Ergebnissen der naturwissenschaftlichen Methode, z. B. der Phagozytose, in Einklang zu bringen, konnte die hartnäckigen Gegner nicht versöhnlicher stimmen. Der schroffe Gegensatz blieb, obwohl die homöopathische Therapie mit den Grundsätzen, die für die guten Ärzte aller Zeiten und aller Schulrichtungen, so auch in der Ära des Spezialismus und Lokalismus, galten, darin übereinstimmte, daß man immer den Allgemeinzustand berücksichtigen muß und daß das Wesen der Krankheit rein morphologisch nicht erklärt werden kann. Erst die von uns geschilderte Wandlung der geistigen Atmosphäre der medizinischen Grundlagenforschung seit den 80er Jahren, insbesondere die Abwendung vom einseitigen Mechanismus, sowie die Fortschritte der Serologie und Endokrinologie schafften der Homöopathie einen günstigeren Nährboden, milderten die Gegensätze und objektivierten das Urteil über ihre Berechtigung.

Eine große Förderung erfuhr die Homöopathie vor allem durch *R. G. Arndt*, der in seinem „biologischen Grundgesetz" am Ende der 80er Jahre die Möglichkeit einer Verständigung zwischen Allopathie und Homöopathie erblickte, und durch *Hugo Schulz*, aus dessen Schriften (nach *Tischner*) überall homöopathisches Gedankengut hervorleuchtete. Die Serologie schien mit den Erfolgen der aktiven Immunisierung in manchem zu bestätigen, daß das Simileprinzip Berechtigung hatte, und zeigte, ebenso wie die Lehre von der inneren Sekretion, die Wirksamkeit unglaublich kleiner Dosen. Doch brachte das alles der Homöopathie erst im 20. Jahrhundert eine günstigere Stimmung in weiteren Ärztekreisen und mehr Anhänger ihrer Theorie und Therapie.

e) Chemotherapie und Serotherapie

Mit der Bakteriologie und Serologie ergaben sich neue Möglichkeiten zu einer wirksamen ätiologischen Behandlung bestimmter Krankheitsgruppen, der Infektionskrankheiten. Es entstanden die Methoden, die man mit dem Namen Chemotherapie und Serotherapie verbindet.

Der Versuch lag nahe, die in den Körper geratenen pathogenen Bakterien analog der Antisepsis *Listers* (vgl. S. 219f.) durch „innere Desinfektion" zu vernichten, die entsprechenden Medikamente direkt in die Blutbahn zu bringen. Eine starke Anregung dazu gab der S. 177 erwähnte Aufsatz von *Landerer* in Virchows Archiv aus dem Jahre 1886. So wurde (nach *H. Buess*) 1892 von dem vielseitigen italienischen Mediziner und Politiker *Guido Baccelli* (1832—1916) das Sublimat, 1897 von dem Dermatologen *Karl Herxheimer* (1861—1942) die arsenige Säure, seit 1895 von dem Dresdener Chirurgen *Benno Credé* (1847 bis 1929) das kolloide Silber in teilweise recht rigoroser Form für die „allgemeine Körperdesinfektion", wie sich *Credé* ausdrückt, verwendet. Für alle drei Heilverfahren fanden sich Anhänger in den verschiedensten Ländern. Auch zur Bekämpfung der Tuberkulose machte man entsprechende Versuche. Ebenso wurden schon damals organische Arsenverbindungen herangezogen. Im Prinzip sind das alles Ansätze zu einer „Therapia magna sterilisans", aber diese — man möchte sagen — wesentlich auf Empirie gestützten Heilbestrebungen mußten versagen, weil die verwendeten Stoffe für Tiere und Menschen ebenso giftig und gefährlich waren wie für die sie befallenden Mikroben.

Die Anfänge der wirklichen Chemotherapie gehen von den farbenanalytischen Studien aus, die, wie S. 55) geschildert wurde, *Paul Ehrlich* und *Carl Weigert* zur Erkenntnis einer spezifischen chemischen Affinität der Farben zu lebendigen Organismen führten. Für das Durchdenken und die praktische Lösung des Problems erwies sich *Ehrlichs* Seitenkettentheorie mit ihren Rezeptoren, Haptophoren und Toxophoren (vgl. S. 136) von großer Bedeutung. *Carl Weigert* begann mit seinen vorbildlichen Bakterienfärbungsmethoden im Jahre 1871, demselben Jahr, in dem *Heubels* Untersuchungen über die Bleivergiftung erschienen, die *Ehrlich* so tief beeindruckten. Manche von den neuentdeckten Farben der Industrie waren mit Heilstoffen identisch oder chemisch verwandt, z. B. das Methylenblau. Es hatte bei den intravitalen Färbungsversuchen seine besondere Affinität zum Nervensystem, vor allem zu den „Axenzylindern der sensiblen und sensorischen Nerven" gezeigt. So versuchten *Ehrlich* und sein Mitarbeiter *A. Leppmann* (1890) mit äußerster Vorsicht, an Gefangenen der Berliner Strafanstalt Moabit und der damit verbundenen Beobachtungsanstalt für geisteskranke Verbrecher mit der Darreichung von Methylenblau bei schweren Neuralgien zu helfen und hatten Erfolg. Ebenso war es 1891 bei dem gemeinsamen Versuch von *Ehrlich* und *Paul Guttmann*, die Malaria durch Verabreichung von Methylenblau in Gelatinekapseln günstig zu beeinflussen. Im Laufe der ersten Tage verschwanden die Fieberanfälle und nach spätestens acht Tagen die Plasmodien aus dem Blut. Der Schutz vor Rezidiven blieb freilich wie beim Chinin fraglich.

Damit wurde die Überlegung unterstützt, daß, wie die Farbstoffe *Weigerts* und *Ehrlichs* spezifische Beziehungen zu Zellen, Bazillen und Protozoen hatten, es auch Stoffe geben müsse, die durch ihre chemische Affinität zu den Krankheitserregern eine elektiv schädliche Wirkung auf diese ausüben, wie die elektive Wirkung des Bleigiftes nach den Untersuchungen von *Heubel*, und daß sie daher, ohne den Wirt der pathogenen Parasiten zu schädigen, eine spezifische Heilwirkung durch Schädigung der Krankheitserreger haben müßten, wie man es empirisch bei der Chininbehandlung der Malaria gesehen hatte.

Die reiche Ernte der auf dieser Grundlage mit größter Mühe und Geduld von einer großen Schar von Forschern unternommenen Versuche sollte erst das erste Jahrzehnt des 20. Jahrhunderts bringen.

Der Begründer der Serotherapie wurde *Emil von Behring*. Aus der S. 132 geschilderten Entdeckung der Antitoxine, die sich bei Tetanus- und Diphtheriekranken im Blut bilden, wuchsen seine Bestrebungen hervor, diese Antitoxine in Form von immunisierenden Sera zur Therapie und Prophylaxe zu verwenden. Um das für den praktischen Gebrauch am Menschen zu erreichen, mußten die Antitoxine in größeren Mengen hergestellt werden, als das mit den kleinen Versuchstieren, den Meerschweinchen u. ä. möglich war, und die Sera im Antitoxingehalt genau dosierbar sein. Bis zur Erreichung dieses Zieles war es ein weiter Weg. Auf diesem erfreute sich *Behring* der unermüdlichen Mitarbeit seines Freundes, des Stabsarztes *Erich Wernicke* (1859—1928). Man brauchte größere Tiere. Die Mittel waren knapp, das Mißtrauen, wie immer gegenüber einer neuen, noch unerprobten Methode, groß. *Behring* richtete sich unter einem Bogen der Berliner Stadtbahn einen Stall für Schafe ein. Später kamen (nach dem Vorbilde von *Emile Roux*) Pferde dazu. 1892 übernahmen die Hoechster Farbwerke in Zusammenarbeit mit *Behring* die Fabrikation im großen mit eigens dafür eingerichteten Laboratorien und Tierställen. Im gleichen Jahr trat *Paul Ehrlich* mit *Behring* zu gemeinsamer Forschung zusammen. Er arbeitete in den folgenden Jahren in mühsamen Studien und Tierversuchen die Wertbestimmung und sichere Dosierung des Diphtherieserums aus, als deren Ergebnis die noch heute in der ganzen Welt gültige Standard-Antitoxin-Einheit anzusehen ist (*Hans Schmidt*). Die Herstellung größerer Mengen wurde erleichtert, als *Emile Roux* bei seinen verdienstvollen Arbeiten über das Problem am Pasteur-Institut in Paris Pferde zur Herstellung des Serums verwenden lehrte. Er hat viel zum Bekanntwerden der Antitoxinbehandlung in Frankreich und zum Ausbau der Methode beigetragen. Bereits am 1. Januar 1895 konnte vom Institut das Serum von 136 Pferden abgegeben werden.

Ende 1892 stellte *Behring* das Serum zum erstenmal verschiedenen Kinderkliniken zur Verfügung, um es am Menschen auszuprobieren. Alle — zum Teil legendär ausgeschmückte — Behauptungen von früheren Erfolgen am Menschen sind unzutreffend. 1893 lagen die ersten Ergebnisse vor. Es war kein leichter Anfang. Eine Autorität ersten Ranges auf dem Gebiet der Pädiatrie, *Otto Heubner* (1843—1926) damals in Leipzig, war bei einem Heilerfolg von 62,5% zurückhaltend im Urteil.

Die nicht allzu häufigen Fehlschläge erklären sich leicht aus der nicht immer genügenden Quantität und Wirkungskraft des Antitoxins. Aber bald häufte sich Erfolg auf Erfolg. 1895 berichtete *Otto Heubner* auf dem 13. Kongreß für innere Medizin in München begeistert über 200 mit dem Behringschen Heilserum behandelte Fälle und sagte: „Ich habe noch nie von einem Mittel einen so starken Eindruck unmittelbarer Wirkung gehabt, wie von dem Heilserum". 1892 hatte der „Würgengel der Kinder", allein in Deutschland, noch 50000 kleine Patienten dahingerafft. Jetzt war er besiegt. In allen Ländern behandelte man die Diphtherie mit dem Serum. *Behrings* Ruhm erfüllte die Welt.

Und doch erhoben sich, wie bei der Einführung der Pockenschutzimpfung, in der Öffentlichkeit die Stimmen der Gegner der segensreichen Methode. Wir erinnern uns aus unserer Schulzeit in den 90er Jahren, daß in einer Rheinischen Tageszeitung eine Aufsehen erregende Todesanzeige erschien, in der zu lesen stand, daß das Kind an den Folgen einer Einspritzung mit Diphtherieserum gestorben sei.

Man denkt an den anaphylaktischen Schock und die Serumkrankheit. Von solchen schädlichen Nebenwirkungen der Serumtherapie ließ man sich anfangs wenig beunruhigen. Schon 1892 waren bei einem Pferdewärter nach der Anwendung von Tetanuspferdeserum juckende Hautquaddeln als unangenehme, aber harmlose Komplikationen beobachtet worden. Dasselbe geschah gelegentlich bei späteren Diphtherieserumbehandlungen von Kindern, ohne ernst genommen zu werden. *Behring* selbst sagte 1893 von seinem immunisierten Schafen entnommenen Diphtherieheilserum, es sei „bei der praktisch in Frage kommenden Menge und Applicationsweise für den Menschen eine ebenso unschädliche Flüssigkeit wie eine sterilisierte physiologische Kochsalzlösung". Aber 1894 wurde von *W. Lublinski* in Berlin bei einem achtjährigen Kind seiner poliklinischen Praxis ein schwerer Fall mit ausgedehnten Exanthemen und beängstigenden Schockerscheinungen veröffentlicht. Von da an achtete man (*Friedrich Blittersdorf*) sorgfältiger auf diese Erscheinungen. Die kasuistischen Mitteilungen mehrten sich. Man sprach „von Serumkomplikationen und Serumexanthem". Bis Ende des Jahres 1895 sind alle leichten und schweren Symptome beschrieben, die noch heute als Zeichen der Serumkrankheit und des anaphylaktischen Schocks gelten. 1896 ereignete sich in Berlin ein tragischer Fall. Im Hause des Pathologen *Robert Langerhans* (1859—1904) erkrankte das Dienstmädchen unter dem Verdacht einer Diphtherie und kam in ein Krankenhaus. *Langerhans* impfte seinen zweijährigen Sohn prophylaktisch mit dem Behringschen Heilserum. 10 Minuten später starb das Kind unter den typischen Erscheinungen des anaphylaktischen Schocks. Bei der forensischen Begutachtung durch den Gerichtsmediziner *Fritz Straßmann* (1858—1940) kam dieser zu der Überzeugung, daß der Tod des Kindes durch eine Erstickung infolge von Aspiration erbrochenen Mageninhalts in die Luftwege erfolgt sei. Der Vater, Prosektor am Städtischen Krankenhaus Moabit, war der festen Überzeugung, daß das Serum als solches die Schuld trug. Welcher ätiologische Faktor dabei im Spiel war, blieb problematisch und wurde in der Folge viel diskutiert. *Lublinski* beschuldigte das im Serum enthaltene Antitoxin als primäre Ursache, aber das lehnte man ab. Es mußten andere Eigenschaften des tierischen Blutserums giftig wirken. Die verschiedensten Theorien wurden darüber aufgestellt.

Die richtige Deutung der Serumkomplikationen als Überempfindlichkeitserscheinung war am Ende des 19. Jahrhunderts noch nicht gefunden. Zu ihr führt der Weg über die Arbeiten der französischen Biologen *Charles Richet* und *Maurice Arthus* (1862—1935) zu den Forschungen der Pädiater *Béla Schick* (geb. 1877) und *Pirquet* in Wien, welche (1903) die geschilderten Symptomenkomplexe unter der Bezeichnung „Serumkrankheit" zusammenfaßten.

Die Hoffnung, beim Wundstarrkrampf mit einem Tetanusantitoxinserum den gleichen akuten Heilerfolg zu erzielen, wurde enttäuscht. Genau wie bei der Diphtherie hatten sich *Behring* und *Kitasato* seit der ersten Veröffentlichung im Jahre 1890 (vgl. S. 132) mit der therapeutischen Verwendung des Tetanusantitoxins beschäftigt, und das Ziel ließ *Behring* bis zu seinem Lebensende nicht los. War die Krankheit einmal ausgebrochen, fehlte der Erfolg, dagegen erwies sich die prophylaktische Injektion wirkungsvoll. Die beiden Weltkriege sollten den glänzendsten Beweis dafür liefern. Der erste, der diese den Ausbruch des Wundstarrkrampfes verhütende Wirkung (1895) richtig erkannte, war ein Schüler *Pasteurs*, *Edmond Nocard* (1850—1903). Er wirkte als Pathologe und Bakteriologe an der Veterinärschule Alfort bei Paris und hatte günstige Erfahrungen mit dem Tetanusserum bei großen Tieren, vor allem bei Pferden gemacht, die der Tetanusinfektionsgefahr besonders unterliegen. So kam das Mittel als Prophylaktikum in die großen Pferdehaltungen, Müllkutschereien, Pferdebahngesellschaften und Kavallerieregimenter. Es bewährte sich bei diesen im Frieden und im Kriege. *Behring* setzte seine Bemühungen fort, und seit der systematischen Durchführung der prophylaktischen Einspritzung des Mittels verschwand der Tetanus im Laufe des 20. Jahrhunderts fast völlig aus der Reihe der Wundinfektionskrankheiten (*Zeiss-Bieling*).

f) Diätetisch-physikalische Therapie

Heilbäder, Kurorte, Inhalationskuren, Seebäder, Klimatotherapie, Lungenheilstätten, Helio- und Strahlentherapie, Röntgentherapie, Elektrotherapie, Heilgymnastik und Massage

In den vorausgegangenen Bänden unserer Darstellung haben wir gesehen, daß die guten Ärzte die „Diät" (das Wort im weitesten Sinne genommen), die *Hippokrates* vor jede andere Therapie gestellt hatte, nie aus dem Auge verloren. In einem Zeitalter, in dem dem Arzt so viele neue und spezifisch wirksame Medikamente geschenkt wurden, war die Versuchung groß, über ihrer für beide Teile, den Kranken und den Arzt, bequemen Darreichung die Krankendiät zu vernachlässigen. Aus dem Studium mancher Lehrbücher für den Praktiker aus der zweiten Hälfte des 19. Jahrhunderts gewinnt man den Eindruck, das sei in nicht geringem Umfang der Fall gewesen. Aber das wäre eine Täuschung.

Die „Diätotherapie", wie *Hugo v. Ziemssen* (1829—1902) sie nennt, gewann durch ihre naturwissenschaftliche Unterbauung, insbesondere durch die Physiologie, neues Ansehen und wuchs über ihre frühere empirische, bei allen Erfolgen manchmal durch einseitige Spekulation in die Irre geführte Einstellung hinaus. Es ist kein Zufall, daß der umfangreiche Abschnitt über die Ernährung von Kranken und über diätetische Heilmethoden in dem weit verbreiteten und in fremde Sprachen übersetzten Handbuch der allgemeinen Therapie von *v. Ziemssen* 1883 dem Münchener Internisten *Joseph Bauer* (1845—1912) übertragen wurde. Er hatte mit *Carl Voit* über einschlägige Probleme gearbeitet, und man spürt überall die Pettenkofersche Schule mit ihrer nahrungs-hygienischen Ausrichtung. Dazu kommen die Erfahrungen des Arztes und die Belesenheit eines vielseitigen, auch in der Geschichte der Diät beschlagenen Forschers. Die Fieberdiät, die Ernährung von Rekonvaleszenten, von Patienten mit Erkrankungen des Digestionsapparates, die künstliche Ernährung, wobei das Nährklistier eine große Rolle spielt, die Nahrungszufuhr bei Anomalien der allgemeinen Ernährung und des Stoffwechsels von der Anämie bis zum Diabetes, die diätetischen Heilmethoden, wie die Behandlung der Fettleibigkeit, die vegetarische Diät, Trocken-, Trauben-, Milch- und Molkenkuren, sie alle werden auf Grund der neuesten Ergebnisse der Naturwissenschaften und einer großen Literatur, die von Versuchen am Tier und am Menschen und über die Beobachtungen am Krankenbett berichtet, in ihren Indikationen und Gegenanzeigen kritisch gewürdigt. Mit ruhiger Objektivität tritt *Jürgensen* (1866) an die Nachprüfung der Trockenkur des Laien *Paul Schroth* (vgl. Bd. II, 1, S. 39) heran, ändert sie ab und schränkt ihren Indikationsbereich ein. *Friedrich Wilhelm Beneke* glaubte entsprechend seiner auf S. 110 erwähnten Karzinomtheorie der Krebsgefahr durch eine an Phosphaten und Stickstoffverbindungen arme Diät begegnen und vielleicht Heilungen erzielen zu können. Der Kieler Professor der Chirurgie *Friedrich Esmarch* (später geadelt; 1823—1908) nahm diese Anregung 1878 auf und verordnete Karzinomkranken einen Benekeschen Diätzettel. Er glaubte damit keine schlechten Erfahrungen gemacht zu haben, wenigstens im Sinne einer Verzögerung des Wachstums, namentlich in Kombination mit Arsenik-Morphiumpulverbestreuung ulzerierender Geschwülste. Seinen Optimismus zeigt er in der Überzeugung, auch durch Jodkali in großen Dosen „bisweilen bösartige Geschwülste zum Verschwinden gebracht" zu haben.

An die Stelle der rein stofflichen Ernährungslehre trat in den 80er Jahren im Anschluß an die S. 71f erwähnten Ergebnisse der weiter fortgesetzten Versuche *Max Rubners* eine dynamisch ausgerichtete. *Rubner* stützte sich auf eine „neue Methodik", die Bestimmung der Verbrennungswärme der Stoffe durch die Kalorimetrie und die Neukonstruktion eines zuverlässigen Tierkalorimeters. Nicht das Voitsche Kostmaß ist für eine genügende Ernährung entscheidend, sondern die nach Kalorien zu errechnende Energiemenge der Nahrung. Die Zelle braucht nur ein Minimum an Eiweiß, aber im ganzen eine bestimmte Summe von Energie, die sie aus beliebig gewählten Nährstoffen gewinnen kann. Damit wurde die normale Kost und die Krankendiät auf eine neue Basis gestellt. Auf ihr sammelten nach *Rubners* eigenen Worten die klinischen Mediziner in kaum zehn Jahren reiche Erfahrungen über die Krankenernährung und die Ernährungstherapie. Die „isodynamische Vertretung" ermöglichte eine freiere Verordnung und größere Variation der diätetischen Speisezettel. Die „quantitative Ernährungslehre" wurde zuerst von *Otto Heubner* auf die Säuglingsernährung angewendet.

Die Kalorie beherrschte die Situation in dem von *Leyden* 1897 herausgegebenen Handbuch der Ernährungstherapie und Diätetik, an welchem *Rubner* selbst in weitem Umfang mitarbeitete, und in anderen Handbüchern der Diätetik und Krankenernährung am Ende des 19. Jahrhunderts, wie in den einschlägigen Artikeln des ersten Bandes des Lehrbuchs der allgemeinen Therapie und der therapeutischen Methodik, das im Jahre 1898 *A. Eulenburg* und *Simon Samuel* herausgaben.

Das Eiweiß bleibt entsprechend dem früher Gesagten als alleinige Quelle der Eiweißbildung im Körper in gewissen Grenzen unersetzbar. Natürlich spielt neben der Theorie die ärztliche Erfahrung mit den verschiedenen Nahrungs-, Genuß- und künstlichen Ersatzmitteln weiter eine Hauptrolle für die verordneten Diätzettel.

Es würde zu weit führen, näher auf die historische Entwicklung all der Diätformen einzugehen, die auf der alten und neuen physiologischen Basis zur Beeinflussung konstitutioneller Anomalien und zur Unterstützung der Therapie bei akuten und chronischen Erkrankungen zur Anwendung kamen. Wir müssen uns mit einigen Hinweisen begnügen. Der Konstitutionsforscher *Hans Günther* in Leipzig hat (1930) in seinem Buche „Die wissenschaftlichen Grundlagen der Hunger- und Durstkuren" die historische Entwicklung dieser Entziehungstherapie geschildert und festgestellt, daß Hungerkuren in der zweiten Hälfte des 19. Jahrhunderts zwar gelegentlich empfohlen, aber wenig beachtet wurden und am Ende des Jahrhunderts fast vergessen sind. Ähnlich ging es trotz der Bemühungen von *Jürgensen* u. a. mit der Trockendiät. Auch von der vegetarischen Diät hielt man im großen ganzen nicht viel. 1885 behandelt *von Bunge* in einem öffentlichen Vortrag in Dorpat den hauptsächlich von Laien propagierten „Vegetarismus" mit großer Skepsis, während er die totale Alkoholabstinenz als eine sicher fundierte gesundheitliche Forderung aufstellt. *Max Rubner* meint 1907, die Gründe, die die Vegetarier zugunsten des ausschließlichen Pflanzengenusses anführen, seien nicht gerade überzeugend. *Wilhelm*

Ebstein kommt im gleichen Jahr auf Grund historischer Studien und der Ergebnisse der Physiologie zu dem Schluß: „Die rein vegetarische Ernährung darf als Heilmittel nicht angesehen werden, wenn sie auch vorübergehend zu nützen scheint und mit anscheinend gutem Erfolg ertragen wird. Die üble Kehrseite stellt sich aber früher oder später ein."

Günstiger stand der vegetarischen Diät der „Naturarzt" *Heinrich Lahmann* (1830—1905) gegenüber. Er fand in Laienkreisen eine große Gemeinde und unter den Ärzten nicht wenige Anhänger. Bei Dresden gründete er das bis heute weit angesehene Sanatorium für physikalisch-diätetische Kuren auf dem Weißen Hirsch. Auf empirischem Wege kam er in seiner Kostordnung zur Bevorzugung frischer Gemüse, roher Pflanzen und Früchte bei weitgehender Einschränkung des Fleischgenusses und Zurücktreten der Kohlenhydrate zu starkem Abbau des Kochsalzverbrauchs und zur Empfehlung eines Nährsalzgemisches, das aus Pflanzenextrakten gewonnen wurde und die natürlichen pflanzlichen Mineralstoffe enthielt, daher im Stoffwechsel in alkalischer Richtung wirkte. 1894 erfand er die „vegetabile Milch" als Fettgemisch aus Nüssen und Mandeln (*Erich Müller*). Mit Recht weist *Erich Müller* 1930 darauf hin, daß in dieser Kostform und in den Ideen *Lahmanns* manches von Errungenschaften des 20. Jahrhunderts vorweggenommen ist: von der Mineralstoffwechselforschung eines *Ragnar Berg*, der Diät, die mit den Namen *Adolf Herrmannsdorfer* und *Max Gerson* verknüpft ist, der Ernährungstherapie von *Max Bircher-Benner*. Wie *Lahmann* in seinem populären Buch „Die diätetische Blutentmischung", das zuerst 1891 erschien und in 7 Jahren 7 Auflagen fand, auseinandersetzt, ist die Grundursache aller Krankheiten eine durch unrichtige Ernährung und Lebensweise verursachte „Dysämie". Mit seiner nach den obigen Gesichtspunkten ausgerichteten gesundheitlichen Ernährung, einer von ihm empfohlenen Reformkleidung und anderen Vorschlägen zu einer „naturgemäßen Lebensweise", Maximen, in denen vieles Gute steckte, wenn sie nicht einseitig übertrieben wurden, wurde *Lahmann* zu einem angesehenen Gesundheitsreformer.

Von den auf eine lange Vergangenheit zurückgehenden diätetischen Milchkuren wurde in der zweiten Hälfte des vorigen Jahrhunderts die des russischen Arztes *Ph. I. Karell* beliebt und berühmt. Von seinem äußeren Lebensgang ist (nach *Erich Ebstein*) in der Literatur nichts weiter bekannt, als daß er es zum Kaiserlich-russischen Leibarzt und Staatsrat brachte. Er hatte von guten Erfolgen mit der Milchdiät bei Fieberepidemien in der russischen Steppe und bei Typhus in Litauen und Polen gehört und im Anschluß daran diese Diät auf Grund eigener Erfahrungen an 200 Fällen zu einer bis ins Detail ausgearbeiteten Kur entwickelt. Schon 1861 teilte er diese Erfahrungen *Felix Niemeyer* in Tübingen mit, der seine Anregungen begeistert aufnahm. 1865 erschien die Originalarbeit *Karells* in verschiedenen Sprachen und bestimmte viele Forscher, sich auch mit der Kur zu beschäftigen. Die Methoden der Milchdarreichung wurden nach mancher Richtung variiert, ihrer physiolologisch-therapeutischen Wirkungsweise nachgespürt und ihre Indikationen kritisch besprochen. Ödeme, Nierenerkrankungen, allgemeine Ernährungsstörungen, Affektionen des Magen-Darmkanals und der Leber waren die Hauptobjekte der Therapie, daneben organische Herzleiden und Störungen im Bereich des Nervensystems. Eine Modifikation der Kur, die *Silas Weir Mitchell* (vgl. Bd. II, 1, S. 204) in Philadelphia 1870 bekanntgab, erlangte besonderes Ansehen, da er mit ihr bei gastrischen Störungen, Nierenhydrops und chronischen Magengeschwüren besonders gute Erfolge erzielte.

Seit den früher erwähnten thermometrischen Studien von *Wunderlich* war in den 60er Jahren die Bekämpfung des Fiebers besonders aktuell geworden. Manchen galt es als eine unter Umständen deletäre Wesenheit bestimmter Krankheiten. *Carl Liebermeister*, damals Assistent an der Tübinger Klinik von *Felix Niemeyer* mit Lehrauftrag für pathologische Anatomie, machte 1864 histologische Untersuchungen an Leichen von Patienten, die an fieberhaften Krankheiten gestorben waren, und kam zu der Überzeugung, daß das Fieber die „nächste" Ursache der von ihm gefundenen degenerativen und nekrobiotischen Prozesse in parenchymatösen Organen sei. Ganz besonders fürchtete man das Fieber bei dem weit verbreiteten Typhus. Bei seiner Bekämpfung wurden von *Wunderlich* und vielen anderen zahlreiche Antipyretika ausprobiert, mit wechselndem Erfolg und nicht ohne Sorge um schädliche Nebenwirkungen. Da besann man sich der Bd. II, 1, S. 38 geschilderten hydrotherapeutischen Maßnahmen der Familie *Hahn* und ihrer Nachfolger und der Behandlung des Typhus mit kaltem Wasser durch den Liverpooler Praktiker *James Currie* (1756—1805). Der beamtete Arzt *Georg Pingler* (1815—1892) in Königstein im Taunus verwendete und empfahl sie 1850 bei einer schweren Typhusepidemie mit großem Erfolg (*W. Amelung*), ebenso *Ernst Brand* (vgl. S. 157) zuerst 1861 und dann in vielen späteren Aufsätzen bei der gleichen Krankheit. Aus der Kieler Klinik veröffentlichte *Th. von Jürgensen*, damals erster Assistent von *Karl Heinrich Christian Barthels* (1822—1878), im Jahre 1866 „Studien über die Behandlung des Abdominaltyphus mittels des kalten Wassers" und zwei Jahre später *Carl Liebermeister* mit seinem früheren Assistenzarzt *Eduard Hagenbach* (1840—1916) aus der Baseler medizinischen Klinik „Beobachtungen und Versuche über die Anwendung des kalten Wassers bei fieberhaften Krankheiten". Diese Schriften erregten großes Aufsehen. In Deutschland und auch im Ausland wurden nun einige Jahre lang bei fast allen fieberhaften Krankheiten Wasserkuren verordnet. Dann kamen die Rückschläge, vor allem durch eine oft rein schematische Anwendung und durch den Patienten schwächende Übertreibungen. 1877 konnte der Pariser kritische und erfahrene Internist und Pädiater *Eugène Bouchut* (1818—1891) sein Referat über *Jürgensens* ungestüme Kaltwasserbehandlung mit dem Ausruf schließen: „Gott wolle mich davor bewahren, daß ich in Kiel eine Lungenentzündung bekäme" (nach *Julius Petersen*). Als die Überzeugung zunahm, daß die gesteigerte Körpertemperatur eigentlich nur eine symptomatische Bedeutung hat und unter Umständen, speziell bei Infektionskrankheiten, zu den natürlichen Heilfaktoren gerechnet werden kann, verlor die Wasserbehandlung ihre Rolle als Bekämpferin des Fiebers, aber der vielfache Nutzen der Hydrotherapie wurde nicht vergessen.

Im gleichen Jahr 1877 begann *Wilhelm Winternitz* (1835—1917), der in der von *Prießnitz* (vgl. Bd. II, 1, S. 39) begründeten Anstalt Gräfenberg das Wasserheilverfahren kennengelernt hatte, als anerkannter Dozent und späterer Professor der Hydrotherapie an der Wiener Universität mit der Veröffentlichung seiner Vorträge über die Hydrotherapie „für praktische Ärzte und Studierende". Er prüfte, gestützt auf genaue Beobachtungen an Kranken und Versuchen an gesunden Menschen, die „thermischen und mechanischen" Wirkungen des Wassers auf den ganzen menschlichen Organismus. Tabellen gaben Auskunft über die wissenschaftlichen Ergebnisse, Krankengeschichten über die Indikationen, die Technik und Erfolge der Behandlung. Man hörte von den Erfahrungen mancher gleich strebenden „Wasserdoktoren". *Charcot* schickt zahlreiche Nervenkranke in die hydriatischen Anstalten Frankreichs. Die Wasserkur erscheint nicht nur für sich allein oder in der Kombination mit anderen Maßnahmen als erfolgreiche Therapie bei allen möglichen akuten und chronischen Lokal- und Allgemeinkrankheiten, sondern auch als wichtiges prophylaktisch-hygienisches Mittel zur Kräftigung labiler Konstitutionen und zur Abhärtung: „Von den sensiblen Nervenendigungen aus beherrschen wir bis zu einem hohen Grade die Innervation, die Nervenstimmung, das Gemeingefühl, ja die Function der gesamten Cerebrospinalaxe. Von hier aus durch die Vasomotoren, das Centralorgan der Circulation, das Herz und den Tonus im gesamten Gefäßgebiete, die Blutvertheilung und endlich die organische Wärme, das Endprodukt aller Stoffwechselvorgänge. Durch direkte Einwirkung wird die allgemeine Decke, das größte und wichtigste Excretionsorgan, ein Organ, das mit den lebenswichtigsten Vorgängen im Körper im innigsten Connex steht — die so vielfach vernachlässigte Haut — in ihrer Ernährung und Function gekräftigt."

Die altbewährten Wasserapplikationsarten, die wir im Laufe der Geschichte, vor allem bei den Methodikern im alten Rom kennenlernten, erscheinen in neuer verfeinerter Form. *Winternitz* u. a. „rationelle" Hydrotherapeuten der Zeit betonen als gute Ärzte die Wichtigkeit des Individualisierens und die Notwendigkeit der richtigen Auswahl der Anwendungen wie bei den Arzneimitteln.

Seine Vorträge wurden ein hochgewertetes, klassisches und vielbenutztes Handbuch der wissenschaftlichen Wasserbehandlung. Eine Zeitlang schien die Bakteriologie ihre Verwendung überflüssig, ja schädlich zu machen. Was sollte das Wasser gegen die lebendigen Schädlinge und ihre Gifte ausmachen? Da hatte man bessere, spezifische Mittel zur Hand. Mit der hydriatrischen Herabsetzung des Fiebers war nichts Wesentliches getan. Aber bedeutende Ärzte in allen Ländern wollten, wie *Winternitz*, trotzdem auf die wohltätige Wirkung der Hydrotherapie bei den Infektionskrankheiten nicht verzichten, weil sie die Abwehrkräfte des ganzen Körpers bei akuten und chronischen Erkrankungen dieser Art stärkte und prophylaktisch gegen Infektionen wirkte. Und doch wäre die Hydrotherapie in der praktischen Medizin nicht so populär geworden, wie sie es verdient, wenn sie nicht auch ein intelligenter Laie auf den Schild gehoben hätte. Es war der Pfarrer *Sebastian Kneipp* (1821—1897). Als junger Mensch war er an einem Lungenleiden erkrankt, das man nach den Symptomen als beginnende Phthise deuten darf, hatte in einer auf *Johann Sigmund Hahn* zurückgehenden Schrift „Von der wunderbaren Heilkraft des frischen Wassers" und von dem guten Wirken der Wasserapplikation bei Brusterkrankungen gelesen, sich selbst nach solchen Vorschriften behandelt und war gesund geworden. Nun behandelte er auch andere Kranke, erzielte Erfolge und baute die Hydrotherapie zu einem System aus, das, kombiniert mit guten Ratschlägen für eine gesunde Lebensweise, manchen therapeutischen und prophylaktischen Erfolg aufzuweisen hatte, obwohl es anfangs auch, namentlich bei heroischer Anwendung des kalten Wassers, Mißerfolge und Schäden gab, die dem Fehlen der ärztlichen Ausbildung des Pfarrers entsprangen. Aber er lernte aus ihnen. So gewann der kluge Empiriker und große Menschenfreund eine immer mehr wachsende Anhängerschaft in Laien- und dann auch in Ärztekreisen. Sein Hauptwerk „Meine Wasserkur, durch mehr als dreißig Jahre erprobt und geschrieben zur Heilung der Krankheiten und Erhaltung der Gesundheit" erschien zuerst 1886 und wird heute noch immer wieder neu aufgelegt. Die empirische Kneippkur wurde von der wissenschaftlichen Medizin rezipiert. Es entstanden für sie spezialisierte Heilanstalten, deren Leitung in der Hand von Ärzten lag. Wörishofen in Bayern, wo *Sebastian Kneipp* selbst als Pfarrer gewirkt und behandelt hatte, wurde zu einem Weltbadeort.

Die mit der Wasserapplikation eng verwandte Heilbädertherapie in den Kurorten nahm im 19. Jahrhundert einen unerhörten Aufschwung. Sie war seit der Antike in ihrer Bedeutung erkannt und (vgl. Bd. I, S. 320f.), im Zeitalter des Barock die große Mode der Vornehmen geworden. Die Bauern und Bürger hatten von jeher ebenfalls da, wo es die lokalen Verhältnisse mit sich brachten, einheimische Heilquellen, mehr aus eigener Initiative als unter ärztlicher Überwachung, zur Erholung und zu therapeutischen Zwecken benutzt. Die Linie war nie abgebrochen. Seit *Paracelsus* (l. c., S. 261) bemühte man sich um die wissenschaftlich-chemische Analyse der mineralischen Bäder und Wässer und um das Studium ihrer Wirkung auf den gesunden und kranken Menschen. Das merkantile Interesse der Besitzer solcher Quellen und der Einwohner der dazugehörigen Ortschaften sorgte dafür, daß die guten Wirkungen bekannt wurden. Die Zeitstimmung der Aufklärung war sehr dazu angetan, sie zu empfehlen. So nimmt im 18. Jahrhundert die Zahl der besuchten Badeorte immer mehr zu. Die Reklame tut weiter ihr Werk. In der zweiten Hälfte des 19. Jahrhunderts sind es zwei Faktoren, die die Aufmerksamkeit auf die Heilquellen und das Kurleben lenken: 1. der zunehmende allgemeine Wohlstand mit seiner höheren Reiselust und bequemeren Reisemöglichkeit auf weite Strecken, 2. die sichere Erforschung der Grundlagen der Bäderwirkung durch die naturwissenschaftliche Medizin und die darauf gestützte klarere Indikationsstellung mit besseren therapeutischen Ergebnissen. Die zahlreichen Lehrbücher der Balneologie wurden, wie *v. Oefele* 1903 sagt, ein Bedürfnis des beschäftigten Hausarztes, aber bis zur gegenwärtigen Situation, in der auch dem kleinen Mann, dem Kassenpatienten, die „Badekur" möglich ist, war es noch ein weiter Weg, obwohl unterstützende Maßnahmen zu solchen Kuren für arme Leute, speziell für verwundete und kranke Soldaten (nach *Alfred Martin*), sich jahrhundertelang zurückverfolgen lassen.

Man müßte eine riesige Literatur und viele Einzelheiten bringen, wenn man dieser ganzen Entwicklung gerecht werden wollte. Wir begnügen uns mit einem Beispiel. Der um das Badewesen verdiente, vielseitige *Friedrich Wilhelm Beneke* zeigt 1865 in der von ihm für die gemeinsame Arbeit von praktischen Ärzten und Männern der Wissenschaft (vgl. Bd. II, 1, S. 213) gegründeten Zeitschrift in einer umfassenden Übersicht die ganze Weite der wissenschaftlichen Balneologie und ihre Wichtigkeit für die Praxis. 1870 und 1872 weist er auf die gute Wirkung der Nauheimer lauwarmen Solbäder bei Gelenkrheumatismus und bei den in seinem Gefolge entstehenden Herzklappenfehlern hin. Im Gegensatz zu einer verbreiteten Meinung, welche von den Kohlensäurebädern eine schädigende „erregende" Wirkung auf das Gefäßsystem befürchtete und deshalb in diesen Zuständen eine Kontraindikation gegen ihre Anwendung erblickte, konstatierte *Beneke* bei der Benutzung der Nauheimer Quelle als Bad oder Trinkkur eine beruhigende und heilende Wirkung. Damals wurde der Ruf Nauheims als Herzbad begründet. Über den Unfug, der in den Badeorten vielfach getrieben wird, weil die Menschen dahin reisen, um „in den sog. Genüssen des Lebens zu schwärmen, um ihren Luxus zur Schau zu tragen, um üppigen Mahlzeiten nachzugehen und Leidenschaften zu fröhnen, die den körperlichen Ruin zur Folge haben", wird nicht nur von *Beneke* geklagt. Ein anziehendes Bild des Badelebens der Zeit von 1850—1898 entwarf der Frankfurter Pädiater *Heinrich v. Mettenheim* (1867—1944) nach Briefen, die an seinen Vater, den Frankfurter praktischen Arzt *Carl Mettenheimer* (später geadelt; 1824 bis 1898) von Badeärzten, meistens in Form von Kurberichten über Patienten geschrieben waren. In der balneologischen Literatur wird kein Heilfaktor übersehen, der nicht auch heute noch den Patienten empfohlen und in Spezialkuren verordnet wird. So erscheinen bei *Beneke* und anderen Autoren, z. B. bei dem Kölner Kliniker *Otto Leichtenstern* (1845 bis 1900) in seiner Allgemeinen Balneotherapie vom Jahre 1881, neben den Bade- und Trinkkuren mit Mineralwässern und den verschiedenen Modifikationen ihrer hydrotherapeutischen Anwendung, neben den Molken- und Traubenkuren unter anderem „Kräutersaft-Curen" mit dem internen Gebrauch frisch ausgepreßter Pflanzensäfte und „Kräuterbäder".

Auf Initiative des Münchener Laryngologen *Max Joseph Oertel* (1835—1897) entstanden in den 80er Jahren schnell sich mehrende „Terrainkurorte". Er begann im Jahre 1875 mit dem Versuch, insuffiziente Herzen durch bestimmte Diät und vor allem dadurch zu heilen oder wenigstens zu bessern, daß er dem Herzmuskel bestimmte Aufgaben stellte und dadurch allmählich seine Leistungsfähigkeit steigerte. Im Vordergrund seiner Therapie stehen Spaziergänge auf langsam ansteigenden Wegen mit sorgfältig, den individuellen Kräften angepaßter und ärztlich überwachter Auswahl. 1888 konnte er auf dem Wiesbadener Kongreß für innere Medizin über zahlreiche Kurorte in Österreich und Deutschland berichten, in denen die für diese Therapie notwendigen klimatischen und geographischen Bedingungen gegeben waren und gute Erfolge erzielt wurden. Mit der weiteren Verbreitung der Methode gewann *Oertels* Therapie unter dem Eindruck seines 1884 in Ziemssens Handbuch der allgemeinen Therapie erschienenen Werkes über die Behandlung der Kreislaufstörungen und einer halbpopulären Schrift über „Terrain-Curorte" aus dem Jahre 1886 manche Anhänger. Die Indikationen wurden eingeschränkt, aber der Wert der Kur blieb in diesem engeren Rahmen erhalten, zumal in Kombination mit den anderen akkreditierten Behandlungsmethoden der Herzkrankheiten.

Trotz aller naturwissenschaftlicher Forschung spielt bei der Verordnung von Badekuren das empirische Element noch immer die Hauptrolle. Von den drei Heilagentien: der hydrotherapeutischen, der pharmakodynamischen und hygienischen (klimatisch-diätetischen) und psychischen Wirkung — so setzt *Leichtenstern* mit seiner großen Erfahrung auseinander — steht bald die eine, bald die andere im Vordergrund. Oft ist bei sehr verschiedenen Kuren und Badeorten die Wirkung auf die Psyche ausschlaggebend. Doch hatte der Zauber der Heilquellen seine Grenzen. Die drei wirksamen Faktoren sind nach *Leichtenstern* nicht spezifisch in dem Sinne, daß ihre Heilkraft an bestimmte Orte gebunden wäre. Gewisse künstliche Mineralwässer sind den natürlichen gleichwertig und, zu Hause richtig genommen, keineswegs weniger wirksam, als wenn sie unter der Aufsicht des Badearztes am Brunnen getrunken werden.

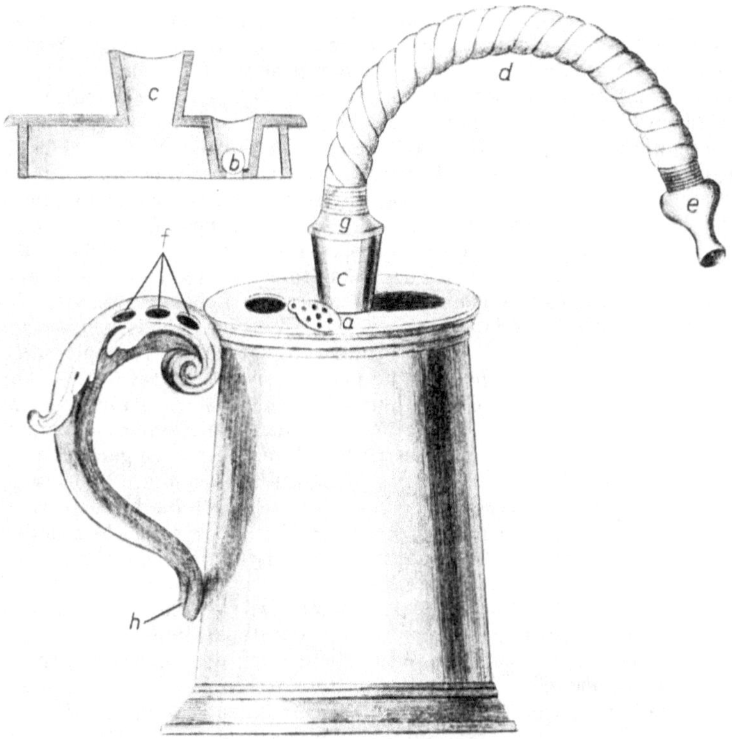

Abb. 31. *John Mudges* „Maschine zum Einatmen" (1778)

Das galt auch für die Inhalationskuren, die, schon in der Antike bekannt und später oft angewendet, im 18. Jahrhundert sehr beliebt geworden waren (vgl. Bd. II, 1, S. 167). Im Jahre 1778 hatte der Chirurg *John Mudge* (1720—1793) in Plymouth den ersten Spezialapparat dafür angegeben. In den 50er Jahren des 19. Jahrhunderts wurde die Methode vor allem von dem Pariser Spezialisten für Brustkrankheiten *Jean Sales-Giron* (1840—1897) propagiert. Er hatte im Auftrag des französischen Unterrichtsministeriums Deutschland und England zum Studium dieser Krankheiten bereist, bei Phthise u. a. Erkrankungen der Atmungsorgane die Inhalation von Teer- und Naphthadämpfen empfohlen und trat seit der Mitte des Jahrhunderts in zahlreichen Schriften für die Anwendung seiner „Respirationsdiät" in den französischen Mineralbädern ein. Von der aufblühenden Laryngologie wurde die Inhalationstherapie besonders gepflegt und weitergebildet. Hier wurde das Werk eines Schülers von *Johannes Müller* maßgebend, des Berliner Dermato-Syphilidologen *Georg Richard Lewin* (1820—1896), der später unter dem Eindruck der Leistung *Czermaks* zur Laryngologie überging: „Inhalationstherapie und Krankheiten der Respirationsorgane". Es erschien zuerst 1863, in zweiter Auflage 1865 und brachte auch wertvolle Beiträge zur Kenntnis der gewerblichen Inhalationskrankheiten.

Welchen Umfang und welch großen Indikationsbereich die Inhalationsmethode am Anfang der 80er Jahre angenommen hat, erkennt man am besten aus der 1882 erschienenen, den Stoff erschöpfend darstellenden Monographie „Respiratorische Therapie" *Max Joseph Oertels*. Es ist viel ertragreiche anatomische und physiologische Arbeit auf die wissenschaftliche Fundierung dieser Therapie verwendet worden. *Oertel* unterscheidet eine chemische und eine physikalische Behandlungsform. Die erste erzielt ihre Wirkung durch Einatmung chemisch-pharmakologischer Mittel, die zweite mit Hilfe von Luftdruckänderungen, welche die Respirations- und Zirkulationsorgane beeinflussen. Was hat man damals nicht alles von diesen Methoden erhofft! Kein Geringerer als der große Pariser Kliniker *Armand Trousseau* (1801—1887) empfahl gegen Phthise das Rauchen von „Arsenikcigarren", die nach einem von ihm angegebenen Rezept hergestellt wurden. In Amerika wurde mit Arsenik gemischter Tabak bei Anfällen von Bronchialasthma verwendet. Strammoniumzigarren und -zigaretten erfreuten sich bei Asthmatikern aller Länder großer Beliebtheit. Auch Digitalisblätter hat man zusammen mit Salpeter in die Pfeife gestopft. Bei syphilitischen Erkrankungen in der Mund- und Rachenhöhle wollte man mit der Inhalation von Sublimat- und Jodkalidämpfen Erfolge erzielen. Wenn schon die chemische Respirationstherapie mit ihren vielen Variationen eine nicht geringe Apparatur verlangte, so war das bei der physikalischen Methode in noch viel größerem Umfange der Fall. Sie wird als „pneumatische" Therapie bezeichnet und ist dadurch charakterisiert, daß der Kranke gezwungen war, mit Hilfe von Apparaten in komprimierter oder verdünnter Luft ein- und auszuatmen. Man verwendete transportable Apparate mit entsprechendem Mundstück und pneumatische Kammern, deren Vorbild die Taucherglocke war. Die Applikation dieser Druckschwankungen verglich man gelegentlich mit einer orthopädischen Behandlung des rachitischen Thorax und erhoffte von ihnen bei katarrhalisch-entzündlichen Prozessen einen günstigen Einfluß durch die mechanische Entfaltung der Lungen und durch Anregung der Zirkulation. Der Aufenthalt in den pneumatischen Kammern wurde beim Habitus phthisicus prophylaktisch, bei chronischen Lungenkatarrhen, Asthma, Emphysem und verschiedenen Formen tuberkulöser Lungenprozesse therapeutisch verwendet. Die kurze Auswahl zeigt, daß die Enttäuschungen nicht ausbleiben konnten. Am Ende des Jahrhunderts ist der Indikationsbereich wesentlich eingeschränkt. Das ersieht man aus einer Zusammenfassung des Berliner Internisten *Julius Lazarus* (1847—1916), der selbst Leiter eines pneumatischen Institutes war, aus dem Jahre Jahre 1898. Zu den Inhalationen sind neue Apparate hinzugekommen, wie Stützkorsetts, Atmungsstühle für Emphysematiker und Asthmatiker, welche die Atembewegung durch Hebelwirkung unterstützen, auch Thoraxkompressorien, Apparate, die man mit den orthopädischen Apparaten für passive Bewegungen vergleichen kann. Aber schon die Kostspieligkeit war ein Hemmnis für ihre Anwendung, und die einfache „Atemgymnastik", die sich ohne Apparate in verschiedenen Körperlagen (Sitzen, Liegen, Stehen) bestätigte, hatte ihren großen Nutzen bewiesen.

Die Lehre von den Seebädern und der therapeutischen und prophylaktischen Verwertung des Meeresklimas war ein von der wissenschaftlichen Heilkunde lange vernachlässigtes Gebiet, obwohl man schon bei den alten Kulturvölkern den Genuß und den wohltätigen Einfluß der Bäder und des Aufenthaltes an der See sowie Seefahrten zu Kurzwecken zu schätzen wußte. Die erste zusammenfassende Schrift über den Nutzen des Meerwassers, insbesondere bei „Drüsenerkrankungen", wurde in England 1750 von *Richard Russell* (1687—1759) geschrieben. Er hatte sich viel mit der Skrofulose beschäftigt und zeigte an zahlreichen Krankengeschichten, welch gute Heilerfolge mit der inneren Darreichung von Meerwasser, auch in der

Kombination mit Seebädern, erreicht werden konnten. Zum Schluß warnte er vor unvorsichtigem Gebrauch. Seine Schrift machte großen Eindruck. Damals entstanden an der englischen Küste des Ärmelkanals mehrere gutbesuchte Badeorte (*Hermann Brüning*). 1793 gründete man auf Anregung des praktischen Arztes und Professors der Medizin an der Universität Rostock *Samuel Gottlieb Vogel* (1750—1837), der zahlreiche Aufsätze über die Heilkräfte der Seebäder schrieb, in Doberan die erste deutsche Seebadeanstalt. In der zweiten Hälfte des 19. Jahrhunderts wurde *Friedrich Wilhelm Beneke* einer der eifrigsten und erfolgreichsten Vorkämpfer für die wissenschaftliche Meeresbalneologie und -klimatologie. Als Arzt am deutschen Hospital in London hatte er sich 1850 mehrere Wochen zu Studienzwecken in Margate, einem nicht weit von der Themsemündung gelegenen Seebad, aufgehalten und den günstigen Einfluß der Nordseeluft auf Kranke, insbesondere bei der Skrophulose, kennengelernt. Besuche der deutschen, holländischen, belgischen und französischen Nordseebäder und der Heilstationen an der Riviera veranlaßten ihn zu vergleichenden Untersuchungen über die Wirkung der Rivieraluft und der Luft der Nordseeinseln. Die guten Erfahrungen in der kalten Wintergebirgsluft in Davos und den Brehmerschen Anstalten in Schlesien bei skrophulösen und tuberkulösen Kranken (s. w. u.) ermutigten ihn 1881, gerade bei diesen Kranken protrahierte klimatische Winterkuren auf den Nordseeinseln, insbesondere auf Norderney zu empfehlen. Winterkuren waren damals in englischen und französischen Seebädern schon lange üblich. Schon *Russell* hatte ihren Nutzen gekannt (*C. Häberlin*). 1882 konnte *Beneke*, nachdem er selbst einen Winter auf Norderney praktiziert hatte, über gute Erfolge bei Kindern und Erwachsenen nicht nur bei Skrophulose, sondern auch bei anderen Krankheiten, z. B. Arthritis deformans, Neurasthenie und Asthma berichten.

Im letzten Viertel des 19. Jahrhunderts beginnen (nach *Brüning*) die mit den Namen der Franzosen *Antoine-Pierre-Athanase Rabuteau* (1836—1885) im Jahre 1873 und *René-Joseph Quinton* (1886—1925) im Jahre 1897 verbundenen, auf Tierexperimente gestützten Versuche einer wissenschaftlichen Begründung der mit interner Darreichung und mit hypodermatischen Injektionen von Meerwasser erstrebten Therapie. Man wandte sie besonders bei Säuglingen und Kindern an. Um die Wende des Jahrhunderts entwickelte sich darüber eine große Literatur, namentlich in Frankreich. Die Beurteilungen widersprachen sich oft. Zu allgemeingültigen Indikationen gelangte man nicht.

Die Klimatotherapie gewann eine zunehmende Bedeutung. Nach *Walther Amelung* wurde sie ärztliches Allgemeingut im wesentlichen auf dem Wege über die Kaltwasserbehandlung. Zunächst war die Freude am Luftbad, welches dem 18. Jahrhundert wohl vertraut war, hinter den vielen Wasserapplikationen zurückgetreten (*Alfred Martin*). Dann erkannte man, daß die Kombination des Luftbades mit der Hydrotherapie sehr wertvoll war, vor allem seitdem *Heinrich Lahmann* das Luftbad in seinem Dresdener Sanatorium als Heil- und Abhärtungsmittel erprobt und 1898 in einer Monographie warm empfohlen hatte.

Wir hörten S. 61 von den Bestrebungen der Physiologen, den Einfluß des Höhenklimas auf den Menschen wissenschaftlich zu studieren. Die zusammenfassende Darstellung der Klimatotherapie aus dem Jahre 1880 von *Hermann Weber* (1823—1918), dem späteren *Sir Hermann David Weber*, der damals Hausarzt am deutschen Hospital in London war und später zu den angesehensten Ärzten Englands zählte, gibt den besten Einblick in die Methoden, mit denen man sich um diese Zeit bemühte, aus den Ergebnissen der physikalischen und chemischen Erforschung der Atmosphäre, ihrer Temperatur- und Lichtverhältnisse, der Dichtigkeit, Feuchtigkeit und des Gewichtes der Luft, ihrer elektrischen Verhältnisse, der Bodengestaltung und der Klimate des ganzen Erdballes, die physiologische Wirkung des Klimas auf den Menschen zu studieren und daraus die prophylaktischen und therapeutischen Indikationen abzuleiten. Man glaubt, den Verfasser auf einer Studienreise durch die ganze Welt zu begleiten, und bekommt gleichzeitig einen Eindruck von der riesigen Ausdehnung des englischen Empire und die dadurch bedingte Erweiterung der Aufgaben der Medizin. Vom Klima der unter englischer Leitung stehenden Fidschi-Inseln ist ebenso die Rede wie von dem der Isle of Wight, von Nizza oder Sorrent.

Am bedeutungsvollsten für die Praxis wurde die Erkenntnis vom wohltätigen Einfluß eines günstigen Klimas auf die Lungentuberkulose. *Richard Bochalli* hat gezeigt, daß auf diesem Gebiet schon seit der Antike Erfahrungen vorlagen. Es war in der ersten Hälfte des 19. Jahrhunderts bekannt, daß im Gebirge die Tuberkulose relativ selten ist. 1840 führte der um die Pflege und Behandlung der Kretins verdiente Schweizer Arzt *Johannes Guggenbühl* (1816—1863) auf dem Abendberg bei Interlaken in etwa 1000 m Höhe eine Kuranstalt für Kretins ein. 1841 folgte der praktische „Landschaftsarzt" *Luzius Rüedi* (1804—1869) mit der Gründung einer Anstalt für skrophulöse Kinder in Davos. 1859 entdeckte *Alexander Spengler* (1827—1901), ein geborener Mannheimer, Davos als spezifischen Höhenluftkurort für Tuberkulöse. Der Schöpfer und Gründer der modernen hygienisch-diätetischen Anstaltsbehandlung der Tuberkulose, bei der man nicht in ausländische Höhen reisen mußte, war der schlesische Arzt *Hermann Brehmer* (1826—1889). Er verkündete 1853 in seiner lateinischen Berliner Inauguraldissertation die These: „Die Lungenschwindsucht ist heilbar." Das war auch schon von anderen Ärzten gesagt, aber nicht so prägnant ausgedrückt worden. 1854 gründete er in Görbersdorf (Schlesien) auf dem Grundstück einer verkrachten Wasserheilanstalt, die seine Schwägerin *Marie v. Colomb* im Anschluß an *Prießnitz* aufgemacht hatte, die erste Anstalt für seine Behandlungsmethode. Er hatte bei einer relativ sehr kleinen Zahl von Patienten solchen Erfolg, daß er 1856 in seinem Buch: „Die Gesetze und die Heilbarkeit der chronischen Tuberkulose" seinen Optimismus in deutscher Sprache vor einem breiten Publikum bekennen konnte. Es war ein kühnes Unternehmen. Er fürchtete selbst in den Ruf eines „Charletan" zu kommen, der gewissenlos als sicher verspricht, was nicht sicher ist. In der Tat galt den meisten Ärzten die Therapie der Lungenphthise als aussichtslos. Man konnte also mit derartigen Behauptungen in den Verdacht des Pfuschers kommen. Kein Geringerer als der berühmte Dubliner Kliniker *William Stokes* (vgl. Bd. II, 1, S. 205) berichtet von einer ohne Behandlung ausgeheilten Lungenschwindsucht wie von einem Wunder. *Brehmer* weist darauf hin, daß bei Sektionen oft genug eine geheilte Tuberkulose gefunden wird. Sein Bericht zeigt, welche Erfolge auf einer — modern gesehen — verfehlten theoretischen Basis erzielt werden können; denn sein Grundgedanke war: Die Disposition zur Phthise beruht auf einer mangelhaften Blutzirkulation und die Heilung auf einer therapeutischen Beschleunigung des Blutumlaufs, wie sie durch sorgfältig überwachte, den Kräften des Patienten angepaßte Gymnastik und durch den Aufenthalt und durch Spaziergänge im Mittelgebirge bewirkt wird. Das sauerstoffärmere Hochgebirge hielt er für gefährlich, weil es zu hohe Anforderungen an die Atmungsorgane stellt. Die Erfolge gaben ihm recht. Die Lungenkranken faßten neue Hoffnung, und er wurde ein berühmter Mann. Der weitere Ausbau der Anstaltsbehandlung ist im großen Umfang der Initiative des rheinhessischen Arztes *Peter Dettweiler* (1837—1904) zu verdanken, der erst Patient, dann Assistent bei *Brehmer* war. Er schuf den Begriff der „geschlossenen Heilanstalt", die, in günstigem Klima gelegen, auch im Winter trotz der Kälte in Betrieb bleibt, und sah das Wesentlichste der Phthisisbehandlung „in der klugen, immer dem Momente angepaßten Lebensführung des wohlberathenen Kranken in normalen klimatischen und hygienisch-diätetischen Verhältnissen, in der skrupulösen Ausnützung auch des kleinsten Vortheils, in der Ausschaltung auch der geringfügigsten Schädlichkeit, in der Nimmerermüdung beider Theile, in der wahren Menschenliebe und der Fähigkeit des Arztes, sich in alle geistigen und körperlichen Zustände des Kranken hineinzufühlen, in der Erziehung und unbedingten, vertrauensvollen Hingabe des letzteren, die einen felsenfesten Glauben schafft, keine Zweifel und Unruhe aufkommen, das Sprechzimmer zum Beichtstuhl werden läßt, und schließlich in der Möglichkeit, allen Verordnungen auch die Ausführung zu sichern."

Als eine Spezialisierung innerhalb der Klimabehandlung könnte man die Heliotherapie bezeichnen. Ihre Ursprünge sind echt volkstümlich. Die wohltätigen Wirkungen des warmen und hellen Sonnenlichtes konnten dem primitiven Menschen nicht entgehen. Die alten Germanen liebten Sonnenbäder. Der Begründer der modernen Heliotherapie war ein Naturheilkundiger aus dem Volk, der Schweizer *Arnold Rikli* (1823—1906). Er errichtete 1855 am Veldesersee in Krain eine Heilanstalt für Licht- und Luftkuren und hatte damit große Erfolge. Welch gewaltige Entwicklung die therapeutische Verwendung des Sonnenlichtes nehmen und zu welchen Schäden der unkontrollierte Mißbrauch der Bestrahlung führen sollte, konnte er nicht ahnen. Die durch die Bakteriologie aufgedeckte bakterizide Wirkung des Sonnenlichtes trug dazu bei, diese Therapie zu popularisieren. In den Jahren 1877/78 machten die Engländer *Sir Arthur Downes* (1851—1938), führender Beamter im englischen Gesundheitswesen, und der Chemiker *Thomas P. Blunt* (1842—1929) vielbeachtete Untersuchungen über die Einwirkung des Lichtes auf Bakterien, andere niedere Organismen und plasmatische Substanzen. Sie belichteten und verdunkelten abwechselnd bakteriendurchsetzte Flüssigkeiten und zeigten, daß das Licht der Entwicklung von Bakterien und Sporen, welche mit den Fäulnisvorgängen in diesen Flüssigkeiten in Verbindung standen, feindlich ist. Direktes Sonnenlicht wirkte stärker als das gewöhnliche diffuse Tageslicht. Das direkte Sonnenlicht hemmte und zerstörte in der Entstehung begriffene Keime. Die „actinischen" (d. h. chemisch wirkenden) Strahlen des Spektrums schienen die Wirkung zu haben. Die Ursache dieser Hemmungen und Zerstörungen sahen beide Forscher in einer Oxydation des Plasmas der Mikroorganismen, die unter dem Einfluß des Sonnenlichtes beschleunigt wird. 1893 wies *Hans Buchner* die bakterizide Wirkung des Sonnenlichtes durch seine Beteiligung bei der Selbstreinigung der Flüsse nach. Einen Höhepunkt der Heliotherapie bildeten die guten Ergebnisse, die *Auguste Rollier* (geb. 1874), der Assistent bei *Kocher* war, bei der Behandlung sog. chirurgischer Tuberkulosen mit der Sonnenbestrahlung im Hochgebirge erzielte, für die er im Winter 1903/04 in Leysin, einem 1263 m ü. d. M. gelegenen Schweizer Dorf, eine musterhafte Spezialanstalt errichtete.

Im Zeitalter der Naturwissenschaften und der Technik erscheint es selbstverständlich, daß man die physikalisch-chemischen und biologischen Hintergründe dieser empirisch errungenen Erfolge näher zu klären und die wohltätigen Wirkungen der Sonne im Höhenklima kunstvoll zu ersetzen suchte. Der Pionier auf diesem Gebiet war der später mit dem Nobelpreis ausgezeichnete Däne *Niels Finsen* (1860—1904).

1893 empfahl er zur Behandlung der Blattern, die Kranken in Räumen unterzubringen, in denen die „chemischen Strahlen des Sonnenspektrums dadurch ausgeschlossen" sind, daß man das Tageslicht rotes Glas oder dichte rote Stoffe passieren läßt. „Es gilt, die Kranken mit derselben Sorgfalt vor den chemischen Strahlen zu beschützen, die der Photograph bei seinen Platten und seinem lichtempfindlichen Papier anwendet." Der Vorschlag erinnert an einen alten volkstümlichen Brauch, der auch in mittelalterlichen medizinischen Handschriften zur Therapie der Pocken empfohlen wird, nämlich die Kranken in rote Tücher zu hüllen und alles um das Bett rot auszuschlagen. Studien über die Lichtwirkung auf Amphibienembryonen (1895) und der Gedanke an die bakterienfeindliche Wirkung des Sonnenlichtes führten *Finsen* zur prophylaktischen und therapeutischen Verwendung des natürlichen und künstlichen Lichtes in allen damals üblichen Formen (z. B. in lichtelektrischen Bädern) und als größten Erfolg zu den 1896 veröffentlichten Ergebnissen seiner Lupusbehandlung. Bei dieser waren die chemischen Wirkungen des Lichtes das Maßgebende, die ultraroten, roten, orangefarbigen und gelben Strahlen des Spektrums mußten ausgeschaltet werden, weil bei konzentrierter Lichtanwendung von ihrer Wärmestrahlung Verbrennungen zu fürchten waren. Zuerst benutzte *Finsen* nämlich durch Sammellinsen konzentriertes Sonnenlicht. Dann konstruierte er die ,,Finsen-Lampe", eine Kohlenbogenlampe mit konzentriertem, gekühltem Bogenlicht. Der Lupus verlor seinen Schrecken. Vielen Kranken blieben operative Eingriffe und entstellende Narben erspart. Der maßgebende Faktor war das ultraviolette Licht, das diese Lampe reichlich ausstrahlte. An ihre Stelle traten später einfachere und billigere Konstruktionen der ,,künstlichen Höhensonne". Ihr Anwendungsbereich erstreckte sich auf Dermatosen und andere Erkrankungen verschiedenster Ätiologie. Aber das gehört in die Geschichte des 20. Jahrhunderts.

Eine grundsätzlich wichtigere Wandlung in der Strahlentherapie wurde durch die Versuche eingeleitet, die Röntgenstrahlen zu therapeutischen Zwecken zu verwenden. Die S. 168 angedeuteten peinlichen Erfahrungen bewiesen die biologischen Wirkungen dieser Strahlen, vor allem auf das Hautgewebe. Schon früh werden die verschiedenen Stadien der ,,Röntgenverbrennung" genau beschrieben. Nach diesen Erfahrungen lag es nahe, diese Kenntnis zum Kampf gegen pathologische Prozesse gerade an der Haut zu benutzen. Dem Dermatologen *Leopold Freund* (1868—1942) in Wien gelang es zum erstenmal auf Grund systematischer Überlegung und planmäßiger Methodik, einen Naevus pigmentosus piliferus von größtem Ausmaß erfolgreich zu behandeln und bei anderen Dermatosen gute Heilerfolge zu erzielen, über die er 1897 berichtete. Von anderer Seite vor ihm unternommene Bemühungen ähnlicher Art waren ohne Erfolg geblieben. Im gleichen Jahr trug der Hamburger Chirurg *Hermann Kümmell* (1852—1937) auf dem Chirurgenkongreß in Berlin über „ermutigende" Resultate der Röntgenbestrahlung bei Lupus vor. Die Frage, ob die Röntgenstrahlen wie das Sonnenlicht eine bakterienfeindliche Wirkung hätten, wurde nach Versuchen an Kulturen pathogener Bakterien und an Versuchstieren nicht einheitlich beantwortet. Bei der Bestrahlung inoperabler Karzinome beobachtete man höchstens eine subjektive Besserung, die *Gocht* auf Suggestion zurückführte.

Hand in Hand mit der S. 168f. geschilderten Elektrodiagnose ging die Entwicklung der Elektrotherapie. Sie sah auf eine lange Vergangenheit zurück. Neben *Duchenne* und dem damaligen Greifswalder Privatdozenten *Hugo Ziemssen*, dessen Studie ,,Die Elektricität in der Medicin" vom Jahre 1857 sehr beachtet und oft neu aufgelegt wurde, gehörte *Remak* zu ihren bedeutendsten Förderern. In seinem 1858 erschienenen Buch ,,Galvanotherapie der Nerven- und Muskelkrankheiten" kam die durch ihre Übertreibungen (vgl. Bd. II, 1, S. 39) in Mißkredit gekommene Methode zu neuen Ehren, vor allem in der Verwendung des galvanischen Stromes, die bei *Duchenne* über der Faradisation zu kurz gekommen war. Die starke Anlehnung an die Physiologie ist in dem zitierten, maßgebenden, das ganze Gebiet in großartiger Weise zusammenfassenden Werk von *W. Erb* aus dem Jahre 1882 unverkennbar. Und doch klagt er darüber, daß man in der Praxis nicht wesentlich über die Empirie hinausgekommen ist. Dabei ist der Indikationsbereich von einer kaum glaublichen Ausdehnung. Es gibt alle Methoden der Anwendung, allgemeine und lokale, faradische und galvanische Verabreichungen und elektrische Bäder und wenig kranke Organe, an denen man nicht Heilversuche mit elektrischen Applikationen gemacht hat bis zu den Augen, Ohren, Gelenken, Drüsen, der Blase und Prostata, den Hoden und Ovarien, dem Uterus und der Mamma, vom Nerven- und Muskelsystem und einigen Allgemeinerkrankungen zu schweigen. Nach *Erb* gibt es kaum Gegenanzeigen.

Die Reaktion konnte nicht ausbleiben. *Remak* führt 1895 als Gründe für die Zurückhaltung die bessere Kenntnis der Pathologie vieler Erkrankungen an, durch welche die Aussichtslosigkeit ihrer elektrotherapeutischen Behandlung klar wird, und vor allem den von der praktischen Neurologie inzwischen gewonnenen tieferen Einblick in die Suggestion, die manchen Erfolg psychisch erklärt, den man der physischen Wirkung der Elektrizität zugeschrieben hat. In dieser Beschränkung der Indikation gegen Ende des Jahrhunderts ist ein wesentlicher Fortschritt zu sehen.

1898 beobachtete der Physiker *Richard von Zeinek* (geb. 1869) bei Arbeiten im Göttinger physikalischen Laboratorium von *Walther Nernst* mit hochfrequenten Wechselströmen, daß die durch seine Finger gehenden Ströme keine andere Empfindung hervorriefen als eine hohe Durchwärmung. *Zeinek* erkannte sofort die große Bedeutung dieser neuen Art der Körperdurchwärmung für die Medizin, deren Methodik im ersten Dezennium des 20. Jahrhunderts von ihm und anderen zur modernen Diathermie ausgebaut wurde.

Die Heilgymnastik und Massage knüpfen an uralte Volkserfahrungen an. Sie wurden im Laufe der Jahrhunderte von den Ärzten zeitweise hochgeschätzt und von ihnen selbst oder nach ihrer Anweisung von einem Hilfspersonal rein empirisch betrieben, soweit sich nicht Laienempiriker selbständig darin betätigten. Meist hatten die Verfahren im Volk mehr Ansehen als bei den Männern der Wissenschaft, bis sie im 19. Jahrhundert durch exakte Beobachtungen und Experimente an Menschen und Tieren ein im modernen Sinne zuverlässiges Fundament fanden und sich damit ihren Platz in der medizinischen Prophylaxe und Therapie eroberten und sicherten. Daß es damit langsam ging, lag an den vielen Übertreibungen, die nicht von den Begründern der modernen Heilgymnastik und Massage ausgingen, sondern von ihren Nachfolgern, von manchen Ausbeutern der Verfahren in die Welt posaunt wurden und sie bei den Ärzten in Mißkredit brachten.

Als Begründer der modernen Heilgymnastik ist der Schwede *Per Henrik Ling* (1776 bis 1839) anzusehen. Er brachte es vom Fechtlehrer an der Universität Lund zum Gründer und Direktor eines gymnastischen Zentralinstituts und Professor in Stockholm. Nach seinen eigenen Worten war das Vorbild seiner Arbeit die Gymnastik der Griechen. Von seinen Schülern und Nachfolgern wurde das Verfahren mit seinen Erfolgen in Schrift und Rede allenthalben bekanntgemacht und als „schwedische Heilgymnastik" ein fester Begriff. Um die Mitte des Jahrhunderts gab es bereits an manchen Orten entsprechende Institute. Weite Verbreitung fand, vor allem in Laienkreisen, ein Buch, das 1855 in erster, später oft wiederholter Auflage von dem Leipziger Arzt und Dozenten für innere Medizin *Moritz Schreber* (1808—1861) geschrieben wurde: „Ärztliche Zimmergymnastik". Der Name des Verfassers ist durch die nach ihm benannten Schrebergärten allgemein bekannt. Das Buch erwarb sich großes Ansehen, wurde auch in fremde Sprachen übersetzt und von anderen überarbeitet, aber das Gros der Ärzte folgte zögernd. Auch eine weitere Form der Heilgymnastik hatte bei ihrer Einführung in die ärztliche Praxis zu kämpfen. Sie wurde von einem Landsmann *Lings* begründet, dem Stockholmer Arzt *Gustav Zander* (1835—1920). Er hatte in einem Mädchenpensionat mit gymnastischen Übungen zur Vorbeugung und Heilung von Rückgratsverkrümmungen gute Erfahrungen gemacht und konstruierte Apparate, bei denen die arbeitenden Muskeln einen genau regulier- und meßbaren Widerstand überwinden mußten. Das wurde durch Hebelarme erreicht, die mit verschiebbarem Gewicht belastet waren. Daneben ermöglichten seine Maschinen passive Bewegungen. Sie bewegten die Glieder des Körpers ohne Hilfe der Muskeln des Kranken, um die Gelenke aufzulockern, Muskeln, Bänder und Sehnen zu dehnen und die Glieder beweglicher zu machen. Das erste „medico-mechanische Institut" dieser Art eröffnete *Zander* 1865 in Stockholm. Bald folgten „Zander-Institute" in vielen Städten und Kurorten, z. B. in Baden-Baden 1884 und in Berlin 1887 (*Ewer*).

Auf dem Gebiet der inneren Medizin waren es vor allem Herzerkrankungen, bei denen *Zander* und seine Nachfolger mit den Übungen die Zirkulationsstörungen zu bekämpfen suchten. Die Einführung der Oertelschen Terrainkuren führten zu lebhaften Disputen über die Vorzüge und Nachteile beider Methoden. 1876 empfahl *Leyden*, die Tabiker zu fleißigem Gehen anzuregen, um die Ataxie durch die Muskeltätigkeit wenigstens bis zu einem gewissen Grade zu kompensieren. An Stelle dieser auf Stärkung der Muskeln zielenden Therapie forderte 1889 der Schweizer Neurologe und Psychiater *Heinrich Frenkel* (1860—1931) auf der Naturforscherversammlung in Bremen als Novum die „kompensatorische Übungstherapie". Nicht schwache Teile zu kräftigen und in der Exkursion behinderten Gelenken ihre volle Exkursionsfähigkeit wieder zu schaffen, ist nach ihm die Hauptaufgabe der Gymnastik, den wichtigsten Faktor der Übungstherapie bildet vielmehr „der vorgestellte, gewollte, von der Bewegung selbst deutlich unterschiedene Zweck". Das Verfahren entsprach der Leyden-Goldscheiderschen Theorie vom „sensoriellen" Charakter der tabischen Ataxie. Es wurde in der Berliner Klinik Leydens weiter ausgebaut. Der psychotherapeutische Einschlag ist unverkennbar. Damit stimmt es überein, wenn *Alfred Goldscheider* 1899 in seiner „Anleitung zur Übungstherapie der Ataxie" die Beteiligung und Überwachung der geistigen Mitarbeit des Patienten besonders betont.

Die Massage erhielt im 19. Jahrhundert ebenfalls neue Anregung durch *Ling*, insofern er sie in die Aufgaben seiner Heilgymnastik einbezog. In den 50er Jahren nahmen sich französische Ärzte ihrer an, darunter der ausgezeichnete Chirurg *Amédée Bonnet* (1807 bis 1858), doch konnten weder er noch andere Franzosen, die für die Massage eintraten, sich durchsetzen. Der Ausspruch *Bonnets* vom Jahre 1853 (zit. nach *Ewer*) charakterisiert die damalige Situation: „(Die Massage) ist ein so wirksames Mittel, daß ich unwissende alte Weiber mit derselben chronische Gelenkentzündungen habe heilen sehen, welche die Ärzte mit allen möglichen Mitteln vergebens behandelten."

Der holländische Arzt *Johann Georg Mezger* (1838—1909) hatte schon in seiner Leidener Doktordissertation vom Jahre 1868 die Vorzüge der Massagebehandlung bei Fußgelenkverstauchungen gepriesen und mit ihr große Erfolge erzielt. Er wurde der Begründer der modernen wissenschaftlichen Massage, vor allem durch Vorträge in Bonn im Winter 1869/70, wo er den jungen Chirurgen *Karl von Mosengeil* (1840 bis 1900) zum Schüler gewann. *Mosengeil* bemühte sich besonders um die experimentelle Begründung der Wirkung der Massage, indem er Versuchstieren chinesische Tusche einspritzte und deren Verteilung im Körper im Zusammenhang mit anderen Folgen der Massage beobachtete. Damit regte er seit 1875 andere zu ähnlichen Untersuchungen und praktischen Erfolgen an. Die erste Anerkennung fand diese wissenschaftlich fundierte Massage bei den Chirurgen und wurde von ihnen weiter entwickelt. Das gehört in die Geschichte der Orthopädie. Für die allgemeine Medizin wurden die Untersuchungen aus den 80er und 90er Jahren wichtig, die sich mit den Veränderungen in den Geweben der massierten Körperpartien und mit den Wirkungen der Massage auf den Allgemeinzustand beschäftigten. Der Berliner Dermatologe *Oskar Lassar* (1849—1907) zeigte z. B. im Jahre 1880, daß die Lymphe aus einer entzündeten Hundepfote im Strahl hervorschoß, wenn massiert wurde, während sie sich vorher nur tropfenweise entleert hatte. Zwei von *Ewer* genannte Forscher, der in London als Heilgymnast tätige schwedische Arzt *Arvid Kellgren* (1856—1944) und der Italiener *Carlo Colombo*, der Direktor des Instituts für Bewegungstherapie (Kinesiterapia) in Rom war und im Anfang des 20. Jahrhunderts starb, erbrachten 1895 in gemeinsamer Arbeit „durch exakte Tierversuche den Beweis, daß die Massage antiphlogistisch wirkt, da nicht nur in den entzündeten Venen und Lymphgefäßen, sondern auch in einem großen Teil ihres Wurzelgebietes die die Entzündung bedingende Stase beseitigt wird". *Weir Mitchell* stellte 1894 fest, daß kurz nach Beendigung kräftiger Streichungen die roten und weißen Blutkörperchen stark vermehrt waren. Der auf dem Gebiet der Massage führende englische Chirurg *Arthur Symons Eccles* (1854—1900) untersuchte in den Jahren 1885 bis 1887 den Einfluß der Massage auf die Körperwärme und den Kreislauf. Mit Thermometern, von denen er das eine in die Achselhöhle, das andere ins Rektum steckte, das dritte an die Haut anlegte stellte er eine verschiedene Verteilung der Wärme über den Körper im Sinne von Steigerung und Senkung der Temperatur fest. Auf die Massage der Extremitäten folgte Verminderung der Pulsfrequenz und Erhöhung der Arterienspannung, auf Bauchmassage Herabsetzung der Blutfrequenz, dann zunächst Steigerung und anschließend Senkung des Blutdruckes. Was man im Anfang der 80er Jahre alles mit Massage zu heilen versuchte, zeigt der Chirurg *Friedrich Busch* (1844—1916), der zwei Jahre später Direktor des neu errichteten zahnärztlichen Instituts der Universität Berlin wurde, im Jahre 1882 in seiner Monographie „Allgemeine Orthopädie, Gymnastik und Massage". Da spielt u. a. die Massage des Uterus und der weiblichen Genitalien eine große Rolle.

Ihr Begründer war der schwedische Major *Thure Brandt* (1819—1895), der in dem obengenannten Stockholmer Zentralinstitut ausgebildet war, mit einer Veröffentlichung aus dem Jahre 1864. Er hatte (nach *Paul Profanter*) das Verfahren bei einem Soldaten erprobt, der an Rektumprolaps litt, und dann (1861) mit analogem Vorgehen bei einer Bauersfrau einen Totalprolaps geheilt. Eine Zeitlang glaubte man, mit der Massage von den Bauchdecken aus unter Fixierung des Uterus von der Scheide her nicht nur Adhäsionen, durch sie bedingte Lageveränderungen und Sterilität, sondern auch totale Uterus- und Scheidenvorfälle beseitigen zu können. 1887 empfahl u. a. *Bernhard Sigmund Schultze* (1827—1919), Gynäkologe in Jena, die Methode für sorgfältig ausgewählte Fälle. Nach einigen Jahrzehnten wurde es still davon, und heute ist die Methode so gut wie vergessen. Besser geeignete Objekte waren nach den von *Busch* genannten Indikationen die chronische Stuhlverstopfung, katarrhalischer Ikterus, Kopfschmerzen, Migräne und Neuralgien aller Art. Auch gegen den Schreibkrampf ging man mit Massage vor, die mit geregelter Übung bestimmter Muskelgruppen verbunden war, und versuchte es mit ihr auch bei Chorea, Hysterie, Epilepsie, Muskelparalysen und -paresen aller Art, wenigstens zur Unterstützung anderer therapeutischer Maßnahmen.

Eine gute Übersicht über die Nachwirkung des Lebenswerks von *Ling* und über die vielen Indikationen, welche die „Mechanotherapie" im Laufe der Zeit bis in das 20. Jahrhundert hinein gefunden hat, bringt der Londoner Arzt *Edgar F. Cyriax* (vgl. Literaturverzeichnis).

g) Psychotherapie. „Somatisch-psychische Heilkunde"

Mehr als man in dem Jahrhundert des Mechanismus und Materialismus erwarten sollte, dachte man bei der Therapie an die Seele des Kranken, nicht nur im Rahmen der Psychiatrie, sondern auch in der allgemeinen Praxis. Wir haben im vorangegangenen gelegentlich Hinweise darauf gegeben und könnten zahlreiche weitere Belege dafür anziehen, daß die Psyche am Krankenbett sehr wichtig genommen wurde. So ist es nicht ganz berechtigt, wenn der Psychiater und Philosoph *Theodor Ziehen* (1862—1950) in seiner „Psychotherapie" vom Jahre 1898, die einen guten Einblick in die psychotherapeutischen Methoden am Ende des 19. Jahrhunderts gibt, die Psychologie und Psychotherapie Stiefkinder der praktischen Medizin nennt. *Ernst von Leyden* sagt in seiner programmatischen Rede zur Eröffnung der ersten medizinischen Klinik in Berlin 1885: Die Therapie innerer Krankheiten „behandelt nicht allein die Krankheit, sondern auch den kranken Menschen, und sie bedarf dazu einer genauen Kenntniß des Menschen — nicht bloß seines Körpers, sondern auch seiner Seele". Wenn man *Ottomar Rosenbachs* 1890 erschienenen zusammenfassenden klinischen Vortrag: „Über psychische Therapie innerer Krankheiten" liest, wird man in manchem an die Gedankengänge und Methoden der modernen Psychotherapie erinnert. Die Hypnose (vgl. Bd. II, 1, S. 165) grenzt er als einen speziellen Fall von der psychischen „Vorstellungstherapie" ab. Sie hat ihre Gefahren, vor allem in den Händen der Laienbehandler, die von ihr leben. Mit der These, die ihre Erscheinungen als einfache Reflexbewegungen nach Ausschaltung des Großhirns deutet, wird der ganze Vorgang in die Kategorie der Experimente am enthirnten Frosch verschoben. Das paßt nicht zum Menschen. Die psychische Therapie wendet sich nicht wie die Hypnose an den Glauben, sondern an die Intelligenz des Patienten. Sie macht ihm das Wesen seiner nervösen Störung klar und sucht seine Vorstellungen in die richtigen Bahnen zu lenken. Die Heilung erfolgt unter Mitwirkung des Kranken. Sie stützt auch die medikamentöse Behandlung. *Ziehen* sieht ein Hauptziel der seelischen Therapie in der Erziehung des Kranken zum „Gehorsam“ gegenüber dem Arzt. Organisch bedingte Störungen der Funktion, in denen *Rosenbach* das Wesen jeder Krankheit sieht, lassen sich freilich nicht psychisch beeinflussen. Die psychische Therapie kann bei solchen Leiden höchstens die subjektiven Beschwerden wegnehmen. Aber bei allen neurotischen Erkrankungen, die dem Arzt in der Praxis begegnen und oft als Folgen überstandener organischer Affektionen zurückbleiben, hat die arzneilose psychische Therapie sehr gute Resultate. *Rosenbach* zählt u. a. Kardialgien, Dyspepsien, Herzarhythmien, hysterisches Luftschlucken, Stimmlähmung, Husten und Brechen auf. Der in unserem Jahrhundert früher in Garnisonlazaretten und in und nach dem ersten Weltkrieg beim „Nervenschock“ gern „suggestiv“ verwendete faradische Pinsel wird von *Rosenbach* besonders warm empfohlen. Die von *Ziehen* dafür empfohlenen Methoden unterscheiden sich nicht wesentlich von denen *Rosenbachs*: „Psychotherapeutisch müssen wir die Rückwirkungen körperlicher Krankheiten auf unsere corticalen, d. h. psychischen Processe, so nebensächlich sie objectiv sein mögen, nebenher wenigstens auch behandeln.“ Aber bezüglich der Beeinflussung der Affektstörungen, Halluzinationen, Illusionen, Wahnvorstellungen u. ä. Symptome echter Psychosen ist er von großem Optimismus.

Ludwig Walter von Brunn hat vor kurzem dargelegt, daß schon in der ersten Hälfte des 19. Jahrhunderts Klinikern wie *Ch. Fr. Nasse* und *M. Jacobi* (vgl. Bd. II, 1, S. 42 bzw. 179) der Begriff „somatisch-psychische Heilkunde“ und ihre spezielle Aufgabe geläufig waren, und die Entwicklungslinie herausgearbeitet, die von da zur modernen psychosomatischen Medizin führt. Wichtige Stationen auf diesem Wege bildeten das Lebenswerk von *Charcot* in Paris, *Ambroise Auguste Liébault* (1823—1904) in Nancy und *Hippolyte Bernheim* (1837—1919), der sich (1882) von *Liébault* in die hypnotische Behandlungsmethoden einführen ließ. *Charcot* wurde weltberühmt durch seine hypnotischen Demonstrationen und Erfolge. Trotz seiner Überzeugung von der psychischen Genese der neurotischen Symptome betrachtete er die neurologischen Ausfallserscheinungen bei seinen neurotischen Patienten (nach *von Brunn*) als Ausdruck organischer Hirn- und Nervenveränderungen. *Liébault*, der sich um 1860 mit dem Mesmerismus beschäftigt und sich 1864 in Nancy als Arzt niedergelassen hatte, ging ganz von den Erfahrungen der Praxis aus. In ihm begegnet uns (nach *von Brunn*) zum erstenmal eine „moderne Psychotherapie in dem Sinne, daß unbeeinflußt durch ein theoretisches Lehrgebäude die Möglichkeiten einer seelischen Behandlung praktisch erprobt werden“. *Bernheim* wies nach, daß die verschiedenen neurologisch gekennzeichneten „Stadien der Charcotschen Hysterie“ nur auf der Suggestion des Hypnotiseurs beruhten, und zeigte, daß nicht nur die nach *Charcot* organisch kranken Hysteriker, sondern alle Menschen der Suggestion zugänglich sind.

Die seit der Antike wohlbekannte Psychogenese organischer Krankheiten war im 19. Jahrhundert keineswegs vergessen. *von Brunn* führt als Beispiele aus den 80er und 90er Jahren dafür Arbeiten über psychogenes Ekzem und psychogene Hörschäden an.

Das Jahr 1895 brachte die Begründung der Psychoanalyse durch den Wiener Nervenarzt und späteren Professor der Neuropathologie *Sigmund Freud* (1856 bis 1939). Er hatte in Paris den Geist *Charcots* in sich aufgenommen und in Nancy die hypnotischen Methoden *Bernheims* kennengelernt. Aus gemeinsamer Arbeit mit *Josef Breuer* (vgl. S. 66) erschienen 1895 die „Studien über Hysterie“. Sie brachten die Anfänge einer neuen Auffassung der Ätiologie und dementsprechend der Therapie der Neurosen und eine Abwendung von den Ansichten *Charcots* und *Bernheims*. Die hysterischen Symptome entstehen aus erschütternden Erinnerungen, die dem

Kranken nicht im Bewußtsein geblieben sind, und lassen sich beseitigen, wenn es gelingt, dem Kranken diese Erinnerungen in das Gedächtnis zurückzurufen. Dazu verwendeten *Freud* und *Breuer* ursprünglich noch die Hypnose. Später erklärt *Freud* das Fehlen der erschütternden, krankmachenden Erinnerungen im Bewußtsein der Patienten dadurch, daß eine seelische Kraft sie ins „Unbewußte" (vgl. Bd. II, 1, S. 58 u. 81) verdrängt hat, verzichtet auf die Hypnose und entwickelt ein Behandlungsverfahren, welches den „Widerstand" dieser Verdrängung im Wachzustand aufhebt, die „Psychoanalyse". Der „Widerstand" entwickelt sich aus dem Konflikt zwischen Triebleben und Ethik, Erziehung und allgemein geltenden Anschauungen der kulturellen Umwelt.

3. Die Spezialdisziplinen der Heilkunde

a) Innere Medizin und Neurologie

Wenn wir bei der Schilderung der Pathologie und Bakteriologie, der Serologie und der diagnostischen und therapeutischen Methoden die Erfolge der naturwissenschaftlichen Errungenschaften in den Vordergrund stellten, so tritt bei der inneren Medizin, der Mutter aller Sonderdisziplinen, das ärztliche Denken und Handeln mit seinen Leistungen stärker hervor. Man denkt viel über die Frage nach, wieweit die Naturwissenschaft mit ihren Experimenten am Tier den Wunsch erfüllen kann, Krankheiten des Menschen zu erkennen und zu heilen. Bei festlichem Anlaß, bei Antrittsvorlesungen und bei Rückblicken auf das Geleistete legt man Rechenschaft ab über das Erreichte und Nichterreichte. Man stellt bestimmte Programme und Forderungen auf.

Unter dem Einfluß der Zellularpathologie ist man zunächst mehr zur morphologischen Deutung der am Krankenbett beobachteten Erscheinungen geneigt, allmählich richtet sich der Blick, ohne das Morphologische zu vernachlässigen, mehr auf die pathologische Physiologie und die Störungen der Funktion. Die Bakteriologie gibt den Anstoß, von der Ursachenforschung her zum Wesen des klinisch beobachteten Krankheitsprozesses vorzudringen. Gegen Ende des Jahrhunderts erschüttert der Konstitutionsgedanke den Lokalismus. Er war schon 1871 von dem vorbildlichen Arzt, Kliniker und akademischen Lehrer *Hermann Immermann* (1838—1899) in seiner Basler Antrittsrede: „Über die therapeutischen Bestrebungen der heutigen internen Therapie" ohne Einseitigkeit als Errungenschaft der naturwissenschaftlichen Richtung in seinen Vorzügen an Beispielen erläutert und als Zukunftshoffnung der Diagnose und Therapie gepriesen worden.

Diese verschiedenen Strömungen kann man in der klinischen Medizin nicht zeitlich genau, geschweige denn schematisch voneinander abgrenzen. Viel hängt von der Individualität des klinischen Forschers ab. Die Art, wie er seine Überzeugung in der Praxis auswirkt, kann man als „seine klinische Methode" bezeichnen. In der Einleitung zum ersten Bande der 1880 von den großen Klinikern *Friedrich Theodor Frerichs* (1819—1885) und *Leyden* in Berlin gegründeten Zeitschrift für klinische Medizin, die sich bald eine führende Stellung in der medizinischen Weltliteratur erobern sollte, betont *Frerichs* die Sonderstellung dieser „klinischen Methode". Er wehrt sich gegen den „übermäßigen Einfluß der pathologischen Anatomie"; denn die morphologischen Eigenschaften der Organe entsprechen nicht immer den „virtuellen", die Form vermag über die Funktion der Gebilde nicht immer Auskunft zu geben. Wichtiger ist die tierexperimentelle Pathologie, aber den Ausschlag gibt immer die Beobachtung am Krankenbett. Die klinische Medizin kennt den Spezialismus in Theorie und Praxis nur als Hilfsdisziplin auf dem allein zum Ziele führenden, mühevollen Wege der induktiven Forschung. Ihren Gegenstand bilden nicht vereinzelte Krankheitserscheinungen, sondern der erkrankte Organismus im ganzen. Alle Seiten des veränderten Lebensprozesses sind mit den Hilfsmitteln zu erforschen, welche die Naturwissenschaften zur Verfügung stellen. Der Blick muß stets auf das Ganze gerichtet sein. Maßgebend für die Gründung der neuen Zeitschrift ist der Gedanke der Einheit der klinischen Methode, *Charcot* prägt für sie den Ausdruck nosologische oder nosographische Methode. Die Bezeichnung charakterisiert das Bemühen, die klinische Pathologie durch die ärztliche Beobachtung und Beschreibung des Beobachteten zu vertiefen und zu erweitern, Gedankengänge, die an *Hippokrates* und *Sydenham* erinnern (vgl. Bd. I, S. 86 u. 392).

Hippokratisches Gedankengut klingt am Ende des Jahrhunderts trotz modernster naturwissenschaftlicher Begründung ebenfalls durch die ärztlichen Auffassungen von *Friedrich Kraus*, wie er sie 1897 in seiner Untersuchung: „Die Ermüdung als ein Maß der Konstitution" entwickelt. Hier ermahnt er dazu, unbeschadet des anatomischen Gedankens und des Lokalismus nie zu vergessen, daß dem Arzt am Krankenbett „von den verschiedenwerthigen biologischen Individualitätsstufen meist die Person gegenüber" tritt. Nur ausnahmsweise bleibt bei der Krankheit die Störung der Funktion und Zusammensetzung völlig isoliert. In der Regel führt die abnorme Funktion eines einzigen Organs den gesamten vitalen Prozeß in abweichende Bahnen. Ein großer Teil der durch die Störung ausgelösten physiologischen Vorgänge drängt sich hierbei ohne weiteres als Selbstregulierungen zur Erhaltung und Anpassung des Organismus an das störende Agens auf. In der Regel „muß der Arzt das Ganze, das geschlossen und untrennbar zusammenhängende Thätigkeitssystem des Organismus, ins Auge fassen".

Als hippokratisch wird mit Recht auch die klinische Schule von *Ernst Leyden* bezeichnet. Er wirkte von 1876 bis 1907 in Berlin als Nachfolger von *Ludwig Traube* und *Frerichs* und gewann einen großen Schülerkreis. Als er sein Berliner Lehramt antrat, sah er in dem Meister von Kos sein Vorbild. In der Erkenntnis der Schäden, die durch die Übertreibung der spezifischen medikamentösen Therapie entstanden, und der Grenzen, die ihrer zur Mode gewordenen Anwendung gesetzt waren, wendete er sich mit besonderer Energie und besonderem Erfolg den diätetisch-physikalischen Heilmethoden zu, betonte die große Bedeutung einer aktiven, auf die ärztliche Kunst gestützten, individualisierenden Therapie, einer sorgfältig ausgebildeten Krankenpflege und der richtigen psychischen Behandlung der Kranken. Er erwarb sich die größten Verdienste um die Lungenheilstättenbewegung, die von *Brehmer* eingeleitet war, und um die Bekämpfung der Tuberkulose, die in den 90er Jahren nach der Enttäuschung der auf das Tuberkulin *Robert Kochs* gesetzten Hoffnungen in allen Kulturländern der Welt mit Nachdruck aufgenommen wurde.

Die anatomisch- und physiologisch-pathologischen Denkweisen, von denen sich die Kliniker bei ihrer Beobachtung am Krankenbett und bei der Beschreibung und Registrierung der subjektiven und objektiven Symptome, bewußt oder unbewußt, leiten ließen, kann man an Beispielen aus dem Gebiet der Magenkrankheiten gut verfolgen, die wir den Ausführungen *Knud Fabers* (geb. 1862) entnehmen.

Schon auf S. 157f. haben wir darauf hingewiesen, was die Einführung der Magensonde und die neuen Mittel zur Untersuchung des Mageninhaltes diagnostisch bedeuteten. 1878 führte *Ottomar Rosenbach* den für die weitere Entwicklung fruchtbaren Begriff „Insuffizienz des Magens" ein, nachdem kurz vorher *von Dusch* den Ausdruck „Herzinsuffizienz" für das Versagen des Herzens geprägt hatte. *Rosenbach* wollte nach eigenen Worten damit die Medizin „von der Selbstherrlichkeit der pathologisch-anatomischen Betrachtungsweise" befreien und auf die grundsätzliche Bedeutung der Funktionsprüfung für die Diagnose hinweisen; denn es kommt für den Arzt, der heilen will, nicht darauf an, einen irreparabeln pathologischen Zustand zu diagnostizieren, sondern das Entstehen des Leidens, den Beginn des Prozesses, die „functio laesa“ des Organs frühzeitig zu erkennen. Er unterschied zwischen relativer und absoluter Insuffizienz der kranken Organe. Die erste ist heilbar, gewissermaßen ein Zustand von Erschöpfung oder Ermüdung des Organs, die andere ist mit chemischen oder strukturellen Veränderungen, mit oder ohne kompensatorischer Hypertrophie verbunden. Es kommt darauf an, festzustellen, wieweit ein Mißverhältnis zwischen Anforderung und Leistung besteht. Beim Magen dient dazu die Verabreichung bestimmter Speisen, beim Herzen die Forderung bestimmter Muskelleistungen, die am Puls, an der Atmung und dem Verhalten der Blutzirkulation kontrolliert werden, bei den Drüsen die Untersuchung des Stoffwechsels. Diese Grundsätze machten einen großen Eindruck auf die klinischen Forscher.

v. Leube hatte 1873 gezeigt, daß bei vielerlei Magenbeschwerden eine verminderte Azidität im Spiel ist, 1879 *Reinhard von den Velden* (1851—1903), damals Assistent *Kussmauls* an der Straßburger Klinik, daß bei karzinomatöser Erweiterung des Magens die Salzsäure fast ausnahmslos fehlt. Später (1885/86) gab er als Berliner Dozent die ersten beweisenden Zahlen für die Hyperazidität bei Ulcus ventriculi. Die 80er Jahre brachten Aufklärungen über die nervösen und anfallsweise auftretenden Hypersekretionen und Hyperaziditäten des Magensaftes und ebenso über die Beteiligung des Nervensystems an anaziden und achylischen Zuständen des Magens.

1880 vertrat der Londoner Kliniker *Samuel Fenwick* (1821—1902) die Ansicht, daß die Ursache dieser Zustände in einer Atrophie der Magenschleimhaut zu suchen ist. Bei *Einhorns* Begriff der Achylia gastrica vom Jahre 1892 war die Atrophie bei diesen Zuständen nicht mehr eine conditio sine qua non. Wie wir hörten, führte dieses Krankheitsbild *Martius* zu der Überzeugung, daß es sich um eine angeborene Konstitutionsschwäche handelte, mochte bei der Achylie eine Gastritis oder eine einfache nervöse Störung vorliegen. Die Frage, wie weit das Nervensystem und die Psyche bei allen diesen Zuständen beteiligt sind, wurde von den Klinikern der funktionellen Einstellung eifrig erörtert.

v. Leube hielt (1879) die lokale Funktionsstörung des Magens noch für das Primäre; die Patienten sollten erst durch diese Störungen nervös werden. Aber die Einsicht in die Häufigkeit einer nervösen und psychogenen Ätiologie der Beschwerden nahm immer mehr zu. Ein energischer Schrittmacher auf dem Wege zur modernen „nervösen Dyspepsie“ war (nach *Carl von Noorden*) der Budapester Internist *Berthold Stiller* (1837—1922). Er betonte 1884 den psychogenen Einschlag besonders stark. *v. Leube* schränkte denn auch selbst im gleichen Jahr auf dem dritten Kongreß für innere Medizin in Berlin seine 1879 vertretene Anschauung wesentlich ein. Arbeiten von *Riegel* und *von den Velden* aus den Jahren 1885/86, die sich mit der Hypersekretion und der Hyperazidität im Zusammenhang mit dem Ulkus beschäftigten, brachten weitere Klärung. Um die Jahrhundertwende kann man die Situation so charakterisieren, daß sich trotz einiger Skeptiker die nervöse Dyspepsie als ein klar umschriebenes Krankheitsbild durchgesetzt hat. *Adolf Strümpell* (1853—1925), damals Professor und Direktor der medizinischen Universitätsklinik in Erlangen, fand große Zustimmung, als er 1902 den Satz von *Leube* gewissermaßen umdrehte: nicht das Magenleiden macht den Menschen zum Hypochonder, sondern die Hypochondrie macht den Menschen magenkrank (nach *von Noorden*).

Zu denen, die sich mehr an den anatomischen Befund als an das Funktionelle hielten, gehörte der Kopenhagener Professor der medizinischen Klinik *Carl With* (1826—1898). Das ist leicht verständlich. Er war bei *August Foerster* Prosektor und später in Dublin Schüler von *William Stokes* gewesen. 1887, in einer Zeit, in der man geneigt war, über den funktionellen Störungen des Magens das Magenulcus aus dem Auge zu verlieren, zeigte er die außerordentliche Häufigkeit und Behandlungsnotwendigkeit des Geschwürs. Nach *K. Faber* war es damals so weit gekommen, daß man die Diagnose Ulkus nur noch relativ selten stellte und sie fast nur bei Blutungen oder Strikturen in Betracht zog. Die Reaktion trat erst ein, und man kehrte zu der alten anatomisch-klinisch fundierten Diagnose (vgl. Bd. II, 1, S. 143f.) zurück, als man lernte, das Übel chirurgisch zu behandeln. Zwei Franzosen, der Internist *Maurice Soupault* (1864—1905) und der Chirurg *Henri Hartmann* (1860 bis 1952) in Paris, machten 1901 nachdrücklich darauf aufmerksam, daß die Hypersekretion und die sie gewöhnlich begleitenden, bei Hunger oder spät nach der Mahlzeit auftretenden Schmerzen so gut wie immer durch ein chronisches Ulkus verursacht sind.

Die auf der Basis dieser drei Denkweisen, der morphologischen, funktionellen und hippokratischen, durch die Ergebnisse und die Methodik der Naturwissenschaften sicher fundierte Nosographie der zweiten Hälfte des 19. Jahrhunderts ergab einen solchen Reichtum von neuen Krankheitsbildern und klareren Abgrenzungen der bekannten, mochten sie allgemeine, Organ- oder Organsystemkrankheiten betreffen, daß die innere Medizin am Ende des Jahrhunderts ein ganz anderes Bild darbietet als um seine Mitte.

Von den Erkrankungen des Blutes ist die klare Erkenntnis des Krankheitsbildes der perniziösen Anämie zu erwähnen. *Anton Biermer* beschrieb sie zum erstenmal 1868 auf der Naturforscherversammlung in Dresden und gab ihr 1872 den Namen „progressive perniciöse Anaemie". Der Professor der pathologischen Anatomie in Florenz, *Guido Banti* (1852—1925), beschrieb 1882 als „Anaemia splenica" eine Anämie mit Milztumor, 1894 als neues Krankheitsbild eine Kombination dieser Splenomegalie mit Leberzirrhose. 1896 wurde der mit diesem pathologischen Befund verbundene Symptomenkomplex als Bantische Krankheit bezeichnet. Bei aller Anerkennung der Verdienste *Bantis* um die Klärung der pathologischen und klinischen Zusammenhänge wird der selbständige Charakter des Krankheitsbildes heute von nicht wenigen Forschern bestritten. Das Blutbild der perniziösen Anämie und ihre Eigenart wurde durch *Paul Ehrlich* weiter geklärt, worüber er auf dem 11. Kongreß für innere Medizin in Leipzig 1892 berichtete. *Ehrlichs* pathologisch-histologische Forschung wurde das Fundament fast aller hämatologischen Fortschritte bis zum Ende des 19. Jahrhunderts und darüber hinaus. 1892 beschreibt der Pariser Kliniker *Henri Vaquez* (1860—1936) die äußerlich durch eine eigentümliche rote Gesichtsfarbe charakterisierte Polyzythämie, sein Kollege *Anatole Chauffard* (1855—1932) im Jahre 1899 und *Minkowski* 1900 den hämolytischen Ikterus. Die Chlorose (vgl. Bd. I unter Chlorose), heute fast zu den ausgestorbenen Krankheiten gehörend, war, wie wir uns aus unserer Jugendzeit erinnern, in den letzten Jahrzehnten des 19. Jahrhunderts noch eine recht häufige Krankheit der jungen Mädchen. Man hatte das für sie charakteristische Blutbild kennengelernt, aber von der Ätiologie wußte man ebensowenig etwas Sicheres wie die älteren Ärztegenerationen. Auch die Therapie brachte nichts wesentlich Neues. Das Eisen behielt seine Bedeutung als altbewährtes Spezifikum, ohne daß die Pharmakologie für seine Wirkung eine allgemein anerkannte Erklärung fand. Die eisenhaltigen, von dem französischen Arzt *Paul Blaud* (1774—1858) komponierten und nach ihm benannten Pillen erfreuten sich seit ihrer Einführung (1832) noch immer besonderen Vertrauens.

Wir kommen zu den Erkrankungen des Stoffwechsels und den Störungen der inneren Sekretion. Für die Lehre vom Diabetes brach eine neue Epoche an, als *von Mering* und *Minkowski* 1889 zeigten, daß bei Versuchstieren durch die Exstirpation des Pankreas jederzeit ein echter Diabetes hervorgerufen werden konnte. Dadurch war es möglich, die unheimliche Krankheit in ihren Bedingungen genauer zu studieren (vgl. hierzu Bd. II, 1, S. 127). Mit scharfem klinischem Blick erkannte *Adolf Kussmaul* 1874 in seiner Freiburger Klinik den Unterschied in den Terminalsymptomen zwischen dem urämischen und „diabetischen Coma" und gab diesem den Namen. Im Jahre 1886 war die Entdeckung des Phloridzin-Diabetes durch *von Mering* vorausgegangen. 1901 folgte die S. 69 erwähnte Entdeckung der Adrenalinglykosurie durch *Ferdinand Blum* und weiter der Nachweis, daß nach Schilddrüsen- und Hypophysenvergiftung Zucker im Harn auftritt. Dadurch wurde (nach *His* d. J.) das Verständnis der Wechselwirkung innerer Organe bei diesen Krankheitsprozessen eingeleitet und der Weg der nervösen Beeinflussung des Zuckerstoffwechsels aufgedeckt. Für die Therapie des Diabetes blieb die Diät ausschlaggebend, erst recht in der Zeit vor der Einführung des Insulins (1921). Man verwendete eine unermüdliche Arbeit darauf, den Kranken eine abwechslungsreiche und von schädlicher Einseitigkeit freie Kost zu bieten. Dem Diabetiker ein erträgliches und sein Leben konservierendes Dasein zu schaffen, wurde ein sich über Jahrzehnte erstreckendes, von physiologischer Forschung und klinischer Erfahrung geleitetes Bemühen. Am Anfang der 80er Jahre stand die strenge stickstoffreiche, reine Fleischkost, die der um das Studium der Stoffwechselerkrankungen verdiente italienische Kliniker *Arnaldo Cantani* (1837—1893) forderte, im größten Ansehen. Um dieselbe Zeit hatten andere, so der eifrig um die physiologisch-klinische Methode bemühte Berliner Kollege *Leydens*, *Hermann Senator* (1834—1911), nichts gegen Fettzusatz und bestimmte Gemüse- und Obstsorten einzuwenden. Man kommt von der einseitigen Fleischkost *Cantanis* immer mehr ab und erkennt, daß es Zuckererkrankungen gibt, die an Grad und Art so verschieden sind, daß sehr verschiedene Speisezettel zur Anwendung kommen können und müssen. Unter ihnen erfreute sich die Speiseordnung des Frankfurter Internisten *Carl von Noorden* (1858—1944) ganz besonderen Ansehens. Die von *C. A. Ewald* (1895) in *Eulenburgs* Realencyklopädie besprochenen, unter dem Einfluß der von *v. Mering-Minkowski* unternommenen Pankreasexstirpation stehenden Versuche, den Diabetes durch die Applikation von Pankreassaft zu bekämpfen, wurden weniger in Deutschland als im Ausland vorgenommen. Der italienische Pharmakologe *Ferdinando Battistini* (1867—1929) mazerierte Schaf- oder Kalbpankreas mit Glyzerin oder 0,6%iger Kochsalzlösung und benutzte das Ausgepreßte zur subkutanen Injektion. Trotz der von einigen berichteten guten Erfolge wurde die Methode nicht weiter ausgebaut. Eine gute Übersicht über den Stand der Diabetesforschung und -therapie der Zeit bietet die 1898 in Wien erschienene Monographie: „Der Diabetes mellitus" *Bernhard Naunyns*.

Das Myxödem wurde 1873 von dem Londoner Kliniker und Physiologen *William Withey Gull* (später geadelt; 1816—1890) als „kretinoider Zustand des Erwachsenen" zuerst beschrieben. Sein Landsmann und Kollege *William Miller Ord* (1834—1902) gab der Krankheit 1878 den modernen Namen. 1882 beschrieb *H. J. Quincke* unter dem Titel: „Über umschriebenes akutes Hautödem" die nach ihm benannte und seitdem in den verschiedensten Formen und Lokalisationen bekannt gewordene vasomotorisch-neurotische Schwellung, das „*Quincke*sche Ödem".

An die S. 148 geschilderte Erkenntnis und Klärung des Krankheitsbildes der Akromegalie schloß sich die erste Beschreibung der Dystrophia adiposogenitalis durch den Wiener Pharmakologen *Alfred Fröhlich* (geb. 1871) im Jahre 1901 an. Er gab seiner Veröffentlichung den charakteristischen Titel: „Über einen Fall von Tumor der Hypophysis cerebri ohne Akromegalie."

Die Merseburger Trias des *Basedow* (vgl. Bd. II, 1, S. 161) wurde im Jahre 1883 von *Pierre Marie* durch den Tremor als viertes Symptom ergänzt. 1886 stellte der Leipziger Nervenarzt *Paul Moebius* (1853—1907) fest, daß bei dieser Krankheit als charakteristisches Symptom auch eine Störung der Augenkonvergenz vorkommt.

Die Kenntnis der Erkrankungen des Herzens und des Kreislaufs erfuhr durch die früher erwähnten Forschungsergebnisse der Physiologie besonders wertvolle Bereicherungen, weil sich aus ihnen neue Erklärungen der klinischen Beobachtungen und damit neue Diagnosen und Behandlungsmöglichkeiten ergaben. Wir fügen dem Gesagten den Hinweis auf die Untersuchungen des Cambridger Physiologen *Walter Holbrook Gaskell* (1847—1914) hinzu, die ihn 1883 zur Theorie der myogenen Reizbildung der Herztätigkeit und zur Prägung des Begriffes „Herzblock" führten. 1871 beschrieb nach Tierexperimenten und Beobachtungen am Menschen mit Hilfe des Sphygmographen *Ludwig Traube* die Eigenart des pulsus bigeminus, bei welchem auf jeden normalen Puls ein kleinerer folgt, und stellte ihn in einer Kurve dar. Das seit langem bekannte Krankheitsbild der Endokarditis (vgl. Bd. II, 1, S. 160 u. a.) gewann einen neuen Aspekt durch die Arbeiten *Virchows* über die Embolie mit der Verschleppung korpuskulärer Elemente und vor allem durch die Bakteriologie (*Hermann Vierordt*). 1868 veröffentlichte *H. I. Quincke* seine ersten Studien über den in die Venen fortgesetzten Kapillarpuls, insbesondere bei der Aorteninsuffizienz. 1894 beschrieb er zusammen mit *Heinrich Hochhaus* (1860—1916) zum erstenmal die Extrasystolen als „frustrane Kontraktionen" des Herzens.

Von den zahlreichen neuen Krankheitsbildern, die man in der zweiten Hälfte des 19. Jahrhunderts auf dem Gebiet der inneren Medizin kennenlernte, verweisen wir noch auf zwei Infektionskrankheiten. 1886 beschrieb der Internist *Adolf Weil* (1848—1916), der im gleichen Jahr nach Dorpat berufen wurde, den infektiösen Ikterus, den man später als Weilsche Krankheit bezeichnet hat. Der Erreger wurde erst 1914/15, von japanischen und deutschen Forschern, die unabhängig voneinander waren, in einer Spirochäte entdeckt. In den 90er Jahren wurde die „Papageienkrankheit" als gefährliche Seuche bekannt.

1876 stellte man (nach *A. Roubakine* und *Cl. Tieschner*) in Paris zum erstenmal „den Zusammenhang zwischen einer bisher unbekannten menschlichen Krankheit und der Anwesenheit eines erkrankten Papageien in der Umgebung des Erkrankten fest". 1879 wurde die Erkrankung von dem Schweizer praktischen Arzt *Jacob Ritter* (1849—1907) als kleine Epidemie beschrieben. Er hatte sie in Uster bei Zürich in der Familie eines Vogelliebhabers beobachtet, in der sie sieben Personen befiel. Er faßte sie als „eine an Flecktyphus anlehnende Form von typhöser Pneumonie" auf. Die Einschleppung durch importierte Vögel oder ihre Käfige erschien ihm wahrscheinlich, aber nicht sicher. 1892 erkannte der Pariser Kliniker *Michel Peter* (1824—1893) einen neuen „typhus des perruches" als durch Papageien übertragen, die aus Buenos Aires in Frankreich importiert waren. Drei Jahre später wurde die Krankheit von dem Franzosen *Antonine Morange* (geb. 1869; gest. wahrscheinlich 1951) in seiner Pariser Doktorthese ausführlich behandelt. Aus ihr erfährt man, daß die Krankheit inzwischen als „psittacose" aus dem Griechischen „ψίττακος" (der Papagei) bezeichnet wurde.

1897 faßte der holländische Militärarzt, Pathologe, Bakteriologe und langjährige Leiter eines pathologisch-bakteriologischen Instituts bei Batavia, *Christian Eijkman* (1858—1930), in Virchows Archiv das Ergebnis langer Untersuchungen in einer Veröffentlichung über „Eine Beri Beri-ähnliche Krankheit der Hühner" zusammen. Er hielt diese Erkrankung zunächst — im Zeitalter der Bakteriologie nicht verwunderlich — für infektiös. Da lenkte ein Zufall den Verdacht auf eine Ernährungsstörung. Die erkrankten Hühner waren seit einiger Zeit ausnahmslos mit Speiseresten aus der Hospitalküche gefüttert worden, nämlich mit gekochtem und geschältem Reis. Als sie wieder das gewohnte Futter aus rohem, ungeschältem Reis erhielten, hörte die Krankheit auf. Nun setzten mit genialer Sorgfalt durchdachte vielseitige Fütterungsversuche ein, deren Erörterung im einzelnen zu weit führen würde, und es stellte sich heraus, daß die Krankheit durch den Ausfall der Reisschale, des „Silberhäutchens des Reiskornes", verursacht wurde. Viele Fragen über die physiologische Rolle der in der Reisschale vorhandenen Stoffe blieben noch ungelöst, aber der Ausgangspunkt zur Erforschung der Mangelkrankheiten war geschaffen, die man später Avitaminosen nannte.

Neurologie. Im 19. Jahrhundert war die Neurologie von der Selbständigkeit, die sie in der modernen Heilkunde besitzt, noch weit entfernt. Sie stand der inneren Medizin näher als der Psychiatrie. So kommen viele Beschreibungen neuer neurologischer Krankheitsbilder von Allgemeinpraktikern und aus Kliniken, die von Internisten geleitet werden. *Octave Landry* (1826—1865), der im Jahre 1859 das nach ihm benannte, heute als anatomisch und ätiologisch uneinheitliches Krankheitsbild erkannte, durch akutes Auftreten motorischer, rasch von unten nach oben fortschreitender Lähmungen charakterisierte Leiden, die „Landrysche" Paralyse, beschrieb, war Leiter einer Wasserheilanstalt in Auteuil, in der zahlreiche Nervenkranke behandelt wurden. Der, wie *Landry*, viel zu früh verstorbene Kliniker *Adolph Wachsmuth* (1827—1865), der, von der Beobachtung einer doppelseitigen Fazialisparese ausgehend, als erster die progressive Bulbärparalyse im Jahre 1864 beschrieb, vertrat neben der inneren Medizin später auch die Psychiatrie. Allgemeinpraktiker war der Amerikaner *George Huntington* (1851—1916), der 1872 die nach ihm benannte chronische, progressive, hereditäre Chorea beschrieb. Der durch seltene Universalität ausgezeichnete Pathologe und innere Kliniker *Nicolaus Friedreich* (1825—1882) in Heidelberg hob das nach ihm benannte Krankheitsbild der hereditären Ataxie in Virchows Archiv zuerst 1863 „aus dem Collectivbegriffe der Tabes dorsualis" heraus, erkannte 1876, nachdem ein größeres Krankengut in seine Hände gekommen war, die Heredität als maßgebenden ätiologischen Faktor und arbeitete in der Folge die Symptomatologie und Pathologie der Krankheit schärfer heraus. 1876 beschrieb der Kreisphysikus *Julius Thomsen* (1815—1896) „Tonische Krämpfe in willkürlich bewegten Muskeln infolge von ererbter psychischer Disposition (Ataxia muscularis?)", an denen er selbst und ein großer Teil seiner Familie gelitten hatte. *Carl Westphal* nannte den Symptomenkomplex, der von *Leyden* schon 1874 beschrieben worden war, 1883 „Thomsensche Krankheit". *Strümpell* gab ihr den Namen „Myotonia congenita". Der Amerikaner *George Miller Beard* (1839—1883), der den Ärzten 1878/79 den proteischen Symptomkomplex der Neurasthenie näherbrachte und von organischen Erkrankungen des Zentralnervensystems abgrenzte, nachdem er sich seit 1869 mit dem Problem beschäftigt hatte, war ein vielseitiger Internist. Wir zweifeln nicht daran, daß der von ihm für den modernen Begriff dieser Krankheit gewählte Name mit Reminiszenzen an *John Brown* (vgl. Bd. II, 1, S. 25f.) zusammenhängt; denn dieser operierte ja auch mit der „Asthenie" als Folge der Erschöpfung (bei *Beard* exhaustion) des Nervensystems bzw. der Nervenkraft. 1883 beschrieb der praktische Arzt in dem kleinen französischen Ort Lannelis (Finistère) *Augustin Marie Morvan* (1819—1897) eine lepraähnliche Form der Syringomyelie, deren Höhlenherde im Rückenmark schon im Jahre 1545 von dem französischen Anatomen *Charles Estienne* (Stephanus; gestorben 1564) beobachtet worden waren. Bei dieser nach *Morvan* genannten Krankheit handelte es sich um eine besondere Form der Syringomyelie mit trophischen Störungen und Aufhebung aller Gefühlsarten, die zu Panaritien und Knochennekrosen führte.

b) Kinderheilkunde

Ähnlich wie die Neurologie ist die Kinderheilkunde in ihrer Entwicklung zum modernen Spezialfach der inneren Medizin besonders eng verbunden geblieben. In der schon erwähnten „Chronik der Kinderheilkunde" des Leipziger Pädiaters *Albrecht Peiper* wurde der Medizingeschichte ein Standardwerk geschenkt, welches ihre Entwicklung von den ältesten Zeiten bis zur Gegenwart in einer hervorragenden Schilderung ihrer Probleme darstellt.

Die Sonderstellung des gesunden und kranken Kindes war den Ärzten bekannt, solange es eine Medizin gibt. Was hätte man auch anders erwarten können? Die Sorge um das Kind tritt in der Literatur aller Kulturvölker und auch schon bei den Primitiven zutage. Was man am Kinde beobachtete, wie man seine Erkrankung deutete, sie zu heilen und zu verhüten suchte, das richtete sich ganz nach dem jeweiligen Stand der wissenschaftlichen Heilkunde und der Kultur der Zeit. Schon früh entstehen Spezialschriften über den Gegenstand. Seit dem späteren Mittelalter nimmt ihre Zahl erheblich zu.

Dem sozialen und körperlichen Elend der ausgesetzten unehelichen Kinder suchte man durch Findelhäuser zu steuern (vgl. Bd. II, 1, S. 61), seitdem (nach *A. Peiper*) in Mailand 1787 die erste Findelanstalt gegründet worden war. Am Anfang des 19. Jahrhunderts, in der Zeit des größten Ansehens der französischen Medizin, entstanden in Paris die ersten Sonderspitäler für Kinder. Man hatte erkannt, daß es aus sittlichen und praktischen Gründen unmöglich war, die Kinder wie bisher in überfüllten Krankensälen mit Erwachsenen zusammenzupferchen. Der ursprüngliche Findelhauscharakter ergibt sich aus dem Namen des Pariser „Hospice des enfants trouvés". An ihm wirkte später der ausgezeichnete Pädiater *Jacques François Baron* (1782—1849). Daneben entsteht 1802 aus einem Mädchenwaisenhaus das Hôpital des enfants malades mit 300 Betten für kranke Kinder im Alter von zwei bis 15 Jahren. Der vielseitige Therapeut *Jean-François-Nicolas Jadelot* (gest. 1855) wird sein Direktor.

Nach *A. Peiper* wurde in diesen beiden Anstalten der Grund zur Kinderheilkunde unserer Zeit gelegt. Aus ihrem Milieu entstand u. a. 1843 das einflußreiche, oft aufgelegte, auch ins Deutsche übersetzte Werk über Klinik und Praxis der Kinderkrankheiten, welches der Großneffe des Bd. II, 1, S. 24 erwähnten Montpellierer Vitalisten *Joseph Barthez*, *Ernest Barthez* (1811—1891) gemeinsam mit seinem Freunde, dem Genfer Internisten und Pädiater *Frédéric Rilliet* (1814—1861) verfaßte. War dieses Werk wesentlich auf der klinischen Beobachtung aufgebaut, so diente die Arbeit von *Charles Billard* (1800—1832) vom Jahre 1828 über die Krankheiten der Neugeborenen und Säuglinge in erster Linie der pathologisch-anatomischen Begründung der Symptome. Sie war aus der Anstalt *Barons* hervorgegangen, erregte großes Aufsehen und fand ebenfalls in fremden Sprachen weite Verbreitung. In Deutschland wurde die erste Kinderabteilung 1830 an der Berliner Charité errichtet. Ihr erster Leiter war der Berliner Praktiker *Stephan Friedrich Barez* (1790—1856). Er gründete 1843 zusammen mit *Moritz Romberg* mit dem „Journal für Kinderkrankheiten" die erste pädiatrische Zeitschrift.

Nur mühsam setzte sich gerade in Deutschland die Ansicht durch, daß der Kinderheilkunde im Universitätsunterricht eine wichtige Aufgabe zukommt, die die Errichtung von Kinderkliniken mit dem nötigen wissenschaftlichen Apparat und besonders befähigte und geschulte Lehrkräfte erfordert. *Theodor Escherich* beklagt 1868 die noch vielfach verbreitete Ansicht, daß das Studium der Kinderkrankheiten an den Universitäten überflüssig sei, weil es von der inneren Medizin aus genügend betrieben werden könne. Für viele sei mit der nötigen Verkleinerung der Dosen der medikamentösen Therapie des Kindes Genüge getan. Die von ihm 1874 beantragten Sonderkliniken und -professuren wurden von den medizinischen Fakultäten als unnötig abgelehnt. In ganz Deutschland gab es 1868 nur ein einziges Ordinariat für Pädiatrie, und zwar in Würzburg. Es ist bezeichnend, daß der Inhaber dieses Lehrstuhls, *Franz von Rinecker* (1811—1883), „gleichzeitig oder nacheinander" auch die Arzneimittellehre, Poliklinik, Mikroskopie, Experimentalphysiologie, Psychiatrie und Haut- und Geschlechtskrankheiten vertrat (*A. Peiper*). Trotz der Bemühungen bedeutender Pädiater, darunter des Neffen von *Moritz Romberg*, *Eduard Henoch* (1820—1910), blieb die Kinderheilkunde an den deutschen Universitäten ein Fach, welches von den Vertretern der inneren Medizin nebenamtlich gelehrt wurde. Es war ein großer prinzipieller Fortschritt, als *Otto Heubner* (vgl. S. 184), ein Schüler *Wunderlichs* und Leiter der Distriktspoliklinik in Leipzig, dem die Gründung eines Ambulatoriums und eines Krankenhauses für Kinder gelungen war und der in Deutschland „die erste eigentliche kinderärztliche Schule" ins Leben rief, im Jahre 1894 durch den weitsichtigen, um die Medizin hochverdienten Ministerialdirektor im Preußischen Kultusministerium *Friedrich Althoff* (1839—1909) gegen den Einspruch der Fakultät als Ordinarius des Faches nach Berlin berufen wurde. Danach war es nicht mehr möglich, die Bedeutung der Pädiatrie als eines vollberechtigten Lehrfaches abzuleugnen.

Bis in die 60er Jahre hinein dominierte in der kinderärztlichen Forschung die anatomisch-klinische Richtung, dann schlug sie die modernen experimentell biologisch-pathologischen Bahnen ein. Eines ihrer dringlichsten Probleme war die Verhütung der beängstigend großen Sterblichkeit der Kinder, vor allem der Säuglinge. Die Statistiken aller Länder bringen erschütternde Zahlen. 1875 starben z. B. in Berlin von 100 lebend Geborenen im 1. Lebensjahr zwischen 30 und 35. Die engen Beziehungen dieses Problems zur Frage der Hygiene des Säuglings, der sozialen Hygiene überhaupt und in erster Linie der künstlichen Säuglingsernährung stellten den Forscher vor vielseitige Aufgaben. Aus dieser Entwicklung heben wir einiges heraus. Die ersten gesetzlichen Maßnahmen zum Schutz der Säuglinge wurden in der ersten Hälfte der 70er Jahre in Frankreich auf Veranlassung des deputierten Arztes *Théophile Roussel* (1816—1903) erlassen. Sie regelten vor allem das Ammenwesen. Zur Erhaltung lebensschwacher Neugeborener erfand man an Stelle der alten Methode des Einhüllens in Tücher und der Beigabe von Wärmeflaschen, Wärmewannen mit doppeltem Boden, der mit warmem Wasser gefüllt wurde. Andere als Couveusen (= Brutöfen) bezeichnete Modelle, bei denen warme Luft das Maßgebende war, wurden 1878 durch den Geburtshelfer *Etienne* (*Stéphane*) *Tarnier* (1828—1897) in die Pariser Charité eingeführt und vielfach modifiziert. Später gab man sie jedoch (nach *A. Peiper*) wegen mancher ihnen anhaftenden Nachteile wieder auf.

Die Erkenntnis der großen Gefährdung des künstlich ernährten Säuglings durch die auftretenden Darmstörungen regte eine intensive Erforschung der bei diesen „Nährschäden" wirksamen Faktoren an. Ihre Anfänge lagen weit zurück. Eine ungewöhnlich mühsame Arbeit galt der Untersuchung des Stoffwechsels, der Beobachtung des Gewichtes, dessen genaue Registrierung um die Mitte des Jahrhunderts aufkommt, des Wachstums der Kinder und der Suche nach unschädlichen Ersatzpräparaten für Säuglinge, die nicht an der Frauenbrust ernährt werden. Hierbei erwiesen sich die Untersuchungen von *Philipp Biedert* (1847—1916) als sehr wertvoll. Ihre Ergebnisse veröffentlichte er 1869 in seiner unter dem Gynäkologen

Adolph Kehrer (1837—1914) erarbeiteten Gießener Doktordissertation über den chemischen Unterschied der Menschen- und Kuhmilch. Es war der Anfang einer pädiatrischen Forschung, die den Namen des später als Chef des Medizinalwesens von Elsaß-Lothringen tätigen Praktikers auf der ganzen Welt bekanntmachte. *Biederts* Annahme, die schlechte Verdaulichkeit der Kuhmilch für den Säugling beruhe auf unverdaut im Stuhl erscheinenden Kaseinbröckeln, hat sich (nach *A. Peiper*) nicht bestätigt. Aber die Forschung erfuhr durch ihn viele Anregungen. Sein „Ramogen", eine fettangereicherte Milch, erschien lange Zeit als ideales Ersatzmittel für die Muttermilch, aber auf die Dauer zeigte sich, wie bei unzähligen anderen Ersatzpräparaten, die in der Folge herausgebracht wurden, daß man von einer Lösung des schwierigen Problems noch weit entfernt war. Die schon seit *Scheele* (vgl. Bd. II, 1, S. 3) bekannte Sonderstellung des Milchzuckers im Rahmen der verschiedenen Zuckerarten gewann für den Muttermilchersatz praktische Bedeutung, als durch den Professor für Tierphysiologie und Tierernährung an der Technischen Hochschule in München *Franz von Soxhlet* (1842—1922) im Jahre 1893 ein so reiner Milchzucker in den Handel kam, daß man ihn den Säuglingen unbedenklich geben konnte. Dadurch wurden neue zweckmäßige Ersatzmilchmischungen von *O. Heubner* u. a. möglich.

Im Zeitalter der Bakteriologie lag der Gedanke nahe, die Ursache der bei Säuglingen so oft beobachteten, gefährlichen Darmkatarrhe und akuten Enteritiden in pathogenen Keimen und in der bakteriellen Verunreinigung der Milch von ihrer Produktion im Kuhstall an zu suchen. Im Zusammenhang damit machte sich seit 1886 *Th. Escherich* als erster die Erforschung der normalen Bakterienflora der Frauenmilch, des Säuglingsmagendarmkanals und der bei Ernährungsstörungen auftretenden fremden Bakterienarten zur Aufgabe. Eine Prophylaxe dieser bakteriellen Infektionen strebte *Soxhlet* mit seinem im gleichen Jahr (1886) angegebenen Gerät zur Milchsterilisierung an. Der Tagesbedarf des Säuglings an Milchmischungen wurde auf die einzelnen Flaschen trinkfertig verteilt und auf einmal erhitzt, so daß in die ganze Menge nachträglich keine Keime mehr eindringen konnten. Es war (nach *A. Peiper*) eine wesentliche Verbesserung der Milchbehandlung im Haushalt und eine Anregung zur Milchhygiene, aber die übertriebenen Hoffnungen auf einen Rückgang der Säuglingssterblichkeit durch das weitverbreitete Verfahren erfüllten sich nicht.

Zu der in diesem Zusammenhang wichtigen Lehre vom kindlichen Stoffwechsel leistete der württembergische praktische Arzt *Wilhelm Camerer* (1842 bis 1910) besonders wertvolle Beiträge. Gestützt auf langjährige Untersuchungen an seinen eigenen fünf Kindern, veröffentlichte er 1894 in Tübingen das grundlegende Werk: „Der Stoffwechsel des Kindes". Als bedeutender chemischer Physiologe stellte er „die erste richtige Stoffwechselbilanz des Säuglings nach Wasser, Asche und Elementen der organischen Substanz" auf.

So wurde damals der Ausgangspunkt der modernen Lehre von den Ernährungsstörungen der Säuglinge geschaffen.

Von der speziellen Therapie der Kinderkrankheiten war in früheren Kapiteln wiederholt die Rede. Hier sei nur noch auf die Tat des vielbeschäftigten praktischen Arztes *Joseph P. O'Dwyer* (1841—1898) in New York hingewiesen. Der mit seinem Namen verbundene Eingriff, die Intubation, rettete vielen diphtheriekranken Kindern das Leben. Er war schon in der Antike bekannt (vgl. Bd. I, S. 117), wurde (nach *Garrison*) in Paris seit 1856 von *Eugène Bouchut* bei kruppkranken Kindern empfohlen und dort auch zuerst praktisch ausgeführt, und zwar von *Trousseau* in Kombination mit der Tracheotomie. Aber erst *O'Dwyer* schuf in jahrelanger mühsamer Arbeit die einwandfreie Methode zur Beseitigung von Kehlkopfstenosen und berichtete am 21. Mai 1884 über den ersten Erfolg bei einem vierjährigen Mädchen.

Von den in der zweiten Hälfte des 19. Jahrhunderts neu entdeckten oder genauer umgrenzten Kinderkrankheiten erinnern wir daran, daß die (vgl. Bd. II, 1, S. 161) von *Jacob Heine* 1840 beschriebene spinale Kinderlähmung 1884 von *Strümpell* als akute Infektionskrankheit erkannt und daß 1887—1894 ihre Diagnose auf eine breitere Basis gestellt wurde, nachdem der Pädiater *Oskar Medin* (1847—1927) in Stockholm beim epidemischen Auftreten der Krankheit Gelegenheit gehabt hatte, verschiedene bisher nicht beachtete Erscheinungsformen derselben aufzudecken. Ganz auf die klinische Beobachtung gestützt, grenzte *Ludwig Thomas* (1838—1907), damals Direktor der medizinischen Distriktspoliklinik in Leipzig, im Jahre 1869 die Röteln als wohl umschriebenes Krankheitsbild von den Masern ab, von denen sie bis dahin nicht unterschieden wurden. Einstimmige Anerkennung fand diese Erkenntnis (nach *A. Peiper*) erst 1881 auf dem internationalen medizinischen Kongreß in London. Vier Jahre später beschrieb der Moskauer Professor der Kinderheilkunde *Nil Feodorowitsch Filatow* (1847—1902) als neue Krankheit fieberhafte Zustände, die mit einem scharlachähnlichen Ausschlag verbunden waren, aber in dem konstant leichten Verlauf den Röteln glichen, und nannte sie 1896 Rubeola scarlatinosa. Das gleiche Krankheitsbild differenzierte 1900 der hochangesehene Londoner Arzt und Hygieniker *Clement Dukes* (1845—1925) aus den Krankheitsbildern der Scarlatina und der Rubeola heraus und gab ihm im Gedanken an Scharlach, Masern und Röteln in der Reihe der akut-infektiösen Exantheme den Namen „Vierte Krankheit". Später wurde daraus die „Filatow-Dukessche Krankheit".

Für die Frühdiagnose der Masern wurde das Jahr 1896 dadurch wichtig, daß der NewYorker Kinderarzt *Henry Koplik* (1858—1927) damals mit ganz besonderem Nachdruck auf die diagnostische Bedeutung der seitdem nach ihm benannten Flecken der Mundschleimhaut hinwies, die vor dem Erscheinen des charakteristischen Masernhautausschlages auftreten. Diese Flecken waren schon vor *Koplik* von anderen Beobachtern beschrieben und zum Teil auch diagnostisch gewürdigt worden, so nach freundlicher Mitteilung von *Heinz Goerke* schon 1774 von dem Engländer *John Quier* (1738—1822), der 56 Jahre auf Jamaika als Arzt praktizierte, ferner von *Reubold* (1854) aus der Würzburger Klinik *Rineckers*, dann von *Carl Gerhardt* (1874) und von *Filatow* im Jahre 1885. Auch der hochangesehene Berliner Pädiater *Eduard Henoch* hatte in den 80er Jahren in seinen Vorlesungen über Kinderkrankheiten auf ein „Gaumenexanthem" aufmerksam gemacht, das dem Hautausschlag vorangeht.

Die heute als Avitaminose erkannte sog. Möller-Barlowsche Krankheit, der „kindliche Skorbut", wurde in ihren charakteristischen Symptomen von dem Königsberger Professor der praktischen Medizin *Julius Möller* (1819—1887) im Jahre 1859 bei drei Kindern im Alter von 1—3 Jahren als „akute Rachitis" beschrieben. Man trennte sich ungern von diesem Begriff, aber es fehlte nicht an Bezweiflern des Glaubens an eine solche akut auftretende Knochenerkrankung. 1882 sprach sich der Leiter der Leipziger Kinderpoliklinik *Livius Fürst* (1840—1907) gegen die Existenz eines selbständigen Krankheitsbildes dieser Art auf rachitischer Basis aus. Ein Jahr später beschäftigte sich *Sir Thomas Barlow* (1845—1945), Professor der klinischen Medizin und Arzt am Königlichen Hof in London, mit der Krankheit und konstatierte, daß die rachitischen Erscheinungen bei dem Leiden ein „variabeles Element" seien, sein wesentlicher Charakter dagegen in Skorbut bestehe. Als Spezialkrankheit jüngerer Säuglinge beschrieb der Prager Pädiater *Gottfried Ritter von Rittershain* (1820—1883) im Jahre 1870 bzw. 1878, wo er ihr den definitiven Namen gab, die Dermatitis exfoliativa neonatorum. Seit 1902 nannte man die klinischen Folgen der angeborenen Erweiterung des unteren Dickdarms Hirschsprungsche

Krankheit. Gute Beobachtungen und Beschreibungen der Krankheit reichen bis in die erste Hälfte des 19. Jahrhunderts zurück, aber 1888 beschrieb der Kopenhagener Professor der Kinderheilkunde *Harald Hirschsprung* (1830—1916) sie in einem Vortrag vor der Gesellschaft für Kinderheilkunde in Berlin unter Vorlegen pathologischer Präparate mit besonderer Prägnanz als „Stuhlträgheit Neugeborener infolge von Dilatation und Hypertrophie des Colons". 1897 veröffentlichte der Londoner Professor der Kinderheilkunde *George Frederick Still* (1868—1941) Beobachtungen über multiple Gelenkverdickungen und -versteifungen nach Art eines subakuten Gelenkrheumatismus mit Milzvergrößerung und Lymphdrüsenschwellungen bei jungen Kindern, ein Krankheitsbild, das gelegentlich auch bei Erwachsenen beobachtet wird und das man ihm zu Ehren Stillsche Krankheit nennt. 1892 erkennt (nach *A. Peiper*) der Budapester Pädiater *János von Bókay* (1858—1937) den Zusammenhang zwischen Windpocken und einer Form des Herpes zoster, die äußerlich der gewöhnlichen Form dieser Erkrankung ähnlich ist, aber zur Ansteckungsquelle von Windpockenerkrankungen werden kann, den Herpes zoster varicellosus.

Im Jahre 1888 griff *Paul Grawitz* in einem Vortrag über plötzliche Todesfälle im Säuglingsalter ein Problem auf, welches nach unserem heutigen Wissen zum erstenmal 1614 von *Felix Platter* (vgl. Bd. I, S. 266) ins Auge gefaßt wurde, die Frage nach dem sog. Thymustod der Kinder. *Platter* hatte auf Grund seines Sektionsbefundes den plötzlichen Tod anscheinend völlig gesunder Kinder auf Erstickung durch die Vergrößerung der Drüse zurückgeführt. Über drei Jahrhunderte später (1829) glaubt der kurfürstlich-hessische Leibarzt *Johann Heinrich Kopp* (1777 bis 1858) in Hanau auf der Versammlung deutscher Naturforscher und Ärzte in Heidelberg den Zusammenhang in einem Glottiskrampf als Folge der Vergrößerung des Thymus zu sehen, die zu Asthma führte. Dieses nach ihm benannte „Koppsche Asthma thymicum" wurde 1858 von *Alexander Friedleben* (vgl. Bd. II, 1. S. 127) abgelehnt. Er schloß seine Studie mit dem Wort: „Es gibt kein Asthma thymicum. Diese Benennung hat nur mehr ein historisches Interesse." Diese Ansicht wurde allgemein übernommen. *Grawitz* hält dagegen den Zusammenhang zwischen Thymusvergrößerung und plötzlichem Erstickungstod auf Grund seiner Sektionsbefunde bei zwei Säuglingen mit stark vergrößertem Thymus durchaus für möglich. Ein Jahr später fand der Wiener gerichtliche Mediziner *Arnold Paltauf* (1860—1893) bei eigenen zahlreicheren Sektionen plötzlich gestorbener Kinder und analogen Befunden bei Erwachsenen nicht nur eine Vergrößerung des Thymus, sondern auch des ganzen Lymphapparates und der Milz. Nach seiner Überzeugung war der Thymustod, ein akutes Versagen des Herzens, die Folge nicht eines einzelnen pathologischen Organs, sondern einer krankhaft konstitutionellen Veranlagung des gesamten Lymphapparates. Der „status thymico-lymphaticus" — so nannte er das Krankheitsbild — führt dadurch zum plötzlichen Tod, daß das Herz mit einem Schlage arbeitsunfähig wird. Er wurde (1896) von *Escherich* bestätigt. Dieser vermutete im Status lymphaticus mit dem geschwollenen Thymus in Analogie mit den Veränderungen der Schilddrüse und ihren Folgen eine „Dyskrasie oder chronische Autointoxikation", ähnlich dem Basedow oder dem Myxödem der Strumipriven. Aber das Problem blieb bis zur Gegenwart umstritten.

c) Psychiatrie

Während die anderen Sonderfächer der Medizin in der zweiten Hälfte des 19. Jahrhunderts eine klar abgegrenzte Entwicklungslinie erkennen lassen, führt die Geschichte ihrer Psychiatrie in eine Gedankenwelt, in der alles in brodelnder Gärung begriffen ist. Der Inhalt der Begriffe wechselt schnell und ist oft schwer zu fassen.

Sehr verschiedene Grundauffassungen laufen neben- und durcheinander und verhindern eine klare Einheit der Terminologie. Im Hintergrund lauert die Hilflosigkeit der Versuche, das ewige Rätsel um die Seele und ihre Beziehung zum Körper zu lösen.

Es entspricht dem Geist der Zeit, daß eine Richtung großes Ansehen und viele Anhänger gewinnt, die, ähnlich den Somatikern (vgl. Bd. II, 1, S. 128f.), davon überzeugt ist, daß alle seelischen Abnormitäten und Erkrankungen ihren Grund in körperlichen Vorgängen haben. Man steht im Zeichen *Griesingers*. Tiefer in die pathologisch-anatomischen Grundlagen der Psychosen einzudringen, ist das nächste Anliegen der „wissenschaftlichen" Psychiatrie. An der geschilderten anatomisch-physiologischen Erforschung des zentralen Nervensystems haben führende Psychiater intensiv mitgearbeitet (vgl. S. 58, 75—77, 88, 90). *Richard Frhr. von Krafft-Ebing* (1840 bis 1902), der Freund *Erbs*, nennt bei der Übernahme des Lehrstuhls für Psychiatrie an der neueröffneten Universität Straßburg, wohin er aus seiner psychiatrisch-neurologischen Praxis in Baden-Baden 1872 berufen wurde, die Psychiatrie einen „Teil der auf gewaltige Leistungen zurückblickenden Hirn- und Nervenpathologie" (nach *Bodamer*).

Ein charakteristisches Beispiel für diese Richtung bietet *Meynerts* Auffassung vom Wesen der Psychosen. Er überträgt die Überlegungen und Ergebnisse der anatomisch-physiologischen und entwicklungsgeschichtlichen Hirnforschung auf die Psychopathologie. Nach seiner „vasomotorischen Theorie der Psychosen" ist ihre Hauptursache in Zirkulationsstörungen zu suchen. „Der prinzipiell verschiedene Bau der Blutgefäße am Gehirnstamme und am Großhirn" bewirkt, daß diese beiden Hauptbestandteile des Gehirns bei Zirkulationsstörungen sehr verschieden in Mitleidenschaft gezogen werden. Es entstehen Ernährungsstörungen und funktionelle Störungen im Zusammenwirken der niederen und höheren Nervenstationen. Dadurch werden richtige Wahrnehmungen, geordnetes Denken und normale Stimmungslage unmöglich gemacht, die subkortikalen und kortikalen Sinneszentren geschwächt oder gereizt, und die Psychose ist da. Basedow und Epilepsie erscheinen als Störungen der subkortikalen Gefäßzentren, Tobsucht, Melancholie und Manie als kortikale Reizzustände. So versucht *Meynert* von der Pathologie des Gehirns aus zu einer Systematik der Psychosen zu gelangen.

Die bei ihm erkennbare Tendenz, die Symptome der Psychosen hirnpathologisch zu lokalisieren, tritt auch bei *Carl Wernicke* in Erscheinung. Seine Pathologie war die Konsequenz seiner auf S. 76 geschilderten hirnphysiologischen Auffassungen. Die Störungen der psychischen Vorgänge beziehen sich auf bestimmte Assoziationssysteme. Das Vorbild war die Aphasie, zu deren Kenntnis *Wernicke* soviel beigetragen hatte. Ihre verschiedenen Formen hingen ja davon ab, welche Sprachzentren und welche Assoziationen lädiert waren. Bei den Psychosen spielt der Verlust der im Gehirn lokalisierten Erinnerungsbilder eine Hauptrolle. Es ist eine ausgesprochen neurologische Auffassung der Geisteskrankheiten, wenn *Wernicke* (1894) in Analogie zu diesem Vorbild den Ablauf seelischer Vorgänge in drei Strecken zerlegt, die psychosensorische, intrapsychische und psychomotorische, und wenn er bei psychotischen Zuständen auf jeder dieser Strecken Übererregung, Untererregung und abgeänderte Erregung wirksam sein läßt, von denen jede eine Desorientierung des Kranken bedingt.

Von den Versuchen, zu einer „exakt naturwissenschaftlichen" Klärung der Psychosen zu kommen, erwähnen wir noch das Werk von *Carl Fürstner* (1848—1906), der die Psychiatrie in Heidelberg und Straßburg vertrat. Von grundlegender Bedeutung war nach *Alfred Hoche* sein Versuch, aus durch viele Jahre fortgesetzten Körpergewichtsmessungen, für die er auf eine lange Reihe von Vorgängern zurückblicken konnte, an einem Riesenmaterial von Geisteskranken bestimmte Gesetzmäßigkeiten abzuleiten, die ihn zu der Überzeugung führten, daß man „angesichts dieser Zusammenhänge um die Annahme einer zentralen Regulierung der seelischen Vorgänge und ihrer Störungen nicht herumkommt“.

Die Fortschritte der Histologie und ihrer Technik erweckten die optimistische Hoffnung, mit ihrer Hilfe eine neue „Anatomie der Geisteskranken“ schaffen zu können. Ihr Meister war *Franz Nissl.* Er begründete 1884 als Student mit der Lösung einer von *B. Gudden* angeregten Preisaufgabe der Münchener Medizinischen Fakultät „Die pathologischen Veränderungen der Nervenzellen der Großhirnrinde“, die Färbemethode, die es ermöglichte, Ganglienzellen elektiv zur Darstellung zu bringen. Jahrzehntelang beschäftigten ihn neben tierexperimentellen Studien und Beobachtungen des praktischen Psychiaters ergebnisreiche histopathologische Untersuchungen. Kurz vor seinem Tode verlegte er sein Arbeitsfeld an die neugegründete Forschungsanstalt für Psychiatrie in München. In Frankfurt/Main schloß sich ihm *Alois Alzheimer* (1864—1915) an, ebenfalls ein sehr bedeutender Hirnhistopathologe, der als Professor der Psychiatrie in Breslau starb. Es war das ganze Streben dieser Männer, das anatomische Substrat der Psychosen zu finden. Bemerkenswert ist bei dieser Arbeit die Warnung *Nissls* vor einseitigem Lokalismus. Man muß sich bei der anatomischen Begründung eines psychotischen Symptomenkomplexes vor der Überschätzung der Veränderungen hüten, die sich in einzelnen Gewebsteilen vollziehen; denn es kommt immer auf das histologische Gesamtbild an.

Alle diese Bemühungen einer „faseranatomischen und hirnphysiologischen Zeit“, die in das 20. Jahrhundert hinübergreifen, haben der pathologischen Anatomie und Physiologie des zentralen Nervensystems viele wertvolle, neue Ergebnisse geschenkt und manche Vorgänge im Gehirn bei psychischen Erkrankungen aufgedeckt, von denen man vorher nichts wußte. Im Gegensatz zu dem S. 207 Gesagten haben sie die Neurologie der Psychiatrie und der Selbständigkeit näher gebracht. Das Krankheitsbild der progressiven Paralyse wurde durch *Nissls* und *Alzheimers* Untersuchungen histologisch scharf umgrenzt. Letzterer zeigte, daß die arteriosklerotischen Geistesstörungen trotz ihrer häufigen Vergesellschaftung mit dem Greisenblödsinn doch grundsätzlich von ihm zu trennen sind; denn es handelt sich bei ihm um den Untergang von Gehirngewebe ohne Gefäßerkrankung.

Am Ende des 19. Jahrhunderts hatten auch die eifrigsten Hirnpathologen erkannt, daß man trotz jahrzehntelanger Arbeit von der Erreichung des ersehnten Zieles, das Wesen der Psychosen aus greifbaren Veränderungen der Hirnanatomie und -physiologie zu erklären, noch weit entfernt war. In der 1897 erschienenen „Gehirnpathologie“ des bedeutenden russischen Hirnforschers *Constantin v. Monakow* (1853—1930), der in früher Jugend nach Deutschland kam und als Professor der Hirnanatomie in Zürich starb, werden die verschiedensten „Störungen des Bewußtseins und der Psyche“ bei organischen Gehirnleiden beschrieben, aber es zeigt sich doch nur, daß bei ihnen „alle Seiten des geistigen Lebens eine gewisse Störung erfahren können“. Konkrete Zuordnungen gibt es dagegen nur bei den „Herderscheinungen“ im Rahmen physiologischer Defekte. So gut wie er hatten fast alle Hirnforscher klinisch-ärztliche Erfahrungen über das verwirrende Bild der oft proteisch wechselnden, oft verwandtschaftlich anmutenden Symptome vieler Psychosen. Der ärztliche Blick mußte den Weg durch die Wirrnis bahnen und nach dem Vorbild der alten Nosologen versuchen, zu einer ordnenden Systematik und klareren Abgrenzung der Geisteskrankheiten zu kommen.

Diese „klinisch-empirische“ Arbeitsweise versuchte, wie die Nosologie alten Schlages es erst in ihrer späteren Zeit getan hatte, schon früh die reine Symptomatologie zu überwinden, indem sie bei der Abgrenzung von Krankheitsbildern sich nicht mit den Symptomen begnügte, sondern auch nach den Faktoren fragte, welche die Symptome und den Verlauf der Psychosen bedingen.

So war es u. a. bei dem ausgezeichneten württembergischen Psychiater *Albert Zeller* (1804—1877), dem Leiter der Heilanstalt Winnenthal, der *Robert Mayer* während seiner Unterbringung in der Anstalt betreute und seine oft mißkannte Psychose im Rahmen der Zeit als „Manie“ richtig diagnostisierte. *Zeller* beschreibt die „Melancholie, Manie, Paranoia und den Blödsinn zwar als die vier Grundformen“ der Seelenstörung, sieht aber in ihnen „Zustandsbilder, Stadien ein und desselben Prozesses, die aufeinander folgen, sich ablösen und in verschiedenerlei Weise kombinieren“. An diese Anschauungen knüpfte *Griesinger* an. Es handelte sich für ihn bei diesen Psychosen um Verlaufsformen eines Grundprozesses, der im ganzen einen typischen, stetig fortschreitenden Verlauf nimmt. Er führt von heilbaren Anfängen, primitiven, affektartigen, geistigen Anomalien, zur Ausbildung von sekundärer, unheilbarer Verrücktheit und Blödsinn. Damit wurde durch *Griesinger* das Dogma von der Einheitspsychose festgelegt. Es blieb lange richtunggebend, bis die moderne klinisch-nosologische Forschungsrichtung, wie *Birnbaum* sie nennt, die Erkenntnis brachte, daß es selbständige Krankheitsformen eigener Art gibt, die im „Symptomenensemble“ und im Ablauf ihre eigene Gesetzmäßigkeit haben und sich mit der Annahme einer Einheitspsychose nicht vertragen. In dieser Nosologie wurde die klinische Beobachtung der Symptome durch die Erkenntnisse der modernen Naturwissenschaft und die neurologische Betrachtungsweise vertieft und eine empirische Psychologie nicht vernachlässigt, wie sie z. B. der badische Psychiater *Heinrich Schüle* (1840—1916) pflegte. So kam sie zur Herausarbeitung neuer, selbständiger Krankheitsbilder, die nicht nur Bestand bis auf den heutigen Tag haben, sondern auch als methodisches Prinzip Einfluß auf die weitere Entwicklung der Psychiatrie hatten.

In dieser Entwicklung bedeutet das Werk von *Ludwig Kahlbaum* (1828—1899), dessen hartnäckige Versuche, als Psychiater in der akademischen Laufbahn aufzusteigen, an unsachlichen Widerständen scheiterten und der zeitlebens Leiter einer Görlitzer Privatheilanstalt blieb, „Gruppierung der psychischen Krankheiten“ vom Jahre 1863 mit seiner neuen Systematik den ersten großen Fortschritt. *Kahlbaum* war ein großer Arzt und wissenschaftlicher Kopf. Auf seine Anregung beschrieb 1871 sein Assistent und Mitarbeiter *Ewald Hecker* (1843—1909) die Hebephrenie als ein in sich geschlossenes Krankheitsbild. 1874 folgte *Kahlbaums* grundlegende monographische Studie über die Katatonie. *Joachim Bodamer*, der diese Richtung als „klinisch-phänomenologisch“ charakterisiert, hat (1953) die wichtigsten ihrer praktischen Ergebnisse zusammengestellt.

Der größte Einfluß auf die Weiterentwicklung der klinisch-nosologischen Psychiatrie ging von *Emil Kraepelin* (1856—1927), Professor des Faches in Dorpat, Heidelberg und München, aus. Er war ein umfassender Geist. In seinen Anfängen suchte er die Experimentalpsychologie seines Lehrers *Wilhelm Wundt* (vgl. S. 14f.) auf die Psychiatrie zu übertragen, wandte sich dann aber ganz der klinischen Nosologie im Sinne *Kahlbaums* zu, obwohl er ihn zuerst bekämpft hatte. „Nur durch die innige Verknüpfung der Hirnpathologie mit der Psychopathologie kann es gelingen, die Gesetze der Wechselbeziehungen zwischen psychischen und somatischen Störungen aufzufinden.“ Auf eine Einteilung der Seelenstörungen im Sinne des Linnéschen Systems (vgl. Bd. II, 1, S. 12) muß für alle Zeit verzichtet werden (*de Boor*). Die Wendung, die *Kraepelins* Lebenswerk in der Geschichte der Psychiatrie bedeutet, haben *Karl Birnbaum* und erst kürzlich *Wolfgang de Boor* geschildert. Sein Hauptverdienst liegt in der vereinfachenden Erfassung der Dementia praecox und des manisch-depressiven Irreseins als zwei durch bestimmte Grundeigenschaften charakterisierte Formenkreise der Psychosen, in deren Rahmen sich zahlreiche bisher isoliert betrachtete Krankheitsbilder unterbringen ließen.

Es war ein mühsamer Weg, bis *Kraepelin* 1899 zur endgültigen Formulierung dieser neuen „klassischen Systematik" der Psychosen kam und damit einem die Terminologie, Diagnose und Prognose erschwerenden „Wirrwarr" ein Ende machte. Er konnte von Vorgängern manche Anregung entnehmen. Schon von *Morel* (vgl. Bd. II, 1, S. 179) war die Démence précoce (1860) als Krankheitsbild beschrieben worden. Der Begriff der „Folie circulaire" war den Franzosen und in ähnlichen Formulierungen *Kahlbaum* und anderen deutschen Autoren geläufig. 1878 schrieb der Freiburger Psychiater *Ludwig Kirn* (1839—1899) über „periodische" Seelenstörungen eine für lange Zeit entscheidende Monographie, und schon 20 Jahre vor *Kraepelin* wurde von dem Bonner Psychiater *Carl Reiner Hertz* (1817—1897) der Vorschlag gemacht, „die Manie und Melancholie in einer Klasse zusammenzufassen, in der auch die folie circulaire ihren Platz finden könne" (*de Boor*). 1901 vertiefte der Schweizer Psychiater *Eugen Bleuler* (1857—1939) *Kraepelins* Begriff der Dementia praecox durch die Konzeption der Schizophrenie, indem er die Symptome der Erkrankung im Bilde der gespaltenen Persönlichkeit sah und noch schärfer in ihrem Wesen erfaßte und umgrenzte.

An der Schwelle des 20. Jahrhunderts hatte die wissenschaftliche Psychiatrie aus der Wirrnis einer verfahrenen Symptomatologie den Weg zu einer neuen Plattform gefunden, von der sich der Forschung ein freier Blick in die Zukunft öffnete.

Die Überzeugung von der großen Bedeutung der Seelenheilkunde im Rahmen des akademischen Unterrichts führte in den 60er, 70er und 80er Jahren zur Errichtung von psychiatrischen Lehrstühlen und Kliniken an den Universitäten in ständig steigender Zahl. Die staatlichen und privaten Irrenanstalten mit der charakteristischen Bezeichnung „Heil- und Pflegeanstalten", weil sie heilbare und unheilbare Kranke beherbergten, verbesserten sich zunehmend in ihrer inneren und äußeren Gestaltung und Einrichtung. Seit den 70er Jahren machten die ursprünglich als große Gebäude errichteten, gefängnis- und kasernenähnlichen öffentlichen Anstalten einer analog dem Pavillonsystem der Krankenhäuser (vgl. Bd. II, 1, S. 71) gedachten Institution mit frei zwischen Parkanlagen und Grünflächen gelegenen, in freundliche Landschaften hineingebauten Pavillons Platz. Daraus entwickelte sich weiter die „koloniale Irrenanstalt". Sie wurde seit den 80er Jahren für die meisten Neubauten vorbildlich, eine Art von Dörfern oder verstreuten Höfen, in denen geeignete Kranke unter der Leitung der dazugehörigen „Zentralanstalt" in Freiheit leben und arbeiten konnten.

Der soziale Gedanke sorgte dafür, daß Unterkunft und Fürsorge auch in den geschlossenen Abteilungen der Irrenanstalten den Forderungen der Humanität und der allgemeinen Hygiene Rechnung trugen. Nach *A. Groß*, dem damaligen Direktor der Heil- und Pflegeanstalt in Rufach (Elsaß), der 1912 eine bemerkenswerte Monographie über die allgemeine Therapie der Psychosen schrieb, beschäftigte sich die psychiatrisch-therapeutische Literatur der „letzten Jahrzehnte" hauptsächlich mit den Problemen der Bettbehandlung, Isolierung, der Dauerbäder und der medikamentösen Therapie mit den neuen Narkotika. Die Bettbehandlung wurde seit den 60er und 70er Jahren in Deutschland systematisch betrieben, vor allem zur Behebung von Erschöpfungs- und Erregungszuständen. Ähnliche Ziele hatte man bei den zahlreichen hydriatischen Applikationen im Auge, speziell bei der Dauerbadbehandlung der Unruhigen. Gute Einwirkung auf Körper und Seele erwartete man von den üblichen Methoden der physikalisch-diätetischen Therapie, deren Entwicklung wir früher kennenlernten.

Nichts von allen diesen Maßnahmen kann man bei den endogenen und körperlich-organisch bedingten Psychosen als ätiologische Therapie ansehen. Die Behandlung beschränkte sich auf „allgemeine regiemäßige Maßnahmen". Die optimistische Therapiefreudigkeit früherer Zeiten war einer Anschauung gewichen, die in der Herstellung allgemein humanitärer, sanitärer und roborierender Verhältnisse die beste Grundlage der Irrenbehandlung sah (*F. Flügel*). Gewiß bemühte man sich um eine angemessene Beschäftigung der

Patienten im Rahmen ihrer Leistungsfähigkeit und sorgte für Abwechslung und Unterhaltung. In der von *Carl Pelman* (1838—1916) geleiteten Bonner Anstalt gab es in den 90er Jahren eine große Theaterbühne. Aber therapeutisch kam die kranke Seele zu kurz. Die alte Erziehungs- und Persuasionstherapie zog nicht mehr. Darum fehlte es in keiner Weise an guten, ärztlich denkenden Psychiatern, die volles Verständnis für die Nöte ihrer Kranken hatten und mit ihnen umgingen und für sie sorgten, wie es Vorbild und eigene Erfahrung lehrten (vgl. Bd. II, 1, S. 59—61, 180). Wie sich bis zum Ausgang des Jahrhunderts die Psychotherapie der Psychoneurosen entwickelte, schilderten wir S. 199. Erst im 20. Jahrhundert sollten sich diese Anfänge zu neuen, wirksamen seelischen Behandlungsmethoden entwickeln und auch für Psychosen mit nachweisbarem körperlichem Substrat, für die man damals noch keinen Rat wußte, erfolgreiche Maßnahmen gefunden werden.

d) Die Chirurgie und Orthopädie

α) Allgemeine Chirurgie (Schmerzbetäubung, Bekämpfung und Verhütung der Wundinfektionskrankheiten, Blutstillungsmethoden)

Die erste Voraussetzung der staunenswerten Erfolge nicht nur der Chirurgie der zweiten Hälfte des 19. Jahrhunderts, sondern aller Disziplinen, in denen eine operative Tätigkeit entfaltet wird, sind in der Entwicklung der Methoden zur Ausschaltung des Schmerzes, des keimfreien Operierens und der exakten Beherrschung der Blutung zu sehen.

Mit der zunehmenden Anwendung der Äther- und Chloroformnarkose erkannte man die Gefahren bei der Anwendung dieser Gase. Schon 1847 war der Äther in Mißkredit gekommen. Viele verwendeten lieber Chloroform (vgl. Bd. II, 1, S. 168). Aber bereits im Januar 1848 wurde der erste tödliche Zwischenfall nach der Einatmung von Chloroform gemeldet (*Ruth von Brunn*). Die Todesfälle mehrten sich mit der Zahl der chirurgischen Eingriffe. In den 60er Jahren ist die souveräne Stellung des Chloroforms erschüttert. Versuche, mit einer besonderen Kombination bessere Ergebnisse zu erzielen, z.B. von *Billroth* mit einer Mischung aus 3 Teilen Chloroform, 1 Teil Äther und 1 Teil Alkohol, änderten auf die Dauer nichts. So gewann der Äther wieder mehr Freunde. In dem einen Land bevorzugte man das eine, in dem anderen das andere Mittel. So ging der Streit hin und her. Die verschiedenen Maskenmodelle und komplizierteren Apparate zur Zufuhr der betäubenden Dämpfe erwiesen sich ebenfalls nicht als sicheres Verhütungsmittel von Unglücksfällen. Dazu kamen die unangenehmen Gefühle, mit denen die Einatmung der Narkotika verbunden war. Es bestand ein großes Bedürfnis nach weniger gefährlichen und für den Patienten angenehmeren Methoden.

Die namentlich in Frankreich in der ersten Hälfte des Jahrhunderts unter dem Eindruck *Mesmers* vorgenommenen Versuche, chirurgische Operationen im tiermagnetischen Schlaf vorzunehmen, hatten zwar in einzelnenen Fällen — sicher nur bei ungewöhnlich leicht suggestiblen Personen — manchen Erfolg, aber die Fehlschläge waren größer. Auch *Braid* (vgl. Bd. II, 1, S. 165), der sich ursprünglich für diesen Weg der Schmerzbetäubung eingesetzt hatte, faßte 1860 seine Erfahrungen dahin zusammen, daß nur in seltenen Ausnahmefällen in hypnotischer Anästhesie operiert werden kann. Die häufigen Chloroformtodesfälle veranlaßten *Paul Broca* (vgl. S. 47) 1859, nachdrücklich auf die Vorzüge der Hypnonarkose gegenüber dem giftigen Gas aufmerksam zu machen, wenn sie auch nur für ausgewählte Fälle in Betracht kommt und die Inhalationsnarkose nicht ersetzen kann. Daraufhin wurde die „Neue Pariser Betäubungsmethode" bald in verschiedenen Ländern angewendet (*Walter L. von Brunn*). Aber bald wurde es wieder still um sie.

Ähnlich wie dem Chloroform und dem Äther ging es der Stickoxydul- oder Lachgasnarkose, deren Geschichte *Samuel Aronson* 1930 eine aufschlußreiche Monographie gewidmet hat. Sie verbreitete sich von Amerika aus schnell nach England und dem europäischen Kontinent, fand begeisterte Anhänger, die selbst bei großen Operationen wie Brustdrüsen- und Unterschenkelamputationen, Ovariotomien und anderen größeren Eingriffen mit ihr zufrieden waren und sie für ungefährlich hielten, bis Todesfälle eintraten und sich zeigte, daß das Verfahren nur für kurze und solche Operationen geeignet war, die keine völlige Entspannung der Muskulatur verlangten. Gerade führende Chirurgen in England und Deutschland wurden nach schlimmen Erfahrungen vorsichtig und skeptisch. In den 70er Jahren wird es ebenfalls still um diese Form der Narkose. Auch der Zusatz von Sauerstoff zum Stickoxydul, der (1886) aus dem Lustgas ein „Schlafgas" machte, änderte nichts. Am Ende des Jahrhunderts war das Anwendungsgebiet des Stickoxyduls zur Narkose auf die Zahnheilkunde, die Geburtshilfe und die kleine Chirurgie bei kurz dauernden Eingriffen beschränkt.

Der Physiologe und Chirurg *Cyprien Oré* (1828—1890) in Bordeaux machte den Versuch, an Stelle der Inhalationsnarkose die intravenöse Injektion von Chloralhydrat zu setzen. Er hatte an Tieren experimentiert und schließlich auch beim Menschen eine allgemeine Anästhesie erzielt. 1875 pries er in einer besonderen Schrift die Vorzüge des Verfahrens gegenüber dem Äther und dem Chloroform, aber er fand keinen Nachfolger. Er war nur ein Vorläufer; denn erst das beginnende 20. Jahrhundert sollte den neuen Weg erfolgreich beschreiten, nachdem die Chemie die Barbitursäurepräparate geschaffen hatte.

Versuche, Allgemeinnarkosen durch Applikation von Äther vom Rektum aus vorzunehmen, wurden von *Nicolai Iwanowitsch Pirogoff* (vgl. Bd. II, 1, S. 169) seit 1847 gemacht. Er schrieb der Methode gute Wirkungen zu. Trotz seiner Autorität fand das Verfahren kein rechtes Vertrauen. Im Jahre 1884 betonte noch einmal der Chirurg *Daniel Mollière* (1848—1890) in Lyon seine Vorzüge, aber die, die es nach ihm ausprobierten, sahen zuviel Negatives, insbesondere Schädigungen der Darmschleimhaut. So scheiterten beide Vorläufer der Avertinnarkose des 20. Jahrhunderts.

Die Anfänge der modernen Methode der Anästhesie durch Vereisung mit dem Ätherspray gehen auf den Londoner Chirurgen *Benjamin Ward Richardson* (1828 bis 1896) zurück, der sich hohen Ansehens erfreute und geadelt wurde. Er empfahl sie zuerst 1867.

Allen diesen Methoden gegenüber war es ein großer Fortschritt, als der junge Berliner Chirurg *Carl Ludwig Schleich* (1859—1922) fünf Jahre nach seiner Promotion auf dem Chirurgenkongreß in der Reichshauptstadt 1892 die erste auch für größere Eingriffe brauchbare Methode der örtlichen Schmerzbetäubung bekanntgab. Das wirksame Mittel bei dieser „Infiltrationsanästhesie" war das Kokain (vgl. S. 176). Mit der Geschichte der Verwendung des Kokains zur lokalen Schmerzbetäubung hat sich (1944) der Amerikaner *Thomas E. Keys* in seinem Buche über die Geschichte der chirurgischen Anästhesie, dem wir manches entnehmen konnten, ausführlich beschäftigt. Man sieht aus seinem Werk, wie alt der Gedanke und die Versuche von Forschern verschiedener Länder sind, Kokainlösungen von variierender Konzentration zu Anästhesiezwecken subkutan zu injizieren. Die Anfänge gehen bis in die 70er Jahre zurück. *Schleichs* große Tat bestand darin, daß er zeigte, daß man mit sehr verdünnten (0,1 und selbst 0,01%igen) Kokainlösungen auskommen kann, weil schon die einfache mechanische Aufquellung des Gewebes als „physikalischer" Vorgang, der mit der Infiltration verbunden ist, das Gefühl abstumpft, daß es ferner möglich ist, auch größere und in die Tiefe gehende Operationen mit der Methode schmerzlos auszuführen. Die Anwendung wurde immer populärer, als man für das giftige Kokain weniger giftige und ebenso wirksame Ersatzpräparate kennenlernte.

Dazu kam die große Verbesserung des Verfahrens durch Zusatz von Adrenalin, die der Zwickauer Chirurg *Heinrich Braun* (1862—1934) erfand. Wie er selbst erzählt, hatte er 1900 von einem Extrakt der Nebennieren von Schlachttieren gehört, der die Blutgefäße verengen und die Gewebe blutleer machen sollte. Er stellte daraufhin sofort einen Selbstversuch an, indem er sich eine Lösung von diesem Extrakt, kombiniert mit einer Kokainlösung, in seinen Vorderarm injizierte, verspürte eine besonders gute schmerzbetäubende Wirkung und entschloß sich nach mehrjährigen Experimenten und Studien über das Problem, im Jahre 1903 das Ergebnis zu veröffentlichen.

Ein weiterer wertvoller Ersatz für die Einatmungsnarkose wurde die Leitungsanästhesie. Von den Pionieren, die sie in den 80er Jahren begründeten, ist der Chirurg *William Stewart Halsted* (1852—1922) an der Johns Hopkins-Universität in Baltimore besonders zu nennen, weil er mit seiner Autorität dem neuen Verfahren in der „Mandibularanästhesie" die stärkste Wirkung gab. Schon 1884 hatte er Kokain in Nervenstämme injiziert und damit eine periphere Anästhesie erzielt. 1885 anästhesierte er auf diese Weise den nervus alveolaris inferior für eine Zahnextraktion und veröffentlichte seinen Erfolg. Die zunächst von der Zahnmedizin aufgenommene und ausgebaute Methode entwickelte sich dann zu einer in der ganzen Chirurgie verwendeten „Leitungsanästhesie". Die großen Verdienste des Hallenser Chirurgen *Max Oberst* (1849—1925) um ihre weitere Gestaltung und die Ausbreitung ihrer Anwendung im Gesamtbereich der Chirurgie führten dazu, daß sie seit 1890 in Deutschland als „Oberstsche Anästhesie" bezeichnet wurde.

Von weit größerem Anwendungsgebiet sollte die Lumbalanästhesie werden. Versuche, durch paravertebrale Injektion von Kokainlösung örtliche und periphere Betäubungen zu erzielen, hatte seit 1885 *James Leonhard Corning* (1855—1923) in New York an Hunden und später auch an Menschen gemacht. 1894 war es ihm gelungen, die Lösung direkt in den Rückenmarkskanal hineinzubringen. Er hatte auch die ganze Tragweite der Methode erkannt und erwartete von der Zukunft die Lösung des Problems ihrer Anwendung beim Menschen, aber er setzte sich nicht durch. Die Technik war noch unvollkommen, und das Ganze erschien zu gefährlich. So blieb er bei allen Verdiensten, wie so mancher tüchtige Mann, nur ein Vorläufer. Unabhängig von ihm wurde *August Bier* der Begründer der heute noch in geeigneten Fällen segensreich angewandten Methode. Als *Bier* die ersten Versuche wagte, stand er unter dem Eindruck der S. 172 geschilderten, von seinem Kieler Kollegen *Quincke* eingeführten Lumbalpunktion. Er hatte die Idee, durch dieselbe feine Hohlnadel, mit der man nach *Quincke* die Zerebrospinalflüssigkeit zu therapeutischen Zwecken ohne Gefahr entleerte, bei seinen Patienten vor der Operation etwas von dieser Flüssigkeit abzulassen und dann durch die Kanüle eine dünne Kokainlösung einzuspritzen. Ehe er das Verfahren an Kranken anwendete, unterzogen er und ebenso sein damaliger Assistent *Hildebrandt*, über dessen Persönlichkeit wir trotz aller Bemühungen nichts Näheres eruieren konnten, sich selbst mutig und erfolgreich dem Eingriff. So konnte er 1899 diese neue wertvolle Methode der Anästhesie den Chirurgen mit gutem Gewissen empfehlen.

Welchen Umschwung es in der Entwicklung der operativen Therapie bedeutete, als man die zuverlässigen Methoden zur Bekämpfung und Verhütung der Wundinfektion kennenlernte, lehren mehr als viele Worte einige Zahlen. In den 40er Jahren wurden überall da, wo chirurgisch Kranke in Hospitälern und Lazaretten auf engem Raum zusammengedrängt waren, 50%, ja in besonders schlimmen Zeiten mit Kriegsverletzungen 80—90% von ihnen von dem Bd. II, 1, S. 191 erwähnten Hospitalbrand befallen. Von den Beinamputierten starben im Jahre 1858 im Durchschnitt fast ein Drittel. Wie viele Menschen und nicht nur entbundene Frauen hätten gerettet werden können, wenn man die ganze Bedeutung der Entdeckung von *Semmelweis* (vgl. ebenda S. 196f.) rechtzeitig erkannt hätte! So mußte ein *Lister* kommen.

Joseph Lister (1827—1912), der spätere Lord, studierte in London Medizin und wurde dann in Edinburgh Hauschirurg bei *Syme* (vgl. ebenda S. 169). Seit 1861 wirkte er als

Professor der Chirurgie in Glasgow. Hier gab ihm die Erfahrung zu denken, daß im Verlauf und in den Heilungsaussichten ein großer Unterschied besteht zwischen einfachen und komplizierten Frakturen. Ein einfacher Bruch heilt schnell und leicht, ein komplizierter, bei dem die Knochenenden die Haut durchspießen, ist fast immer mit Vereiterung der Knochenenden verbunden und eine Gefahrenquelle für septische Erkrankungen schlimmster Art, ein Unterschied, auf den schon *John Hunter* aufmerksam gemacht hatte (*Douglas Guthrie*). Die Ursache der Eiterung — so sagte sich *Lister* — muß aus der Luft kommen, aber nicht aus verdorbener Luft schlechthin, sondern aus in der Luft enthaltenen Keimen. Hier stand *Lister* unter dem Einfluß *Pasteurs* (vgl. S. 116 f.). Er verglich die einfache Fraktur mit einer sterile Flüssigkeit enthaltenden geschlossenen Flasche, die komplizierte mit einer offenen Flasche, zu der die keimhaltige Luft freien Zutritt hat. Es kam darauf an, die der Luft ausgesetzten Knochenenden und die Wunde selbst vor den gefährlichen Luftkeimen zu schützen, indem man diese Keime vernichtete. Das versuchte *Lister* zunächst mit dem Auftragen reiner Karbolsäure, so daß ein blut- und karboldurchtränkter Wundschorf entstand. Darüber legte er einen ebenso durchtränkten Leinen- oder Baumwollverband. In seiner ersten Veröffentlichung vom Jahre 1867 konnte er bereits über vorzügliche Resultate berichten. Die emsige Arbeit der nächsten Jahre gehörte der Verbesserung und dem weiteren Ausbau des Verfahrens für die gesamte Chirurgie. Die Karbolsäure wurde verdünnt, die Instrumente wurden in Karbollösung desinfiziert und das Unterbindungsmaterial für die Gefäßstümpfe damit imprägniert. Die Stumpfeiterungen, die oft zu Nachblutungen führten, blieben aus. Gegen die Keime in der Luft richtete sich ein Karbolspray, dessen Apparatur der des obenerwähnten Richardsonschen Ätherspravs nachgebildet war. Die vielen Unannehmlichkeiten dieser Methode für alle an der Operation Beteiligten und die Gefahr von Karbolvergiftungen führten 1887 zur Aufgabe dieser Luftdesinfektion durch den Spray. Die „antiseptische" Methode war inzwischen mit dem Namen *Listers* für alle Zeit verbunden und entwickelte ihren Segen in den Händen der Chirurgen aller Kulturvölker. Den Namen „Antisepsis" konnte *Lister* übernehmen. *John Pringle* nannte 1751 die gegen die Sepsis (Fäulnis) der tierischen Substanzen gerichteten Mittel „antiseptica".

Aus der Antisepsis entwickelt sich im weiteren Verlauf des Jahrhunderts die „Asepsis". Man tötet die Keime nicht im Bereich des Operationsfeldes, sondern versucht sie von vornherein davon fernzuhalten, völlig keimfrei „aseptisch" zu operieren. Unter diesem Begriff faßt man die Methoden zusammen, die alles, was mit dem Operationsfeld in Berührung kommt, völlig zu sterilisieren suchen. Dabei wurde man sich darüber klar, daß man mit allen Mitteln, die man probierte, vom Karbol, Sublimat, Lysol usw. bis zum Alkohol die Hände des Operateurs nicht restlos keimfrei machen konnte. Diesem Übelstand half die Einführung des modernen Operationshandschuhes ab. Seinem Vorläufer begegneten wir in der Geburtshilfe des 18. Jahrhunderts (vgl. Bd. II, 1, S. 56). Der Gummihandschuh wurde 1890 durch *Halsted* in Amerika eingeführt, nachdem seine Operationsschwester sich über dermatitische Ausschläge beklagt hatte, die durch Sublimatlösungen an ihren Händen und Armen verursacht waren. Diese Handschuhe wurden in Amerika schnell beliebt. Um ihre Einführung auf dem europäischen Kontinent erwarb sich (1897) der Dorpater Chirurg *Werner Zoege von Manteuffel* (1857—1926) besondere Verdienste. Ein Jahr später empfahl *Paul Leopold Friedrich* (1864—1916), ein Schüler von *Thiersch*, damals in Leipzig, später Ordinarius der Chirurgie in Greifswald, Marburg und Königsberg, das dünne und nahtlose Gummihandschuhoperationsmodell, welches noch heute überall benutzt wird. Was *Friedrich* außerdem nach vielen Richtungen zum Ausbau der Anti- und Asepsis beigetragen hat, geht auf bakteriologische Untersuchungen zurück. Unter dem Eindruck der bahnbrechenden Forschung *Robert Kochs* entschloß er sich, seine chirurgische Laufbahn mit einer bakteriologischen Fachausbildung zu unterbauen und wurde für zwei Jahre sein Assistent (*Hans Kirste*).

Ihren größten Erfolg hatte die Asepsis in der systematischen Durchführung der Hitze- und Dampfsterilisation des gesamten, bei der Operation verwendeten Apparates einschließlich der Verbandsstoffe und der Operationskleidung. Der Unterschied wird klar, wenn man sich daran erinnert, daß die Chirurgen, darunter *Lister* selbst, noch geraume Zeit nach der Begründung der Antisepsis mit aufgekrempelten Rockärmeln in abgetragenen Kleidern operierten, die früher dem Alltag gedient hatten. Die Dampf- und anderen Sterilisationsapparate entsprangen den Laboratorien der Bakteriologen. Anfangs der 80er Jahre wurden sie von *Koch*, *Pasteur* und ihren Schülern bei ihren Forschungsarbeiten benutzt. 1882 ließ *Friedrich Trendelenburg* (1844—1924) einen Dampfsterilisator in seine Bonner Chirurgische Universitätsklinik einbauen. Ein Jahr später sterilisierte der Pariser Chirurg *Octave Terrillon* (1844—1895) seine Instrumente durch Abkochen, trockene Hitze und Durchziehen durch eine Flamme.

Der Medizinhistoriker beobachtet nicht selten, daß bei der Einführung wertvoller Neuerungen die Privatinitiative vorangeht. Ein Beispiel dafür ist das Werk des Esmarch-Schülers *Gustav Neuber* (1850—1932). Auf Grund langjähriger Studien schuf er in Kiel musterhafte „chirurgische Privat-Hospitäler". 1886 setzte er die Prinzipien auseinander, nach denen sie gebaut waren. Es sind die Grundsätze der „aseptischen Wundbehandlung". Die Bauten, der operative und klinische Betrieb, die Sonderkonstruktion der Instrumente, die alles vermeidet, was die Reinigung erschwert und nicht mehr alte Holzgriffe, sondern nur Metall verwendet, die Möbel, die abwaschbare Gestaltung der Operationsräume und Krankenzimmer, die Durchlüftung und Luftheizung, die Wasserversorgung, die Vorbereitung des Personals und der Kranken auf die Operation, alles entspricht den aseptischen Prinzipien, die heute noch maßgebend sind. So werden z. B. zum erstenmal getrennte Operationssäle für infektiöse und nichtinfizierte Kranke eingeführt. Manches ist dann doch wieder primitiv, z. B. die Desinfektion des Verbandmaterials durch Besprengung mit „Sublimatwasser".

Daß sich gerade statt dieser Methode bald bessere „physikalische" Methoden durchsetzten, ist das Hauptverdienst von *Curt Schimmelbusch* (1860—1895), den der Tod viel zu früh aus seiner erfolgreichen Arbeit abrief. Ähnlich wie *Friedrich* war er, ehe er Chirurg wurde, ein Schüler des Pathologen und Bakteriologen *Eberth*. 1888 wurde er Assistent bei *Bernhard Bardenheuer* (1839—1913), der damals gerade an dem von ihm geleiteten Bürgerhospital in Köln die Dampfsterilisierung einführte. Ein Jahr später kam *Schimmelbusch* als Assistent nach Berlin an die Klinik *von Bergmanns*. Hier konnte er unter verständnisvoller Förderung durch den großen Chirurgen seine bakteriologischen Studien zum Ausbau der Asepsis durchführen und weiter an der Konstruktion der Sterilisationsapparatur arbeiten, mit der er schon in Köln begonnen hatte. Seine zusammenfassende Schilderung der Ergebnisse unter dem Titel: „Die Durchführung der Asepsis in der Klinik des Herrn Geheimraths von Bergmann in Berlin" vom Jahre 1891 sorgte dafür, daß seine Methoden und Apparate weite Verbreitung fanden. Die mit seinem Namen verbundenen neuen Dampfsterilisatoren für Verbandstoffe und Operationskleidung und seine Kochapparate für die in Sodalösung zu kochenden Instrumente waren nicht zu übertreffen. Die zusammen mit *von Bergmann* eingeführten Methoden der Handdesinfektion und der Sterilisierung der dabei verwendeten Bürsten stellten bedeutende Verbesserungen dar.

Von den Blutstillungs- und Gefäßversorgungsmethoden der Wundärzte war in den beiden ersten Bänden unserer Geschichte der Medizin wiederholt die Rede. Der Not und dem handwerklichen Können entsprungen, haben sie die Jahrhunderte überdauert. Grundsätzliche Änderungen brachte die moderne Chirurgie nicht, doch wurde vieles als unzulänglich ganz aufgegeben oder durch bessere Technik ersetzt, wie sie die Entwicklung der Industrie ermöglichte. Das gilt vor allem von dem Operationsinstrumentarium. Narkose und Asepsis machten es nicht mehr nötig, so mit der Zeit zu geizen, wie es die älteren Operateure mußten. Man konnte bei der Blutstillung subtiler vorgehen und den einzelnen Gefäßen größere Aufmerksamkeit widmen.

Dazu trug nicht wenig die künstliche Blutleere bei, die *Friedrich Esmarch* seit 1854 an seiner Kieler Klinik zu einem systematischen Verfahren ausbildete und seinen Fachgenossen auf der Tagung der Deutschen Gesellschaft für Chirurgie in Berlin 1873 zum erstenmal bekanntgab. Seine Methode löste die traditionelle Kompression der die Extremität mit Blut versorgenden Hauptschlagader ab und war nicht ohne Vorläufer.

Schon im 16. Jahrhundert hatte *Fabricius von Hilden* (vgl. Bd. I, S. 167) zu diesem Zweck die Vorstufe eines „Tourniquets" geschaffen, indem er bei Amputationen das Hauptgefäß mit einem Knebel komprimierte, der mit einer das Glied fest umschnürenden Binde aufgedrückt wurde. Im 18. Jahrhundert trat an dessen Stelle das von *Jean Louis Petit* (vgl. Bd. II, 1, S. 51) erfundene „Schraubentourniquet", das den komprimierenden Effekt durch eine Schraube erzielte. 1818 hatte *Hermann Joseph Brünninghausen* (1761 bis 1834), Professor der Chirurgie in Würzburg, dem auch ein gutes Zangenmodell zu verdanken ist, „bei schwachen und blutarmen Kranken" empfohlen, vor Amputationen das zu entfernende Glied vom äußersten Ende bis nahe an den Ort des Schnittes fest mit einer Flanellbinde einzuwickeln, um dem Patienten möglichst viel Blut zu erhalten. Ähnlich gingen später andere Chirurgen vor. Auch der elastische Gummischlauch zur Abschnürung der Gefäße einer Extremität im ganzen ersetzte bereits vor *Esmarch* bei englischen und französischen Chirurgen das Tourniquet.

Esmarch schuf also nichts grundsätzlich Neues. Aber er verbesserte, ohne seine Vorläufer zu kennen, das Verfahren in einer Weise, daß es überall begeistert aufgenommen und zu einer in der heutigen Extremitätenchirurgie noch unentbehrlichen Methode wurde. Die „Expulsion" des Blutes erfolgte durch die Umwicklung der Extremität mit einer elastischen Binde vom äußersten Ende bis über das Operationsfeld hinaus, die „Constriction" durch Umschnürung mit einem daumendicken Kautschukschlauch, der unmittelbar an der oberen Grenze der Einwicklung mehrere Male so fest um das Glied herumgeführt wurde, daß „die Arterien kein Blut mehr durchlassen". Nach der Operation konnte man, ehe man den Schlauch abnahm, in Gemütsruhe die Blutgefäße der Wundfläche versorgen.

Auch für diese wurden neue Hilfsmittel geschaffen. Die ursprünglich gern angewandte Verschorfung mit dem Glüheisen wurde durch die von *Middeldorpf* eingeführte Galvanokaustik nur teilweise überflüssig. Der 1876 von dem französischen ehemaligen Apotheker, späteren Arzt *Claude André Paquelin* (1836—1905) als Ersatz für das Glüheisen eingeführte und nach ihm benannte Platinthermokauter war ebensowenig wie das alte Glüheisen bei größeren Gefäßen und Operationsfeldern ein absolut zuverlässiges Blutstillungsmittel, so sehr er sich am rechten Platz und bei Flächenblutungen bewährte. Es kam darauf an, für die Unterbindung und Umstechung der blutenden Gefäße verbesserte Instrumente zu schaffen.

An dieser Neuerung waren zwei französische Chirurgen maßgebend beteiligt, *Eugène Koeberlé* (1828—1915) in Straßburg und *Jules Emile Péan* (1830—1898) in Paris. Sie sind die Erfinder der bis auf den heutigen Tag in mehr oder weniger modifizierter Form benutzten Arterienklemmen. Diese Instrumente waren den üblichen Kornzangen nachgebildet und mit einer Sperrvorrichtung versehen. Zwischen *Koeberlé*, der das von ihm konstruierte Instrument zum erstenmal am 15. Juli 1865 bei einem Kaiserschnitt verwendete, und *Péan*, der sein zierliches Modell 1868 konstruieren ließ, brachen unfruchtbare Prioritätsstreitigkeiten um die Erfindung aus. Beide empfahlen ihre Klemmen auch zur dauernden Blutstillung, indem sie sie länger liegen ließen. Doch zeigte sich im Laufe der Zeit, daß dieses Verfahren zu riskant war, so daß man wieder davon abkam.

β) Fortschritte der speziellen Chirurgie

Es ist schwer, unter den großartigen Errungenschaften, die die Chirurgie auf den geschilderten theoretischen Grundlagen und praktischen Neuerungen in der zweiten Hälfte des 19. Jahrhunderts erreichte, die auszuwählen, die ihre Blüte am deutlichsten charakterisieren. Was ihr gewöhnlich am höchsten angerechnet wird, sind die Kühnheit und die Erfolge neuer Operationen mit ihrer glänzenden Technik. Darüber vergißt man leicht, daß auch die konservative Behandlung ihren Anteil an ruhmreichen Taten hatte und daß die stille Laboratoriumsforschung viel zu ihnen beitrug. Fast allen neuen Wagnissen am Menschen gingen gewissenhafte Tierversuche vorauf, z. B. der Magen-Darm-Chirurgie und den kühnen Eingriffen an den Gefäßen und am Herzen.

Um die Mitte der 90er Jahre begannen die Studien von *August Bier* über die Hyperämie als Heilmittel. Die erste Anregung empfing er aus Beobachtungen, die er bei der Anlegung des Schlauches zur Erzeugung der künstlichen Blutleere nach der Methode seines Lehrers *Esmarch* gemacht hatte. Nach eigenen Worten wäre ihm viel Arbeit erspart geblieben, wenn er die einschlägigen Verfahren älterer Ärztegenerationen, die er erst nachträglich studierte, früher kennengelernt hätte. Mit der durch die Stauungsbinde oder mit anderen Methoden herbeigeführten Hyperämie behandelte er erfolgreich und mit ausgesprochen konservativem Ziel entzündliche und eitrige Prozesse und chirurgische Tuberkulosen. Sein 1903 erschienenes Werk: „Hyperämie als Heilmittel" brachte der Methode viele Anhänger.

Von einer konservativen Behandlung der chirurgischen Tuberkulosen hatte man auch auf anderen Wegen gute Erfolge erhofft. Der Grundgedanke war die infektionswidrige Wirkung der neuen antiseptischen Methoden. Schon 1829 hatte *Jean George Lugol* (1786 bis 1851), der um die Bekämpfung der Skrophulose und Tuberkulose verdiente Pariser Arzt am Hôpital Saint-Louis, tuberkulöse und entzündete Gelenke und Knochen, eitrige Abszesse und ähnliche „scrophulöse" Krankheitsherde neben allen möglichen anderen Jodapplikationen durch Injektion der nach ihm benannten Jod-Jodkalilösung durch Fistelgänge auf die Krankheitsherde behandelt und begeistert über seine Erfolge berichtet. Seit der zweiten Hälfte der 60er Jahre wendete man das Jodoform in immer mehr zunehmendem Maße innerlich und äußerlich in der inneren Medizin und vor allem in der Chirurgie an. Am meisten bemühte sich der Wiener Chirurg *Albert von Mosetig-Moorhof* (1838—1907) um den Ausbau dieser Therapie. Er wies zuerst auf die „specifisch antituberculöse und antifungöse" lokale Wirkung des Jodoforms hin. Seine Monographie: „Der Jodoformverband" vom Jahre 1880, in der er über seine Erfolge mit Aufstreuungen des Mittels und Injektionen von Jodoformemulsion auf und in tuberkulöse Höhlen, Gelenke und Knochenherde berichtete, erweckten große Hoffnungen. Später kam die Applikation von Jodtinktur dazu. Aber die Erfolge blieben auf die Dauer hinter der Erwartung zurück, und giftige Nebenwirkungen mahnten zur Vorsicht. Immerhin wurden durch diese Verfahren die zahlreichen Gelenkresektionen eingeschränkt, bei denen sich, namentlich in der vorantiseptischen Zeit, eine hohe Mortalität gezeigt hatte. So verbesserte sich die Prognose der Gelenk- und Knochentuberkulose schon erheblich, ehe die noch erfolgreicheren konservativen und operativen Methoden des 20. Jahrhunderts einsetzten.

Die Antisepsis und Asepsis vermieden eine Hauptgefahr der Unterbindung der großen Gefäße (vgl. Bd. II, 1, S. 47), nämlich die Fadeneiterung mit folgender Pyämie und septischer Allgemeininfektion. Das erhöhte den operativen Wagemut. Es entstand eine neue Gefäßchirurgie.

Nach weniger glücklichen Vorläufern gelang (nach *Garrison*) dem Chikagoer Chirurgen *John Benjamin Murphy* (1857—1916), dem Erfinder des nach ihm benannten Murphy-Knopfes zur nahtlosen Enterostomie vom Jahre 1892, im Jahre 1896 die erste erfolgreiche Naht der großen Schenkelarterie am Menschen, die durch eine schwere Schußverletzung nötig geworden war. Zahlreiche tierexperimentelle Versuche über die End-zu-End-Wiedervereinigung resezierter Arterien und Venen waren vorausgegangen. Um diese Zeit riskierte nach eigener Angabe *Ernst Küster* (1839—1930) in Marburg die Eröffnung von großen Venen, um sie zur Wegschaffung septischer Gerinnsel auf längere Strecken zu durchspülen. *W. Zoege von Manteuffel* holte 1899 bei der Exstirpation eines Nierenkrebses, der durch die Wand der vena cava durchgewuchert war und im Inneren des Gefäßes einen gut fingerdicken, 10 cm langen Fortsatz bildete, um den der Blutstrom spülte, diese Tumormasse aus der Vene heraus und erzielte mit der nachfolgenden Naht Heilung. Waren dies auch aus der Improvisation des Augenblicks gegebene Eingriffe, so bereiteten sie doch mit vielen improvisierten und zielbewußten Eingriffen an Arterien und Venen von anderer Seite den Boden für die großen Taten der Gefäßchirurgie des 20. Jahrhunderts vor.

Im Jahre 1908 entwarf *Friedrich Trendelenburg* den Plan zur Eröffnung der arteria pulmonalis zwecks Entfernung eines venösen Embolus, stellte das dazugehörige Instrumentarium bereit und machte den ersten Versuch bei einer 70jährigen Frau, die nach einer Schenkelhalsfraktur eine Lungenembolie bekam. Er konnte die Patientin nicht retten, hatte aber vollen Erfolg, als er seinen Versuch bei einem Kalb wiederholte. So blieb die Hoffnung auf einen Erfolg beim Menschen bestehen. In der Tat glückte die Operation 1924 dem Chirurgen *Martin Kirschner* (1879—1942) in Königsberg bei einem 38jährigen Mädchen, das ebenfalls nach einem rechtsseitigen, operierten Schenkelhalsbruch an einer Embolie der Pulmonalarterie erkrankte. Der Eingriff sollte auch in der Hand späterer Chirurgen seine lebensrettende Aufgabe erfüllen.

Schon 1896 konnte *Ludwig Rehn* in Frankfurt/Main den erstaunten Teilnehmern an der dortigen Naturforscherversammlung einen geheilten Patienten vorstellen, der einen perforierenden Stich mit einem Küchenmesser in den rechten Ventrikel erhalten hatte, in desolatem Zustand war und von *Rehn* durch die erste erfolgreiche Herznaht, die die Geschichte der Medizin kennt, gerettet wurde.

In der chirurgischen Behandlung der Bauchorgane ging es besonders schnell vorwärts. Als eine der wichtigsten, weil häufigsten Erkrankungen der Bauchhöhle erfuhr die Blinddarmentzündung eine Reform ihrer Behandlung, die sie sozusagen aus einer „inneren" zu einer „chirurgischen" Erkrankung machte und vielen Menschen das Leben rettete. Die Bd. II, 1, S. 170 erwähnte erste zielbewußte Appendektomie durch *Henry Hancock* 1848 in London fand wenig Nachahmung. In der vorantiseptischen Zeit scheute man Eingriffe in die Bauchhöhle mit gutem Grund mehr als andere. Erst in den 80er Jahren geht man ruhiger an die operative Behandlung des Wurmfortsatzes. Dazu trug die bessere Erkenntnis der Einzelheiten des lokalen Prozesses durch die pathologische Anatomie und des klinischen Verlaufs durch die ärztliche Erfahrung wesentlich bei. Hier sind besonders zu nennen: der Pathologe *Reginald Heber Fitz* (1843—1913) in Boston (1886), der Anatom und Chirurg *Sir Frederick Treves* (1853—1923) in London (1885), der amerikanische Chirurg *Charles McBurney* (1845—1913), der 1889 in der Druckempfindlichkeit des nach ihm benannten Punktes die Indikation zur Appendektomie sah, und der durch den nach ihm benannten Aspirationsapparat zur Entleerung pathologischer Flüssigkeiten bekannte Pariser Internist *Georges Dieulafoy* (1839—1911), der (1896) neben der Empfindlichkeit des McBurneyschen Punktes die charakteristische Spannung der Bauchmuskulatur, „défense musculaire", und die Hauthyperästhesie als pathognomonische Zeichen der Blinddarmentzündung herausstellte.

Inzwischen war man in der Eröffnung der Bauchhöhle bei eitrigen Bauchfellentzündungen kühner geworden. Es machte großen Eindruck, als *Spencer Wells* 1862 die Beobachtung machte, die in den 80er Jahren von manchem Chirurgen und Gynäkologen bestätigt wurde, daß die tuberkulöse Peritonitis nach einfacher Laparotomie ausheilt. Durch das erhöhte Vertrauen zur Laparotomie wurde die Aufsuchung und Abtragung des akut entzündeten Wurmfortsatzes weiter gefördert.

Neben *Mikulicz*, der im gleichen Jahr über einen von ihm erfolgreich operierten analogen Fall von Darmperforation mit jauchig-eitriger Peritonitis berichten konnte, war der Zürcher Chirurg *Ulrich Krönlein* (1847—1910) der erste im deutschen Sprachgebiet, der 1884 wagte, die Resektion des perforierten Processus vermiformis auf der Höhe einer Perforationsperitonitis vorzunehmen.

Die Erfolge der Appendizitisoperationen waren im Vergleich zu heute sehr mäßig. Mancher Operierte mußte dabei sein Leben lassen. 1880 setzte sich der New Yorker Allgemeinpraktiker und Chirurg, der 1872 zum Doktor promovierte *Thomas Herring Burchard*, über dessen Geburts- und Sterbedatum wir nichts erfahren konnten, vor der New Yorker medizinischen Akademie dafür ein, wegen der schlechten Ergebnisse der Operation beim Anfall selbst und der Aussichtslosigkeit der medikamentösen Therapie dem Ausbruch der schlimmen Formen der Entzündung durch die Exstirpation der Appendix zuvorzukommen. In den 80er Jahren wurden von dem in verschiedenen Londoner Hospitälern vielseitig tätigen Pathologen und Arzt *Frederick Horatio Akbar Mahomed* (1849—1884) im Jahre 1883, von *Hermann Kümmell* und von *Treves* (1888) bei wiederkehrenden Appendizitisanfällen die Entfernung des Blinddarmes im Intervall empfohlen und ausgeführt.

Am meisten hat wohl von den damaligen Chirurgen *Eduard Sonnenburg* (1848 bis 1915) zur Lösung des Problems der Appendizitisbehandlung beigetragen. Seit Anfang der 90er Jahre mit der Frage beschäftigt, hatte er als Leiter der chirurgischen Abteilung des Krankenhauses Moabit in Berlin reichlich Gelegenheit, Erfahrungen zu sammeln. Mit ihm beginnt der Weg, der zu den modernen Auffassungen vom Wesen und den Gefahren der Appendizitis, zur prophylaktischen Appendektomie und Exstirpation des Wurmfortsatzes im Frühstadium der Erkrankung führt. 1890 kommt er zu dem Ergebnis, daß man sich nicht nur bei eitrigen Perityphlitiden, sondern auch da, wo nur der Verdacht besteht, daß es dazu kommt, zur sofortigen Operation entschließen soll, da der Eingriff dann, wie er sich etwas optimistisch ausdrückt, keine Gefahren bringt. Später äußert er sich zurückhaltender. Aber im 20. Jahrhundert setzte sich das aktive Vorgehen durch. Die Früh- und die Intervalloperation gewann immer mehr Anhänger.

Für die operative Beseitigung der Leisten- und Schenkelhernie brachte der hervorragende italienische Chirurg *Edoardo Bassini* (1844—1924), der an den Universitäten Pavia, Genua und Padua wirkte, in den Jahren 1889 bzw. 1893 neue Verfahren. Sie waren den älteren Operationen, die keine genügende Sicherheit vor Rezidiven boten, weit überlegen und machten seinen Namen in der ganzen Welt bekannt.

Die erste Gastrostomie machte 1849 der Franzose *Charles-Emanuel Sédillot* (1804—1883) in Straßburg bei einem Metzger, dessen Ösophagus durch einen karzinomatösen Tumor völlig undurchgängig geworden war, in der Absicht, eine Dauerfistel anzulegen, um das Ernährungshindernis zu beseitigen. Der Patient überlebte den Eingriff keine 24 Stunden. Bei den Bd. II, 1, S. 170 erwähnten Eingriffen *Middeldorpfs* am Magen handelte es sich (1859) nicht, wie wir es *Walter v. Brunn* entnahmen, um das Anlegen der ersten Magenfistel, sondern um den operativen Verschluß von Magenfisteln und um den ersten gelungenen Versuch, diesen Verschluß auf plastischem Wege zu bewerkstelligen. Nach langjährigen Tierversuchen seiner Schüler führte *Billroth* 1881 die erste erfolgreiche Resektion des Magens wegen Karzinom aus, nachdem *Péan* im Jahre 1879 und der in Kulm an der Weichsel tätige Chirurg *Ludwig Rydygier* (1850—1920) im Jahre 1880 die Operation beim Menschen mit unglücklichem Ausgang gemacht hatten.

Der erste erfolgreiche zweiseitige Eingriff zur Anlegung einer Gallenblasenfistel wurde 1882 von *Franz König* (1832—1910) in Göttingen ausgeführt. Im gleichen Jahr gelang dem Leiter des Lazarus-Krankenhauses in Berlin *Carl Langenbuch* (1846—1901) die erste erfolgreiche Exstirpation der Gallenblase bei Cholelithiasis.

In der Geschichte der Nierenchirurgie bedeutet das Jahr 1869 einen Markstein. Damals nahm *Gustav Simon* in Heidelberg bei einer Frau, die an einer Harnleiter-Bauchdeckenfistel litt, als erster die erfolgreiche Exstirpation einer Niere vor. Es zeigte sich, daß der Mensch auch mit nur einer Niere leben kann, wenn sie gesund ist. 10 Jahre später erfand *Nitze* das Zystoskop. Man braucht auf die neuen Aspekte, die sich daraus für die gesamte Nierenchirurgie und Urologie bis in unsere Tage entwickelten, nicht hinzuweisen.

Die von uns (Bd. II, 1, S. 127) gemachte Angabe über glückliche Erfolge *Gustav Simons* mit der Milzexstirpation beim Menschen trifft nicht zu. Wir hatten die falsche Nachricht von *Cecilia Mettler* übernommen. Alle Eingriffe dieser Art, die im 19. Jahrhundert am Menschen unternommen wurden, schlugen fehl. Erst 1855 oder später konnte der Amerikaner *G. Volney-Dorsay* einem Patienten, der an einer durch Malaria hochgradig vergrößerten Milz litt, und 1867 *Péan* einer Frau mit zystisch entarteter Milz durch die Totalexstirpation des Organs volle Heilung bringen. Mit der Antisepsis mehrten sich die Erfolge, doch forderte der Eingriff auch später noch einen verhältnismäßig hohen Prozentsatz von Opfern. 1900 betrug die Mortalität 38%.

Eingriffen an Brustkorb und Lunge, deren Hauptindikationen in Empyemen und verwandten Zuständen im Pleuraraum, in eitrig-entzündlichen Abszedierungen und tuberkulösen Prozessen gegeben waren, begegnete man seit altersher mit besonders skeptischem Zögern. Man erlebte viel Unglück sowohl bei der konservativen Behandlung als auch bei den meist verspätet und nicht radikal genug vorgenommenen Eingriffen, bei den Punktionen und den durch Einschnitt im Zwischenrippenraum angestrebten Entleerungen, den Ausspülungen in allen möglichen Modifikationen und mit allen möglichen Apparaten, den medikamentösen Injektionen in die Krankheitsherde der Pleura und der Lunge, und was man sonst alles versuchte.

Die Resultate, insbesondere die operativen, waren so schlecht, daß der selbst an Empyem leidende *Dupuytren*, als man ihm die Operation vorschlug, sie ablehnte und meinte, er wolle lieber von der Hand Gottes als von Menschenhand sterben (*Helfreich*). Eine Generation später sah es noch nicht viel anders aus. Vor allem fürchtete man den Eintritt von Luft in die Pleurahöhle. *Wilhelm Roser*, der damals als Chirurg in Marburg wirkte, empfahl 1859 die Resektion einer Rippe zur Therapie des Empyems und führte sie 1865 zum erstenmal am lebenden Menschen aus. 1877 beschrieb *Ernst Küster* als Privatdozent der Chirurgie in Wien zuerst die Resektion von mehreren Rippen zur Heilung alter Empyeme und Brustfisteln. Durch den in Helsingfors wirkenden schwedischen Chirurgen *Jakob August Estlander* (1831—1881), der die Operation technisch ausbaute und sich sehr für sie einsetzte, gewann sie mehr Erfolg und Vertrauen und wurde nun öfter vorgenommen. 1888 führte *Quincke* die partielle Resektion von Rippen im Bereich von Kavernen ein, für die 1890 von *Carl Spengler* (1860—1937) in Davos der Name „extrapleurale Thorakoplastik" geprägt wurde.

In den 80er Jahren entschloß man sich auch zu mutigeren chirurgischen Eingriffen an der Lunge selbst, wie zur Eröffnung und lokalen Behandlung von Kavernen und zur galvanokaustischen Zerstörung von Lungenspitzenaffektionen. Zahlreiche Tierversuche waren vorausgegangen. Einen großen Eindruck machte es, als es *Krönlein* 1883 gelang, ein 18jähriges Mädchen durch die handtellergroße Entfernung der Thoraxwand zwischen der 5. und 7. Rippe und die Exstirpation eines in der Lunge steckenden Sarkomknotens unter Mitnahme gesunden Lungengewebes von dem ausgedehnten malignen Tumor der linken Thoraxpartie zu befreien (*W. Iserloh*).

Die „Pneumotomie" blieb trotz aller Fortschritte der Technik ein seltener Eingriff. Bei dem Einschneiden auf eitrige Herde, die sich als Folgen akuter oder chronischer Erkrankungen in der Lunge gebildet hatten, war die Mortalität groß, und der Prozentsatz der Erfolge entsprach nicht dem Risiko. Es war vor allem die Furcht vor einem akuten Pneumothorax, die viele Chirurgen vom Eingreifen an der Lunge abhielt. Aber man machte auch die Erfahrung, daß die durch Eindringen von Luft oder auch durch Ansammlung von Ergüssen im Pleuraraum oder durch dicke Pleuraschwarten bewirkte Kompression und Ruhigstellung der kranken Lunge manchmal günstig wirkte, die Beschwerden linderte und die natürlichen Heiltendenzen unterstützte. So entstand der künstliche Pneumothorax. Seine Geschichte geht weit zurück.

In einem zuerst 1756 erschienenen Buche über den therapeutischen Wert von Seereisen, insbesondere bei Schwindsucht, regte der schottische praktische Arzt *Ebenezer Gilchrist* (1707—1774) an, sich die Erfahrung vom Zusammenfallen der Lunge beim Pneumothorax zur Behandlung einseitiger „geschwüriger" Prozesse in der Lunge von Schwindsüchtigen zunutze zu machen, indem man einen künstlichen Pneumothorax anlegt wie bei der Operation von Empyemen; dadurch wird nämlich die Bewegung der kranken Lungenpartie ausgeschaltet, die die „Vernarbung des Geschwürs ungünstig beeinflußt".

Im Jahre 1822 schlug *James Carson* (1772—1843) in Liverpool, nachdem er entsprechende Versuche an Tieren gemacht hatte, als erster vor, einen Pneumothorax zur Behandlung von Kavernen und Lungenabszessen anzulegen. Man hörte nicht auf ihn. 1834 machte *Franz Hopkins Ramadge* (1793—1867), erster Arzt am Hospital für Lungenkranke in London, beim Menschen einen Eingriff, den man als Pneumothorax bezeichnen muß. Er ging von der Überzeugung aus, daß das Emphysem der Lunge die Phthise günstig beeinflußt. Sein Patient litt an einer Kaverne im oberen linken Lungenlappen. In dieser Gegend punktierte er mit einem Troikart in der „Hauptabsicht", die Luft herauszulassen und so durch Ausdehnung des Unterlappens der linken Lunge eine Verkleinerung der höher gelegenen Höhle zu bewirken. Der Patient genas. Der Erfolg kann nicht durch eine emphysematöse Ausdehnung des Unterlappens bewirkt worden sein, sondern nur durch die von außen in die Brusthöhle gelangte Luft und die Kompression durch den entstehenden Pneumothorax. Der optimistische Titel der auch ins Deutsche übersetzten Schrift, in der *Ramadge* den Fall mitteilt: „Die Lungenschwindsucht ist heilbar", bezog sich weniger auf diesen Eingriff als auf alle möglichen anderen therapeutischen Maßnahmen des Verfassers. Nach Erfahrungen bei Lungenverletzten sahen zwei französische Chirurgen in dem Eintritt der Luft in den Thoraxraum ein günstiges Moment: *Edouard Chassaignac* (1805—1879) empfahl 1835 in seiner Pariser Doktorthese zur heilenden Ruhigstellung der Lunge Lufteinblasungen in den Thoraxraum. *Lucien Baudens* (1804—1857), damals Chefchirurg und Professor der Anatomie und Chirurgie am Militärhospital in Algier, stellte, angeregt durch den Vorschlag des Brester Chirurgen *Duret*, bei intrathorakalen Blutungen den Brustkorb weit zu öffnen, um durch die in die Pleurahöhle einströmende Luft die Lunge zurückzudrängen und die Blutgefäße zu komprimieren, einen ähnlichen Plan zur Diskussion, nämlich mit Hilfe einer Pumpe Luft unter einem Druck von zwei bis drei oder auch mehr Atmosphären in den Pleuraraum einzutreiben, wenn es sich um starke und hartnäckige Blutungen handelte, wobei er nicht verfehlte, auf die Schwierigkeiten und Hemmnisse des Verfahrens aufmerksam zu machen.

Den entscheidenden Schritt in der Entwicklung der modernen Pneumothoraxtherapie tat im Jahre 1882 der italienische Kliniker *Carlo Forlanini* (1847—1918). Er schlug damals den künstlichen geschlossenen Pneumothorax zur Behandlung tuberkulöser Kavernen vor. 1888 wendete er das Verfahren zum erstenmal beim Menschen an. Es stellte sich heraus, daß das Einbringen von Stickstoff an Stelle der ursprünglich verwendeten Luft vorzuziehen war, weil er langsamer resorbiert wurde. 1894 hatte er das Verfahren so weit erprobt, daß er es auf dem Internationalen medizinischen Kongreß in Rom der Allgemeinheit der Ärzte als technisch gesicherte Therapie bekanntgeben und damit die früher so schlechte Prognose der kavernösen Lungenphthise in einer ungeahnten Weise verbessern konnte.

Die Gefahren, die allem Operieren am und im Thoraxraum beim Eintreten von Luft durch das Kollabieren der Lunge mit den folgenden Kreislaufstörungen drohten, wurden durch das Druckdifferenzverfahren vermieden, welches *Ferdinand Sauerbruch* (1875—1951) einführte.

Die Idee der Anwendung des Differentialdruckes (vgl. auch S. 192) wurde zuerst von dem hervorragenden Pariser Chirurgen *Théodore Tuffier* (1857—1929) zusammen mit *Louis Hallion* (1862—1940) konzipiert. Sie machten 1896 nach Versuchen am Hund im Laboratorium des Physiologen *François-Frank* den Vorschlag, man solle, um bei Operationen am eröffneten Thorax den Lungenkollaps auszugleichen, der Lunge mit Hilfe der künstlichen Atmung nach intralaryngealer Intubation komprimierte Luft zuführen. Am Menschen wurde der Vorschlag nicht verwirklicht.

Ein Jahr später unternahm *Alfred Quénu* (geb. 1852), ebenfalls Chirurg in Paris, gemeinsam mit *Léon-Alfred Longuet*, der bei ihm als „Interne" tätig war, Experimente am Hund. Das Versuchstier wurde mit der oberen Körperpartie in einen Apparat gesteckt, in dem es komprimierte Luft einatmen mußte. Die wertvolle Arbeit fand bei den Chirurgen keine Beachtung.

Sauerbruch konstruierte „Unterdruckkammern", in denen der Luftdruck um etwa 7 mm Quecksilber herabgesetzt war, wobei sich der Kopf des Patienten außerhalb der Kammer befand. Beim Überdruckverfahren wurden Nase und Mund des narkotisierten Kranken mit einer luftdicht verschließbaren Maske bedeckt, die Narkosemittel zusammen mit Sauerstoff unter Druck zugeleitet und ebenso die Ausatmungsluft gegen einen bestimmten Druck abgeleitet. In beiden Fällen, in dem einen durch Ansaugen von Luft, im anderen durch Aufblähung der Lunge durch Luft, beides genau regulierbar, wurde der Kollaps der Lunge mit seinen Folgen ausgeschaltet.

Mit dem Jahr 1904, in dem *Sauerbruch*, damals Privatdozent unter *Mikulicz-Radecki* in Breslau, über das Ergebnis seiner Studien zusammenfassend berichtete, beginnt eine neue Epoche der Thorax-, Lungen-, Herz- und Ösophaguschirurgie mit Erfolgen, die zu den größten Errungenschaften der Medizin der ersten Hälfte des 20. Jahrhunderts gehören.

Das große Interesse für plastische Operationen, welches wir (vgl. Bd. II, 1, S. 46f. und 169) bei den älteren Chirurgen fanden, erfüllte auch die Chirurgengeneration unseres Zeitabschnittes. Wir heben nur die von *Bernhard Langenbeck* 1859 eingeführte und 1862 ausführlich beschriebene neue Form der Gaumenplastik mit „Ablösung und Transplantation des mukös-periostalen Gaumenüberzugs" hervor. Sie hatte vorzügliche Ergebnisse. In vielen Fällen wurde der qualvolle, mit der Gaumenspalte verbundene Sprachfehler völlig beseitigt. Das Verfahren wurde für manche ähnlich gelagerte Plastiken vorbildlich.

Bei vielen plastischen Operationen bediente man sich gern und mit Vorteil an Stelle der überlieferten Katgut- und Seidennaht des Metalldrahtes. Er ist schon in der ersten Hälfte des Jahrhunderts bei Plastiken aller Art beliebt (*Pierce Rucker*), vor allem in Amerika und England. Zu denen, die mit besonderem Nachdruck für den Silberdraht eintraten und vermöge ihres Ansehens zu seiner Verwendung auf dem Kontinent beitrugen, zählen *Marion Sims* in New York und *James Young Simpson* in Edinburgh mit ihren Schriften aus dem Jahre 1858.

Für die weitere Entwicklung der plastischen Chirurgie wurde als neue Errungenschaft die „Pfropfmethode" von großer Bedeutung, die „greffe épidermique", wie sie ihr Erfinder, der damalige Interne am Necker-Hospital in Paris und spätere Chirurg in Genf, *Jacques Louis Reverdin* (1842—1929), bei ihrer ersten Bekanntgabe im Jahre 1869 nannte. Er hatte bei einem am Daumen verletzten Mechaniker beobachtet, daß die Heilung vor allem von stehengebliebenen Epidermis-„Inselchen" ausging. Das führte ihn dazu, solche Inselchen künstlich herzustellen und auf die

Wundfläche aufzupflanzen. Oberflächlichste, den verschiedensten Körpergegenden entnommene Kutisstückchen wurden bei kleineren oder größeren Haut- und Gewebsdefekten den granulierenden Wundflächen aufgelegt und mit einem leichten Verband fixiert gehalten. *Karl Thiersch* (vgl. S. 108) reformierte das Verfahren fünf Jahre später, indem er an Stelle der oberflächlichsten Hautschichten Stückchen der ganzen Haut, für deren Entnahme er das Rasiermesser einführte, von größerem Umfang, bis zu 10—12 cm Länge und 2 cm Breite, transplantierte und die granulierende Wundfläche durch besonders intensives Anfrischen in eine Art von entzündlichem Zustand versetzte, wodurch die unmittelbare Verklebung beschleunigt wurde. In dieser Form erwies sich die Methode als außerordentlich erfolgreich und wurde in ihrem weiteren Ausbau das Vorbild für Pfropfungen auch auf anderen Gebieten des plastischen Ersatzes für verlorengegangene Körperteile.

Die letzten Jahrzehnte des 19. Jahrhunderts brachten die Anfänge der modernen Chirurgie des Gehirns und Nervensystems. *Ernst Küster* weist mit Recht darauf hin, daß die physiologische Lehre von der Lokalisation der verschiedenen Hirnfunktionen in bestimmten Zentren einen starken Anreiz dazu gab, operative Eingriffe am Gehirn zu riskieren. 1881 erörterte *Carl Wernicke* zum erstenmal die Möglichkeit, einen Gehirntumor aus dem Gehirn operativ herauszuholen. 1884 wurde der erste Eingriff dieser Art in London von *Sir Rickman John Godlee* (1849 bis 1925) ausgeführt. Er entfernte einen zirkumskripten Tumor, den der Neurologe *Hughes Bennett* (1848—1901) diagnostiziert und lokalisiert hatte, aus der Gegend der rechten motorischen Rindenzentren. Der Patient starb nach anfänglichem Erfolg einen Monat später an Meningitis, aber der Primärerfolg war nun einmal da und der Weg zu weiteren Versuchen gebahnt. 1887 erfolgte die erste Exstirpation eines Rückenmarktumors. Er war von *W. Gowers* (vgl. S. 63), dem bekannten Entdecker des nach ihm benannten Nervenbündels im Rückenmark, damals Professor der klinischen Medizin in London, diagnostiziert worden. Die Operation machte *Victor Horsley.* Sie hatte vollen Erfolg. Wie hier, so erwies sich auch in der Folge die Zusammenarbeit des Neurologen mit dem Chirurgen besonders fruchtbar. Unter den vielen, die den Hirn- und Nervenchirurgen neue diagnostische Hilfen und Grundlagen für ihr operatives Schaffen brachten, nennen wir noch den Berliner Neurologen *Hermann Oppenheim* (1858—1919) mit zahlreichen Arbeiten aus den 80er und 90er Jahren und von den Pionieren der Neurochirurgie den Franzosen *Mathieu Jaboulay* (1860—1913), der seit 1890 zahlreiche intrakranielle Eingriffe vornahm und 1899 als erster die periarterielle Sympathektomie der Femoralis ausführte, um trophische Störungen am Fuß und Bein zu heilen.

Es bedeutete einen gewaltigen technischen Fortschritt für die gesamte Gehirnchirurgie, als der in Königshütte (Schlesien) tätige Chirurg *Wilhelm Wagner* (1848 bis 1900) nach vorausgegangenen Versuchen an der Leiche und erfolgreicher Erprobung des Eingriffes am lebenden Menschen im Jahre 1889 das intrakraniale Operationsfeld in ganz anderem Umfang zugänglich machen lehrte als bisher, indem er an die Stelle der Trepanation die „temporäre Resektion des Schädeldaches“ setzte. Bei diesem Verfahren wurde ein beliebig großes „Omega“-förmiges Stück des Schädeldaches reseziert, welches mit den Weichteilen im Zusammenhang und dadurch gestielt blieb. So konnte man es zunächst herausheben und später wieder, genau angepaßt, an seine Stelle zurückklappen.

Manche Gehirnchirurgen waren angesichts nicht weniger guter Erfolge der neuen Operationen geneigt, ihren Indikationen einen weiten Spielraum zu geben. So forderte z. B. *Horsley* die Trepanation in allen Fällen von Kopfschmerzen, die jeder anderen Behandlung trotzten. Man war freigebig mit Explorativtrepanationen. *Horsley* wollte sogar gummöse Hirngeschwülste operieren, statt sie der internen

Luestherapie zu überlassen. Viel zurückhaltender war *Ernst von Bergmann*, als er 1887 seine Erfahrungen und Erfolge auf beschränkten Teilgebieten der Hirnchirurgie zusammenfaßte. Der Schweizer Psychiater *Gottlieb Burckhardt* (1836—1907) wurde 1888 zum Vorläufer der modernen Leukotomie. Damals teilte er Erfolge mit, die er durch chirurgische Eingriffe bei Geisteskranken erzielt hatte, mit denen er beabsichtigte „falsche Associationen durch Zerstörung der Associationsbahnen zu verhindern und andererseits hallucinatorische, d. h. ohne äußeres Objekt nach Art eines Krampfes zustande kommende und dabei den Schein der Realität erlangende sensible Vorstellungen durch Zerstörung oder Schädigung des betreffenden Vorstellungscentrums unmöglich zu machen", was er durch zirkumskripte Exzisionen aus der Hirnrinde von Partien erreichte, die er „als Ausgangs- und Knotenpunkte der psychischen Störungen" betrachtete. Die Patienten kamen mit einer Ausnahme davon. Schwere Aufregungszustände wurden gut beeinflußt. Aber man kann verstehen, daß diese Operationen von vielen Ärzten mit Zurückhaltung aufgenommen wurden. Der Internist *Hermann Sahli* sprach diese Bedenken aus, als er sich in seinem zusammenfassenden Referat über den Stand der Hirnchirurgie 1890 gegen manches Extrem und manche übertriebene Hoffnung wehrte und der chirurgischen Behandlung der Geisteskranken „nach dem damaligen Stand des Wissens das Fehlen der nöthigen wissenschaftlichen Basis" vorwarf.

Der Aufstieg der Urologie, der durch die Einführung des Zystoskops von *Nitze* (vgl. S. 165) inauguriert wurde, vollzog sich langsamer, als man nach der großen Aufmerksamkeit, die das neue Verfahren in Wien, der damaligen Hochburg der Medizin, und dann auch in anderen Ländern erregte, und nach den vielen Bemühungen um die Verbesserungen des Instruments und die Erweiterung seiner Anwendungen erwarten sollte. Zwar ist viel Neues entstanden und dadurch manches nicht selten qualvolle und gelegentlich auch gefährliche Verfahren der früheren Zeit überwunden worden, z. B. durch den seit 1888 sich allmählich ausbreitenden Ureterkatheterismus ohne vorausgehende operative Eingriffe mit Hilfe des Zystoskops, aber der um die Entwicklung der Urologie hochverdiente Wiener *Otto Zuckerkandl* (1861 bis 1921) weist noch 1899 gegenüber denen, die zuviel erwarten und lehren, das Zystoskop sei in der Diagnostik urologischer Erkrankungen der einzige Behelf, darauf hin, daß andere Elemente der Untersuchung durch die Einführung des Instruments keineswegs entbehrlich geworden sind. Zunächst wird die Urologie nur von Chirurgen und Gynäkologen nebenher betrieben. Dann nehmen sich ihrer, z. B. in Amerika, seit 1890 einzelne Spezialisten an. Ihre Blüte als modernes Sonderfach erlebt sie erst im 20. Jahrhundert.

γ) Die Orthopädie

„Die Geschichte der Orthopädie muß noch geschrieben werden; bisher sind nur ganz wenige Bausteine zusammengetragen worden", sagt *Bruno Valentin*, der berufene Beurteiler der Situation im Vorwort zu seiner Studie: Orthopädie vor 100 Jahren. Stuttgart 1935. Man kann trotz einiger inzwischen erschienener Versuche einer Gesamtdarstellung ihrer historischen Entwicklung nicht sagen, daß es seitdem anders geworden ist. Wir können uns nur bemühen, an einzelnen Leistungen eine Vorstellung von dem Aufschwung zu vermitteln, den die Orthopädie in der zweiten Hälfte des 19. Jahrhunderts genommen hat. Sie war damals noch eng mit der Chirurgie verbunden (vgl. Bd. II, 1, S. 169) und erst auf dem Wege, ein enger umgrenztes Spezialfach zu werden. In historischen Rückblicken auf ihre Entwicklung in den letzten 50 Jahren sprechen *Georg Hohmann* u. a. von ihr als einer jungen Wissenschaft. Man kann ihr Werden in dem Zeitraum von 1850 bis 1900 mit einer gewissen Berechtigung als Embryonalstadium bezeichnen.

Die Entwicklung der Heilgymnastik und Massage wurde an anderer Stelle geschildert. Was Bd. II, 1, S. 170 über die Verwendung des Gipses zu erstarrenden Verbänden gesagt wurde, bedarf nach neueren Untersuchungen von *B. Valentin* der Korrektur. Der englische Konsul in Basra, der die Methode durch einen arabischen Arzt kennenlernte, hieß *William Eton*. Der Arzt, dem er die Kenntnis weitergab, war *Mathew Guthrie* in St. Petersburg.

In seinem Artikel „Orthopädie" im ersten Bande der von *O. Liebreich* u. a. 1900 herausgegebenen Encyclopaedie der Therapie nennt sie *Albert Hoffa* (1859—1907), einer der bedeutendsten Orthopäden seiner Zeit, den man zu den Hauptförderern ihrer modernen Entwicklung zählen muß, die Wissenschaft von den „Verkrümmungen des menschlichen Körpers". Sie beschränkt sich auf „diejenigen Deformitäten, die sich in letzter Hinsicht als Stellungs- und Gestaltsabweichungen des Skelettsystems äußern". Ihre Grenze zur Chirurgie ist nicht scharf zu ziehen.

Die Bemühungen, diese Defekte therapeutisch zu beeinflussen und auszugleichen, stützen sich in weitem Umfang auf die von der Erfahrung und der wissenschaftlichen Biologie der Zeit vermittelte Erkenntnis der in der Natur des menschlichen Organismus liegenden Anpassungsfähigkeit an neue Aufgaben. Man sah, was sich durch Ausdauer, aktive und passive Übungen, „redressierende Manipulationen", Stützapparate, Verbandmethoden mit Binden, Heftpflastern und durch Lagerungs-, erhärtende und Streckverbände bei sorgfältiger Allgemeinbehandlung erreichen ließ. Das alles bestärkte das Vertrauen zur konservativen Behandlung. Die Konstruktion der Prothesen für ausfallende Glieder macht große Fortschritte. Hierbei war der Orthopäde auf die enge Mitarbeit des handwerklichen Konstrukteurs angewiesen.

Eine einzigartige Erscheinung dieser Art war *Friedrich Hessing* (1838—1918), der 1913 geadelt wurde. Ursprünglich Gärtner, dann Schreiner, Schlosser und Orgelbauer, hatte er sich als Autodidakt dem Studium des menschlichen Bewegungsmechanismus gewidmet. 1868 trat er mit neuen Ideen und Apparaten zur Behandlung von körperlichen Deformitäten, Knochenbrüchen und Arthrosen hervor und gründete in Göggingen bei Augsburg eine orthopädische Heilanstalt. Das Prinzip, über das er auf dem deutschen Chirurgenkongreß 1874 vortrug, den Druck der Apparate nicht auf einzelne Stützpunkte wirken zu lassen, sondern auf die ganze Oberfläche des betreffenden Körperteils möglichst gleichmäßig zu verteilen, und die Apparate, die er 1878 auf der Naturforscherversammlung in Kassel demonstrierte und die den Frakturierten große Beweglichkeit ließen, ohne die Heilung zu stören, wurde für die Orthopädie von grundlegender Bedeutung. Die verletzten oder erkrankten Körperteile sollten so vollkommen entlastet werden, daß sie, in Schwebe ruhend, bei freier Bewegung heilen konnten. Das erreichte er mit dem von ihm erfundenen „Schienenhülsenapparat". Dadurch wurde u. a. die ambulante Behandlung der Hüft-, Knie- und Fußgelenktuberkulose erleichtert. Auf dem X. internationalen medizinischen Kongreß in Berlin 1890 wurden, wenn auch nicht ohne ungläubige Gegner, die Erfolge anerkannt, die er mit seiner konservativen Methode bei der angeborenen Hüftgelenkluxation erzielt hatte, bei der er nach forcierter Traktion und erfolgter Reposition das Gewonnene durch diesen Schienenhülsenverband festhielt.

Das Problem der Behandlung dieser Anomalie hat die Orthopädie des 19. Jahrhunderts seit den 30er Jahren mit zunehmender Intensität beschäftigt. Zahlreich waren seitdem die Versuche, dem schweren Leiden operativ und konservativ beizukommen. Im Jahre 1889 machte *Albert Hoffa*, damals Dozent in Würzburg, das *Hohmann* die Wiege der deutschen Orthopädie genannt hat und wohin *Hoffa* später Schüler aus aller Herren Ländern zog, an Stelle der älteren, mit Verstümmelungen z. B. mit der Resektion des Gelenkkopfes verbundenen blutigen Eingriffe, die erste Operation, die die natürlichen Verhältnisse des Hüftgelenks herstellte, indem er durch Erweiterung und Vertiefung eine neue Gelenkpfanne schuf und den Gelenkkopf in diese reponierte. Es war eine technische Meisterleistung. Viele Erfolge von *Hoffa* selbst und anderen bestätigten es in den nächsten Jahren. Aber daneben zeigte sich, daß die früh einsetzende konservative Behandlung im Kindesalter auch ohne Operation vorzügliche Resultate ergab. Das bewies der Wiener Orthopäde *Adolf Lorenz* (1854—1946), der „Gipsdozent" der dortigen Klinik. Ursprünglich Chirurg, wurde er unter dem Zwang einer allergischen Empfindlichkeit gegen Karbol und Sublimat, aber auch aus seiner inneren Einstellung heraus, zum konservativen Orthopäden. Seine in den 90er Jahren in mühsamer Arbeit aus der blutigen entstandene „unblutige Behandlung der angeborenen Hüftgelenkluxation", die seit ihrer Veröffentlichung in den Jahren 1895/96 großes Aufsehen erregte, wird mit seinem Namen für alle Zeit verbunden bleiben. Es tut seinen Verdiensten keinen Abbruch, daß der italienische Professor der Orthopädie in Pisa *Agostino Paci* (1845 bis 1902) sich schon seit 1883 mit dem Problem der Hüftgelenkluxation beschäftigt und mit der unblutigen Behandlung Erfolge erzielt hatte.

In allen Kulturländern gab es in dem Zeitraum von 1850 bis 1900 hervorragende Förderer der konservativen und operativen Orthopädie und in zunehmender Zahl und Ausstattung orthopädische Institute und Professuren. Wir hoben aus der großen Schar der verdienten Orthopäden deshalb *Hessing*, *Hoffa* und *Lorenz* hervor, weil ihr Lebenswerk die Denkweise und Methodik der in die Zukunft weisenden Leistung besonders deutlich erkennen läßt.

Die orthopädischen Anomalien und Erkrankungen fanden im ganzen 19. Jahrhundert auch vom Standpunkt der inneren Medizin große Beachtung. 1899 bringt darüber *M. Bachmann*, dem *Ponfick* in seinem Breslauer Institut ein reichliches pathologisch-anatomisches Material zur Verfügung stellte, mit *M. Schubert*, der den klinischen Teil bearbeitete, in einer Monographie: „Die Veränderungen an den inneren Organen bei hochgradigen Skoliosen und Kyphoskoliosen" eine große, auch historisch orientierte, sorgfältig bearbeitete Literatur mit zahlreichen Beobachtungen an der Leiche und am Lebenden.

Es ist einigermaßen überraschend, daß der soziale Gedanke, der damals in der Medizin eine so große Bedeutung gewann, nur sehr langsam Wirksamkeit auf einem Gebiet entfaltete, das mit der Orthopädie so eng verbunden ist wie die Krüppelfürsorge. Ursprünglich waren die Krüppel, vor allem die schwer beweglichen und arbeitsunfähigen, nach altem Brauch, soweit sie nicht in der eigenen Wohnung vegetierten und bettelnd die Straßen durchzogen, in Kranken- und Siechenhäusern untergebracht. Im 19. Jahrhundert nahm sich die Privatinitiative und die religiöse Wohltätigkeit ihrer an und sorgte für eine ihrer Eigenart entsprechende Unterbringung und Beschäftigung. In München rief 1832 ein Privatmann, der im Ruhestand lebende Konservator „am topographischen Bureau", *J. Nepomuk Edler von Kurz* (1783—1865), eine vorbildliche Erziehungs- und Unterrichtsanstalt für verkrüppelte Kinder ins Leben. Sie wurde 1844 verstaatlicht. In der Folge entstanden einige ähnliche Anstalten, darunter 1872 eine solche in Kopenhagen unter dem Einfluß des Missionars *Knudsen*. Seit 1886 nahm sich die evangelische innere Mission in Norddeutschland der Krüppelfürsorge an. Daneben gab es aber nach *Bruno Valentin* in Deutschland und in anderen Ländern auch schon früh orthopädische Institute, die man „zum Teil wenigstens durchaus als Vorläufer unserer heutigen Krüppelanstalten betrachten muß". Schon Ende des 18. Jahrhunderts wird die Einführung der Krüppelfürsorge mit besonderen Anstalten von den Behörden verlangt. 1876 stellt diese Forderung *K.F.H. Marx* (vgl. Bd. II, 1, S. 228) nach älteren Vorbildern wieder auf, und zwar aus einem echt volkstümlichen Hauptmotiv, der Furcht vor der Gefahr des Versehens der Schwangeren, denen die Unglücklichen nicht begegnen dürfen. Wichtiger war, daß die Inhaber mancher orthopädischer Institute nicht nur Therapie trieben, sondern sich mit ihren Erfahrungen und ihrem Mitleid auch dem Unterricht und der Erziehung ihrer Patienten widmeten und sich für die soziale Fürsorge und das Recht der Krüppel auf Arbeit einsetzten, durch die sie zu nützlichen Mitgliedern der Gesellschaft gemacht werden sollten. So hat die heutige Krüppelfürsorge nach *Valentin* ihre Quellen sowohl in den ersten Krüppelheimen, als auch in den orthopädischen Instituten.

e) Geburtshilfe und Frauenheilkunde

Wie bei der Chirurgie ist es bei der Geburtshilfe und Gynäkologie keine leichte Aufgabe, aus der Fülle des Stoffes das für ihre Eigenart am meisten Charakteristische herauszuholen. Man gibt ihr heute gern die Note eines eng lokalistisch eingestellten operativen Spezialismus und hat für ihre Vertreter das wenig schöne Wort vom „Uterusingenieur" geprägt. Damit tut man ihr unrecht und verallgemeinert Auffassungen, die zwar — aus dem Geist der Medizin der Zeit verständlich — von einem nicht geringen Teil der Gynäkologen übertrieben wurden, aber das Tätigkeitsfeld des Frauenarztes keineswegs radikal beherrschten. Schon in der ersten Hälfte des 19. Jahrhunderts zeigen die Gynäkologen neben der (Bd. II, 1, S. 170) betonten wachsenden Neigung zum Spezialismus und Lokalismus, wie ihre Vorgänger, ein reges Interesse für die Psyche der Frau, wie *Sigrid Bachmann* es 1953 im Zusammenhang dargestellt hat, weiter für den Einfluß der gesamten körperlich-seelischen Verfassung der Frau auf die Erkrankungen der Sexualorgane, für die Zusammenhänge zwischen gynäkologischen Beschwerden und der gesellschaftlichen Stellung der Frau, ihrer beruflichen Arbeit und allen den „Umweltfaktoren", mit denen sich heute die Frauenkunde beschäftigt. Gewiß tritt dieses Interesse im Fortschreiten der Zeit mit der zunehmenden Spezialisierung in den Hintergrund, vor allem in den letzten Dezennien des Jahrhunderts, aber es ist nicht vergessen.

Die Begründer der modernen Gynäkologie im In- und Auslande waren entweder Chirurgen oder noch öfter allgemein praktizierende Ärzte. Viele blieben nach dem Übergang zum Spezialfach noch weiter als Allgemeinpraktiker tätig. So behielten sie den Sinn für die Allgemeinkrankheit und die Beteiligung des Gesamtorganismus an lokalen Beschwerden. Das zeigt *Alfred Hegar* (vgl. Bd. II, 1, S. 214), einer der Hauptbegründer der modernen operativen Gynäkologie und großer Förderer der lokalen Diagnostik. In seiner zusammen mit seinem Schüler *Rudolf Kaltenbach* (1842—1893) geschriebenen operativen Gynäkologie vom Jahre 1874 widmet er der „Vermeidung eines allzu specialistischen Standpunktes" bis ins einzelne gehende Darlegungen. Er denkt an alles, was dazu nötig ist, um in den gesamten leibseelischen Organismus und die Konstitution der Frau einzudringen. Er weist darauf hin, daß man bei manchen gynäkologischen Beschwerden auf jede Lokaltherapie verzichten kann, weil die Allgemeinbehandlung zur Heilung genügt. Er untersuchte die unterleibskranke Frau von Kopf bis Fuß. Das Gebiß und die Kiefergestaltung waren ihm ebenso wichtig wie ein Kropf, eine abnorme Behaarung oder andere Anomalien des Habitus. Durch seinen großen Schülerkreis und seinen Weltruhm wurde dafür gesorgt, daß diese Grundeinstellung eine weite Wirkung hatte. Ein tüchtiger Kölner Frauenarzt, *A. Rheinstaedter* (1839—1905), der ein Buch über „Praktische Grundzüge der Gynäkologie" schrieb, meint 1886, daß kein Spezialarzt eine umfassende Kenntnis der ganzen Medizin und des ganzen Frauenkörpers so nötig hat wie der Gynäkologe. 1888 erscheint als Zeugnis des gesunden Geistes, der jene Frauenheilkunde erfüllte, das Buch des Berner Gynäkologen *Peter Müller* (1836—1922): „Die Krankheiten des weiblichen Körpers in ihren Wechselbeziehungen zu den Geschlechtsfunktionen." Er brachte eine Darstellung dieser Beziehungen von den Gehirnkrankheiten und Psychosen angefangen bis zu allen Organen und Organsystemen in einer einzigartigen Vollständigkeit. 1893 beklagt *Hermann Fehling* (1847—1925), damals Vertreter der Gynäkologie an der Universität Basel, daß man nach glücklicher Überwindung der früher üblichen Vernachlässigung der lokalen Pathologie der weiblichen Genitalien jetzt in Gefahr ist, in das entgegengesetzte Extrem zu fallen und zu wenig an die Zusammenhänge mit Allgemeinerkrankungen zu denken.

Von diesen Allgemeinerkrankungen werden als Ursache gynäkologischer Beschwerden und lokaler pathologischer Prozesse mit Vorliebe solche genannt, die man früher als „konstitutionell" bezeichnete, wie Skrofulose, Tuberkulose, Anämien verschiedener Art und besonders häufig Chlorose, letztere wegen der bei ihr oft vorhandenen Kleinheit des Herzens und der großen Arterienstämme, wie es z. B. *Carl Schroeder* (1838—1887), der führende Berliner Gynäkologe, in seinem berühmten, auch noch nach seinem Tode bis in unser Jahrhundert hinein in Neubearbeitung oft aufgelegten und in fremde Sprachen übersetzten Handbuch der Krankheiten der weiblichen Geschlechtsorgane (1887) ausführt. Auch von echten Psychosen als Ursache der Amenorrhoe ist gelegentlich die Rede. Man weist die Studierenden auf die Sorgen und Anstrengungen der Hausfrauenarbeit als Ursache gynäkologischer Beschwerden hin. Gelegentlich, aber nur selten, wird auch von der Psychologie des Ehemanns gesprochen. Man schickt die Frauen in Kurorte und Bäder und ergänzt die lokale Therapie durch die Allgemeinbehandlung.

Aber viel mehr als Ursache ist man geneigt, Allgemeinerkrankungen als Folge primärer Prozesse an den Genitalien anzusehen. Es ist nicht mehr so, wie es die Humoralpathologie seit der Antike lehrte, daß das Ausbleiben der Menses und anderer Absonderungen der Geschlechtsorgane zur Zersetzung der retinierten Massen im Inneren des Körpers führt und durch eine Art Vergiftung schweres Unheil anrichtet. Jetzt ist vielmehr der seit *Eduard Pflüger* (vgl. S. 76) die Medizin im weiten Umfang beherrschende Gedanke an den Reflex für die Auffassungen maßgebend. Der Breslauer Gynäkologe *Otto Küstner* (1849—1931) bekennt sich zu dieser Auffassung, wenn er (1893) sagt, daß die nervösen Symptome bei Genitalerkrankungen der Frau „ausschließlich als Reflexneurosen zu deuten" sind. Die Hauptfolgen dieser lokalen Erkrankungen sind „Nervosität" und „Hysterie". Von letzterer sprechen die Lehrbücher besonders gern. Manchmal fühlt man sich an die Zeiten erinnert, in denen die Hysterie, wie der Name sagt (ὑστέρα = Gebärmutter), die Frauenkrankheit par excellence war. Als Ursachen der Neurosen, Hysterien und psychischen Verstimmungen werden mit Vorliebe Uteruskatarrhe, Hypertrophie und Atrophie des Uterus, „Anteflexion", Retroflexion, Prolaps und andere Lageveränderungen der Gebärmutter, ferner „Metritis", „Oophoritis" und alle Formen entzündlicher Prozesse im kleinen Becken beschuldigt.

Bei einzelnen Gynäkologen steigert sich diese Vorstellung bis zum Extrem, wenn sie echte Psychosen durch lokale gynäkologische Erkrankungen entstehen lassen wollen. Der Hauptbannerträger dieser Überzeugung war *B. S. Schultze.* 1880 forderte er, daß in allen Irrenanstalten und Heilstätten für nervöse und geisteskranke Frauen ein Gynäkologe angestellt werden müsse, damit nichts übersehen werde, und berichtete über prompte Heilerfolge von Psychosen durch die gynäkologische Behandlung. Auf die Psychiater machte das keinen Eindruck. Abgesehen von wenigen Ausnahmen, ließen sich auch die Gynäkologen nicht zu psychiatrisch „indizierten" Operationen verleiten.

Das verleitet also nicht zur einseitigen Lokalbehandlung. Man tut, was oben schon angedeutet wurde, alles zur Beruhigung und Heilung des angegriffenen Nervensystems und besonders der Hysterie. In der zweiten Hälfte des 19. Jahrhunderts gibt es in der gynäkologischen Literatur manche Monographie und manches Spezialkapitel über die Hysterie. Bei aus der „Metritis" hervorgegangenen schweren Formen der Hysterie erbringt z. B. nach *Carl Schroeder* (1887) die von *Weir Mitchell* und *William Smoult Playfair* (1835—1903) angegebene Mastkur noch Erfolge, wo andere Mittel im Stiche lassen. *Playfair*, selbst Gynäkologe, hatte diese Methode 1881 speziell für nervöse Erschöpfungszustände und Hysterie in Verbindung mit Uteruserkrankungen angegeben.

Wie der Lokalismus am Ende des 19. Jahrhunderts bezüglich der Diagnose die Situation verändert hat, zeigt blitzlichtartig die Tatsache, daß *Johann Veit* (1852—1917), damals Ordinarius in Leiden, in der 3. Auflage seiner „Gynäkologischen Diagnostik" 1899 feststellt, daß „der Wert der Anamnese sich gegen früher sehr vermindert hat" und empfehlend auf das Vorbild *Schroeders* hinweist, der am liebsten zunächst untersuchte, dann für sich die Diagnose stellte und erst anschließend ein „kurzes Examen" mit der

Kranken vornahm, das sich nur auf die Punkte zu erstrecken brauchte, die nach der Untersuchung zweifelhaft blieben.

Von den Errungenschaften der Anatomie und Physiologie des Weibes nennen wir die, die für die wissenschaftliche und praktische Geburtshilfe und Gynäkologie von unmittelbarster Bedeutung wurden. Wir denken (mit *Isidor Fischer*) an die von *Eduard Pflüger* 1865 — wieder im Zusammenhang mit seiner Reflextheorie — eingeleitete moderne Forschung über Menstruation und Ovulation, an *Wilhelm Waldeyers* grundlegende Arbeit über den Eierstock und das Ei und an seinen ersten Nachweis des Paroophoron beim Menschen vom Jahre 1870, an die Bearbeitung der Nerven des Uterus durch *F. Frankenhäuser*, nach dem der Frankenhäusersche Plexus benannt ist, aus dem Jahre 1867, an die systematischen mikroskopischen Untersuchungen über die Uterusmukosa und ihre Wandlungen, die der Pathologe *Hans Kundrat* (1845—1893), ein Schüler *Rokitanskys*, zusammen mit dem Amerikaner und späteren Gynäkologen in St. Louis, *George Julius Engelmann* (1847—1903), im Jahre 1873 in Wien veröffentlichte; sie sprachen schon von „cyclischen Veränderungen der Mucosa". Es folgten Untersuchungen von mit der Curette an der Lebenden gewonnenem Material und sorgfältige Untersuchungen über Temperatur, Pulsfrequenz, Muskelkraft, Blutdruck und Harnausscheidung während der Menstruation und im Intervall, aus dem Jahre 1876 durch die Gattin *Abraham Jacobis* (vgl. Bd. II, 1, S. 204), *Mary Putnam-Jacobi* (1842—1906), und die zwei Jahre später von dem Professor der Geburtshilfe *John Goodman* in Louisville zum erstenmal schärfer präzisierte Lehre vom zyklischen Verlauf der Menstruation, die er — ganz mechanistisch — als lokale Teilerscheinung einer das ganze Gefäßsystem in regelmäßigen Abständen erfassenden Blutdrucksteigerung betrachtete.

Rudolf Virchow tat den von uns Bd. II, 1, S. 171 zitierten Ausspruch, daß der Eierstock das Weib zum Weibe macht, im Jahre 1848 in einem Vortrag vor der Gesellschaft für Geburtshülfe in Berlin. Er gab seiner Rede den für die kommende Zellularpathologie charakteristischen Titel: „Der puerperale Zustand. Das Weib und die Zelle." Den Begriff „Puerperium" nahm er im weitesten Sinne des Wortes. Er verstand darunter die Entwicklung von der Menarche, der Eibildung und -reifung bis zum Wochenbett und sah diesen Weg unter dem Gedanken an die Beziehungen der „Zelle" Ei zu allem, was im Körper der geschlechtsreifen Frau vor sich geht. Die Erfahrungen der Praxis erschütterten jedoch die Überzeugung von der Allmacht des Ovariums über den gesamten weiblichen Organismus besonders, als man die Folgen der operativen Kastration der Frau näher kennenlernte und tiefer in die Geheimnisse der Entwicklungshemmungen und des Hermaphroditismus eindrang. Unter den Gynäkologen, die sich mit diesem Problem beschäftigten, ist *Alfred Hegar* mit seiner 1878 veröffentlichten Schrift: „Die Castration der Frauen vom physiologischen und chirurgischen Standpunkte aus" zu nennen. Der Bd. II, 1, S. 171 zitierte Spruch von *Chêreau* ist nach *Hegars* Ansicht unhaltbar, „sobald man damit den Sinn verbindet, daß vom Eierstock aus der Anstoß zur Herstellung des eigenthümlichen weiblichen Körpertypus und der besonderen Geschlechtscharaktere gegeben ist". Es klingt ganz modern, wenn *Hegar* zu der Annahme neigt, daß in jedem Individuum zwei geschlechtsbedingende Momente vorhanden sind, von denen das eine zum Mann, das andere zum Weibe führt und die Keimdrüse ebenso wie die übrigen Geschlechtscharaktere „herstellt". Das Übergewicht entscheidet über die Entstehung des definitiven Geschlechts, aber daneben sind alle Abstufungen möglich bis zum Zwitter. Den Faktor, der das eine geschlechtsbedingende Moment das andere zurückdrängen läßt, vermutet *Hegar* in mechanischen Verhältnissen, wie es dem Geiste jener Zeit entspricht und etwas an die S. 52 geschilderte *His*sche Embryologie erinnert. Auf die Entwicklung der Genitalorgane erkennt *Hegar* dem Ovarium immer einen unmittelbaren Einfluß zu und betont wie *Virchow* die Abhängigkeit der oben genannten puerperalen Vorgänge von der Ovulation. Aber auch sonst scheint ihm „ein gewisser Einfluß des Ovariums auf die Bildung der übrigen Geschlechtscharactere und des Körpertypus vorhanden zu sein". Wie vieles von den offen bleibenden Fragen sollte die Lehre von der inneren Sekretion klären! Zu ihrer Entwicklung haben die Gynäkologen in Theorie und Praxis besonders wertvolle Arbeit geleistet.

1874 gab *Friedrich Goltz* (vgl. S. 65) in ähnlichen Gedankengängen wie *Berthold* (vgl. Bd. II, 1, S. 127) auf Grund seiner Durchschneidungsversuche am Rückenmark der Vermutung Ausdruck, daß „der rätselhafte Zusammenhang zwischen dem Zustand des Gehirns und dem der Keimdrüsen durch das Blut vermittelt werde". In den 90er Jahren kommen aus Frankreich, Italien, Amerika, Deutschland und Österreich nicht nur physiologisch, sondern auch therapeutisch wichtige tierexperimentelle Forschungen und Versuche, Ausfallserscheinungen durch subkutane Injektion von Ovarialsaft, durch Ovarientransplantationen und Verwendung verschiedener Ovarialpräparate zu bekämpfen. Besonders reichhaltig an Arbeiten dieser Art war das Jahr 1896, in dem u. a. die guten Erfolge mit solchen Präparaten aus den Kliniken von *Richard Werth* (1850—1918) in Kiel, *Leopold Landau* (1848—1920) in Berlin und *Rudolph Chrobak* (1843—1910) in Wien veröffentlicht wurden. Zwei Jahre später sprach der französische Histologe *Louis-Auguste Prénant* (1861—1927) dem Corpus luteum den Charakter einer Drüse mit innerer Sekretion zu, mit der Aufgabe, die Ovulation zwischen den aufeinanderfolgenden Brunstperioden und während der Schwangerschaft zu verhindern und damit den Abort zu verhüten.

Auch die moderne Kenntnis der endokrinen Zusammenhänge des Eierstockes mit anderen Drüsen des Körpers bereitete sich schon im 19. Jahrhundert vor. Die dem alten Volkstum wohlbekannte Anschwellung der Schilddrüse, die *Goethe* im Venediger Epigramm 102 scherzhaft als peinliches Zeichen einer beginnenden Schwangerschaft wertet, wurde 1883 von *Hermann Wolfgang Freund* (1859—1925) in Straßburg in seinem Aufsatz: „Die Beziehungen der Schilddrüse zu den schwangeren und erkrankten weiblichen Geschlechtsorganen" wissenschaftlich verarbeitet und in ihren Zusammenhängen mit physiologischen und pathologischen Vorgängen in der Sexualsphäre der Frau erkannt. 1892 beschrieb *Th. Langhans* die kleinzystische Degeneration der Ovarien bei der Cachexia thyreopriva, 1894 *Franz Hofmeister* (1867—1926), ein Schüler des Gynäkologen *Kaltenbach* und des Chirurgen *Paul von Bruns*, in Tübingen degenerative Prozesse in den Ovarien junger Kaninchen nach Exstirpation der Schilddrüse, 1898 der Schweizer *Louis Comte* (geb. 1870) in seiner Lausanner medizinischen Doctorthese die Schwangerschaftshypertrophie der Hypophyse.

Die fortschrittliche Entwicklung der praktischen Geburtshilfe ist in erster Linie durch das Fruchtbarwerden der Tat von *Semmelweis* charakterisiert. Daß es sich so lange verzögerte, ist ein dunkles Kapitel der Geschichte der Medizin. Es nützte *Semmelweis* wenig, daß sich nach seinen ersten Vorträgen über das Kindbettfieber in Wien aus den Jahren 1847 bis 1849 und auch später angesehene Männer auf seine Seite stellten. Die in Bd. II, 1, S. 211 geschilderte aktive und passive Resistenz blieb, und die Opfer fielen weiter. Stellenweise gab es noch verheerende Anstaltsepidemien. Trotzdem sieht man, daß sich die Lehre in der Praxis schon nach mancher Richtung auswirkt, ehe sie offiziell anerkannt wird. 1853 findet sich der alte Gegner *Scanzoni* bereit, die Möglichkeit einer Infektion im Sinne von *Semmelweis* wenigstens für einzelne Fälle zuzugeben. Im Jahre 1861, in dem die klassische Zusammenfassung des Werkes von *Semmelweis* erschien, konnte *Carl Credé* in seiner Besprechung nicht umhin, die Verdienste des Verfassers und den Nutzen des Buches anzuerkennen. Trotzdem warf er ihm Einseitigkeit vor und sah in der Infektion nicht die einzige Ursache des Puerperalfiebers. Im Jahre 1863 sucht man sie in Jena in der Luftverunreinigung, welche von dem Abtritt der Gebäranstalt und von den von da aus durchfeuchteten Wänden ausgeht, im St. Petersburger Hebammeninstitut in kadaveröser und in Selbstinfektion. In beiden Häusern verbessert man die Ventilation, verlangt aber daneben auch in St. Petersburg „minutiöse Reinlichkeit und Ordnung und besondere Gewissenhaftigkeit des Personals". Der Zürcher Gynäkologe *Bernhard Breslau* (1829—1867), der selbst einer Leicheninfektion erlag, desinfizierte 1863 „alles, was vom Wochenfluß durchtränkt und benetzt ist", mit hypermangansaurem Kali, dessen man sich bedient, „um den penetranten, nach Sektionen manchmal tagelang zurückbleibenden Geruch von den Händen zu entfernen". Dabei war *Breslau* ein ausgesprochener Gegner von *Semmelweis* und führte das Fieber auf ein von chemisch veränderten Lochien ausgehendes Miasma zurück. 1864 konnte *Joseph Spaeth* in Wien (1823—1896) die Situation richtig kennzeichnen, indem er sagte, daß es keinen Fachmann mehr gäbe, der nicht in seinem Innern von der Richtigkeit der *Semmelweis*schen Ansicht überzeugt sei und nicht nach seinen Grundsätzen handele. Überall waren die Desinfektionsmethoden der Hände, Instrumente, Wöchnerinnen, Lochien und der Wäsche, die Isolier- und Reinigungsvorschriften, die Ventilations- und Lüftungsvorrichtungen mehr oder weniger im Gebrauch, nur die Deutung des Erfolges war nicht immer die gleiche wie die von *Semmelweis*.

Dann kamen *Pasteur*, *Lister* und *Robert Koch*. Man lernte die neuen Grundlagen der Infektionsverhütung den Sondererfordernissen des Geburtsbettes, der Leitung der normalen Entbindung und der geburtshilflichen Eingriffe anzupassen. *Semmelweis* wurde zum Heros. Hier ging der Baseler Ordinarius der Gynäkologie *Joh. Jacob Bischoff* (1841—1892) voran. Er hatte sich in England mit den Fortschritten der Antisepsis vertraut gemacht, brachte ihre Grundsätze als erster an seiner geburtshilflichen Klinik zielbewußt und erfolgreich zur Anwendung und erzielte durch einen Vortrag, in dem er 1875 seine Erfahrungen und Erfolge mitteilte, eine weite Wirkung.

Das tiefere Eindringen in die Eigenart der Physiologie, insbesondere des Stoffwechsels der schwangeren und gebärenden Frau, die Verminderung der durch Puerperalfieber verursachten Morbidität und Letalität, die Linderung der Schmerzen und Verbesserung der Resultate bei operativen Eingriffen unter der Geburt waren ein Anreiz zu aktiverem Vorgehen bei Anomalien, aber sie stärkten auch das Vertrauen zu den ausgleichenden und austreibenden Kräften der Natur. Man wurde zurückhaltender in den Indikationen zum Eingriff und aktiver im Vorgehen, wenn sie gegeben schienen. In der Behandlung der Eklampsie, deren Ätiologie ein ungelöstes Rätsel blieb, standen sich noch am Ausgang des Jahrhunderts die mit medikamentösen und anderen konservativen Maßnahmen auf Erfolg hoffenden und die auf schnellste Entleerung des Uterus drängenden Geburtshelfer gegenüber.

Wir übergehen die wechselnde Aktivität in der Behandlung des natürlichen und des absichtlich eingeleiteten Abortes und der Frühgeburt, die vielfachen Modifikationen der Wendungs- und Extraktionsmethoden, von denen wir Bd. II, 1, S. 177 die besondere Bedeutung des Verfahrens von *Braxton-Hicks* bereits hervorgehoben, die zahllosen neuen Modelle der Zange, der *Brünninghausen* 1802 das „deutsche Schloß" hinzugefügt und *Franz Carl Naegele* (vgl. Bd. II, 1, S. 54) eine noch heute benutzte praktische Form gegeben hatte, die Schaffung der ersten wirklich brauchbaren Achsenzugzange durch *E. Tarnier* (1877) und die neuen Technizismen der Kraniotomie und Embryotomie. Daß diese beiden so unerfreulichen Eingriffe viel seltener nötig wurden als früher, ist zum großen Teil dem Ausbau von zwei Operationen zu danken, der Symphyseotomie und dem Kaiserschnitt.

Die lange Zeit fast vergessene Symphyseotomie (vgl. Bd. II, 1, S. 55 u. 64) erwachte vorübergehend zu neuem Leben, als sie in den Jahren 1892 bzw. 1893 durch den Franzosen *Adolphe Pinard* (1844—1934) und den Leipziger Ordinarius des Faches *Paul Zweifel* (1848—1927) erneut empfohlen und 1897 bzw. 1899 durch die Italiener *P. Bonardi*, über dessen Lebensgang wir nichts Näheres feststellen konnten, und *Giovanni Calderini* (1841—1920) in Parma durch die Pubeotomie mit der Durchsägung des Schambeins und dem Vorzug sichererer Knochenheilung ersetzt wurde. Am Anfang des 20. Jahrhunderts steht die Operation in hohem Ansehen, aber später wird sie durch andere Verfahren, insbesondere die neuen Methoden der Schnittentbindung überholt, wie es ihre Gegner von vornherein nicht anders erwartet hatten, und kaum noch gemacht.

Der alte Kaiserschnitt erfuhr eine technische Verbesserung mit hohem Gewinn an Lebenssicherheit. Bis dahin war die Prognose schlecht genug. 1878 stellte *Joseph Spaeth* fest, daß bis zum Jahr vorher in Wien keine der Operation unterzogene Frau mit dem Leben davongekommen war. In der vorantiseptischen Zeit ist das verständlich. Und ebenso verständlich ist es, daß zunächst eine Methode viel bessere Resultate brachte, die *Edoardo Porro* (1842—1902), damals Ordinarius der Geburtshilfe in Pavia, im Jahre 1876 einführte. Er amputierte nach dem Kaiserschnitt den Uterus supravaginal, um die Blutungsgefahr und die noch größere Gefahr der Infektion durch das Lochialsekret zu vermindern. Die Verstümmelung mußte in Kauf genommen werden. Das war ein Nachteil, der der ursprünglich begeistert aufgenommenen Operation manchen Freund nahm und den Eingriff schließlich — von besonderen Indikationen abgesehen — in den Hintergrund treten ließ, als zwei bedeutende Gynäkologen die technische Ausgestaltung des „klassischen" konservativen Kaiserschnitts ebenso sicher machten wie den „Porro". Es waren *Adolph Kehrer* in Heidelberg und *Max Saenger* (1853—1903) in Leipzig. Ihre voneinander unabhängigen Veröffentlichungen fallen in das Jahr 1882. *Kehrer* hatte die Operation schon 1881 zweimal erfolgreich ausgeführt. Zwischen den beiden Verfahren bestand kein wesentlicher Unterschied. Ausschlaggebend war bei beiden die sorgfältige „Doppelnaht" der Uteruswunde mit dem dadurch gewährleisteten exakten Abschluß des Uterusinhaltes von der Bauchhöhle. Dadurch wurde die bis dahin bestehende Gefahr des Eindringens von Lochialsekret in die Bauchhöhle mit nachfolgender tödlicher Peritonitis vermieden. Am Ende des 19. Jahrhunderts war die Mortalität nach dem klassischen Kaiserschnitt auf etwa 6% gesunken.

Der Name „Kaiserschnitt" wird 1896 von dem Berliner Gynäkologen *Alfred Dührssen* (1862—1933) als „vaginaler Kaiserschnitt" auf eine von ihm 1892 eingeführte Operation übertragen, die aus tiefen Einschnitten in die Cervix entwickelt wurde, wie man sie zur Beschleunigung der Geburt aus verschiedenen Indikationen, insbesondere bei Eklampsie verwendete. Er durchschnitt die vordere und hintere Wand der Cervix nach Zurückschieben der Blase bis über den inneren Muttermund hinaus. Dadurch wurde Zugang und Raum für den je nach der Situation gegebenen Eingriff zur Entwicklung des Kindes geschaffen. Die Operation war kurz vorher und unabhängig von *Dührssen* in Italien als Notoperation von dem Direktor der Universitätsfrauenklinik in Genua, *Luigi Acconci* (1851—1900), ausgeführt worden.

Unter den großen Fortschritten, die die Fürsorge für das Neugeborene zu verzeichnen hatte, halten wir die Verhütung der gonorrhoischen Konjunktivitis für den größten. Er ist der grundsätzlichen Einträufelung einer dünnen Argentum-nitricum-Lösung in den Bindehautsack unmittelbar nach der Geburt zu verdanken, die *Carl Credé* 1879 einführte. Man muß bedenken, daß bis dahin allein in Deutschland 30% aller Erblindungen auf eine gonorrhoische Infektion des Auges unter der Geburt zurückgeführt werden mußten.

Die Diätetik des Wochenbetts erfuhr grundlegende Reformen. Festgewurzelte, volkstümliche Vorurteile, Kinderfrauen- und Hebammenweisheit, aus verfehlten ärztlichen Theorien über die Ätiologie des Kindbettfiebers hervorgehende Maßnahmen: Das Verbot des Zutritts frischer Luft und hellen Lichtes in die Wochenstube, des Wäschewechsels, das Einkacheln der Öfen, um Erkältungen zu vermeiden, die dünne Diät, das Wöchnerinnensüppchen, das möglichst lange Liegen im Bett, alle diese Bräuche wanderten jetzt definitiv in die Rumpelkammer. An ihre Stelle traten Pflege der Bauchdecken, Massage, gymnastische Übung, kräftige Kost, Einlaß von reichlich Licht und Luft in das Wochenzimmer, rechtzeitiges Aufstehen der Entbundenen und andere Verordnungen, die die Wöchnerin von mancher geduldig ertragenen, weil für unbedingt nötig gehaltenen Quälerei, erlösten.

Von gleicher Bedeutung wie für die Geburtshilfe waren die diagnostischen Methoden für die Gynäkologie. Wie oft handelt es sich hier um die Differentialdiagnose zwischen einer frühen normalen oder einer extrauterinen Schwangerschaft oder von pathologischen Bildungen verschiedenster Art! Die Technik der in Bd. II, 1, S. 176 erwähnten bimanuellen Untersuchung machte schnelle Fortschritte. In den 60er Jahren erwarben sich um sie *Bernhard Sigmund Schultze* (1864), *Marion Sims* (1866) und *Johannes von Holst* in Dorpat (1823—1905) seit 1864 besondere Verdienste. *Schultze* gelangen durch den Ausbau der bimanuellen Exploration bis dahin unerhört feine Feststellungen im Bereich des Ovariums, *Sims* entwickelte aus älteren Modellen die heute noch unentbehrliche Form des nach ihm benannten rinnenförmigen Scheidenspekulums, *von Holst* zeigte den großen Wert der Rektaluntersuchung für die Gynäkologie. Bis dahin hatte man sie nur „der Not gehorchend" bei Virginität, Fehlen oder Stenosen der Scheide u. ä. als Ersatz für die vaginale Untersuchung verwendet. Der allgemein anerkannte Meister der palpatorischen Diagnostik wurde seit den 70er Jahren *Alfred Hegar*. Ihm gelang es z. B., vom Mastdarm aus stecknadelkopfgroße Knötchen auf der Hinterfläche der Ligamenta lata als Zeichen der Peritonealtuberkulose nachzuweisen. Er verbesserte die Rektaluntersuchung im Jahre 1874 durch den Rat, einen Einlauf von einem Viertelliter Wasser in die Ampulle zu machen, ehe der Finger eingeführt wurde. Dazu benutzte er einen von ihm 1873 zunächst hauptsächlich für therapeutische Darmeinläufe, Blasenspülungen u. ä. erfundenen und nach ihm benannten Apparat, einen mit einem Schlauch und entsprechendem Einlaufrohr versehenen Trichter, der die veraltete Klistierspritze ersetzte. Der Hegarsche Trichter wurde nach anfänglichen Widerständen bald das zu Spülungen aller Art allgemein benutzte Instrument (vgl. S. 159).

Einen Beweis dafür, was feine Tastkunst diagnostisch erreichen kann, lieferte *Hegar* 1884 mit der von ihm entdeckten Methode zur Frühdiagnose der Schwangerschaft, über deren praktische Bedeutung man kein Wort zu verlieren braucht. Das in seinem Wesen oft verkannte Hegarsche Schwangerschaftszeichen beruhte auf dem Nachweis markanter Konsistenzunterschiede zwischen der harten Cervix und dem weichen unteren Uterinsegment. Seine Weichheit ergab eine oft kaum glaublich dünne Gewebsschicht zwischen der von außen palpierenden Hand und dem in die Scheide eingeführten Finger und erlaubte unter Umständen, das Ei, wie eine elastische, mit Wasser gefüllte Blase, im Uterus etwas nach oben zu schieben. Die Methode sicherte die Diagnose „Gravidität" in einem Frühstadium, in dem alle anderen Zeichen der Schwangerschaft noch fehlen konnten oder unsicher blieben.

Unter dem Einfluß der Zellularpathologie gewann die mikroskopische Untersuchung von durch die Curette gewonnenen Uterusschleimhautpartikeln und von zur Probe aus der Portio exzidierten Stücken eine immer mehr zunehmende Bedeutung und Anwendung, vor allem seit den 70er Jahren. *Simpson* zählt sie 1870 unter den Methoden zur Diagnose des Uteruskarzinoms auf. Aber erst durch die Studien von *Carl Ruge* (1846—1926) und *Johann Veit* in Berlin über den Gebärmutterkrebs aus den Jahren 1876—1881 wurde die Methode in den ihr gebührenden Rang erhoben.

Die Therapie gynäkologischer Erkrankungen war — ungeachtet des S. 233f. Gesagten — ausgesprochen lokalistisch eingestellt. Wir können auf alles das, was man an Spülungen, Salben und Einlagen, Ätzungen, Wärmeapplikationen, Blutentziehungen durch Stichelungen und Blutegelapplikationen an den äußeren Genitalien, in der Scheide, an der Portio, im Uterus versucht hat, ebensowenig eingehen wie auf die Unzahl der verschiedenen Pessarmodelle zur Korrektur von Lageveränderungen des Uterus oder auf die erst mit Zurückhaltung aufgenommenen, dann oft übertriebenen Curettagen der Uterusmukosa, die intrauterine Behandlung mit elektrischen Strömen, die der Franzose *Georges Apostoli* (1847—1900) im Jahre 1884 einführte, und die Atmocausis, die Applikation von heißen Dämpfen in den Uterus, die der Gynäkologe *Ludwig Pincus* (geb. 1859) in Danzig 1898 durch ein geeignetes Instrumentarium populär machte. Gerade die letzten beiden Verfahren wurden zunächst enthusiastisch begrüßt, hatten aber nur ein kurzes Leben.

Wie mechanistisch im übrigen die Grundauffassung bei all diesen Maßnahmen war, und wie lange es dauerte, bis sie überwunden wurde, zeigt besonders deutlich die Therapie des Vaginismus. Gewiß erklärte man diese Erkrankung als Spasmus infolge von Neurosen, lokaler Hyperästhesie und Entzündungen oder durch Anomalien des Baues und Engigkeit des Introitus und bemühte sich mit anästhesierenden Salben und Einpinselungen um Abhilfe. Aber seit *Marion Sims*, der 1861 das Wort „Vaginismus" prägte, war die Hauptbehandlung eine mechanische, oft ziemlich brutale Erweiterung des Scheideneingangs mit Dilatatoren, Inzisionen und Zerreißung des Sphincter vaginae in Narkose. Von einer psychischen Behandlung ist nur selten die Rede. Wo eine „Hysteroneurose" vorliegt, hilft einmal die Suggestion. Aber zur ganzen Erfassung der psychischen Seite des Problems und damit zu einer systematischen Psychotherapie mußte die Psychologie des 20. Jahrhunderts kommen.

Das, was jene Gynäkologengeneration am meisten interessierte und mit Stolz erfüllte, war die operative Gynäkologie. Die extremen Spezialisten des Faches waren um diese Zeit mehr Chirurgen als Frauenärzte. Ihre Operationen muß man zu den Großtaten der ärztlichen Kunst zählen, wo der Eingriff indiziert war, aber manche Operationen wurden unter dem Eindruck des lokalistischen Denkens, das lokale Veränderungen für Beschwerden verantwortlich sein ließ, die nichts mit ihnen zu tun oder nur sekundäre Bedeutung hatten, umsonst gemacht. Dazu gehörten vor allem nicht indizierte operative Korrekturen von Lageveränderungen des Uterus.

Die Ära der modernen operativen Gynäkologie kann man von *Marion Sims* und seinen Bd. II, 1, S. 177 erwähnten amerikanischen Landsleuten an rechnen. Sie machte schnelle Fortschritte.

Schon in der vorantiseptischen Zeit schloß sich an die abdominelle Ovariotomie *McDowells* (vgl. l. c. S. 57) die erste Entfernung des Eierstocks von der Vagina aus an. Sie wurde 1857 von dem Chirurgen *Washington Lemuel Atlee* (1808—1878) in Philadelphia vorgenommen. Planmäßig führte sie zum erstenmal 1870 der Gynäkologe *Gayard Thomas* (1831—1903) in New York aus, nachdem er sie achtmal an der Leiche geübt hatte. Die Operierte starb am dritten Tage. Auch spätere Versuche von anderen hatten im ganzen wenig erfreuliche Ergebnisse. So kam man von diesem Weg wieder ab. Um so mehr imponierten die Erfolge von *Spencer Wells* und seiner Nachfolger und die Übersichtlichkeit des abdominellen Verfahrens, namentlich, seitdem im Jahre 1872 unabhängig voneinander drei bedeutende Operateure, *Robert Batty* (1828—1895) in Amerika, *Alfred Hegar* in Deutschland und *R. Lawson Tait* (1845—1899) in England, die Indikation der Operation in großem Umfang erweitert und bedeutende Erfolge zu verzeichnen hatten, und als *Hegar* 1876 zeigte, daß die Entfernung der Ovarien ein „antizipiertes" Klimakterium, die Schrumpfung von Fibromen und Myomen und das Aufhören bedrohlicher Blutungen nach sich zog, so daß man gefährliche Exstirpationen dieser Geschwülste vermeiden konnte. Es tut seinem Verdienst keinen Abbruch, daß im gleichen Jahre *E. H. Trenholme* in Montreal den Eingriff in der gleichen Absicht schon einige Monate vor ihm (am 13. Januar) bei einer 32jährigen Frau mit einem fibrösen Uterustumor und äußerst schmerzhaften und profusen Menses erfolgreich vorgenommen hatte, nachdem andere Behandlungsmethoden neun Jahre lang vergeblich versucht worden waren.

Eine neue Indikation bekam die Kastration der Frauen, als *Hermann Fehling* im Jahre 1887 durch sie die Osteomalazie heilte. Während die Ergebnisse der mit dem klassischen Kaiserschnitt entbundenen osteomalazischen Frauen sehr unsicher waren, beobachtete er nach dem Porro, bei dem die Ovarien mitgenommen wurden, gute Heilungen dieser traurigen Knochenerkrankung. Das führte ihn auf den Gedanken, die Ursache der Osteomalazie in einer krankhaft erhöhten Tätigkeit des Eierstockes zu suchen. Dafür schien auch die große Fruchtbarkeit der zur Osteomalazie neigenden Frauen zu sprechen. Er hielt die Osteomalazie für eine „Trophoneurose" der Knochen, die, vom Ovarium ausgehend, „reflektorisch auf den Sympathicusbahnen zu einer krankhaften Reizung der Vasodilatatoren oder zu einer Lähmung der Vasoconstrictoren" und damit zur Auflösung der Kalksalze im Knochen und zu einer Einschmelzung des Knochengewebes unter dem Einfluß einer venösen Stauungshyperämie führe.

Trotz der Erfolge der Kastration behielt die abdominelle Entfernung der Fibromyome doch ihre große Bedeutung. Die von den Amerikanern befolgte Technik wurde von *Alfred Hegar* (1876), *Carl Schröder* (1878) und anderen Operateuren verbessert. Bei der Gutartigkeit dieser Geschwülste konnte man einen Teil des erkrankten Uterus ohne Schaden zurücklassen und die Technik relativ einfach gestalten. Das Problem der Totalexstirpation des Uterus wurde durch den Krebs aufgeworfen. Die Geschichte der modernen Radikalexstirpation der krebsigen Gebärmutter begann, wie wir Bd. II, 1, S. 57 hörten, mit *Johann Sauter*. Nicht wenige Operateure folgten ihm, aber der unglückliche Ausgang war bei dem Eingriff trotz einiger Ausnahmen so häufig, daß man das Verfahren wieder fallen ließ. Jedenfalls wurde der vaginale Weg, den *Sauter* eingeschlagen hatte, von der Allgemeinheit der Gynäkologen erst beschritten, als der Chirurg *Vincenz Czerny* (vgl. S. 85) in Heidelberg 1878 eine neue Technik für den Eingriff bekanntgab. Dieses Jahr bedeutet insofern einen Markstein in der Geschichte der Operation, als *Wilhelm Alexander Freund* (1833—1917), damals in Breslau, zum erstenmal die abdominelle Totalexstirpation des krebsigen Uterus erfolgreich ausführte. Im letzten Jahrzehnt des 19. Jahrhunderts erfuhren beide Methoden, die vaginale und abdominale, eine einschneidende Umgestaltung, als im Jahre 1894 der Berliner Gynäkologe *Alwin Mackenrodt* (1859—1925) sein Verfahren der erweiterten vaginalen Totalexstirpation und *Ernst Wertheim* (1864—1920) in Wien seit dem Jahre 1898 die erweiterte abdominelle Totalexstirpation ausbaute. Bei beiden Verfahren, besonders übersichtlich bei der von *Wertheim*, konnten die Parametrien und die regionären Lymphdrüsen in weitem Umfang mitentfernt und dadurch der Prozentsatz der Dauerheilungen verbessert werden.

Der erste Vorschlag, eine Lageanomalie des Uterus operativ zur Heilung zu bringen, wurde der Pariser Akademie der Medizin im Jahre 1840 von dem später in Montpellier als Professor tätigen Chirurgen *Alexis-Jacques Alquié* (1812—1864) zur Behandlung des Vorfalls gemacht, nachdem er die Ligamenta rotunda bei Tieren und an der menschlichen Leiche durch den Inguinalkanal vorgezogen und gekürzt hatte. Die Akademie lehnte den Vorschlag ab, weil das Verfahren nicht an der lebenden Frau erprobt war. Der vielseitige und hochangesehene Internist *F.-A. Aran* (vgl. Bd. II, 1, S. 166) hielt (nach *Leonardo*) 1858 den Vorschlag zwar für akzeptabel, aber die Ausführung für technisch zu schwierig. So wurde die Operation erst in den Jahren 1881/82 von zwei englischen Chirurgen, deren Namen sie heute trägt, von *William Alexander* (1844—1919) in Liverpool und *James Adams* (1857—1930) in Glasgow, unabhängig voneinander, neu erdacht und ausgeführt. Die Schwierigkeit der Auffindung der runden Bänder im Leistenkanal und die fehlende Übersicht über etwaige peritonitische Adhäsionen, die den Uterus in der fehlerhaften Lage fixieren konnten, führten (nach *J. Fischer*) dazu, die Verkürzung der Bänder von der Bauchhöhle und von der Scheide aus vorzunehmen. Dazu wurden verschiedene Verfahren ersonnen. Auch versuchte man die Lagekorrektur der Retroversion auf abdominellem Wege durch Verkürzung der Ligamenta sacrouterina und durch verschiedene Methoden der Fixierung der Uterusbänder und des Fundus uteri an der Bauchwand. Schließlich wurden Fixationen des Uterus an der Scheide in allen möglichen Variationen vorgenommen. Dem modernen Gynäkologen geht es schwer ein, daß sich im letzten Jahrzehnt des 19. Jahrhunderts über 200 Modifikationen und Modifikatiönchen zur operativen Korrektur der Retroversio-flexio uteri den Rang streitig machten.

Ähnlich vielseitig waren die Methoden zur Beseitigung des Scheiden- und Uterusvorfalls mit ihren Komplikationen, Zystozele und Rektozele. Man wundert sich, was man bereits in der ersten Hälfte des Jahrhunderts nach dieser Richtung ohne Dauererfolg versucht und in seiner zweiten Hälfte fortgesetzt hat, um die Vagina und den Introitus zu verengern, mit chemischen und Glüheisenätzungen der Scheidenschleimhaut, Anfrischungen der großen Labien und der Scheidenwand mit folgender Vernähung in verschiedenen Variationen mit und ohne Kombination von Eingriffen am Uterus, um diesem die richtige Stellung zurückzugeben.

Maßgebend für die moderne Entwicklung der Prolapsoperation wurde die von *Gustav Simon* (1868) und *Alfred Hegar* (1874) angegebene Technik. Sie brachte eine glückliche Kombination von breiten Anfrischungen der vorderen Scheidenwand („Elytrorrhaphie") mit einer Zusammenraffung der wundgemachten Partie durch die Naht mit der „Kolpoperineorrhaphie", einer Anfrischung der unteren Partie der hinteren Scheidenwand in Form eines Dreiecks, dessen Basis bogenförmig längs der hinteren Kommissur der Schamlippen, also am Beginn des Dammes verläuft. Durch die Zusammenraffung dieser Wundfläche mit der Naht wurde ein kräftiger Damm und ein festes Rekto-Vaginalseptum geschaffen. In ihren Dauererfolgen übertraf die Methode alle vorhergegangenen. Spätere Operationen können (nach *J. Fischer*) nur als Modifikationen der „Simon-Hegarschen" Operation angesehen werden.

Die in Bd. II, 1, S. 177 erwähnten Methoden zur Beseitigung des kompletten Dammrisses wurden in der zweiten Hälfte des Jahrhunderts von vielen Gynäkologen durch plastische Operationen erfolgreich verbessert.

f) Dermatologie und Venerologie

Die historische Entwicklung der Lehre von den Haut- und Geschlechtskrankheiten wurde bisher im Zusammenhang mit der Gesamtmedizin behandelt. In der zweiten Hälfte des 19. Jahrhunderts ist dieser Zusammenhang natürlich nicht verlorengegangen, aber der Forschungsbereich dieser Fächer und ihre Geltung in der Praxis haben sich im Zeitalter des werdenden Spezialismus so erweitert, daß sie nun auch zum selbständigen Spezialfach werden. Zunächst herrscht bei der Erforschung der Dermatosen die anatomische bzw. pathologisch-histologische Einstellung vor. Die neuen Aufschlüsse der Anatomen und Physiologen über den normalen Bau und die normale Funktion der Haut als wichtiges Organ trugen ihr Teil dazu bei. Später folgt, entsprechend der geschilderten Entwicklung der Bakteriologie, ein besonderes Interesse für die Infektions- und parasitären Hautkrankheiten mit der Neigung, sich neben der morphologischen auch der biologischen Betrachtung der Hautveränderungen zu widmen, wie es die Bakteriologie und Serologie mit sich brachte.

Die pathologisch-anatomische Richtung hatte Vorläufer. Schon 1848 schrieb der zu früh verstorbene Berliner Dermatologe *Gustav Theodor Simon* (1810—1857) ein grundlegendes Werk: „Die Hautkrankheiten durch anatomische Untersuchungen erläutert." Das Buch machte großen Eindruck und schuf (nach *Iwan Bloch*),„einen sicheren Leitfaden der pathologischen Histologie der Haut". Es wären noch andere verdiente Männer dieser Arbeitsrichtung aus jener Zeit zu nennen. Aber ihr eigentlicher Begründer war *Hebra* (vgl. Bd. II, 1, S. 162). Er gewann den größten Einfluß auf die weitere Entwicklung. Durch ihn wurde Wien eine Hochburg fortschrittlicher dermatologischer Forschung. In seinem Assistenten, Schwiegersohn und Nachfolger, *Moritz Kaposi* (1837—1902), fand die dortige Dermatologie wieder einen bedeutenden Vertreter. Er beschrieb unter anderen neuen Krankheitsbildern im Jahre 1872 das idiopathische multiple Pigmentsarkom, ein anderer Hebra-Schüler, *Isidor Neumann* (1832—1906), ein besonders verdienter Syphilidologe, 1886 den bösartigen Pemphigus vegetans, „drusige Wucherungen, an deren Rand häufig Pusteln sitzen" (*W. Schönfeld*).

Was *Hebra* für Wien, das bedeutete *von Bärensprung* (vgl. Bd. II, 1, S. 158) für Berlin. Er hatte 1848 in seiner Habilitationsschrift schon einen wesentlichen Beitrag zur dermatologischen Therapie geliefert, indem er die Frage der Durchgängigkeit der Haut für Medikamente, insbesondere für Quecksilber untersuchte. Seit 1853 war er dirigierender Arzt an der syphilitischen, seit 1856 auch der dermatologischen Abteilung der Charité und wurde 1856 Professor des Faches. Die berühmteste von seinen vielen neuen Krankheitsbeschreibungen war die aus dem Jahre 1861 stammende des Herpes zoster, den er auf eine infektiöse hämorrhagisch-entzündliche Erkrankung der entsprechenden Spinalganglien zurückführte. In Berlin gingen auch viele Anregungen zu syphilitischen und dermatologischen Forschungen von *Rudolf Virchow* aus, der sich selbst eifrig mit der Pathologie der Lues und der Dermatosen beschäftigte und den Veröffentlichungen anderer Forscher auf diesem Gebiet in seinem Archiv weiten Raum gewährte. Neben *von Bärensprung* ist nach *Schönfeld* als der bedeutendste „in das 20. Jahrhundert hineinreichende Dermatologe jener Tage" *Heinrich Köbner* (1838—1904) anzusehen. Durch Studien in Wien und Paris in das Fach eingeführt, als Forscher und Schriftsteller von seltener Fruchtbarkeit, wurde er in seiner Vaterstadt Breslau 1872 Professor und später Direktor der neugegründeten Universitätsklinik und -poliklinik für Hautkrankheiten und Syphilis. In seinen Arbeiten verbindet sich das pathologisch-anatomische mit dem experimentell-biologischen Denken und scharfem klinischem Blick. Er wurde der Gründer einer hochangesehenen Breslauer Dermatologenschule. Seine Studie „Über Arznei-Exantheme, insbesondere über Chinin-Exanthem" aus dem Jahre 1877 war für die Allgemeinpraxis von besonderem Interesse. Er deutet darin, vor der Aufstellung der Lehre von der Allergie (*Schönfeld*), einen vermeintlichen Scharlach als scharlachartiges Chininexanthem. Diese und andere Erfahrungen mit Chinin und sonstigen Medikamenten gaben ihm Veranlassung zu eingehenden Studien über die Arzneiexantheme, die Art ihres Zustandekommens und ihre Differentialdiagnose. Der S. 175 schon erwähnte Dermatologe *Paul Gerson Unna* hat in seiner Autoergographie (1929) geschildert, wie sich der Schwerpunkt seiner wissenschaftlichen Arbeit um 1906 von der Entwicklungsgeschichte, Anatomie und Histopathologie der Haut auf die Biochemie verlagerte. Die grundlegenden Veröffentlichungen der ersten Art fallen in die 80er und 90er Jahre. 1891 entdeckte er mit neuen Färbemethoden im Lupusknötchen die Eigenart der von *Waldeyer* 1875 zuerst beschriebenen und als morphologischer Begriff gezeichneten Plasmazellen. 1887 erkannte er die Sonderstellung des seborrhoischen Ekzems.

In Paris erschienen 1861 die „Leçons sur la scrofule" des „Hebra der Franzosen", *Ernest Bazin* (1807—1878). Er beschrieb darin als eine spezifische, gutartige Form einer Hautskrofulose, ein „Erythème induré", in Form chronisch und schmerzlos verlaufende Gewebsverdichtungen der Haut und des Unterhautzellgewebes von bläulich-roter bis bleicher Farbe, die man als Bazinsche Krankheit bezeichnete und heute als eine hämatogen entstandene Form kolliquativer Tuberkulose kennt. *Bazin* bewahrte die pathologisch-anatomische Richtung dadurch vor Einseitigkeit, daß er sich neben ihr auf der alten humoralen Basis um die Kenntnis der konstitutionellen Hautkrankheiten bemühte. 1889 beschrieb der angesehene Pariser Dermatologe *Jean Darier* (1856—1938) die nach ihm benannte „Dariersche Krankheit", eine erbliche chronische Dermatose, die dem Patienten durch ihre Hartnäckigkeit und schwere therapeutische Beeinflußbarkeit das Leben verleiden kann. Sie ist charakterisiert durch die Entstehung horniger, auch mit Krusten bedeckter, warzenähnlicher Knötchen, die durch Zusammenschließen schmutziggraue Herde bilden. 1896 stellte *Darier* den Begriff der Tuberkulide auf und entdeckte damit (nach *Schönfeld*) das Vorkommen tuberkulöser Erscheinungen, die weder durch einen typischen anatomischen Bau, wie ihn die herrschende deskriptive Anatomie forderte, noch durch den Bazillennachweis ihre tuberkulöse Herkunft erkennen ließen.

Der S. 95 genannte große englische Arzt und Chirurg *Sir James Paget*, bekannt durch die nach ihm benannte Ostitis deformans, bereicherte 1874 die Dermatologie durch die Beschreibung der präkanzerösen papillären Veränderung des Brustwarzenhofs, die mit der Bezeichnung „Paget's nippel" an ihren Entdecker erinnert.

Die wichtigsten als Erreger von Hautkrankheiten neu entdeckten Mikroben und Parasiten lernten wir in der Vorgeschichte und Geschichte der Bakteriologie kennen. Für die Venerologie brach mit dem Nachweis der spezifischen Erreger der Geschlechtskrankheiten eine Epoche an, die ihr ein völlig neues Gesicht verlieh.

Durch *Neissers* Entdeckung des Gonokokkus wurde (nach *Erich Hoffmann*) die Ricordsche Lehre, daß Tripper eine von Syphilis und Ulcus molle gänzlich verschiedene Krankheit sei, mikroskopisch bestätigt und klinisch erweitert. 1889 fand *Augusto Ducrey*, Professor der Dermatologie in Pisa und Rom (1860—1940), als Erreger des Ulcus molle eine Bazillenform, die 1892 von *Unna* auch im Gewebe nachgewiesen wurde und heute den Namen „Unna-Ducreyscher Streptobacillus" trägt. Damit war die ätiologische Verschiedenheit dieser Genitalaffektion vom Ulcus durum der Lues definitiv gesichert. Unter dem Eindruck der bakteriologischen Entdeckungen begann eine eifrige Jagd nach dem supponierten Erreger der Syphilis. Mancher glaubte, ihn unter dem Mikroskop erwischt zu haben wie *Neisser* den Gonokokkus. Es gab Sensationen und Enttäuschungen in Fülle. Aber erst das Jahr 1905 brachte den Feind zur Strecke, als die scharfen Augen des Zoologen und Protozoenforschers *Fritz Schaudinn* (1871—1906) in einer von dem Dermatologen *Erich Hoffmann* (geb. 1868) präparierten syphilitischen Papel im ungefärbten Präparat eine feine, sich lebhaft bewegende Spirochäte erblickte, die sich von den gröberen Spirochäten der Geschlechtsgegend durch ihre Feinheit unterschied. In gemeinsamer Arbeit mit *Hoffmann* ergab sich dann, daß es sich wirklich um den Erreger der Lues handelte.

Durch die Erkenntnis der Krankheitserreger gewannen die Beschreibungen, Beobachtungen und Erfahrungen älterer Generationen über den Verlauf und die Folgeerscheinungen der genitalen Infektion für den ganzen Organismus und manche seiner Organe eine neue Erklärung und erweiterte Kenntnis wichtiger Einzelheiten. 1872 war das Werk *Emil Noeggeraths* (1827—1895), eines geborenen Bonners, der damals in New York als angesehener Frauenarzt wirkte, über „Die latente Gonorrhoe im weiblichen Geschlecht" sieben Jahre vor *Neissers* Entdeckung erschienen, ein trotz zeitgebundener Irrtümer bewundernswertes Werk. In ihm werden die verheerenden Folgen der aufsteigen den Gonorrhoe vom Introitus bis zum Fimbrienende der Tube und in der Bauchhöhle mit den verschiedenen Formen der Perimetritis und Oophoritis in ihrer pathologischen und klinischen Eigenart sorgfältig und zuverlässig beschrieben. Trotzdem fehlte es *Noeggerath* nicht an Gegnern. Durch die Entdeckung des Gonokokkus wurde er glänzend gerechtfertigt. Der Nachweis des Gonokokkus war auch die unerläßliche Voraussetzung für die Erkenntnis, daß es sich bei der Gonorrhoe um ein Leiden handelt, das nicht die Harmlosigkeit einer Schleimhauterkrankung an sich trägt, sondern dessen Erreger auch in die Tiefe dringt und auf dem Blutweg zu qualvollen Organ- und Allgemeinleiden führen kann, Rheumatismen, Gelenkentzündungen, Herzklappenaffektionen und anderen Beschwerden, die z. T. schon früher beobachtet waren, aber jetzt erst richtig gedeutet werden konnten.

Wenn dem 19. Jahrhundert auch die Kenntnis der Syphilisspirochäte versagt blieb, so verdankt die Medizin doch der Pathologie und klinischen Beobachtung in seiner zweiten Hälfte eine große Bereicherung des Wissens von dieser Seuche. Hier ist *Rudolf Virchow* mit seiner berühmten Abhandlung „Über die Natur der constitutionell-syphilitischen Affectionen" zu nennen, die er 1858 in seinem Archiv veröffentlichte. Der Aufsatz brachte in manchem grundsätzlich Neues für die Kenntnis der Syphilis, insbesondere der syphilitischen Erkrankungen der inneren Organe. Die pathologisch-anatomische Untersuchung und die klinische Erfahrung lehren *Virchow*, daß „an allen genauer bekannten Localitäten die syphilitische Erkrankung leichtere und schwere Veränderungen hervorbringen kann". Wie bei den Dyskrasien überhaupt, so können bei der Syphilis Perioden der Infektion und Perioden der Reinheit des Blutes miteinander abwechseln. Das Quecksilber ist ein ausgezeichnetes Mittel, aber die definitive Heilung festzustellen, ist außerordentlich schwer. Wenn man die Syphilis als geheilt ansehen will, müssen sämtliche Symptome beseitigt sein. Und hier liegt die Schwierigkeit; denn kleinste Veränderungen können so versteckt liegen, daß sie der Beobachtung entgehen, ein wichtiger Hinweis auf die Latenzstadien! So hat die umfangreiche Arbeit einen nicht gerade optimistischen Ausklang.

Für die Frühdiagnose der angeborenen Lues wurde es von Bedeutung, daß der englische Chirurg, Ophthalmologe und Dermatologe *Sir Jonathan Hutchinson* (1828 bis 1913) in den Jahren 1858 bzw. 1861 als ihr Merkmal den Symptomenkomplex bekanntgab, den *Fournier* 1886 als Hutchinsonsche Trias bezeichnete: bestimmte Erosionen an den Schneidezähnen, parenchymatöse Hornhautentzündung und Labyrinthtaubheit.

Bei den Klinikern wuchs das Interesse an den syphilitischen Nachkrankheiten. Auf die Deutung der Paralyse als metasyphilitische Erkrankung durch *Esmarch* und *Jessen* im Jahre 1857 verwiesen wir schon (vgl. Bd. II, 1, S. 179). Ehe er sich der Kinderheilkunde zuwandte, beschäftigte sich *Otto Heubner* als Schüler *Wunderlichs* mit dem Studium der Hirnsyphilis, die schon seit langem von vielen bearbeitet wurde. Er begann damit 1870 und legte in einer Monographie über die luetischen Erkrankungen der Hirnarterien im Jahre 1874 seine Ergebnisse nieder. Seitdem wird die Endarteriitis syphilitica „Heubnersche Krankheit" genannt. Die metasyphilitische Natur der Tabes (vgl. S. 80) wurde von manchem namhaften Forscher wie *Erb*, dem Pariser Syphilidologen *Alfred Fournier* (1832 bis 1915) u. a. vor allem auf Grund statistischer Feststellungen ihres häufigen Vorkommens nach vorausgegangener Lues anfangs der 80er Jahre vertreten, ist aber noch 1900 keineswegs allgemein anerkannt.

Die neue ätiologische und pathologische Durchforschung der Dermatosen gaben ihrer Therapie neue Grundlagen. *Hebra*, bei dessen lokalistischer Einstellung (vgl. Bd. II, 1, S. 162) die früher vernachlässigte Lokaltherapie in den Vordergrund trat, hatte auf dem neuen Wege große Erfolge und begeisterte Schüler. Auf Grund seiner Überzeugung und zahlreicher Beobachtungen verwarf er die damals bei manchen noch in großem Ansehen stehende Revulsionstherapie, die auf Hilfe durch „ableitende Hautreize" vertraute, und setzte an ihre Stelle Indikationen, die durch den lokalen pathologischen Prozeß und die spezifische Wirkung der Qualität des Mittels gegeben war. Die innere Therapie vernachlässigte er darüber nicht. So lehrte er z. B. die Knötchenflechte, Lichen ruber, durch konsequente Darreichung von Arsen heilen. Nach *Iwan Bloch* war *Unna* der Hauptschöpfer der modernen Dermatotherapie, die er als „Histotherapie" auffaßte. Er führte viele neue Behandlungsmethoden, Arzneiformen und technische Verbesserungen ein, die auch heute noch zum großen Teil in der Hautpraxis unentbehrlich sind, z. B. 1882 die Verwendung der Salizylsäure zur Aufweichung und Ablösung der Hornschicht bei Hyperkeratosen (vgl. auch S. 175 seine Einführung des Ichtyols). Seine 1899 erschienene „allgemeine Therapie der Hautkrankheiten" gibt eine gute Übersicht über den Stand der Behandlung der Dermatosen am Ende des 19. Jahrhunderts und seiner eigenen Beiträge zu ihrer Entwicklung.

In der Behandlung der Syphilis blieb das Quecksilber trotz mancher Gegner des „Merkurialismus" bis zu der von *Paul Uhlenhuth* (geb. 1870) im J. 1906 begonnenen und von *Paul Ehrlich* im Salvarsan zur Vollendung geführten Arsentherapie das souveräne Mittel. *v. Bärensprung* hatte in seiner oben erwähnten Arbeit gezeigt, daß die Wirkung der Schmierkur auf der Resorption von „oxydiertem Quecksilber" beruhe, wobei die Salbe und der von der Haut gebildete saure Schweiß beteiligt seien, und kam damit der modernen Auffassung des Vorganges nahe. Es war ein wichtiger Fortschritt, als man unter dem Eindruck der Kenntnis der Latenzstadien dazu überging, nicht nur bei klinischen Erscheinungen, sondern auch ohne diese zu behandeln. Diese sog. „chronisch-intermittierende" Therapie erreichte (nach *W. Schönfeld*) durch *Fournier* und *Albert Neisser* ihren Höhepunkt. Die alten Quecksilbersalbenschmierkuren, die seit dem Bekanntwerden der luetischen Natur mancher Hautausschläge an der Schwelle der Neuzeit ihre besondere Wirksamkeit gerade bei diesen bewiesen hatten, blieben im Ansehen und wurden gern mit Badekuren kombiniert, für die man manche Badeorte, z. B. Aachen, als besonders geeignet betrachtete. Aber daneben traten neue Methoden der Quecksilberapplikation. 1864 führte *Angelo Scarenzio* (1831—1904), Dermatologe an der Universität Pavia, die subkutane Kalomelinjektion ein. 1869 erschien die Monographie von *Georg Richard Lewin*: „Behandlung der Syphilis durch subkutane Sublimatinjektionen". So wird gegen Ende des Jahrhunderts die intramuskuläre Applikation zur meist verbreiteten Anwendungsform des Quecksilbers bei Syphilis. Ihre Leistung überragte (nach *Schönfeld*) die der Schmierkur kaum, aber sie war in der ambulanten Behandlung besser zu verwenden, während die Schmierkur ins Krankenhaus gehört.

Die Therapie der Gonorrhoe war vor den Sulfonamiden und den Antibiotika, soweit man den Angriffsflächen des Gonokokkus überhaupt beikommen konnte, auf Ätzmittel, Spritzen und Spülungen angewiesen, die ihn zu vernichten suchten. Die Behandlung seiner Komplikationen ging in der konservativen und operativen Therapie der inneren Medizin und Chirurgie auf. Von den neueren Mitteln — so sagt 1900 *Maximilian v. Zeisel* (1853—1925) in seiner Monographie über den Tripper und kennzeichnet damit die Situation — haben sich in der Praxis besonders die Silbersalze und Silbereiweißverbindungen bewährt, allen voran Protargol, in zweiter Linie Argentamin, Argonin, Largin. Die Behandlung einer inveterierten Gonorrhoe war um diese Zeit eine der schwierigsten, langwierigsten und an die Geduld von Patient und Arzt die größten Anforderungen stellenden Aufgaben.

g) Augenheilkunde

In der zweiten Hälfte des 19. Jahrhunderts verdankte die Ophthalmologie ihren glänzenden Aufstieg, den *Julius Hirschberg* als die große Reform des Faches charakterisiert hat, in erster Linie dem Weiterbau auf dem Fundament, das die genialen Meister *Donders*, *Helmholtz* und *A. v. Graefe* geschaffen hatten. Wir beschränken uns wieder darauf, die Ergebnisse dieser Arbeit an Beispielen zu zeigen, die im Rahmen der gesamten Entwicklung der Medizin für die Praxis als die wichtigsten erscheinen, auf eine Auswahl aus den neuen Aufschlüssen über die Pathologie und Ätiologie der lokalen Erkrankungen des Auges, aus ihren Zusammenhängen mit Allgemeinleiden und Krankheiten anderer Organe des Körpers und aus den neuen diagnostischen und therapeutischen Methoden.

Die „Innige Verschmelzung klinischer und pathologisch-anatomischer Beobachtung" rühmt *A. von Graefe* in seiner Festrede vom 2. August 1865 zum 71. Stiftungstage des Friedrich-Wilhelm-Instituts in Berlin als Wurzel des großartigen Aufschwunges der zeitgenössischen Medizin im allgemeinen und der Ophthalmologie im besonderen. Ein einzelner kann die gesamte Augenheilkunde schon nicht mehr übersehen. Aber nur den „entarteten" Spezialisten trifft der Vorwurf der Absonderung seines Faches von der Medizin. Der gute Ophthalmologe weiß, daß das Organ im Organismus wurzelt und daß man sein Getriebe nicht mit Erfolg durchforschen kann, ohne mit dem Leben des Ganzen vertraut zu sein. Gerade das Auge mit seiner Durchsichtigkeit, seinem exakten physikalischen Bau, der sich der Klarheit der mathematischen Berechnung erschließt, mit der Übersichtlichkeit seines funktionellen Mechanismus — so etwa kann man *v. Graefes* Gedanken formulieren — machen die ophthalmologische Forschung vorbildlich in der Methode und durch die engen Beziehungen des Auges zu den anderen Körperorganen und -systemen von größter Bedeutung für die gesamte Medizin und die Lösung allgemeiner biologischer und pathologischer Probleme.

Die anzuführenden Beispiele sollen zeigen, wie richtig der große Ophthalmologe die Situation der Augenheilkunde der zweiten Hälfte des 19. Jahrhunderts gesehen hat.

1855 beobachtete *Eduard Jaeger* in Wien (vgl. Bd. II, 1, S. 207), einer der ersten, die die *Helmholtz*sche Erfindung praktisch verwerteten, mit dem Augenspiegel in der Chorioidea Knötchen, die er als „Chorioidaltuberkel" (im Sinne des damaligen Tuberkulosebegriffs) deutete und bezeichnete. Über die Frage des Zusammenhangs mit anderen tuberkulösen Herden drückte er sich sehr zurückhaltend aus. Dagegen bewies 1858 *Wilhelm Manz* (1833—1911) in Freiburg/Brsg., wo er später als Ordinarius der Augenheilkunde wirkte, als Fünfundzwanzigjähriger anatomisch klar und unbestritten das Vorkommen von Miliartuberkeln in der Aderhaut als Teilerscheinung einer allgemeinen Miliartuberkulose. 1867 zeigte dann *Julius Cohnheim* an einem großen pathologisch-anatomischen Material, daß es sich bei diesem Vorgang nicht, wie man zunächst annahm, um eine seltene, sondern um eine ziemlich häufige Erscheinung handelt. Darüber hielt er einen Vortrag vor der Berliner medizinischen Gesellschaft. Dadurch wurde *A. v. Graefe* angeregt, der Frage mit Hilfe des Augenspiegels nachzugehen. Er stellte zum erstenmal bei einem Patienten von *Griesinger* ophthalmoskopisch eine Miilartuberkulose der Chorioidea fest, die durch die Sektion bestätigt wurde, und zeigte 1868 in einer gemeinsamen Veröffentlichung mit seinem damaligen Assistenten *Theodor Leber* (1840—1917), dem späteren Göttinger und Heidelberger Ophthalmologen, daß es sich tatsächlich um ein häufiges Zusammentreffen handelt und daß in dem Chorioidaltuberkel ein zuverlässiges pathognomonisches Zeichen für die Diagnose einer Miliartuberkulose gegeben ist.

Von weiteren mit dem Augenspiegel nachgewiesenen neuen Krankheitsbildern nennen wir die Netzhautablösung. Sie wurde 1853 von dem Leipziger Ophthalmologen *Ernst Adolf Coccius* (1825—1890) und von *Donders* entdeckt.

Die syphilitische Netzhautentzündung beschrieb 1859 zuerst der Königsberger Ordinarius *Julius Jacobson* (1828—1889). 1870 erkannte *Theodor Saemisch* (1833—1909) in Bonn, wo er später Ordinarius der Augenheilkunde wurde, die Sonderstellung des Ulcus serpens corneae unter den Geschwüren der Hornhaut. 1871 erklärte der Zürcher Ophthalmologe *Johann Friedrich Horner* (1831—1886) das Wesen des Herpes der Cornea, über den namentlich aus England zahlreiche Beobachtungen vorlagen, durch einen bedeutungsvollen Vortrag auf der Tagung der Ophthalmologischen Gesellschaft in Heidelberg. 1869 hatte er den nach ihm benannten Hornerschen Symptomenkomplex beschrieben, der (nach *Bruno Kisch*) schon 1864 von drei amerikanischen Autoren beobachtet worden war. Er schildert ihn als „eine besondere Form von Ptosis als Folge der Sympathikuslähmung": Lidfall mit Verengerung der Pupille, Rötung der entsprechenden Gesichtshälfte und Zurücksinken des Augapfels. Im gleichen Jahr beschreibt sein Fachkollege in Edinburgh, *Douglas Argyll Robertson* (1837—1909), die reflektorische Pupillenstarre im Anschluß an die Beobachtung der Augen bei einem Patienten mit einer Rückenmarkerkrankung, die nach der Symptomenbeschreibung als Tabes zu deuten ist. Auf mancherlei Pupillenveränderungen bei Tabes war schon vorher von vielen Seiten aufmerksam gemacht worden. Ebenso machte 1869 der Wiener *Karl Stellwag von Carion* (1823—1904), zuletzt Ordinarius der Augenheilkunde an der Universität seiner Vaterstadt, auf die Seltenheit und Unvollständigkeit des Lidschlages bei Basedow aufmerksam, nachdem schon 1849 der Londoner Chirurg und Augenarzt *John Dalrymple* (1804—1852) das charakteristische weite Klaffen der Lidspalte bei dieser Krankheit beobachtet hatte.

Der Einzug der Bakteriologie in die Augenheilkunde klärte manches entzündliche und infektiöse Krankheitsbild des Sehorgans. Wir erinnern an die Arbeiten von *Theodor Axenfeld* (1867—1930), Ordinarius des Faches in Rostock und Freiburg (Brsg.), dem die Bakteriologie des Auges zahlreiche neue Kenntnisse verdankt. Durch seine klassische Beschreibung der metastatischen Ophthalmie vom Jahre 1894, die er bei puerperaler, chirurgischer, „kryptogenetischer" Pyämie und im Anschluß an Infektionskrankheiten untersuchte, wurde die Kenntnis dieses verhängnisvollen Krankheitsbildes wesentlich gefördert. Als Erreger des Ulcus serpens corneae wies er Pneumokokken nach. Im Jahre 1896 entdeckten er und der Pariser Ophthalmologe und Mitarbeiter am Institut Pasteur, *Victor Morax* (1866 bis 1935), unabhängig voneinander, den nach ihnen benannten „Diplobacillus" als Erreger einer infektiösen chronischen Konjunktivitis.

Die in Bd. II, 1, S. 182 erwähnten Untersuchungen von *Donders*, den *A. v. Graefe* in der erwähnten Festrede den „großen Eroberer auf diesem Gebiete" nennt, über die Anomalien der Refraktion und Akkomodation kamen in den 60er Jahren zum Abschluß. Ähnlich war es mit den Forschungen über das Schielen und die Pathologie der Augenmuskeln mit ihren funktionellen Störungen, seitdem *A. v. Graefe* sie 1867 zum Gegenstand seiner Habilitationsarbeit gemacht und Ergebnisse erzielt hatte, die (nach *Hirschberg*) auch am Beginn des 20. Jahrhunderts nichts von ihrer Bedeutung eingebüßt hatten.

Durch diese Untersuchungen kamen neue Gesichtspunkte in die Verordnung der Brillen. Man lernte die Sehstörungen, die durch Anomalien der brechenden Medien verursacht sind, von den funktionellen scharf zu unterscheiden. 1862, im gleichen Jahr, in dem er von der bis dahin betriebenen Allgemeinpraxis zum Spezialfach der Augenheilkunde überging, schuf *Herman Snellen* (1834—1908) in Utrecht die „Optotypi ad visum determinandum", die Tafeln mit den gedruckten Buchstaben von bestimmter Form und Größe, die noch heute überall zur Bestimmung der Sehschärfe verwendet werden. Seine Methode wurde aufs wertvollste durch die Schriftproben ergänzt, die *Edmund Landolt* (1846—1926), ein geborener Schweizer, der seit 1874 in Paris als Ophthalmologe tätig war, in diesem Jahr zusammen mit *Donders* veröffentlichte.

Was die Korrektur einer Refraktionsanomalie durch geeignete Gläser für den Allgemeinzustand bedeutet, wurde zum erstenmal durch *von Helmholtz* hervorgehoben. Er sagte in einem populären Vortrag 1868, daß „sehr hartnäckige und unerklärliche, scheinbar nervöse Leiden einfach auf gewissen Fehlern des Akkommodationsapparates beruhen und durch eine richtige Brille schnell beseitigt werden können". Neun Jahre später schrieb *Weir Mitchell* eine Schrift: „Über Kopfschmerzen als Folge von Überanstrengung der Augen" mit ähnlichen Gedankengängen. Sie fand größere Beachtung als der Hinweis von *v. Helmholtz.*

A. v. Graefe hatte schon 1855 zur Erholung und Kräftigung des übermüdeten Akkommodationsapparates empfohlen, bei der Nahe-Arbeit zunächst Konvexgläser zu benutzen, sich dann von diesen Gläsern zu emanzipieren und die Augen durch systematisches Annähern von Gegenständen im Nahesehen zu üben. 1865 erklärte der Ophthalmologe *Esra Dyer* (1836—1887), der damals in Philadelphia tätig war, den asthenopischen Symptomenkomplex ähnlich und gab eine ähnliche Übungstherapie an. Die Asthenopie und ihre Bekämpfung fand (nach *Hirschberg*) gerade in Amerika im letzten Drittel des 19. Jahrhunderts eine besondere Beachtung.

Unter den neuen diagnostischen Hilfsmitteln wurde das Perimeter um so wertvoller, je mehr man die Bedeutung der pathologischen Veränderungen des Gesichtsfeldes erkannte. Die verbesserte Konstruktion dieses Apparates, die der Breslauer Ophthalmologe *Richard Foerster* (1825—1902) auf dem Ophthalmologenkongreß in Paris 1867 bekanntgab, erregte bei den Teilnehmern an der Versammlung durch die Exaktheit der Ergebnisse berechtigtes Aufsehen und gab der Gesichtsfeldmessung „einen neuen und bleibenden Aufschwung". 1880 demonstrierte der französische Ophthalmologe *Emile Laval* (1839—1907), der erst Zivilingenieur war und von der Mathematik und Physik her kam, auf dem Kongreß in Mailand ein neues Modell des Ophthalmometers, von dem *Hirschberg* sagt, daß er „nächst dem Augenspiegel das wichtigste diagnostische Werkzeug des wissenschaftlichen Augenarztes darstellt".

Ein näheres Eingehen auf die Fortschritte der operativen Technik würde zu weit in den augenärztlichen Spezialismus führen. Das Problem des Glaukoms und seiner Behandlung war seit *A. v. Graefe* (vgl. Bd. II, 1, S. 182) nicht zur Ruhe gekommen. 1868 erkannte er die Gefahr der Anwendung des Atropins bei diesem Leiden, die durch Druckerhöhung akute Verschlimmerungen auslöste. 1876 empfahlen der Vertreter der Ophthalmologie in Straßburg *Ludwig Laqueur* (1839—1909) und der Darmstädter Augenarzt *Adolf Weber* (1829—1915) die Einträufelung von Physostigmin bzw. Pilokarpin wegen ihrer den Augendruck herabmindernden Eigenschaft zur Behandlung des Glaukoms. Unter den operativen Methoden zur Behandlung des grünen Stars ist der Versuch des oben erwähnten Edinburghers *D. A. Robertson* aus dem Jahre 1876 bemerkenswert, das Übel durch die Trepanation der Sklera zu beseitigen. Populär wurde die Operation nicht. Erst im 20. Jahrhundert nahm man sie wieder auf.

Bei dem Ulcus serpens corneae erzielte *Saemisch* mit der 1870 von ihm eingeführten „Querspaltung" der ulzerierten Cornea gute Erfolge.

Seit *Fabricius von Hilden* (vgl. Bd. I, S. 273) hatte man immer wieder in längeren oder kürzeren Zeitabständen Eisensplitter, die in das Auge eingedrungen waren, mit Hilfe des Magneten entfernt. Im 19. Jahrhundert wurde das Verfahren, namentlich von englischen Ophthalmologen, zur Methode erhoben. *Julius Hirschberg* verbesserte es im Jahre 1879 durch die Einführung des Elektromagneten. Als dann noch *Otto Haab* (1850—1931), Ophthalmologe in Zürich, im Jahre 1892 den Riesenmagneten in die Therapie einführte, wurde der Wirkungsbereich des Eingriffs in großem Umfang erweitert.

Den Zusammenhängen der Erkrankung des Auges mit anderen Krankheiten, deren Beachtung *A. v. Graefe* in seiner Rede vom 2. August 1865 so nachdrücklich gefordert hatte, widmete *Richard Foerster* 1877 ein umfassendes Werk über die „Beziehungen der Allgemeinleiden und Organerkrankungen zu Veränderungen und Krankheiten des Sehorgans". Nach *Hirschberg* war es die erste Bearbeitung dieses Gegenstandes in der Weltliteratur und *Foersters* größte Leistung. 1898 erschien in *Nothnagels* Handbuch der speziellen Pathologie und Therapie der Band über „Die Erkrankungen des Auges im Zusammenhang mit anderen Krankheiten" von *Hermann Schmidt-Rimpler* (1838—1915) in Göttingen. In den dazwischenliegenden

21 Jahren haben sich noch manche andere namhafte Autoren monographisch mit diesen Zusammenhängen beschäftigt, und *Schmidt-Rimplers* Buch erlebte 1905 eine erweiterte und verbesserte Auflage. Das große Interesse, das diese Werke fanden, beweist am besten, daß der wissenschaftlichen Ophthalmologie der zweiten Hälfte des 19. Jahrhunderts bei allem Spezialismus der Blick auf das Ganze und in die Weite nie verlorengegangen ist. Auch hier nur einige Beispiele. Man beschreibt die Hemianopsie bei Akromegalie und findet den Grund in einer Kompression des Chiasma opticum durch die vergrößerte Hypophyse. Man beobachtet Netzhautblutungen nach großen Blutverlusten und bei der perniziösen Anämie, Asthenopie und vorübergehende Blindheit bei schwerer Chlorose, die verschiedensten Störungen des Sehens, Paresen der Augenmuskeln, Trübungen in den brechenden Medien und

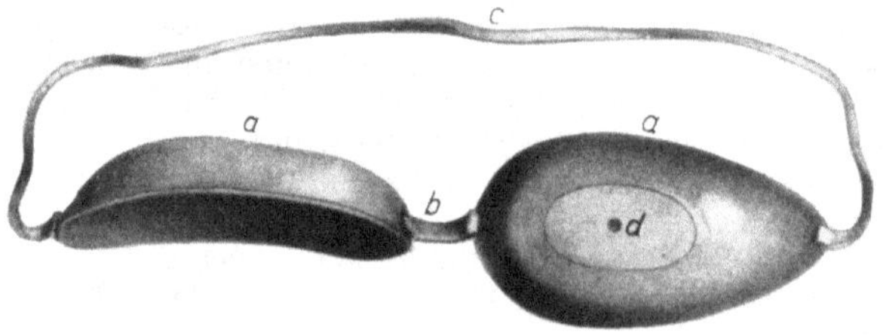

Abb. 32. Stenopäische Brille nach *F. Donders* (1853/54)

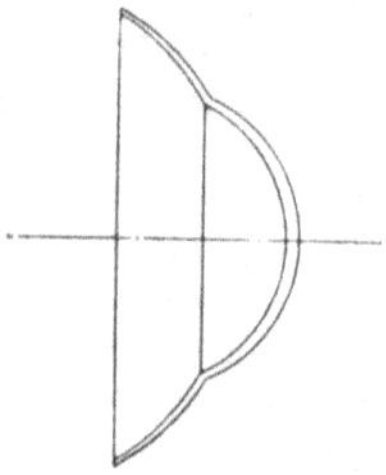

Abb. 33. Augenhaftglas nach *A. Eugen Fick* (1887)

Entzündungsprozesse verschiedener Art bei Diabetes, intraokulare Blutungen, Sehstörungen u. a. bei der Menstruation. Man macht, allerdings nicht unbestritten, Onanie für Asthenopie, Conjunctivitiden, Veränderungen an der Pupille verantwortlich. Über die Wirkungen allgemeiner Intoxikationen auf das Auge gibt es eine reichhaltige Literatur, ebenso über die Beteiligung des Auges an materiellen Herderkrankungen des Gehirns und Rückenmarks und an Psychosen ohne nachweisbares pathologisch-anatomisches Substrat.

Von den zahlreichen Bemühungen um Verbesserung der korrigierenden Augengläser sind aus dieser Zeit die Erfindung der „stenopäischen" Brille und der „Contactbrille" zu erwähnen. Die stenopäische, d. h. Spalt- oder Schlitzbrille, wurde von *Donders* 1853/54 bekanntgegeben und von seinem Schüler *H. van Wijngaarden* ausführlich beschrieben. Vorrichtungen ähnlicher Art gab es schon seit Jahrhunderten (*v. Rohr* nach *Eduard Pergens*). Ihr Ziel war, vor allem bei Hornhauttrübungen, die Lichtstreuungen zu vermeiden und dadurch das Sehen durch die gesund gebliebenen Hornhautpartien auf fixierte Objekte zu konzentrieren und zu schärfen. Dazu dienten *Donders* brillenähnliche Apparate, geschwärzte Metallscheiben, schalenähnliche Gebilde, die das Licht nur durch enge Spalten und Löcher durchließen, wie es Abbildung 32 zeigt. Ihre äußere Form erinnert an moderne Schutzbrillen verschiedenen Zweckes. Beim Nahesehen bewährten sie sich gut, aber beim Sehen in die Ferne schränkten sie das Gesichtsfeld zu sehr ein. Diesen Nachteil suchte der damalige Privatdozent der Ophthalmologie in Zürich *Eugen Fick* (1852 bis 1937), ein Sohn des berühmten Physiologen *Adolf Fick* (vgl. S. 71), mit einer Methode zu vermeiden, in der er ebenfalls einen Vorgänger hatte, und zwar in einem Vorschlag von *John Herschel* (vgl. Bd. II, 1, S. 98) aus dem Jahre 1827. 60 Jahre später (1887) führte *Eugen Fick* nach sorgfältigen Versuchen an großen Kaninchen „Haftgläser" direkt an den Bulbus heran. Sie saßen im Bindehautsack fest und sollten mit Hilfe einer hinter die Gläser geträufelten zweiprozentigen Traubenzuckerlösung (vom gleichen Index wie die lichtbrechenden Medien des Auges) die Lichtstreuung vermeiden, die bei Trübungen und Deformierungen der Hornhaut sowie bei unregelmäßigem Astigmatismus stört. Entsprechende Gläser wurden auf seine Bitte an *Ernst Abbe* in Jena hergestellt (vgl. Abb. 33). Er probierte das Verfahren bei einigen Patienten der Augenklinik von *Otto Haab* mit gewissen Erfolgen und hatte bei seiner Empfehlung auch kosmetische Zwecke im Auge. Ohne etwas von *Ficks* Verfahren zu wissen, brachte der aus Mönchen-Gladbach stammende, 1864 geborene Arzt *August Müller*, der an einer hochgradigen Myopie litt und seine Brille als sehr lästig empfand, in seiner Kieler Doktordissertation vom Jahre 1889 Mitteilung über von ihm selbst zuerst getragene Gläser, die er „Hornhautlinsen" nannte. Es war „eine der Vorderhautfläche des Auges entsprechende Schleifschale", die der Hornhaut in der Form genau angepaßt war und derselben mit ihrer hinteren Fläche aufsaß. Die Applikation war aber mit solchen Reizerscheinungen und anderen Beschwerden verbunden, daß *Müller* selbst der weiteren Entwicklung des Verfahrens und der Möglichkeit eines wirklichen Ersatzes der gewöhnlichen Brille auf diesem Wege mit größter Skepsis entgegensah, aber das Problem beschäftigte am Ende des 19. Jahrhunderts noch zahlreiche Ophthalmologen. Es wurden nicht wenige Modifikationen und Verbesserungen herausgebracht, bis im 20. Jahrhundert das moderne Haftglas entstand.

h) Hals-, Nasen- und Ohrenheilkunde

Der große Aufschwung, den die Laryngo-, Rhino- und Otologie in der zweiten Hälfte des 19. Jahrhunderts nimmt, ist zunächst der Einführung des Kehlkopfspiegels und der sich daran anschließenden weiteren Verbesserung der technischen Hilfsmittel zu danken. Daneben ist die Anwendung des Kokains (vgl. S. 176) hervorzuheben. Das Bedürfnis, die unangenehmen Begleiterscheinungen der Manipulationen in den oberen Luftwegen auszuschalten, war, wie man sich denken kann, um so größer, je höher sich die diagnostische und therapeutische Technik entwickelte. Man braucht sich nur vorzustellen, welche Anforderungen an den Patienten das Vorziehen des Zäpfchens mit einem Haken stellte, das *Czermak* einführte, um die Besichtigung des oberen Nasenrachenraumes zu erleichtern. Der Pariser Chirurg *Athanase Léon Gosselin* (1815—1887) glaubte (nach *Heymann*) 1860 im Bromkali ein spezifisches Anästhetikum für den Rachen gefunden zu haben. Es stellte sich bald als verfehlt heraus. Drei Jahre später erzielte *Türck* bessere Erfolge durch wiederholte Pinselungen mit einer Mischung von Morphium, Alkohol und Chloroform, die der Pharmakologe *Wenzel Bernatzik* (1821—1902) als schmerzstillendes Mittel empfohlen hatte. Die Einführung des Kokains als Anästhetikum und Analgetikum in die Laryngologie durch den Wiener *Edmund Jelinek* (1852—1928) machte im Jahre 1884 allen Schwierigkeiten ein Ende. Die Reflexe, die man früher durch „Vorübungen" bekämpft hatte, fielen weg. Bei operativen Eingriffen traten Geschwindigkeit und Virtuosität gegenüber der Sorgfalt und Exaktheit der Methode zurück.

Rudolph Voltolini (1819—1889), der in Breslau, der Stadt der Galvanokaustik, an der Universität die Laryngologie und Otologie vertrat, förderte die galvanokaustische Operationstechnik in seinem Spezialfach seit 1867 in segensreicher Weise. Sie erleichterte schon wegen der bei ihr gewährleisteten primären Blutstillung das Operieren in weitem Umfange und setzte an die Stelle der rohen Evulsion von Polypen der Luftwege die behutsame Entfernung mit der glühenden Drahtschlinge. Trotzdem wurde von manchen der kalte „Ecraseur" vorgezogen.

In den 60er Jahren ist der Einfluß *Czermaks* im Ausland, in Frankreich und England, deutlich zu erkennen. Eine lange Reihe hervorragender Laryngologen bauen seine Methode weiter aus. Es kommt zu feineren Differenzierungen der Krankheitserscheinungen. Die ganze Bedeutung der Laryngoskopie für die innere Medizin trat zutage, als *Ludwig Traube* 1860 auf Grund einer Stimmbandlähmung ein Aortenaneurysma diagnostizierte. 1863 würdigte *C. Gerhardt* zuerst richtig die Lähmung der Stimmritzenöffner in Virchows Archiv mit einer Arbeit: „Studien und Beobachtungen über Stimmbandlähmung." 1861 brachten er und *Friedrich Roth* (1835 bis 1924), der spätere Direktor des Bamberger Krankenhauses, damals in Würzburg, in Virchows Archiv eine zusammenfassende Darstellung der Symptome der „konstitutionellen Syphilis" am Kehlkopf, ihrer diagnostischen Bewertung für die Lues, ihrer Gefahren für das Leben und ihrer allgemeinen und lokalen Therapie.

Türck, *Karl Stoerck* und *Carl Gerhardt* zeigten, daß man aus gewissen Veränderungen an der hinteren Larynxwand schon zu einer Zeit auf eine Tuberkulose schließen kann, in der andere Zeichen für diese Krankheit noch völlig fehlen (*Heymann*). Die Kenntnis der Beziehungen des Rachens, Kehlkopfes und der Luftröhre zu Infektionskrankheiten, Herz-, Leber-, Nierenleiden und Neuropathien wurden durch einen Schüler *Türcks*, *Eduard Löri* (geb. 1835), Laryngologen in Budapest, in den 80er Jahren besonders gefördert. Auch die genauere Analyse der pathologisch-anatomischen Veränderungen in den oberen Luftwegen und im Gehör bewies, welche Bedeutung dem neuen Spezialfach für die Aufklärung allgemeiner Erkrankungen zukam. Mit Unterstützung des Pathologen *Felix Viktor Birch-Hirschfeld* (1842—1899), der damals Prosektor am Stadtkrankenhaus in Dresden war, gab der Hamburger Arzt *Schalle* 1877 ein Sektionsverfahren an, welches die Nase und die Nebenhöhlen von der von oben eröffneten Schädelhöhle her angriff. Es wurde 1891 von seinem Landsmann *Th. Harke* noch verbessert. Damit fiel ein Hemmnis für die anatomische Erforschung der Nasenerkrankungen durch den Pathologen fort, nämlich die Entstellung des Totenantlitzes bei der alten Methode, die man den Hinterbliebenen nicht zumuten konnte.

Als Folge dieser Entwicklung erweiterte sich der Bereich der lokalen Diagnose und Therapie in ungeahnter Weise. 1855 hatte der berühmte Chirurg und außerordentliche Leibarzt der englischen Königin *John Erichsen* im Lancet noch sagen können, es sei unmöglich, im Kehlkopf selbst zu pinseln. Anfang der 60er Jahre wurden die Flüssigkeiten, Ätzmittel und Pulver ohne Schwierigkeiten im Inneren des Kehlkopfes dorthin gebracht, wo man sie haben wollte. 1862 exstirpierte der Tübinger Chirurg *Viktor Bruns* (1812—1883) bei seinem Bruder zum erstenmal von oben „endolaryngeal" einen Kehlkopfpolypen radikal, nachdem schon vor ihm von anderen kleinere Polypenteile unter Leitung des Kehlkopfspiegels mit zangenförmigen Instrumenten entfernt worden waren, so 1860 von *Georg Richard Lewin*. *Bruns* wurde der Begründer der endolaryngealen Chirurgie. 1886 konnte der Berliner Laryngologe *Bernhard Fränkel* (1836—1911) über die „Erste Heilung eines Larynx-Cancroids vermittels Ausrottung per vias naturales" berichten.

Wie auf anderen Gebieten (vgl. S. 165 f.) machte der Beleuchtungsapparat gute Fortschritte. *Türck* befestigte den Reflektor an einem Stirnband. *Bruns* zog das elektrische Licht zur Beleuchtung heran. Versuche, das Kehlkopfspiegelbild in vergrößertem Maßstab zugänglich zu machen, hatte schon *Türck* 1859 unternommen. Andere hatten die Bemühungen fortgesetzt. Sie erfuhren eine Verbesserung und einen gewissen Abschluß, als der Ophthalmologe *Julius Hirschberg*, damals Privatdozent in Berlin, wie wir vermuten, unter dem Eindruck der beim Augenspiegeln benutzten bikonvexen Linse nach Unterhaltungen mit seinem Freunde *Bernhard Fränkel* im Jahre 1877 an die Stelle des einfachen Kehlkopfspiegels ein Glasprisma setzte, an dem die untere Fläche konvex geschliffen war. Das Instrument setzte sich aber nicht durch.

Das Vordringen in die tieferen Luftwege wurde von *Türck* eingeleitet. Es gelang ihm (1861), mit dem Kehlkopfspiegel Geschwülste nicht nur im Larynx, sondern auch in der Trachea festzustellen. Ihm folgten vor allem der bedeutende Wiener Internist und Laryngologe *Leopold von Schrötter* (1837—1908), der 1872 Beobachtungen mit dem Spiegel über die Bewegung der Trachea und der großen Bronchien veröffentlichte, und der Freiburger Laryngologe *Gustav Killian* (1860—1921) mit seiner Monographie über die Untersuchung der hinteren Larynxwand vom Jahre 1890.

Eine Vorbedingung für ein weiteres Eindringen in die Tiefe war die mechanische Erweiterung der Stimmritze. Die erste Veranlassung zu ihrer Anwendung gab die

Notwendigkeit, wie an anderen Organen, z. B. an der Harnröhre, so am Kehlkopf Verengungen zu beseitigen. In den 70er Jahren wurden die als Folgen der Syphilis besonders gefürchteten Stenosen des Kehlkopfs durch Einführung von langsam an Stärke zunehmenden Röhren oder soliden Bolzen mit gutem Erfolg angegangen. Der Führer war hier *von Schrötter*. Er schrieb 1876 eine Monographie über die Methode. *O'Dwyer* (vgl. S. 210f.) gab mit der Intubationsapparatur eine Röhre mit weitem Lumen und dünnen Wänden an, die bei einer geeigneten Lage und Haltung des Patienten in den Larynx eingeführt wurde, um durch Hustenstöße Fremdkörper aus der Luftröhre und den Bronchien hinauszubringen (*Stevenson* und *Guthrie*).

Die Bronchoskopie ging von anderen Überlegungen aus. 1895 schuf der Berliner Internist *Alfred Kirstein* (1863—1922), der später den ärztlichen Beruf aufgab, um Maler zu werden, die „Laryngoscopia directa und Tracheoscopia directa". Das Verfahren hatte er in der Berliner Klinik und Poliklinik *Senators* ausprobiert. Anfangs führte er eine 25 cm lange gerade Metallröhre bis zum Kehlkopf. Sie ersetzte die zum Niederdrücken des Zungengrundes und zur Aufrichtung der Epiglottis benutzten Instrumente, stellte bei dem Patienten, der mit stark herabhängendem Kopf horizontal gelagert war, „die unmittelbare Verlängerung des tracheolaryngealen Lumens dar" und ermöglichte den unmittelbaren Einblick in den Kehlkopf und — bei weiter Stimmritze — in Partien der Trachea ohne Spiegel. Nach *Kirstein* war die Methode keineswegs gewaltsam und bei richtiger Technik unter Kokainwirkung schmerzlos. Für zumindest sehr unangenehm wird man sie aber doch halten dürfen, wenn man hört, daß *Kirstein* dabei dem Patienten zur Fixierung seiner Haltung ursprünglich ein Mikulicz-Rosenheimsches Ösophagoskop (vgl. S. 166) einführte. Wenige Monate später ist die Methode wesentlich einfacher und bequemer geworden. Jetzt wird im Sitzen „autoskopiert". An die Stelle der Röhre ist ein Spatel getreten. Er ist dem gynäkologischen Spekulum von *Sims* (vgl. S. 239) nachgebildet, mit einem festen Handgriff versehen und direkt mit einer elektrischen Lichtquelle armiert, die das Licht durch ein Prisma leitet, wie man es bei der Ösophagoskopie und Zystoskopie verwendete. Mit diesem Instrument gelang es *Kirstein*, die Trachea bis zur Bifurkation zu übersehen.

An diese Methode knüpfte 1896 *Gustav Killian* an und wurde der „Vater der Bronchoskopie". Es gelang ihm, ähnlich wie bei der Ösophagoskopie, bei einer bestimmten Haltung des Patienten gerade starre Röhren durch den Kehlkopf in die Trachea und die Bronchien einzuführen. Mit seiner neuen Konstruktion konnte er bei guter Beleuchtung durch das bis in die Tiefe der Röhren wirksame Licht viel besser als *Kirstein* die Trachea und dann auch die Bronchien inspizieren. Der Weg war frei für bis dahin unerhörte Eingriffe in der Tiefe der Luftwege. Im März 1897 holte *Killian*, wobei ihm der Zufall zu Hilfe kam, mit einem improvisierten Instrument, einer Kombination des Kirsteinschen Spatels mit einem Mikulicz-Rosenheimschen Ösophagoskop, ein Knochenstück aus dem rechten Bronchus, das einem 63jährigen Patienten beim Essen hineingeraten war. Im Dezember 1899 gelang es ihm, wie er 1900 berichtet, in einer dramatisch verlaufenden Operation mit bestem Erfolg ein Knochenstück herauszuholen, das vier Jahre lang im rechten Bronchus gesteckt hatte. Das 20. Jahrhundert brachte ständige Verbesserungen der Technik und die Möglichkeit zu immer größeren und erfolgreicheren operativen Eingriffen teils von *Killians* eigener Hand, teils von seinen Schülern und Nachstrebenden in vielen Ländern, insbesondere in England und Amerika.

Alle diese neuen Hilfsmittel führten nicht nur zu einer besseren Systematik der akuten und chronischen Erkrankungen des Kehlkopfes, sondern erweckten auch therapeutische Hoffnungen. Ein Teil von ihnen wurde enttäuscht. So war es z.B. mit der Kehlkopftuberkulose. Hier erfüllten sich die anfänglich hochgespannten Erwartungen nicht. Aber es wurde doch manches besser und die Prognose etwas günstiger. Schon 1829 hatte der Bonner vielseitige Internist und Psychiater *Joh. Friedr. Herm. Albers* (1805—1867) gesagt, daß die Tracheotomie mit der durch sie bewirkten Ruhestellung des Kehlkopfes oft einen günstigen, jedenfalls die Beschwerden lindernden Einfluß auf die Larynxtuberkulose hätte. Nach der Einführung der Laryngoskopie schien sich die Beobachtung zu bestätigen. Nun konnte man das Leiden auch endolaryngeal bekämpfen. Man führte die Pinselung mit Milchsäure ein. Diese war von *Albert v. Mosetig-Moorhof* im Jahre 1885 zur Bekämpfung tuberkulöser Gelenkerkrankungen (Caries fungosa) und Lupus empfohlen worden und wurde noch im gleichen Jahr von dem Berliner Laryngologen *Hermann Krause* (1848—1921), der durch die Behandlung *Kaiser Friedrich III.* besonders bekanntgeworden ist, zur Therapie der Kehlkopftuberkulose benutzt. Von Versuchen, dem tuberkulösen Herd unter Kontrolle des Spiegels auf chirurgischem Wege beizukommen, erwähnen wir die Curettage. Sie wurde 1886 von dem Warschauer Laryngologen *Theodor Heryng* (1847—1925) in Vorschlag gebracht. In kunstvollen, zirkumskripten intralaryngealen Exstirpationen der Herde war seit den 80er Jahren *Moritz Schmidt* ein vollendeter Meister.

Die erste Totalexstirpation eines syphilitischen Kehlkopfes nahm der Edinburgher Chirurg *Sir Patrick Heron Watson* (1832—1907) im Jahre 1866 vor. Der Patient starb an einer Lungenentzündung. 1870 machte *Vincenz Czerny* an Hunden erfolgreiche Kehlkopfexstirpationen und erzielte dabei sogar durch Einsetzen eines künstlichen Kehlkopfes eine Wiederherstellung der Stimme. Die zweite Totalexstirpation am Menschen gelang 1873 *Theodor Billroth.* Er machte sie wegen eines Karzinoms am 27. November dieses Jahres bei einem 36jährigen Religionslehrer. Am 21. bzw. 26. Tag nach der Operation wurde durch die Wunde ein „künstlicher Kehlkopf" eingeführt, eine Art Trachealkanüle, die mit einem Bändchen am Hals befestigt war. Sie erlaubte dem Rekonvaleszenten ein fast normales Sprechen. Als *Carl Gussenbauer* (1842—1903), der damalige Assistent und spätere Nachfolger *Billroths* auf dem Wiener Lehrstuhl, über diesen großen Erfolg am 11. April 1874 auf dem dritten Kongreß der deutschen Gesellschaft für Chirurgie berichtete, fühlte sich der Operierte durchaus wohl. Die Operation wurde zwar in der Folge nicht selten vorgenommen, doch blieben die Dauererfolge (nach *Friedrich Helfreich*) spärlich. Die Indikationen zu dem schweren Eingriff, die man zunächst zu erweitern suchte, beschränkten sich schließlich auf maligne Neubildungen, und die Operation wurde noch seltener, seitdem *Bernhard Fränkel* auf dem 15. Kongreß der Deutschen Gesellschaft für Chirurgie in Berlin 1886 bekanntgab, daß es ihm gelungen war, auf endolaryngealem Wege ein schon mehrfach rezidiviertes Kankroid mit der kalten Schlinge zu entfernen und einen Dauererfolg zu erzielen.

Die Erkrankungen des Nasen- und Rachenraumes wurden seit den 70er Jahren mehr erschlossen als in den vorangegangenen Dezennien, weil es zur Konstruktion besserer Instrumente kam. Die wichtigste Errungenschaft war wohl die Entdeckung der adenoiden Vegetationen und ihrer großen klinischen Bedeutung. *Czermak*, der Begründer der systematischen hinteren Rhinoskopie (vgl. Bd. II, 1, S. 184) hatte schon adenoide Vegetationen gesehen. Nach ihm waren von anderen solche Wucherungen verschiedentlich bemerkt und im Jahre 1865 von dem in Deutschland geborenen Otiater *Benjamin Löwenberg* (1836—1922), der seine spezialistische Ausbildung in Wien erhalten hatte und seit 1863 in Paris wirkte, beschrieben worden. Als der eigentliche Entdecker des Krankheitsbildes, der ihm auch den Namen gab, lebt mit Recht der Däne *Wilhelm Meyer* (1824—1895) der in Kopenhagen tätig war, in der Geschichte weiter. Er fand diese Vegetationen zuerst im Jahre 1867, als er den Nasen-Rachen-Raum mit dem Finger explorierte, bei einem schwerhörigen Bauernmädchen mit eigentümlichem Gesichtsausdruck, klangloser Stimme und mangelndem Vermögen, die Nasenlaute M und N auszusprechen. 1868 gab er seine Entdeckung und den Erfolg bekannt, den er mit der operativen Entfernung der „weichen Geschwulst" erzielt hatte. Schon früh erkannte er die ganze Eigenart und

Bedeutung dieser Vegetationen für die gesamte Persönlichkeit und baute in den nächsten Jahrzehnten die Kenntnis der pathologischen Bildung und ihrer Therapie so aus, wie die Medizin sie noch heute anerkennt.

Daß Nasenerkrankungen mit Allgemeinleiden in Zusammenhang stehen können, war nach *Heymann* schon im Mittelalter bekannt. Wir brachten Bd. II, 1, S. 186 einige Beispiele dafür. Nach dem Vorgang von *Voltolini* und anderen widmete *Bernhard Fränkel* 1876 diesen Beziehungen eine eingehende Darstellung. Er wies besonders auf Neurosen hin, die von der Nase ausgehen.

Diesen „Reflexneurosen" wandte der Freiburger Laryngologe *Wilhelm Hack* (1851 bis 1887) in den 80er Jahren sein Interesse zu. Er war ein ausgezeichneter, heute von der Medizingeschichte fast vergessener Rhinologe und starb viel zu früh. Charakteristisch für sein Denken ist sein Ausspruch (1885), daß keine Spezialität der steten Verbindung mit der Gesamtmedizin so bedürfe wie die Rhinologie. 1882 und 1885 auf dem 4. Kongreß für innere Medizin in einem Vortrag „Über die chirurgische Behandlung asthmatischer Zustände" faßte er seine Erfahrungen zusammen. Neben dem Asthma berichtete er über viele Neurosen, migräneähnliche Anfälle, dyspeptische Reflexneurosen, gastrokardiale Symptome, schweres Träumen, nächtliche Angstzustände bis zu stenokardischen Anfällen, darunter auch über einen Fall, bei dem die mit der Empfindung plötzlicher Nasenverstopfung verbundenen Angstzustände nach Angabe des Patienten so heftig waren, daß sie nur durch bewußt herbeigeführte Trunkenheit erträglich gemacht wurden. Fast alle diese Beschwerden konnte er durch Zerstörung der Nasenschwellkörper, von denen der Reiz der Reflexwirkung ausging, sei es mit dem Galvanokauter oder mit der Schere, beseitigen oder wenigstens bessern. Obwohl *Hack* seine Versager, speziell bei einem erheblichen Teil seiner Asthmakranken, zugab und nüchtern vor zu viel Hoffnung warnte, wurde das Verfahren von vielen begeistert aufgegriffen. Dann folgte die Skepsis und Vorsicht, obwohl die allgemeine Bedeutung pathologischer Zustände der Nase auch heute noch für gewisse Neurosen, wie Asthma u. ä., anerkannt ist.

Mit der Erkenntnis der Bedeutung der Nebenhöhlenerkrankungen der Nase und ihrer Behandlung ging es überraschend langsam voran. Die Therapie lag ursprünglich in der Hand der nichtspezialisierten Chirurgen. Seit der früher erwähnten Monographie von *Adelmann* aus dem Jahre 1844 (vgl. Bd. II, 1, S. 186) gab es zunächst fast keine Fortschritte. Man dachte nur an die Stirn- und Kieferhöhlen und kannte kaum ein anderes Krankheitsbild als ihre Empyeme. Die große Häufigkeit der Nebenhöhlenerkrankungen, die ohne grobe äußere Symptome verlaufen, war (nach *P. Heymann*) völlig unbekannt. Die Siebbeinzellen wurden übergangen, und von der Keilbeinhöhle konnte *Hyrtl* 1882 sagen, sie liege völlig außer dem Bereich manueller und instrumenteller Eingriffe. Aber in den 80er Jahren bahnt sich auch hier der Umschwung an, nicht zum wenigsten gefördert durch die pathologisch-anatomische Forschung, insbesondere durch die zweibändige Monographie des Hyrtl-Schülers in Wien *Emil Zuckerkandl* (1849—1910) über die normale und pathologische Anatomie der Nasenhöhle und ihrer pneumatischen Anhänge, die 1882—1892 erschien.

1880 zeigte *Ziem* in Danzig, über dessen Lebensgang wir nichts Näheres feststellen konnten, dessen Arbeiten von anderen fortgesetzt wurden, in seiner Studie über Ozaena und vor allem seit 1882, daß manche Erkrankungen der Kieferhöhlen sich ohne die überlieferten Schulsymptome durch wenig charakteristische Zeichen bemerkbar machen, etwa durch einfachen eitrigen Ausfluß aus der Nase oder Kopfschmerzen und ähnliche Beschwerden und daß sie häufig nicht nur die Ursache von Krankheiten sind, die man ohne weiteres auf die Nase bezieht, sondern auch von anderen somatischen, z. B. septischen Zuständen und nervösen Störungen im Sinne allgemeiner Erkrankungen, daß sie aber auch ihrerseits von solchen allgemeinen Störungen ausgelöst oder verschlimmert werden können. Die Diagnose ihrer Erkrankungen wurde dadurch gefördert, daß man die Technik ihrer Durchspülung kennenlernte und ausbaute. Einen weiteren Fortschritt brachte Ende der 80er Jahre die Weiterbildung der S. 165 erwähnten Durchleuchtung von der Mundhöhle aus, obwohl sie ihre Schwächen und Grenzen hatte. Ihr Pionier war wieder *Voltolini.* Er führte mit kleinen Edisonschen Glühlampen armierte Instrumente in die Nase, den Mund und die Nasenrachenhöhle ein und beobachtete (1888) im verdunkelten Zimmer, daß das durch die Gesichtsknochen durchscheinende Licht sich bei Erkrankungen der Nebenhöhlen verschieden verhielt. Empyeme verursachten ein Dunkelbleiben der kranken gegenüber der gesunden Seite. Das Verfahren wurde von *Heryng* (1889) weiterentwickelt. Nachdem einmal die Aufmerksamkeit auf die Zusammenhänge zwischen Nebenhöhlenerkrankungen und Allgemeinsymptomen gerichtet war, wurden sie sehr sorgfältig beobachtet. Gegen Ende des Jahrhunderts (1898) fürchtet *Paul Heymann* sogar die Gefahr einer Überschätzung der Nebenhöhlenerkrankungen.

Von den Errungenschaften der Otiatrie nennen wir aus der zweiten Hälfte des 19. Jahrhunderts folgende als die für die praktische Medizin wichtigsten.

Im Winter 1855/56 demonstrierte *von Troeltsch* in Paris eindrucksvoll die Vorzüge des mit einer zentralen Öffnung versehenen Hohlspiegelreflektors für die Ohruntersuchung (vgl. Bd. II, 1, S. 138). Durch seine Empfehlung wird er 1860 zu einem allgemein anerkannten Hilfsinstrument des Ohrenarztes. Dazu kam die technische Verbesserung des Tubenkatheterismus (vgl. ebenda S. 50 u. 185). 1863 empfahl *Adam Politzer* (1835—1920) als Ersatz für diesen technisch schwierigen und unangenehmen Eingriff das mit seinem Namen berühmt gewordene Verfahren zur Behebung der durch Unwegsamkeit der Tuba Eustachi verursachten Schwerhörigkeit in der Absicht, durch Einpressen von Luft in die Nase mit einem Gummiballon (vgl. *Deleau*; ebenda S. 185) die verklebte und verstopfte Tube zu öffnen. Der sitzende Patient nimmt „zur Erleichterung der nöthigen Schlingbewegung etwas Wasser in den Mund". Der Arzt führt das Ansatzrohr des Ballons in das Nasenloch ein, komprimiert mit dem linken Daumen und Zeigefinger „die Nasenflügel luftdicht über dem Instrument" und läßt den Patienten „gerade im selben Moment", wo er die Luft aus dem Ballon mit der rechten Hand kräftig in die Nasenhöhle preßt, die Schlingbewegung ausführen. Das im Laufe der Zeit modifizierte Verfahren, das „Politzern", bewährte sich diagnostisch und therapeutisch nach vielen Richtungen und wurde von da ab in der Ohrenpraxis gern verwendet.

Im 17. Jahrhundert hatte *Jean Riolan* (vgl. Bd. I, S. 288) den rein theoretischen Vorschlag gemacht, bei Taubheit und Ohrensausen den Warzenfortsatz zu öffnen, um den turbulenten spiritus einen Ausweg zu schaffen. Das war im Jahre 1648. Gleichzeitig hatte er die künstliche Trommelfellperforation vorgeschlagen, nachdem sich ein „Tauber" einen Ohrlöffel versehentlich tief ins Ohr gestoßen, das Trommelfell zerrissen, die Gehörknöchelchen zerbrochen und danach wieder gehört hatte. Im 18. Jahrhundert nahm *Jean Louis Petit* (vgl. Bd. II, 1, S. 51), der die Mastoiditis als gefährliche Krankheit kannte, die operative Eröffnung des Processus mastoideus zur Entfernung des Eiters vor. Seine Beobachtungen wurden erst 1774, einige Jahre nach seinem Tode, veröffentlicht und daher nicht beachtet. Um so mehr Eindruck machte die Operation, die etwa 100 Jahre später (1776) von dem preußischen Regimentschirurgen *Jasser*, von dessen Lebensdaten sonst nichts bekannt ist, bei einem Rekruten vorgenommen wurde, der seit langem an Karies des Fortsatzes, Otorrhoe und heftigen Schmerzen litt. *Jasser* fand nach der Eröffnung des Mastoideus in der Tiefe ein Loch und konnte bei einer Durchspülung viel Eiter entleeren, der mit der Spülflüssigkeit durch das rechte Nasenloch zum Vorschein kam. Sein Vorschlag, die Operation zur Behebung der Schwerhörigkeit zu verwenden, auch wenn keine akuten Beschwerden vorhanden waren, hatte eine lange Reihe zur Erfolglosigkeit verurteilter ähnlicher, von verschiedenen Ärzten unternommener Operationen zur Folge. Das mag der Grund dafür gewesen sein, daß der Eingriff in Mißkredit kam und fast vergessen wurde, bis in der zweiten Hälfte des 19. Jahrhunderts *Hermann Schwartze* (1837—1910) die Bedeutung und die Indikationen der Operation ins rechte Licht stellte und weiter ausbaute. Er war in Würzburg durch *von Troeltsch* für die Otiatrie interessiert und durch *August Foerster* zum pathologisch-anatomischen Denken erzogen worden, was seinem Lebenswerk sehr zugute kam. Als Professor in Halle veröffentlichte er 1873 zusammen mit *Adolf Eysell* (1846—1934), dem späteren angesehenen Laryngo-, Oto- und Rhinologen in Kassel, das maßgebende Werk: „Über die künstliche Eröffnung des Warzenfortsatzes", an das sich zahlreiche Arbeiten von ihm selbst, seinen Schülern und anderen Otologen und Chirurgen anschlossen. Die Indikationen wurden gesichert, die Technik ausgebaut und die Operation zu dem segensreichen Eingriff gemacht, den sie heute darstellt.

So erfreulich diese Entwicklung war, so hoffnungslos schien die Prognose der Otosklerose, je tiefer man in das Wesen und die Pathologie der Erkrankung eindrang. Die symptomatische Eigenart dieser zunehmenden Schwerhörigkeit und Ertaubung war lange bekannt. 1857 hatte der Bd. II, 1, S. 185 erwähnte Londoner Otiater *Joseph Toynbee* das Krankheitsbild als eine Ankylose der Steigbügelplatte beschrieben. Nachdem *Adam Politzer* in Wien 1893 gezeigt hatte, daß es sich dabei um eine primäre Erkrankung der Labyrinthkapsel handele, setzte eine intensive Erforschung der pathologisch-anatomischen und histologischen Grundlagen der Otosklerose ein, die in den modernen Anschauungen über ihr Wesen mit allen Konsequenzen für die Praxis endete. Als Hauptätiologie erkannte man die Vererbung. Die verbesserten Konstruktionen der modernen Hörapparate brachten Linderung. Doch blieben alle lokalen und allgemeinen Behandlungsversuche erfolglos. Erst die allerneueste operative Therapie brachte eine bessere Prognose.

i) Zahnheilkunde

Die Fortsetzung des in Bd. II, 1, S. 186 geschilderten Weges der Zahnheilkunde in der ersten Hälfte des 19. Jahrhunderts ist charakterisiert durch den gesteigerten Einfluß der Anatomie, Physiologie, Pathologie und Bakteriologie auf ihre theoretischen Grundlagen, die Abwendung vom krassen Lokalismus aus der zunehmenden Erkenntnis der Zusammenhänge der Zahnkrankheiten mit Allgemeinleiden und Erkrankungen anderer Organe und durch ihre Ausdehnung auf die moderne Stomatologie und Kieferchirurgie. Das geht alles langsam. Die volle Gleichberechtigung mit den anderen Spezialfächern im Rahmen der Gesamtmedizin bringt der Zahnheilkunde erst das 20. Jahrhundert. Was ihr im Publikum zunächst das Ansehen einer über das Handwerkliche hinausragenden Wissenschaft gibt, sind die großen praktischen Erfolge, die sie in der Behandlung der Erkrankungen der Zähne, ihrer Erhaltung und ihrem Ersatz mit Hilfe der neuen schmerzstillenden Methoden, der Anti- und Asepsis und der gesteigerten technischen Möglichkeiten erzielt.

Zu den früher genannten Fachanatomen traten manche Zahnärzte, die sich um die vertiefte Erkenntnis der Anatomie der Zähne, vor allem durch mikroskopische Untersuchungen bemühten. Wir nennen *William H. Dwinell* (1819—1896), einen der angesehensten „Mundchirurgen" Amerikas, die Franzosen *Cristophe François Delabarre* (1787—1862) und *Emile Magitôt* (1834—1897), der in seiner preisgekrönten Pariser Doktorthese vom Jahr 1857 mit ihren vorzüglichen Illustrationen ein beredtes Zeugnis für die Fortschritte der Anatomie des Zahnes gab, ferner den hochangesehenen (späteren *Sir*) *John Tomes* (1815 bis 1895) in London, die Deutschen *Joseph Linderer* (1809—1878), einen Schüler *Johannes Müllers*, und *Otto Walkhoff* (1860—1934), zuletzt Ordinarius der Zahnheilkunde in Würzburg, der 1897 in seiner Erlanger philosophischen (!) Doktorarbeit: „Beiträge zum feineren Bau des Schmelzes und zur Entwickelung des Zahnbeins" die Kenntnisse auf diesen Gebieten wesentlich bereicherte.

Hand in Hand mit diesen anatomisch-histologischen Studien ging bei manchen die Untersuchung der lokalen pathologischen Prozesse, z. B. bei *Linderer* und *Walkhoff*. Aufsehen erregte im Jahre 1870 in zahnärztlichen Fachkreisen das Werk des Wiener Histologen der Pathologie, eines Schülers von *Rokitansky*, der mehrere Jahre praktischer Arzt war, *Carl Wedl* (1815—1891): „Pathologie der Zähne. Mit besonderer Berücksichtigung auf Anatomie und Physiologie bearbeitet".

Aus einem aufschlußreichen Bericht über „die Zähne in den deutschen Lehrbüchern der Pathologie von 1830—1855" von *Heinz Junck* (1938) kann man erkennen, wie rapide sich der Aufstieg der Odontologie in der zweiten Hälfte des 19. Jahrhunderts vollzog. Die enge Zusammenarbeit der Kliniker und Pathologen in jenen $2^1/_2$ Jahrzehnten des Überganges hat gewiß erfreuliche Früchte gezeitigt, aber es fehlte noch an einem einheitlichen Fundament, das erst die Zellularpathologie schaffen sollte. Bis dahin dienten Theorien von sehr verschiedenem Wert der wissenschaftlichen Erörterung der Beobachtung. Bei sämtlichen zwölf von *Junck* untersuchten Autoren vermißte er jede mikroskopische Untersuchung. Es war mehr eine Symptomatologie der Zahnerkrankungen, in der z. B. der Zahnschmerz als ein gesonderter Symptomenkomplex beschrieben wurde, als eine systematische Erfassung auf pathologischer Grundlage abgegrenzter individueller Krankheitsbilder. Als ein besonders wertvolles Ergebnis dieser Untersuchungen bezeichnet *Junck* die nicht geringe Kenntnis von den Beziehungen der Zähne zum gesamten Organismus. Man weiß, daß Rachitis, Syphilis, Gicht, Skrofulose die Entstehung von Zahnerkrankungen und Skorbut, Diabetes und Lues das Lockerwerden der Zähne begünstigen (vgl. auch S. 245).

Die wichtigsten und schwierigsten Probleme der zahnärztlichen Pathologie blieben die beiden Krankheiten, die seit Jahrzehnten zur Plage der Menschheit gehörten, die Karies und jene Prozesse, die man heute als Paradentose bezeichnet.

Man war sich (vgl. Bd. II, 1, S. 186) klar, daß bei der Karies Zahnschmelz und Knochensubstanz von Säure angefressen wurden. Aber für die Ursache der Entstehung und über den Chemismus dieser Säure gab es keine Sicherheit. Im Jahre 1859 stellte *Tomes* resigniert fest, daß die Bemühungen aller Schriftsteller, die der Erforschung der Zahnkaries seit den ältesten Zeiten galten, bisher nicht zu einem sicheren Ergebnis geführt haben. Er identifizierte die organischen Veränderungen am Zahnbein mit nekrotischen Vorgängen in anderen Geweben. Aber damit war die Säurebildung ebensowenig erklärt wie mit der Annahme eines Entzündungsprozesses, in dem damals viele das Wesen der Karies erblickten. Man suchte der Erkrankung auch experimentell beizukommen.

Diese Versuche begannen, wie *Karl Deppert* neuerdings in einer eingehenden Studie dargetan hat, schon im 18. Jahrhundert und wurden von verschiedenen Seiten mit verschiedenen Methoden in Angriff genommen. *Deppert* kommt zu dem Ergebnis, daß in den ersten Jahrzehnten des 19. Jahrhunderts zahlreiche Untersuchungen gemacht werden, die sich bemühen, an extrahierten Zähnen und an Zahnschnitten festzustellen, welche Rolle Säuren und mechanische Einwirkungen bei der Entstehung der Karies spielen. Seit der Mitte des 19. Jahrhunderts wenden sich die Forscher mehr und mehr Versuchen mit Speichel, Verdauungssäften und Nahrungsmitteln zu. Die Entdeckung von Mikroorganismen in der Kariesmaterie der Zähne führt zu Experimenten mit Bakterienkulturen. Zunächst werden die Versuche fast ausnahmslos an totem Zahnmaterial vorgenommen. Erst am Ausgang des 19. Jahrhunderts experimentiert man auch an lebenden Zähnen.

Die Hauptanregung zu dieser Forschung dürfte aus Amerika gekommen sein. Geborener Amerikaner war auch *Willoughby Dayton Miller* (1853—1907), der seit 1884 am zahnärztlichen Institut der Berliner Universität als Dozent und später als a.o. Professor tätig war. Als Schüler *Robert Kochs* hatte er schon 1882—1884 einschlägige Studien veröffentlicht und schrieb 1889 das Werk: „Die Mikroorganismen der Mundhöhle". Er sah in der Karies einen chemisch-parasitären Vorgang, an dem zwei verschiedene Stadien zu unterscheiden sind, die Entkalkung bzw. Erweichung des Gewebes und die Auflösung des erweichten Rückstandes. Die Erweichung und Entkalkung wird durch Säure verursacht, die durch Gärung aus steckengebliebenen stärke- und zuckerhaltigen Speiseresten entsteht. Maßgebend ist dabei die Milchsäure. Der Zahnschmelz wird durch die Säure restlos beseitigt. Das zweite Stadium der Karies, die Auflösung des erweichten Zahnbeins, wird durch Pilze bewirkt. Diese

Theorie stützte sich auf mikroskopische Untersuchungen und exakte Experimente des Chemikers und Bakteriologen *Miller*. Er zeigte, daß viele Mundpilze die Fähigkeit besitzen, Eiweiß oder eiweißartige Substanzen aufzulösen, zu peptonisieren und damit in eine lösliche Modifikation umzuwandeln, und ferner, daß die Grundsubstanz des Zahnbeins von eiweißartigem Charakter ist. An der Schwelle des 20. Jahrhunderts war diese Lehre Allgemeingut geworden. Bis heute ist es nicht sicher gelungen, eine bessere Theorie an ihre Stelle zu setzen (*Hermann Euler*).

Der heute als Paradentose bezeichnete Symptomenkomplex entspricht dem Krankheitsbild, das im 19. Jahrhundert gewöhnlich als Alveolarpyorrhoe bezeichnet wurde. Es wurde 1876 durch *John M. Riggs* (1810—1885), wie vor ihm schon durch *Fauchard* und viele andere, beschrieben. *Riggs* war ein ausgezeichneter Zahnarzt, arbeitete in Harford mit *Horace Wells* zusammen und nahm bei ihm die Zahnextraktion vor, bei der zum erstenmal Stickoxydul zur Schmerzbetäubung verwendet wurde (vgl. Bd. II, 1, S. 167). Zeitweise war er Lehrer der Zahnheilkunde an der Harvard-Universität in Cambridge (Mass). Die Krankheit nannte er „scurvy of the gums" (Zahnfleischskorbut) und schilderte sie so eindringlich, daß sie noch heute in der Literatur, besonders in der amerikanischen, als Riggsche Krankheit zu finden ist. Im Sinne der Brownschen Reizlehre erklärte er sie als Folge einer „lokalen Irritation" und sah ihre wichtigste Behandlung in einer radikalen, bis unter das Zahnfleisch gehenden Entfernung des Zahnsteins. Die sorgfältige Entfernung des Zahnsteins war ihm das A und O aller Zahnpflege. Man nannte ihn in Amerika den „original father" der hygienischen Mundpflege.

Die Vorschläge, die bei der Alveolarpyorrhoe von vielen Seiten zur Bekämpfung der Eiterung, der Zahnlockerung und der Schmerzen gemacht wurden, gingen von hemmungslosen Extraktionen bis zu Versuchen einer konservativen Behandlung verschiedener Art. Es kam darauf an, wie groß die akuten Beschwerden waren und wo man die Ätiologie des Leidens suchte. *John Tomes* hielt z. B. neben Chinin oder anderen Tonika eine kräftige Diät für wirksam, weil er eine wichtige Ursache in allgemeinen Schwächezuständen erblickte. Manche versuchten ihr Glück mit der lokalen Applikation von Adstringentien.

Die Folge brachte eine Unmenge von pathologisch-anatomischen Untersuchungen über die Paradentose bzw. Paradentitis, deren Geschichte *H. Christian Greve* eine eingehende, sehr lehrreiche Studie gewidmet hat. Er kommt 1948 zu dem Schluß, daß diese Forschungen für die Therapie nicht viel weiter geführt haben und daß sich schon seit dem 18. Jahrhundert, namentlich in der französischen Literatur, manche Beziehungen zu der modernen Ansicht finden, daß die sog. paradentalen pathologischen Zustände primär nur den Alveolarknochen betreffen.

Über die konservative Zahnbehandlung haben wir dem früher Gesagten im grundsätzlichen nur wenig hinzuzufügen. *H. L. Strömgren* weist darauf hin, daß vor der Begründung der Asepsis und der schmerzstillenden Methoden der Aufwärtsentwicklung dieses Zweiges der Odontologie zwei besondere Schwierigkeiten im Wege standen: die Gefahr der Rezidive und die fast unerträgliche Schmerzhaftigkeit der Behandlung. Trotzdem sind bis zum Ende des Jahrhunderts große Fortschritte erzielt worden. Zuerst war das Abfeilen der Zähne bei Karies eine sehr beliebte Methode, weil es damit am ehesten gelang, die kariösen Herde radikal zu entfernen und Rückfällen vorzubeugen. Dann überwog mit dem Ausbau der Technik das Ausbohren und die Zahnfüllung. Das am meisten gebrauchte Mittel zum Füllen der Zähne blieb das ganze Jahrhundert hindurch das Gold. Mit ihm konkurrierten das heiß umstrittene Amalgam und zementähnliche Materialien. Doch erreichte das Zement erst 1860 eine zweckentsprechende Form. 1862 begann man mit dem Ersatz kleinerer Zahnteile durch Porzellan. Die folgenden Jahrzehnte brachten manche Bemühung, eine für diesen Zweck geeignete Qualität zu schaffen. 1898 bezeichnete *W. D. Miller* eine von *N. S. Jenkins* in Dresden in fünfjähriger Arbeit hergestellte, neue Porzellanmasse in ihrer großen Anpassungsfähigkeit als „das Beste, was bis jetzt auf diesem Gebiete geleistet worden ist".

Das Vertrauen zu der fortschreitenden Anti- und Asepsis, namentlich zur Reinigung der zu überpflanzenden Zähne mit Sublimatlösung, ließ die um die Mitte des Jahrhunderts (vgl. Bd. II, 1, S. 187) in Mißkredit gekommene „Transplantation" zu neuem Leben erwachen, namentlich in Amerika. Dazu kam die „Replantation", bei der ein erkrankter Zahn zuerst ausgezogen, gereinigt, ausgebohrt, gefüllt und dann wieder in seine alte Alveole gesetzt wurde. Bei der „Inplantation" wurde im Kiefer eine neue künstliche Alveole geschaffen und dann ein fremder Zahn, später, wie es 1888 der amerikanische Zahnarzt *F. W. Low* in New York demonstrierte, ein künstlicher Zahn mit einer Porzellankrone und einer Platinwurzel inplantiert. Alle drei Verfahren fanden Anhänger. In Deutschland sah der hervorragende Bonner Zahnmediziner *Adolph Witzel* (1847—1906) in der Replantation eine gute Methode zur Behandlung der chronischen Zahnperiostitis. In Amerika war *William Newton Morrison* ein eifriger Bearbeiter und Vertreter der Transplantation in den 70er und 80er Jahren.

Diese Eingriffe verloren im Laufe der Jahre ihre Bedeutung im Rahmen der gesamten Zahntherapie durch die Weiterentwicklung der Prothetik des 19. Jahrhunderts, durch die verschiedensten Formen, Modelle und Materialien von partiellen Zahnstücken, Stiftzähnen, ganzen Prothesen, Zahnkronen und Brücken bis zur vollendeten Technik und Kunst der Gegenwart.

Mit dem heute so akuten Problem der anomalen Kieferbildung und Zahnstellung hat sich die Medizin schon in der Antike beschäftigt. Die Versuche der Abhilfe sind ebenso alt. Im 18. und 19. Jahrhundert wird die Frage ihrer Entstehung viel erörtert und mancher therapeutische Vorschlag gemacht. Nach *Strömgren* ist das Jahr 1887 das Geburtsjahr der modernen Orthodontie. Damals empfahl der amerikanische Zahnarzt *Edward Hartley Angle* (1855—1930) auf dem internationalen medizinischen Kongreß in Washington seine nach mechanischen Prinzipien erdachte Methode der Zahnregulierung durch einen Metalldrahtbogen, der an das Gebiß angelegt und an den Molaren befestigt war und dazu diente, die Zähne durch lange fortgesetzten mechanischen Druck in die normale Stellung zu bringen. Das Verfahren zeigte im weiteren Ausbau große Erfolge, wurde bald allgemein akzeptiert und ist mit seiner inzwischen durch *Angle* und andere hervorragende Zahnärzte erfolgte technische Vervollkommnung und Erweiterung seines Wirkungsbereichs bei gleichem Grundprinzip heute noch so lebendig wirksam wie bei seiner Erfindung durch *Angle*.

Gegen Ende des Jahrhunderts setzte sich die Überzeugung von der Notwendigkeit einer hygienischen Überwachung der Zähne bei den Schulkindern energischer durch, nachdem sie, wahrscheinlich zum erstenmal, in den 80er Jahren auf einer Tagung der Britischen zahnheilkundlichen Gesellschaft in Cambridge gefordert worden war. Von dem dänischen Zahnarzt und späteren Professor *Ernst Jessen* (1859—1933) wurde sie in die Praxis übersetzt. Er ließ sich 1885 in Straßburg als Zahnarzt nieder und errichtete dort eine private Poliklinik zur unentgeltlichen Behandlung von Kindern, Soldaten und Unbemittelten. 1887 wurde *Jessen* Leiter des zahnärztlichen Universitätsinstituts in Straßburg. 1893 wurde seine private Einrichtung vom Staat übernommen und der Universitätszahnklinik angeschlossen. 1902 wurde die Behandlung der Kinder von dem übrigen Betrieb abgetrennt. So entstand die erste Schulzahnklinik auf europäischem Boden (*H. L. Strömgren*).

In der Kieferchirurgie zeigten sich der amerikanische Sezessionskrieg, der deutsche und der deutsch-französische Krieg von 1866 bzw. 1870/71 als Lehrmeister der Zahn- und Kieferchirurgen. Die in diesen Kriegen entstandenen Schienungen und Verbände aus Kautschuk und Draht hielten die Kiefer und Zähne während des Heilungsvorganges fest zusammen. Sie gehören zu den großen Taten der Chirurgie der Zeit. Den Beginn der neuzeitlichen Kieferchirurgie des Zahnarztes legt *H. Chr. Greve* in das Jahr 1897. Damals erhob *Karl Partsch* (1855—1932) in Breslau die „Wurzelspitzenresektion durch kunstgerechte Aufklappung der Kieferschleimhaut zum Prinzip".

Neben den oben genannten Erkrankungen, die man als disponierend für Schädigungen der Zähne und paradentotische Prozesse kannte, erschien als weiterer Beweis für den Zusammenhang von Zahnleiden mit Allgemeinerkrankungen die Karies in der Gravidität. Aus ihrem häufigen Vorkommen in diesem Zustand beantwortete der angesehene schwedische Zahnarzt *Constantin Bensow* (1871) die in Stockholm zur Diskussion stehende Frage: „Entsteht Caries im Inneren des Zahnes oder auf dessen Oberfläche?" dahin, daß die Erkrankung am häufigsten von innen her verursacht ist, zumal es sich beim Zahn um ein Organ handelt, welches in seinem Inneren einen in das Zirkulationssystem eingeschalteten Nutritionsapparat besitzt. 1889 erklärte *Miller* die Disposition der Graviden zur Zahnkaries aus einer Entziehung der Kalksalze durch den Aufbau des Fötalskelettes. Die wissenschaftliche Bearbeitung des in umgekehrter Richtung verlaufenden pathologischen Vorganges, die schädigende Wirkung des kranken Zahnes auf den übrigen Körper und andere Organe war schon 1801 *B. Rush* (vgl. Bd. II, 1, S. 33) aufgefallen. Sie wurde (nach *S. G. Fudalla*) 1828 auch von dem in Bremen geborenen, in Amerika und zuletzt in London tätigen Arzt und Zahnarzt *Leonhard Koecker* (1785—1850) erkannt. Beide waren für die Entfernung solcher kranker und krankmachender Zähne eingetreten. 1884 spricht *Miller* von Beziehungen zwischen dentaler Infektion und Allgemeinkrankheiten. So bereitet sich in der Zahnheilkunde das Studium jener Zusammenhänge vor, die im 20. Jahrhundert unter dem Begriff der Herd- oder Fokalerkrankungen in der theoretischen und praktischen Medizin eine zunehmende Bedeutung gewinnen sollten, seit der Internist *Hans Päßler* (1868—1938) um 1900 damit begann, der Frage des Zusammenhangs chronischer Infektionen der Mundhöhle, der Tonsillen und Zähne mit Allgemeinkrankheiten systematisch nachzugehen.

Die für den Nachweis der Erkrankung von Zähnen ohne akute Symptome so wichtige Röntgenuntersuchung soll nach *Lufkin* schon 14 Tage nach der Entdeckung der Strahlen von *Otto Walkhoff* vorgenommen worden sein, der damals als praktischer Zahnarzt in Braunschweig tätig war. Diese Annahme beruht nach *Antonius Caesar* auf einem Irrtum. Die erste intraorale Röntgenaufnahme von Zähnen wurde am 2. Februar 1896 in Frankfurt a. M. gemacht und zwar mit Hilfe von Filmplättchen, die lichtdicht eingewickelt in den Mund eingeführt wurden.

VI. Hygiene

Von der naturwissenschaftlichen zur sozialen Hygiene und prophylaktischen Medizin

Den bis auf die ältesten Kulturvölker zurückgehenden Bestrebungen, die Menschen vor dem großen Sterben durch Seuchen zu bewahren und den im Laufe der Jahrtausende dazutretenden Bemühungen, ihnen durch soziale Fürsorge Gesundheit und bessere Lebensbedingungen zu schaffen, waren zwar in der ersten Hälfte des 19. Jahrhunderts seitens der Wissenschaft wertvolle und aussichtsreiche neue Hilfsmittel geschaffen worden, aber doch noch nach mancher Richtung enge Grenzen gesetzt.

Die Aufgabe war erkannt, der Wille gut, aber zwei Gründe verhinderten noch die Wirkung in die Weite: 1. war der Privatinitiative noch zu viel überlassen, 2. verdankte man den Erfolg fast nur der Empirie. Den staatlichen Gesundheitsmaßnahmen fehlte die Einheitlichkeit der Organisation und die Energie der Durchführung. *Henry E. Sigerist* weist mit Recht drauf hin, wieviel für die Gesundheitsgesetzgebung und die Machtbefugnis der Behörden von der politischen Grundhaltung der Länder abhing, wie z. B. in den angelsächsischen Ländern und in verschiedenen Kantonen der Schweiz der um die Rechte des Individuums besorgte Liberalismus der Einführung des Pockenschutzgesetzes Widerstand entgegenstellt. Die unbestrittene Forderung, daß der Staat in kranken Tagen für den wirtschaftlich Schwachen zu sorgen und die Gesundheit seiner Bürger zu schützen hat und daß der einzelne sich im Interesse des Ganzen seinen Anordnungen fügen muß, setzt sich in den Kulturländern — nicht ohne Kämpfe — erst im Laufe der zweiten Hälfte des 19. Jahrhunderts durch. Erst in dieser Zeit nahm, wie wir sahen, die Erforschung der über Gesundheit und Krankheit entscheidenden Faktoren durch die Wissenschaft den Aufschwung, der die Riesenerfolge der modernen naturwissenschaftlichen Hygiene ermöglichte.

In den 50er Jahren waren die großen Meister *Pettenkofer* und *Pasteur* noch junge Leute. Sie hatten bereits bedeutende Leistungen hinter sich und ihr Ziel fest im Auge, aber von der Größe ihres Lebenswerks und seiner Wirkung auf die Medizin und die Lebensführung der Menschen in der ganzen Kulturwelt haben sie damals sicher selbst noch kaum etwas geahnt. Der moderne Siegeszug der Naturwissenschaft über die Infektionskrankheiten und Seuchen begann eigentlich erst im letzten Viertel des Jahrhunderts und gab der Epidemiologie, die *August Hirsch* (vgl. Bd. II, 1, S. 217) durch seine geographisch-pathologischen Studien vorwärts getrieben hatte, eine neue Richtung.

Niemals hätten sich die gesundheitlichen Zustände in der Welt bis zum Ausgang des Jahrhunderts so gebessert, wenn sich nicht die Gesundheitsgesetzgebung und die staatlichen Behörden so eng mit der Wissenschaft verbunden hätten, wie es jetzt geschah. Man kann es als Symbol betrachten, daß im gleichen Jahr 1876, in dem *Robert Koch* den Milzbrandbazillus als Krankheitserreger und seine Lebensbedingungen inner- und außerhalb des kranken Organismus entdeckte und damit eine neue Ära der Bakteriologie einleitete, in Berlin das Reichsgesundheitsamt gegründet wurde. Zu dessen vielseitigen Aufgaben gehörte nicht nur die Forschung, zu der ihm Abteilungen und Laboratorien für die verschiedensten Gebiete der Medizin, Veterinärmedizin und Hygiene zur Verfügung gestellt wurden, sondern auch die Unterstützung der Reichsregierung in der Vorbereitung der Gesundheitsgesetzgebung und der Aufsicht über die Ausführung ihrer Bestimmungen. Diese Vielseitigkeit der Aufgaben und die unmittelbare Zusammenarbeit der Wissenschaft mit den staatlichen Behörden, der Ärzte mit Verwaltungsbeamten, gaben dem Berliner Institut die besondere Note und Bedeutung.

Im übrigen wäre es unrecht, darüber zu vergessen, was schon vorher teils von privaten Organisationen, teils von staatlichen Gesundheitsbehörden und -ämtern geleistet wurde. *Alfons Fischer* hat für Deutschland, *Shryock*, *Sigerist* und *Georg Rosen* haben für das Ausland, vor allem für die angelsächsische Welt geschildert, wie diese älteren Organisationen aus verschiedenem Anlaß zustande kamen und in verschiedener Richtung arbeiteten unter Mitwirkung (gelegentlich auch trotz der ablehnenden Einstellung) von Laien und Ärzten mit und ohne staatliche Anordnung und Aufsicht. So wurde z. B. nach *Shryock* im Juni 1831 aus Anlaß der Choleragefahr (vgl. Bd. II, 1, S. 189) in London „im Namen des Königs" die Bevölkerung des Landes vom Herannahen der Seuche in Kenntnis gesetzt und zugleich ein „Landesgesundheitsamt" mit Vollmachten ins Leben gerufen, die Bevölkerung zu beraten und Untersuchungen vorzunehmen. „Das bedeutete einen Fortschritt in der öffentlichen Gesundheitspflege; denn hier stellte die englische Regierung erstmalig eine den Gesundheitsräten in Spanien und in den deutschen Staaten entsprechende Behörde auf." Dieses britische Landesgesundheitsamt gab den städtischen Behörden anheim, „ihrerseits örtliche Gesundheitsämter einzurichten, die gleichfalls zu ermächtigen waren, Untersuchungen vorzunehmen, Krankheitsfälle aufzuzeichnen und die Regierungsstellen zu beraten". Ähnliche Institutionen entstanden in den Departements Frankreichs. Vorbildlich wurde das umfassende englische Gesetz, Public Health Act vom Jahre 1848.

Allen diesen Institutionen erwuchs eine wichtige Aufgabe in der Bekämpfung der Epidemien. Dem 19. Jahrhundert blieben schwere Seuchenzüge nicht erspart. Von den Blattern und der Cholera*) wurde in der ersten Hälfte dieses Bandes gesprochen. Der zunehmende Weltreiseverkehr erhöhte die Gefahr. 1878 trat die Pest nach dem russisch-türkischen Krieg in Astrachan auf. Vom Inneren Asiens kommend, erreichte sie 1894 Hongkong, 1896 Formosa und Japan. Von Bombay aus kam sie 1896 nach Britisch-Indien und forderte hier im ganzen etwa zwölf Millionen Menschenopfer. Durch den Schiffsverkehr wurde sie in Porto, Lissabon, Plymouth, Triest und Hamburg eingeschleppt, ohne größeren Umfang zu erreichen. 1900 kam sie nach San Francisco und Sidney. Große Wachsamkeit gegenüber diesen die Länder von außen bedrohenden Feinden blieb am Platz. Es gesellten sich noch andere Seuchen dazu, z. B. das Gelbfieber, welches in den Südstaaten Amerikas endemisch war und von da aus die Nordstaaten ständig bedrohte.

Die von der Angst erlassenen strengen Verordnungen zur Seuchenbekämpfung (vgl. Bd. I, S. 248; II, 1, S. 61 u. 199) hatten die Prophylaxe der Epidemien im Laufe der Zeit zu einer wahren Landplage gemacht. Quarantäne, brutale Isolierung der Kranken in Pesthäusern oder in der Wohnung, Ausräumen, Abriegeln und Versiegeln verseuchter Wohnstätten, Absperren der in ihrer Umgebung gelegenen Häuser von jeglichem Verkehr, Verbrennen von verseuchtem oder auf Verseuchung verdächtigem Hab und Gut, selbst von Häusern, wie es in Südrußland am Anfang des 19. Jahrhunderts zur Abwehr des Choleraimportes geschah, und andere lästige und grausame Maßnahmen konnten den Menschen das Leben wirklich verleiden.

Schon im Zeitalter der Aufklärung hatte es nicht an Versuchen gefehlt, den Zwang zu mildern. Sie konnten sich (nach *Shryock*) mit einer gewissen Berechtigung auf die Lehre stützen, daß die Epidemien im Sinne der alten hippokratischen Theorie vom Miasma durch Verderbnis der Luft bedingt sind, gegen die die strengste Isolierung und Quarantäne nichts ausrichten können. Aber diese Ansicht war zu schwach fundiert, um sich durchzusetzen. Die Infektion von Mensch zu Mensch entsprach der Erfahrung und der Theorie, die damals von der Wissenschaft vertreten wurde, daß jede miasmatische Krankheit, auch wenn sie aus der verdorbenen Atmosphäre stammt, kontagiös werden und durch Ansteckung von Mensch zu Mensch weiter wirken kann (vgl. Bd. II, 1, S. 192).

Erst angesichts der neuen Aufschlüsse über die Ätiologie der Seuchen, über das wirkliche Wesen der Infektion mit Bakterien und anderen Mikroorganismen und der dadurch gegebenen neuen Möglichkeiten ihrer Bekämpfung und Verhütung verloren die alten, strengen und lästigen Isolierungsmaßnahmen viel von ihrer Bedeutung. Schon um die Mitte des 19. Jahrhunderts ist das Vertrauen zu ihnen erschüttert. Das zeigen die Debatten auf der ersten internationalen Gesundheitskonferenz, die 1851 in Paris abgehalten wurde. Ähnlich ging es auch bei späteren internationalen Sanitätskonferenzen und -abkommen in Konstantinopel 1866, Wien 1874 und bei anderen Gelegenheiten zu (*Karlinski*). Eine Autorität wie *Pettenkofer* trat in Wien 1874 erfolgreich dafür ein, daß man die Absperrungsmaßregeln in Form der Quarantäne nur an den Orten aufrecht erhielt, wo die Cholera ihre endemischen Ursprungsherde hatte, in Indien, am Roten und am Kaspischen Meer, im übrigen aber das englische sog. Inspektionssystem einführte. *Max Rubner* lehnte in seinem oft

---

*) Die Heimsuchung Hamburgs durch die Cholera im Jahre 1892 erwies sich besonders dadurch als Lehrmeisterin, daß *Robert Koch* bei dieser Gelegenheit erkannte, daß der Erreger der Seuche gelegentlich auch bei Gesunden vorkommt. Bald wurde dies auch bei Typhus, Ruhr, Diphtherie und Kinderlähmung festgestellt (*Kisskalt*). Über die Bedeutung dieser Erkenntnis für die Hygiene braucht man kein Wort zu verlieren.

aufgelegten Lehrbuch der Hygiene (1895) die Quarantäne alten Stils als nicht nur unwirksam ab, sondern auch weil ihre Verordnungen leicht umgangen werden konnten. Ähnlich drückte sich in den 90er Jahren der erfahrene Seuchenforscher *Georg Sticker* (geboren 1860) aus. Er hatte als Mitglied der Kommission zur Erforschung der Pest in Indien 1897 (s. w. u.) die verhängnisvolle Rolle der Flöhe und anderer Insekten bei der Übertragung der Seuche an Ort und Stelle intensiv studiert, nachdem *Yersin* schon 1894 im gleichen Milieu mit Pestbazillen beladene Fliegen gefunden hatte, und stellte 1898 diese vermeidbare Gefahr ins rechte Licht. Am Ende des Jahrhunderts blieb in den zwischenstaatlichen Abmachungen zur Seuchenbekämpfung von den alten Absperrungsmaßnahmen zu Wasser und zu Lande nur wenig übrig. Zwar ist nach *Eulenburgs* und *Samuels* Lehrbuch der allgemeinen Therapie und therapeutischen Methodik (1898) noch bei Gelbfiebergefahr eine Quarantäne für Schiffe im Gebrauch, aber die Seuchenabwehr bemüht sich wesentlich um die Beseitigung der Ansteckungsgefahr, die von dem einzelnen schon erkrankten Einreisenden ausgeht, indem sie ihn in Krankenhäuser isoliert und der Behandlung zuführt und indem die für etwaige Übertragung des Krankheitserregers in Frage kommenden Gegenstände und Räume mit den neuen, von der physikalischen und chemischen Technik geschaffenen Methoden desinfiziert werden, die man auch im Alltag anwendet, dem Kochen in Wasser, dem Wasserdampf, den zahllosen chemischen Desinfektionsmitteln verschiedener Wirksamkeit, darunter den Chlor- und Formalindämpfen usw., den chemischen Mitteln zur Unschädlichmachung der Insekten und der Ausscheidungen der Kranken, der Mittel zur Vernichtung von Ansteckungsstoffen in Eß- und Trinkgeschirren, in den Kleidern und Bettstücken, in der Leib- und Bettwäsche, den Mitteln zur Reinigung abwaschbarer Wände und den zahlreichen modernen Desinfektionsapparaten für Wohn- und Krankenzimmer.

Diese amtlich verordneten Maßnahmen bewiesen ihre Wirksamkeit in einem unerhörten Rückgang menschenmordender Seuchen in den Kulturländern und darüber hinaus in der ganzen Welt, als man am Ende des 19. und an der Schwelle des 20. Jahrhunderts begann, den Epidemien mit dem modernen Rüstzeug zu ihrer Erforschung und Bekämpfung in die Länder primitiver Lebensweise und schlechter hygienischer Verhältnisse nachzureisen, um sie und das von ihnen angerichtete Elend an Ort und Stelle zu studieren und zu bekämpfen.

Die moderne Tropenhygiene und Tropenmedizin hat eine lange Vorgeschichte. Seit der Erschließung der Welt durch die Entdeckungsfahrten und die darauf folgende Gründung der Kolonialländer durch europäische Mächte fehlt es nicht an Ärzten, die sich mit den dadurch gegebenen neuen Problemen beschäftigten (vgl. Bd. I, S. 310 u. 323). Wir müßten viele Namen nennen, wenn wir alle Männer erwähnen wollten, die sich schon vor der Begründung der Bakteriologie auf diesem Gebiet große Verdienste erwarben, und begnügen uns damit, auf einige Pioniere der Tropenhygiene hinzuweisen. Im 18. Jahrhundert ist es die sympathische Persönlichkeit des englischen Schiffschirurgen *James Lind* (1716—1794), der den Schrecken der Seefahrer, den Skorbut, besiegte und 1768 ein grundlegendes Buch über Tropenkrankheiten, insbesondere das Gelbfieber, schrieb, ein Werk, das viele Auflagen erlebte und auch ins Französische und Deutsche übersetzt wurde. 1813 erschien zum erstenmal und später in schnell aufeinanderfolgenden Neuauflagen das Buch seines vielgereisten Landsmannes *James Johnson* (1777—1845) über den Einfluß der tropischen Klimata auf die Konstitution der Europäer. Von den Franzosen nennen wir den Militärarzt *Jean François Xavier Pugnet* (1765—1846). Er begleitete 1798 die französische Expedition nach Syrien und Oberägypten, erwarb sich die Freundschaft und Protektion *Napoleons*, wirkte auf den Antillen als Arzt und schrieb 1802—1804 über bösartige Fieber, die er in seinen Wirkungskreisen kennengelernt hatte. Als letztes Beispiel verweisen wir auf den Oberpfälzer *Franz Pruner* (1808—1882). Er kam in Ägypten als Leibarzt des Vizekönigs zu hohen Ehren, wurde zum Bey erhoben und bekämpfte die im Lande hausenden Pest-, Typhus- und Choleraepidemien. Aus eigenen Erfahrungen schöpfend, schrieb er 1847

„Über die Krankheiten des Orients vom Standpunkte der vergleichenden Nosologie betrachtet". Man erkennt an seinen Ausführungen die alte nosologische Richtung. Er beobachtet die Erkrankungen der Pflanzen und der Tiere im warmen Klima und erklärt aus der Analogie die pathologischen Vorgänge beim Menschen. Der größere Vegetationstrieb, der die Natur der südlichen Gegenden charakterisiert, zeigt sich auch beim Menschen, z. B. darin, daß „die Geschwülste jeder Art im allgemeinen sich mit großer Leichtigkeit bilden". Die deutsche Expedition zur Erforschung der Cholera nach Ägypten und Indien 1883/84 wurde bereits S. 127 erwähnt. 1897 erfolgte eine zweite ergebnisreiche Forschungsreise, wieder unter *Kochs* Leitung, nach Indien zum Studium der Pest. Diese tropenhygienischen Forschungsreisen führten manchmal zu Entdeckungsfahrten in unbekannte Gegenden und dienten auf diese Weise auch der Geographie und Landeskunde. Der Missionsarzt *David Livingstone* (1813—1873) wurde ein weltberühmter Durchforscher Afrikas und erschloß viele unbekannte Regionen des dunklen Erdteils. *Alexandre Yersin* führte am Anfang der 90er Jahre drei kühne Expeditionen im Inneren Indochinas durch und entdeckte dabei das Hochplateau von Lang Biang, das später ein Erholungsort für Europäer wurde (*H. Buess*).

Mit der Abwehr der Krankheitserreger und Krankheitsträger war die Bekämpfung der Seuchen natürlich nicht erschöpft. Gerade bei ihnen zeigte sich der Kampf ums Dasein (vgl. S. 130) zwischen dem Bazillus und seinem Opfer als Massenerscheinung. Es kam darauf an, wer der Stärkere war. *Ottomar Rosenbach*, der Gegner der „orthodoxen Bakteriologie", übertrug unter dem Einfluß Darwinscher Gedanken (1891) den Begriff der Disposition vom Individuum auf die Gattung. Bei den Epidemien spielt die wechselnde Disposition des einzelnen und die „allgemeine" Disposition ganzer Gemeinschaften, großer politischer Verbände, ja der Bewohner ganzer Erdteile die Hauptrolle. In derselben Richtung bewegten sich mutatis mutandis die Gedankengänge *Adolf Gottsteins* in seiner „allgemeinen Epidemiologie" vom Jahre 1897: „Die Entstehung einer Seuche setzt immer eine Herabsetzung der Konstitutionskraft weiter Schichten der Bevölkerung voraus. Diese Herabsetzung hat ihre Ursache stets entweder in socialen Schädlichkeiten oder in Zuständen der Rassenentartung. Die Seuchen sind nur das erste Symptom, die augenfälligste und früheste Reaktion auf abnorme Zustände der Gesellschaft."

So mußte die Seuchenbekämpfung sich gegen alle Faktoren richten, die die Gesundheit der Menschen beeinträchtigen und ihre Widerstandsfähigkeit schwächen. Sie geht in der allgemeinen und sozialen Hygiene auf.

Der große Vorzug dieser Hygiene war die in ihrem Rahmen erfolgende enge Zusammenarbeit von Wissenschaft und Technik (vgl. Bd. II, 1, S. 201). Das ganze private und öffentliche Leben gewann unter dem Einfluß ihrer Reformen ein neues Gesicht. Wir können das wieder nur an Beispielen erläutern, die uns besonders prägnant erscheinen.

Auf die Hygiene der Ernährung hatten die S. 71f. erwähnten Ergebnisse der physiologischen Forschung über den normalen Nahrungsbedarf und die qualitative und quantitative Zusammensetzung der Nährmittel einen maßgebenden Einfluß. Für die sorgfältige Überwachung der vom Produzenten gelieferten Nahrungsmittel ist die Einführung der obligatorischen Fleischbeschau innerhalb und außerhalb der Schlachthöfe ein charakteristisches Beispiel. Sie beseitigte die hohe Sterblichkeit nach dem Genuß von trichinösem Fleisch, von deren Umfang vor dieser Maßnahme der moderne Mensch sich schwer eine Vorstellung macht.

1860 fand der S. 94 genannte Dresdener Pathologe *F. A. v. Zenker* bei einem Bauernmädchen, das unter den Erscheinungen eines typhösen Zustands mit starken Muskelschmerzen gestorben war, die ganze Muskulatur von eingekapselten Trichinen durchsetzt und auch im Darm zahlreiche Schmarotzer dieser Art. Der Ausgangspunkt war die kurz zurückliegende Schlachtung eines Schweins zum Weihnachtsfest 1859 in einem sächsischen Dorf. Was er berichtet, klingt wie die Erzählung von einem ländlichen Fest mit tragischem

Ausgang, zeugt aber auch von der Gründlichkeit des Forschers. *v. Zenker* reiste aufs Land, erkundigte sich nach allen Einzelheiten bei den Menschen, die auch von dem Schlachttier gegessen hatten und mit leichteren Erkrankungen davongekommen waren. Fütterungsversuche an Hunden mit trichinösem Fleisch ließen das gleiche Krankheitsbild entstehen. Der Zoologe *Rudolf Leuckart* (1822—1898), der Anatom *Hubert Luschka* (vgl. Bd. II, 1, S. 117) und *Rudolf Virchow* beteiligten sich eifrig an *Zenkers* Forschung. So war eine neue schwere parasitäre Erkrankung des Menschen erkannt und der Weg zu ihrer Abwehr gewiesen. Man lernte bald die ganze Gefahr und das häufige Vorkommen von epidemischer Trichinose kennen. Zunächst führte man durch städtische Lokalverordnungen, so z. B. in Altendorf in Thüringen 1865, die obligatorische Fleischbeschau ein (*Fröhner*). Natürlich ging es nicht ohne Widerstände. Vor allem wehrten sich die Metzger. 1900 wurde die Fleischbeschau durch Reichsgesetz vom 5. Juni für Deutschland einheitlich geregelt. 1879 wurde in Deutschland das Reichsnahrungsmittelgesetz geschaffen, das für die Nahrungsmittelüberwachung eine besondere Fachausbildung forderte (*G. Augustin*). Es entstand 1894 der Beruf des staatlich geprüften Nahrungsmittelchemikers.

Der gemeinsamen Arbeit von Wissenschaft und Technik erwuchsen besonders wichtige Aufgaben in der Verhütung von Schäden durch die Versorgung mit Trink- und Nutzwasser und die hygienische Beseitigung der Abfallstoffe. Von den Methoden, gesundes Wasser zu liefern, nennen wir die Ableitung aus einwandfreien Quellen, wie sie auf *Pettenkofers* Initiative 1867 und 1883 die Stadt München erhielt. Die heute durch die amerikanische Besatzung so weit verbreitete Chlorierung des Wassers wurde zuerst von *Moritz Traube* (vgl. S. 70) in Form des Zusatzes minimaler Dosen von Chlorkalk, die den Geschmack angeblich gar nicht veränderten, im Jahre 1894 vorgeschlagen. Die Filtrierung, die als „langsame Sandfiltration" des städtischen Flußwassers schon 1829 in London eingeführt worden war, entwickelte sich in allen möglichen Formen bis auf die modernen kleinen Apparate zum Einzelgebrauch.

Klarer als die älteren Ärztegenerationen erkannte man im naturwissenschaftlichen Jahrhundert die Gefahren, die von der saloppen Behandlung der Abfallstoffe drohten, von den Ausscheidungen der Menschen und Tiere, den Abfällen des Haushaltes und der gewerblichen Produktion.

Obwohl schon in der antiken Kultur, in den Klöstern und Burgen des Mittelalters, später in den Häusern der begüterten Bürger im Rahmen der Zeit gediegene Einrichtungen zur Beseitigung der Fäkalien vorgesehen und in städtischen Verordnungen Vorschriften über Bau, Lage und Entleerung der Aborte getroffen waren, obwohl die Römer nicht nur Aquädukte als Wasserleitungen und eine cloaca maxima als Kanalisationsanlage gekannt hatten, obwohl es auch im Mittelalter Brunnenschutz, Straßenreinigungsvorschriften und einige Wasserleitungen gab, ist man immer wieder erstaunt, wie wenig Verständnis die Durchschnittsbevölkerung für die Notwendigkeit und den Nutzen solcher Verordnungen und Einrichtungen hatte, und wie sie die Bequemlichkeit dem Nachdenken über die Gefahren vorzog, denen sie sich aussetzte, wenn sie alles gehen ließ.

Fast noch mehr wundert man sich, wenn man liest, wie lange sich die Menschen bei der Entleerung von Darm und Blase auf den Aborten, abortähnlichen Stätten oder auch einfach im Freien mit mehr als primitiven Zuständen begnügt haben und wie selbstverständlich man den Gestank hinnahm, der von diesen Stätten, den Misthaufen, den im Freien herumliegenden Fäkalien und Abfällen aller Art, von den in die Gossen, Straßen, Bäche und Flüsse geworfenen überflüssigen Gegenständen und abgeschütteten Abwässern ausging (vgl. hierzu Bd. II, 1, S. 190 u. 200). Wie es um die Mitte des 19. Jahrhunderts mit den Aborten in München aussah, hat *Kisskalt* in seiner Pettenkofer-Biographie 1948 geschildert. In England gab es um diese Zeit schon seit einigen Jahrzehnten Wasserklosetts. Zahlreiche englische Städte waren mit ausgedehnten und systematischen Kanälen versehen. Und doch blieb auch dort noch viel zu wünschen übrig. In Amerika sah es (nach *Shryock*) noch schlimmer aus.

Nun erkannte man, daß das, besonders für die Großstädte, unhaltbare, gesundheitswidrige Zustände waren, deren Beseitigung zu den dringlichsten Aufgaben der Behörden und ihrer wissenschaftlichen und technischen Berater gehörte. Es begann die Zeit der modernen Kanalisationsanlagen. Für Deutschland bewährten sich auch hier die hygienischen Forderungen *Pettenkofers*. Er zeigte den Münchenern gegen manchen Widerstand, daß die Kanäle vor Abortgruben große Vorzüge haben und dem „Kübelystem" weit überlegen sind, bei dem der Unrat in Tonnen fällt, die, wenn sie gefüllt sind, abgefahren werden. 1858 wurde denn auch in München mit dem Bau der Kanalisation begonnen, und 1892 setzte *Pettenkofer* dort die Schwemmkanalisation durch.

In den Jahren 1867 bis 1874 beschäftigte sich *Virchow*, der, nicht ohne Berechtigung, in vielen hygienischen Verordnungen und Maßnahmen Englands das Vorbild sah, an der Spitze einer zur Begutachtung des Problems für Berlin berufenen Kommission von Wissenschaftlern, Technikern und anderen Sachverständigen mit der Frage der Assanierung der Städte. Man erkennt aus seinen Berichten, wie weit damals die Zustände in der Hauptstadt von allem entfernt waren, was uns selbstverständlich erscheint, daß man aber auch in Berlin die Pettenkoferschen Methoden der Seuchenforschung (vgl. Bd. II, 1, S. 200) mit Nutzen verwendet hatte, als die Cholera 1866 die Stadt heimsuchte. Es zeigte sich ein erheblicher Unterschied in der Erkrankungsziffer zwischen den Häusern mit guter und schlechter Trinkwasserversorgung und veralteter und moderner Abortvorrichtung (vgl. dazu Bd. II, 1, S. 209). „Die Einrichtung von Waterclosets in Verbindung mit einer tiefliegenden Canalisation leistet . . . in Beziehung auf die einzelnen Häuser ohne Zweifel das Vollständigste" (gegenüber dem Kübelsystem), sagt *Virchow* 1867. Trotzdem verlangt er ein Jahr später (1868) gründliche Versuche mit der Abfuhr der Abfallstoffe, schon weil „Jahrzehnte darüber vergehen dürften", bis eine sachgemäße Kanalisation durchgeführt wird. Gegen die Ableitung der Abfallstoffe in die Spree hat *Virchow* weniger Bedenken, als man erwarten sollte, obwohl er die Frage, wie weit mit Abfallstoffen verunreinigte Flüsse gesundheitsschädlich sind, was die Engländer fürchteten, für ungelöst hält. Man hat in sehr verunreinigtem Spreewasser selbst junge, daher besonders empfindliche Fische gut gedeihen sehen. Es kommt viel auf die Schnelligkeit der Strömung an (*Virchow*).

Die Lösung des Problems erfolgte (nach *Kisskalt*) mit der Aufstellung und Untersuchung des Begriffes der Selbstreinigung. Die aufkommende Bakteriologie zeigte, daß die Zahl der Bakterien im Flusse schon nach wenigen Kilometern sehr stark, manchmal auf den tausendsten Teil abnahm, wobei die Protozoen und die sich gegenseitig selbst vernichtenden Bakterien die Hauptrolle spielen.

Die erste neuzeitliche Kanalisation und Abwässerreinigung schuf unter den deutschen Städten Danzig im Jahre 1869 mit Hilfe englischer Ingenieure. In Berlin begann man 1870 auf Anregung der von *Virchow* vertretenen städtischen Gesundheitskommission mit der Anlage von Rieselfeldern nach englischem Vorbild, aber erst 1901 waren dort alle Grundstücke an die Kanalisation angeschlossen.

Bei diesen und vielen anderen, ja man kann fast sagen, bei allen Versuchen, hinter das Rätsel der Seuchenursachen und der sonstigen, die Gesundheit der Menschen schädigenden Faktoren zu kommen und die Methoden ihrer Bekämpfung auf ihre Wirksamkeit zu prüfen, erwies sich die Statistik als das wichtigste Hilfsmittel, worauf wir schon früher (vgl. Bd. II, 1, S. 199) hingewiesen haben. Hier wurden bedeutende Fortschritte gemacht. 1860 gründete man einen „Deutschen Verein für medizinische Statistik". Überall findet man lehrreiche und mahnende Zahlen. In der kleinen englischen Stadt Macclesfield belief sich (nach *Shryock*) die Sterblichkeitsziffer im Jahre 1847 auf 42 pro Mille. 1848 brachte die Stadt in der Straßenreinigung, Kanalisation, Abfallbeseitigung und Wasserversorgung Verbesserungen zustande. 10 Jahre später war die Sterblichkeit auf 26 pro Mille zurückgegangen. Nach Durchführung der Pettenkoferschen Assanierungsmethoden sank die Zahl der Todesfälle an Typhus in München (nach einer Kurve von *Kisskalt*) von 1867 zunächst bis 1882 rapide von mehreren Hundert auf hunderttausend Einwohner bis auf etwa zehn; die verbleibende geringe Höhe nahm dann weiter ab, wobei nun die Kenntnis des Typhusbazillus (1884) und die verbesserte bakteriologische Diagnose (1900) die Herde beginnender Epidemien austilgte. *Virchow* berechnete aus den statistischen Erhebungen über die Choleraepidemie von 1866 für Berlin, daß die mit „Waterclosets" versehenen Häuser der Stadt mehr von der Seuche verschont blieben als die, denen diese moderne sanitäre Einrichtung fehlte, und daß die Sterblichkeit bei den Kellerbewohnern mit 11,6 pro Mille die allgemeine Sterblichkeit von 9,2 pro Mille erheblich überragte.

Statistische Erhebungen über das private und das Berufsleben der Menschen lieferten auch den Vorkämpfern der sozialen Hygiene die Hauptwaffen in ihrem Ringen um gesündere und das Leben lebenswerter machende Zustände. In der ersten Hälfte dieses Bandes haben wir die Anfänge dieser Bewegung geschildert. Im Kapitel von der politischen, wirtschaftlichen und kulturellen Situation der zweiten Hälfte des 19. Jahrhunderts (vgl. oben S. 5—7) wurde gezeigt, wie eng diese Bestrebungen mit der Politik verbunden waren und von ihr teils gefördert, teils gehemmt wurden.

Die Erstarkung des sozialen Gedankens und der Überzeugung, daß die Besserung der Lebensbedingungen der Armen und wirtschaftlich Schwachen nicht der Privatinitiative überlassen bleiben darf, sondern Pflicht des Staates ist, setzte sich in der Gesundheitsfürsorge immer energischer durch. Es ist kaum nötig, noch einmal daran zu erinnern, daß *Virchow* im Revolutionsjahr 1848 das Recht jedes Bürgers im demokratischen Staat auf Arbeit, gesundes Leben, staatliche Fürsorge für seine Gesundheit und ein sorgenfreies Alter immer wieder proklamiert und auch später an diesem Standpunkt festgehalten hat. Die Bezeichnung „soziale Hygiene" für diese Bestrebungen, die im 20. Jahrhundert einen so riesigen Aufgabenkreis der öffentlichen Gesundheitspflege umfassen sollten, erscheint 1870 in dem „System der Hygiene" von *Eduard Reich* (1836—1919). Er war ein ethisch hochstehender, von Menschenliebe erfüllter Arzt, ursprünglich Privatdozent in Bern, in alle möglichen politischen Schwierigkeiten verwickelt, und führte als freier Schriftsteller ein kümmerliches, unruhiges Wanderleben mit einer umfangreichen Produktion, die vielseitige Fragen der Zeit und des körperlichen und seelischen Lebens beleuchtete. *Pettenkofer* verwendete den Begriff „soziale Hygiene" 1882 in seinem Handbuch der Hygiene (*A. Fischer*).

Den Beginn der modernen sozialen Hygiene als wissenschaftliche Lehre verlegt man in das Jahr 1899. Damals fanden sich auf dem 1. Internationalen Tuberkulosekongreß in Berlin Hygieniker und Ärzte mit Vertretern vieler anderer Berufsarten zusammen, um sich in gemeinsamer Arbeit zu dem Satz zu bekennen, daß die Einbeziehung der gesellschaftlichen Zustände und des sozialen Lebens eine unerläßliche Vorbedingung ist, um die Gefahren zu erkennen, die der Volksgesundheit drohen.

Gegenüber dem naturwissenschaftlichen Materialismus von *Büchner*, *Moleschott* u. a. (vgl. Bd. II, 1, S. 91) zeigen die Sozialhygieniker der zweiten Hälfte des 19. Jahrhunderts durchweg eine idealistische Einstellung. Für *Ed. Reich* stehen Moral und Sterblichkeit „in einem sehr bestimmten Verhältnis: je größer die Reinheit der Sitten, desto geringer die Sterblichkeit". Der Würzburger Polikliniker und Hygieniker *Aloys Geigel* (1829—1887), ein Mitarbeiter *Pettenkofers*, forderte 1875 nicht nur die Besserung der materiellen Lage der Fabrikarbeiter und die Prophylaxe der Bildung des Großstadtproletariats, sondern auch die Bekämpfung des Materialismus und der „schrankenlosen Sucht nach Vermehrung des Eigentums" in den Kreisen der Besitzenden. *Friedrich Wilhelm Beneke* vergleicht 1876 die Nichtbeachtung der Sittengesetze mit der Verletzung der Naturgesetze. Wie diese führt sie zu schweren und schwersten Gesundheitsstörungen. Ähnlich hatte (nach *A. Fischer*) schon *Schopenhauer* 1851 neben anderen guten Ratschlägen für eine gesunde Lebensführung die Vermeidung aller Ausschweifungen empfohlen, wenn man glücklich werden will; denn „neun Zehntel unseres Glückes beruhen auf der Gesundheit".

So kommt der Moralhygiene eine wichtige Rolle in der Aufklärung der Bevölkerung über hygienische Fragen zu. Sie erhält einen ethisch-erzieherischen Einschlag, wenn auch das Naturwissenschaftliche im Vordergrund der gemeinverständlichen Vorträge stand, die *Virchow*, *Pettenkofer* u. a. hielten. Im Jahre 1866 gründete *Virchow* gemeinschaftlich mit dem Staatsrechtslehrer *Franz v. Holtzendorff* (1829—1889) eine Sammlung solcher Vorträge. Darin wurden die verschiedensten Probleme der Geistes- und Naturwissenschaften mit besonderer Berücksichtigung der Arbeiterbevölkerung behandelt. Es ist recht interessant, zu sehen, was damals alles zur Debatte stand, vor allem bei den Themata, die *Virchow* selbst vor Handwerkern und Arbeitern erörterte. So spricht er, der Pathologe, einmal über Nahrungs- und Genußmittel und hebt die große Bedeutung des gründlichen Kochens und Bratens für die Bekömmlichkeit und Ausnutzung der Nährmittel hervor. Was würden die Rohkostler im Zeitalter der Vitamine dazu sagen? *Pettenkofer* spricht 1872 in Dresden von der großen Mission populärer Vorträge. Sie sollen u. a. „eine gewisse Liebe für verschiedene Aufgaben der Zeit und des Lebens erwecken und verbreiten" und „Freundschaftsbande knüpfen zwischen Dingen, Ideen und Menschen". Zu seinen Themen gehören in diesem Jahr das „Verhalten der Luft zum bekleideten Körper des Menschen, zum Wohnhaus und zum Boden". Ein Jahr später behandelt er für die Münchener die Cholera und die persönlichen und öffentlichen Maßnahmen zu ihrer Vorbeugung und Bekämpfung in zwei Vorträgen über den „Werth der Gesundheit für eine Stadt" mit urwüchsiger Popularität, strengster Wissenschaftlichkeit und mahnendem Hinweis auf das Vorbild Englands.

Bei allem Eintreten für eine gesunde Lebensweise war *Pettenkofer* von asketischer Einseitigkeit weit entfernt. „Die Genußmittel" — so sagt er 1873 — „sind wahre Menschenfreunde, sie helfen unserm Organismus über manche Schwierigkeit hinweg, ich möchte sie mit der Anwendung der richtigen Schmiere bei Bewegungsmaschinen vergleichen, welche zwar nicht die Dampfkraft ersetzen und entbehrlich machen kann, aber dieser zu einer viel leichteren und regelmäßigeren Wirksamkeit verhilft und außerdem der Abnutzung der Maschine ganz wesentlich vorbeugt. Um letzteres thun zu können, ist bei der Wahl der Schmiermittel eine Bedingung unerläßlich, sie dürfen die Maschinenteile nicht angreifen, sie müssen, wie man sagt, unschädlich sein."

Diese und andere Vorträge von berufenen Ärzten und eine ständig wachsende belehrende Literatur trugen, wie früher im Zeitalter der Aufklärung, dazu bei, das Gewissen der Menschen aufzurütteln, zur Fürsorge für die eigene Gesundheit und zum Verantwortungsgefühl gegenüber der Allgemeinheit zu erziehen. Mancher Abusus mußte bekämpft werden. In England war z. B. nach *John Davy Rolleston* (1873—1946) der Alkoholmißbrauch damals selbst in der ärztlichen Praxis so verbreitet, daß der Arzt, der nicht bei allen möglichen Gelegenheiten Alkoholika, insbesondere bei fieberartigen Krankheiten, verordnete, einfach nicht aufkommen konnte, und daß der in Mißkredit kam, der den Unfug bekämpfte. Erst in den 70er Jahren wurde es besser. 1873 entstand in London das Temperenz-Hospital.

Unter den in vielen Ländern seit langem bestehenden und neu begründeten Vereinen zur Förderung des Gesundheitswesens nennen wir den „Deutschen Verein für öffentliche Gesundheitspflege". Er entstand im Jahre 1873 in Frankfurt/Main auf Anregung des ausgezeichneten Frankfurter Praktikers *Georg Varrentrapp* (1809 bis 1886). *Friedr. Wilh. Beneke* und *Pettenkofer*, viele hervorragende Ärzte und Verwaltungsbeamte halfen bei der Gründung mit. Der Verein gewann einen starken Einfluß auf die Stadtverwaltungen auch an anderen Orten und hat dadurch besonders segensreich gewirkt. 1867 war auf der in Frankfurt tagenden deutschen Naturforscherversammlung eine besondere Sektion für „öffentliche Gesundheitspflege" gegründet worden. Im gleichen Jahr trat die „Deutsche Vierteljahrsschrift für öffentliche Gesundheitspflege" ins Leben.

1878 wurden Technik und Hygiene in einer in Berlin erscheinenden Zeitschrift verbunden, die den eigenartigen Titel „Rohrleger und Gesundheitsingenieur" trug. Sie machte sich die Orientierung der Ingenieure, Architekten, Bautechniker und Arbeiter über die gesundheitlichen und technischen Fragen zur Aufgabe, die mit der ,,Versorgung der öffentlichen und Privatgebäude, namentlich der bürgerlichen Wohnhäuser mit Wasser, Wärme, Licht und Luft" zusammenhängen. Man spürt in den Artikeln der Zeitschrift den Einfluß *Pettenkofers* und *Virchows*, wenn ihre Mitarbeiter auch Männer der Technik sind. Später (1881) trat an ihre Stelle als neues Organ der ,,Gesundheitsingenieur".

Durch die S. 7 erwähnte deutsche Sozialversicherungsgesetzgebung, die den Weg zum Wohlfahrtsstaat wies, war — schon aus wirtschaftlichen Gründen — für den durch sie stark belasteten Staat ein mächtiger Antrieb gegeben, alles zu tun, um die Bevölkerung gesund zu erhalten. Sie hat sicher zu der Ausdehnung der hygienischen Fürsorge auf alle Gebiete des sozialen Lebens beigetragen.

Die Geschichte der privaten und öffentlichen Hygiene ist ein unerschöpfliches Gebiet der Forschung und Belehrung. Die zweite Hälfte des 19. Jahrhunderts bedeutet einen großen Aufschwung in der Entwicklung aller ihrer Zweige. Die Methoden zur Abhilfe von Mißständen und zur Vorbeugung sind in den Ländern verschieden, mag es sich um Wohnhaus, Städteanlage, Volksernährung und Bekleidung, Reinhaltung des Körpers, Badewesen und Körperübung, Bekämpfung der Schädigungen, die durch die Arbeit bedingt sind, Gewerbehygiene und Arbeiterschutz, Beaufsichtigung der Schule, Bekämpfung der Geschlechtskrankheiten, Kontrolle der Prostitution, hygienische Fürsorge für die Gefangenen, Krankenhäuser, Mutterschutz und Säuglingsfürsorge oder um das Bestattungswesen handeln. Ähnlich wie bei *Johann Peter Frank* (vgl. Bd. II, 1, S. 63) gibt es kein Gebiet des Gesundheitswesens der Gegenwart, das nicht in der zweiten Hälfte des 19. Jahrhunderts schon behandelt und wesentlich gefördert worden wäre. Der Erfolg zeigt sich in der Verlängerung der Lebensdauer. Nach den Sterbetafeln betrug in Deutschland die mittlere Lebenserwartung, nach Jahren gerechnet, für den Zeitraum 1871 bis 1881 bei männlichen Personen 35,58, bei weiblichen 38,45, für den Zeitraum 1891 bis 1900 bei männlichen Personen 40,56 und bei weiblichen 43,97.

Ohne scharfe Umgrenzung entwickelte sich aus der sozialen Hygiene die soziale Medizin. Wir verstehen darunter die Gesamtheit der wissenschaftlichen Untersuchungen und praktischen Maßnahmen zur Erkennung, Verhütung und Heilung der gesundheitlichen Schäden, die den Menschen aus ihrer Betätigung als soziale Wesen erwachsen, und zur Verbesserung der Gesundheit, Vergrößerung der Leistungsfähigkeit und Mehrung der Volkskraft in der sozialen Gemeinschaft. Diese Medizin hat nicht nur wie die Hygiene die Verhütung, sondern auch die Therapie der so entstandenen Schäden zum Ziel, widmet sich also auch, verhütend und heilend, dem einzelnen Menschen. So ist sie wieder den Bestrebungen verwandt, die man heute als präventive Heilkunde zusammenfaßt; denn wie könnte eine Gesellschaft gesund sein und bleiben ohne die Gesundheit ihrer einzelnen Mitglieder? Beide Gebiete der Heilkunde, die soziale und die prophylaktische Medizin, sind Zwillingskinder der neuesten Zeit, aber ihre Ahnenreihe geht in das 19. Jahrhundert zurück. Man kann *Hufelands* Makrobiotik und *Unzers* Sorge für einen gesunden Nachwuchs (vgl. Bd. II, 1, S. 64) dazu rechnen.

1852 fordert der württembergische Pharmakologe und Hygieniker *Friedrich Oesterlen* (1812—1877) in seiner „medizinischen Logik" unter Hinweis auf das Vorbild Amerikas, daß an die Stelle des Therapeuten alten Schlages der „Prophylaktiker" tritt. Die Idee der Verhütung erbkranken Nachwuchses im Sinne der Eugenik (vgl. S. 45) fand (nach *H. E. Sigerist*) zum erstenmal im Jahre 1886 praktische Anwendung, als der Psychiater *August Forel* eine Frau kastrieren ließ, die an einer Sexualneurose litt. Im Jahre 1892 ließ er die Operation aus rein eugenischen Gründen bei mehreren Individuen vornehmen. Es war ein großer Fortschritt, als der Gynäkologe *F. A. Kehrer* in Heidelberg 1897 bei Frauen, die durch eine neue Entbindung gefährdet gewesen wären, aber auch schon aus eugenischer Indikation an die Stelle der Entfernung der Eierstöcke die Sterilisierung durch Unterbindung und Durchschneidung der Tuben auf vaginalem Wege setzte; denn dadurch wurden die mit der Kastration verbundenen Ausfallserscheinungen vermieden. 1898 durchschnitt und unterband zu demselben Zweck beim Mann der Chikagoer Chirurg *Albert John Ochsner* (1858—1925) das Vas deferens.

Wie die Berechtigung der Sterilisierung zu einem heiß umstrittenen Problem werden sollte, so war es auch mit der Rassenhygiene, die unter dem Nationalsozialismus zum viel mißbrauchten Schlagwort wurde.

Durch den Darwinismus war die Frage aufgeworfen worden, wieweit die Verhütung der Epidemien, die Fürsorge für die Schwachen, ihr Bewahren vor lebensbedrohenden Schädigungen zu einer Benachteiligung der Rasse und zur Degeneration der Menschheit führen könnte, weil sie die natürliche Ausschaltung der Minderwertigen im Kampf ums Dasein hindert. In England wendete sich in den Jahren 1890 und 1894 *John B. Haycraft* (vgl. S. 63), ein Schüler *Carl Ludwigs*, damals Professor der Physiologie in Cardiff, mit eindrucksvollen Vorträgen an die Öffentlichkeit, in denen er die Zeichen der durch die einseitige Fürsorge für das Individuum heraufbeschworenen Gefahr der Rassenentartung und die Möglichkeit und Pflicht zu ihrer Verhütung schilderte. Diese Vorträge wurden 1895 unter dem Titel: „Natürliche Auslese und Rassenverbesserung" ins Deutsche übersetzt. *Friedrich Wilhelm Schallmayer* (1857—1919), Arzt in Kaufbeuren und Düsseldorf, später Privatgelehrter, veröffentlichte 1891 eine Abhandlung über die durch die Erhaltung der Schwachen drohende körperliche Entartung der Menschheit. Seine Ausführungen wurden kaum beachtet. Vier Jahre später erschien das Buch des praktischen Arztes *Alfred Ploetz* (1860—1940), der ebenfalls später als Privatgelehrter lebte: „Die Tüchtigkeit unserer Rasse und der Schutz der Schwachen" mit dem charakteristischen Untertitel: „Ein Versuch über Rassenhygiene und ihr Verhältnis zu den humanen Idealen, besonders zum Socialismus". Damit war der Begriff Rassenhygiene geboren und von der Individualhygiene ebenso abgegrenzt wie von der naturwissenschaftlichen Anthropologie. Mit ihr erstrebte *Ploetz* eine biologische Umwandlung der Menschen mit dem Ziel der Erhaltung, Pflege und Verbesserung des Erbgutes durch Förderung der Tüchtigen, Erbgesunden und Starken. Die beiden Hauptprinzipien der Lehre waren: „1. Mache deine Mitmenschen möglichst stark. 2. Erzeuge keine schwachen, sondern möglichst tüchtige Nachkommen." Wenn das geschieht, brauchen keine Schwachen mehr ausgemerzt zu werden.

Nach eigenen Worten des Verfassers entsprang das Buch aus den zwiespältigen Gedanken und Empfindungen eines Arztes, der einerseits die Schäden und Krankheiten nicht nur in ihrer direkten nosologischen Verursachung, sondern auch in ihren Abhängigkeiten von angeborenen Anlagen und von sozialen und wirtschaftlichen Zuständen verstehen gelernt hat und andererseits mit Sorge auf die Gefahren blickt, mit denen der wachsende Schutz der Schwachen die Tüchtigkeit der Rasse bedroht.

Dieser Konflikt, verstärkt durch die verschiedene Interpretation und häufige Verkennung dessen, was unter Rassenhygiene zu verstehen ist, brachte in die Forschungsaufgabe ihrer Vertreter Verwirrung und Unsicherheit und erschwerte die Diskussion darüber, mit welchen Mitteln man die Gefahr der Degeneration verhüten und bekämpfen kann und darf. Die junge Wissenschaft hinterließ dem 20. Jahrhundert weniger Erfolge als Probleme.

Wir haben nur wenige von den zahlreichen Problemen und Beziehungen, die die soziale Hygiene und Medizin seit Jahrhunderten und Jahrtausenden mit dem menschlichen Leben verbinden, in unsere historische Betrachtung einbeziehen können. Der frühere Professor der sozialen Medizin an der Brüsseler Universität *René Sand* hat im Jahre 1948 eine hervorragende Geschichte aller dieser Zusammenhänge mit größter Fachkenntnis, scharfem Blick für die Probleme in einer, so weit das überhaupt möglich ist, erschöpfenden Vollständigkeit geschrieben: „Vers la médecine sociale." Jeder an der sozialen Medizin interessierte Arzt wird das Buch mit Genuß und Bereicherung seines Wissens lesen.

VII. Gerichtliche Medizin

In der zweiten Hälfte des 19. Jahrhunderts gewann das früher skizzierte Bild der gerichtlichen Medizin in mancher Richtung neue Züge. Sie verdanken ihre Entstehung den Wandlungen des Zeitgeistes und ärztlichen Denkens, neuen Aufgaben und neuen, durch die Naturwissenschaften gegebenen technischen Hilfsmitteln zu ihrer Lösung.

Die materialistische Weltanschauung und die naturwissenschaftliche Einstellung der Psychiatrie führten zu neuen Auffassungen über die Natur des Verbrechers. Unter ihrem Einfluß entstehen die Anfänge der modernen Kriminalanthropologie und Kriminalpsychologie.

Als ihr Hauptbegründer ist der Italiener *Cesare Lombroso* (1836—1909) anzusehen, zuletzt Professor der gerichtlichen Medizin in Turin. Er kam unter dem Einfluß des Darwinismus, des Entwicklungsgedankens, vor allem wie ihn *Herbert Spencer* vertrat, des Materialismus von *Moleschott* u. a. auf Grund unermüdlicher Studien an Verbrecherleichen, lebenden Kriminellen, Insassen von Gefängnissen und Irrenanstalten mit Messungen und anderen anthropologischen Methoden, mit ärztlichen Beobachtungen und mit der Verarbeitung eines ungewöhnlich umfangreichen kasuistischen und statistischen Materials im Jahre 1876 zu der Überzeugung, daß der „homo delinquens" als Verbrecher geboren wird. Er kann seiner Natur nach nicht anders als kriminell werden. Das Verbrechen ist ein Ergebnis der physiologisch-psychologischen Eigenart des Täters.

Als Vorläufer *Lombrosos* kann man neben anderen *Franz Josef Gall* (vgl. Bd. II, 1, S. 14f.) mit seiner Schädel-, und *B. A. Morel* (ebenda S. 179) mit seiner Entartungslehre nennen, vor allem den in Bristol und London tätigen Arzt, Anthropologen und Psychiater *James Cowles Prichard* (1786—1848). Er prägte in seinem Treatise on Insanity vom Jahre 1835 den Begriff der „Moral insanity" als Bezeichnung für einen Zustand abnormer geistiger Beschaffenheit verschiedener Symptomatologie, der bei Erhaltung der Intelligenz und dem Fehlen von irgendwelchen Halluzinationen und Illusionen alle ethischen Empfindungen und Hemmungen vermissen läßt. *Prichard* ist, wie später *Lombroso*, davon überzeugt, daß dieser Zustand eine somatische Grundlage voraussetzt und daß das hereditäre Moment eine Rolle dabei spielt. In späteren Veröffentlichungen hat er aber auch eine Beeinträchtigung der Intelligenz bei dem Zustand angenommen.

Dieser Gedanke trat in der Folge in den Vordergrund. So wurde die moral insanity im Laufe des 19. Jahrhunderts zu einer spezifischen Geisteskrankheit. *Flechsig* führt sie in seiner Rektoratsrede vom Jahre 1894 (vgl. S. 89) auf eine Schwäche des Großhirns zurück. Nach dem Psychiater *Emmanuel Mendel* (1839 bis 1907) verstand man darunter eine Psychose, welche „angeboren oder in den ersten Lebensjahren erworben und charakterisiert ist durch einen Schwachsinn, der verbunden ist mit einer krankaften Neigung zu unsittlichen Handlungen" (1898).

Mit dem Weiterschreiten der Arbeiten von *Lombroso*, um den sich ein großer Kreis von Schülern und Mitarbeitern scharte, wurde das Problem immer akuter. Begeisterte Anhänger und Gegner stritten leidenschaftlich darum, wie weit seine Lehre begründet war. Angesichts der Konsequenzen für die Rechtspflege — man braucht nur an die Frage der Verantwortlichkeit, der Strafbemessung, der Sicherung der Gesellschaft vor Verbrechen zu denken — ist die Leidenschaft, mit der dieser Kampf geführt wurde, verständlich.

Von den Ergebnissen der weiteren Arbeiten des genialen, wenn auch nicht immer streng kritischen Italieners, dessen höchstes Streben es war, Gesetzmäßigkeiten nur aus der „Feststellung der positiven Tatsachen" abzuleiten, und seiner Weggenossen heben wir die Beschreibung der Degenerationserscheinungen im Körperbau und äußeren Habitus des Verbrechertyps, seiner Tätowierungssucht und anderer Symptome seiner eigenartigen Psychologie hervor, wie sie z. B. in dem 1893 erschienenen Werk *Lombrosos* über das Weib als Verbrecherin und Prostituierte zutage trat. Der Psychiater *Hans Kurella* (1858—1916) hat die Bedeutung der Beiträge zur Psychologie des Verbrechers, die *Lombroso* seinen sorgfältig individualisierenden Beobachtungen verdankt, in mehreren Studien aus den 90er Jahren und zuletzt 1910 eingehend geschildert. Der Verbrecher ist nicht im eigentlichen Sinne geisteskrank, aber „eine starke Anlage zur Geistesstörung begleitet ihn sein Leben lang". Nach *Lombroso* besteht eine besonders enge Beziehung zwischen Epilepsie und Verbrechernatur. Auf Grund analogistischer Schlüsse (*Kurella*) kommt er zu der Überzeugung, daß das angeborene Verbrechertum und die moral insanity nichts weiter sind als Variationen der Epilepsie.

Daß die Vererbung manchen zum Verbrecher macht, daß Milieu, Erziehung, soziales Elend, Alkoholismus und schlechtes Beispiel das Unglück fördernde Momente sind, gehört ebenfalls zu den Grundanschauungen *Lombrosos* und seiner Anhänger. Er fand manche Zustimmung bei Juristen, vor allem in Italien, aber auch in anderen Ländern horchte man auf, wenn es um rechtliche Entscheidungen ging. Das schwierigste Problem war die Frage: Kann man den Verbrecher für seine Taten verantwortlich machen? Verdient er Bestrafung für eine Schuld, oder handelt es sich bei seiner Behandlung nur darum, die Gesellschaft vor ihm zu schützen? Die Praxis zeigte hier wie so oft in der Geschichte der Heilkunde ein anderes Antlitz als die Theorie. Am Ende des 19. Jahrhunderts (1898) kommt *Mendel* mit vielen anderen zu dem Ergebnis, daß „eine psychische Krankheitsform, welche lediglich durch die Symptome des moralischen Wahnsinns gedeckt wird", nicht existiert. Man muß den Begriff aus der psychiatrischen Terminologie streichen.

Wie die Lehre von der moral insanity konnte auch ein guter Teil der Theorien *Lombrosos* vor der Wirklichkeit nicht bestehen, aber er hatte der gerichtlichen Medizin viele wertvolle Anregungen gebracht.

Schon Bd. II, 1, S. 102f. haben wir auf die praxisnahe Lebendigkeit hingewiesen, mit der die forensische Kasuistik *Caspers* in den 50er Jahren das Bild der Gutachtertätigkeit des Gerichtsarztes vor dem Leser entstehen läßt und die vielen Fragen schildert, vor die er gestellt wird. Die Literatur der zweiten Hälfte des 19. Jahrhunderts hat genug ähnliche Zusammenstellungen und Handbücher der gerichtlichen Medizin aufzuweisen, die dem praktischen Arzt Muster und Wegweiser für die ihm zufallenden Aufgaben sein sollen, darunter von *Caspers* eigener Hand: „Klinische Novellen zur gerichtlichen Medizin. Nach eigenen Erfahrungen" aus dem Jahre 1863.

Auch *Rudolf Virchow* hat mehrfach zu aktuellen forensischen Fragen Stellung genommen und im Rahmen der zuständigen Medizinalbehörde an autoritativer Stelle als Gutachter gewirkt. Diese Aufsätze und Gutachten sind im zweiten Bande seiner Gesammelten Abhandlungen aus dem Gebiete der öffentlichen Medizin und der Seuchenlehre 1879 abgedruckt.

Das von dem Prager Professor der gerichtlichen Medizin *Josef von Maschka* (1820 bis 1899) herausgegebene vierbändige Handbuch der gerichtlichen Medizin von 1881/82 beweist durch sein Mitarbeitergremium von 24 Spezialisten aus verschiedenen Gebieten der Heilkunde, daß der Spezialismus der Zeit und die Erweiterung des Stoffes auch der Gerichtsmedizin ihren Stempel aufdrückt.

Der Gutachtertätigkeit des praktischen Arztes entstanden vor allem durch die soziale Fürsorge neue Aufgaben. In Deutschland, wo die Wiege der modernen staatlichen Sozialversicherung stand, machte sich das Bedürfnis nach einer belehrenden Literatur besonders eindringlich bemerkbar.

Wie der Kgl. Kreisphysikus und Vertrauensarzt der Bekleidungsindustriegenossenschaft *Ludwig Becker* (1844—1921), einer der eifrigsten Förderer der neuen „Wissenschaft von der Sachverständigkeit", sich 1888 ausdrückt, lernt man das Begutachten nicht auf der Universität. Die in Betracht kommenden schwierigen Probleme werden in der Literatur nur nebenher, so z. B. in den chirurgischen Handbüchern, oder von einem einseitigen Gesichtspunkt behandelt, z. B. in bezug auf das Strafrecht, auf die gesetzlichen Beziehungen der Ärzte zur Unfall-Versicherungs-Gesetzgebung oder auf statistische Erhebungen. Die Materie verlangt gebieterisch eine Gesamtdarstellung. So entsteht im gleichen Jahr von *Beckers* Hand das erste Werk in Deutschland, welches „die rein medizinische Seite der Begutachtung von Betriebsunfällen und ihren Folgen in unmittelbarer Beziehung auf die Arbeitsfähigkeit der Verletzten für die neugestalteten Verhältnisse der Unfall-Versicherung erörtert und erläutert", eine „Anleitung zur Bestimmung der Arbeits- und Erwerbsunfähigkeit nach Verletzungen". Die mehrfachen Auflagen, die das Werk erlebte, das Erscheinen der von *Becker* gegründeten „Ärztlichen Sachverständigen-Zeitung" seit 1895 und weiterer einschlägiger, weit verbreiteter, mehrfach aufgelegter Bücher desselben Verfassers, darunter sein großes, auch ins Französische übersetztes „Lehrbuch der ärztlichen Sachverständigen-Tätigkeit für die Unfall- und Invaliditäts-Versicherungs-Gesetzgebung", beweisen die wachsende Bedeutung der Gutachtertätigkeit in der Alltagspraxis. Rentenjägerei und Simulation verbanden sie mit der gerichtlichen Medizin.

Die Vortäuschung von Leiden sind der Medizin seit der Antike als unangenehme Komplikation der ärztlichen Tätigkeit bekannt. Schon *Galen* schrieb einen Spezialtraktat über ihre Aufdeckung. In der mittelalterlichen und neuzeitlichen forensischen Medizin wird das Thema oft behandelt, z. B. bei *Zacchia* (vgl. Bd. I, S. 317). Im 19. Jahrhundert war durch die zahlreichen modernen Kriege, die weite Ausdehnung der militärischen Dienstpflicht, durch die staatliche Unfall- und Invaliditätsversicherung und die Krankenkassen mehr Anlaß als früher zur Vortäuschung von Krankheiten gegeben. Hatten ältere Autoren und behördliche Verordnungen bei renitenten Simulanten empfindliche, z. T. gefährliche Zwangsmaßnahmen empfohlen, um die Wahrheit herauszubekommen, so verbot der soziale Geist der Zeit und der Gedanke an die lädierte Psyche des Opfers später derartige „diagnostische" Methoden. Man beschränkte die Simulantenentlarvung auf die Mittel, die die Wissenschaft der Zeit dafür bot.

Vor allem erkannte man, wie schwer es ist, den Simulanten vom Neurotiker sicher zu unterscheiden, wie es z. B. *Adolf Strümpell* 1895 hervorhebt. Aus dem zusammenfassenden Artikel „Simulation" des Grazer Professors der gerichtlichen Medizin *Julius Kratter* (1848—1926) in *Eulenburgs* Realenzyklopädie aus dem Jahre 1899 erhält man einen guten Einblick in die Motive zur Vortäuschung von Krankheiten und in die Mittel, mit denen die Simulanten ihre Zwecke zu erreichen suchen. Darunter nehmen geschwindelte Psychosen und Neurosen einen großen Raum ein, vor allem als posttraumatische Erscheinungen, dann die vorgetäuschte Epilepsie, und es gibt wenig Organerkrankungen, die nicht irgendeinmal geheuchelt wurden. Dem entspricht eine reiche Spezialliteratur aus der Psychiatrie, Neurologie, Augen- und Ohrenheilkunde und anderen Disziplinen, nicht zuletzt aus der Militärmedizin. Diese Literatur ist der Unfallheilkunde eng verwandt und voller Beiträge zum „Menschlichen, Allzumenschlichen".

Von den neuen chemischen und biologischen Methoden, die der gerichtlichen Medizin dienten, möchten wir zwei besonders hervorheben, die der Aufdeckung von Verbrechen zu größtem Nutzen werden sollten. Der Lyoner Professor der Pharmakologie *Albert Florence* (1851—1927) gab 1896 das nach ihm benannte zuverlässige Verfahren zum Nachweis von Sperma an, indem er zeigte, daß nach dem Zusatz konzentrierter Jodjodkalilösung zu Sperma oder Spermaflecken dunkelbraun oder blauschwarz gefärbte, nadelförmige, rhombische Kristalle auftreten.

Unter dem Eindruck der Immunitätslehre und der Entdeckung der im Blutserum nicht nur bei Vergiftungen, sondern auch nach der Injektion von normalen tierischen Zellen und ihren Produkten auftretenden spezifischen Antikörper durch die S. 134f. genannten und andere Forscher kam *Paul Uhlenhuth*, der damals unter *Friedrich Loeffler* als Stabsarzt im hygienischen Institut der Universität Greifswald tätig war, im Jahre 1900 auf den Gedanken, die Frage zu prüfen, ob in dem Serum von Tieren, die mit Eiereiweiß vorbehandelt wurden, sich ebenfalls spezifische Antikörper entwickeln und ob sich auf diese

Weise die Eiweißstoffe verschiedener Vogeleier differenzieren lassen. Experimente am Kaninchen bestätigten die Hypothese. Setzte er Serum eines Kaninchens, das mit Hühnereiweiß injiziert worden war, einer verdünnten Hühnereiweißlösung zu, so ergab sich prompt eine Trübung. Beim Zusatz zu anderen Eiweißarten blieb der Versuch immer negativ. So erkannte *Uhlenhuth*, daß diese „biologische Methode des Eiweißnachweises an Feinheit die chemischen Reactionen" übertraf und „sich wahrscheinlich in hohem Maaße für die Differenzierung verschiedenartiger Eiweißsubstanzen" eignete. Die Fortsetzung der Versuche führte ihn im Jahre 1901 zur Veröffentlichung seiner für die gerichtliche Medizin unentbehrlich gewordenen biologischen Methode zur sicheren Unterscheidung von Menschen- und Tierblut durch die Präzipitinreaktion.

VIII. Das ärztliche Leben in der zweiten Hälfte des 19. Jahrhunderts

Wir haben im ersten Kapitel dieses Bandes die außen- und innenpolitischen Faktoren geschildert, die das ärztliche Leben und den Werdegang der wissenschaftlichen Medizin in der zweiten Hälfte des 19. Jahrhunderts zu beeinflussen geeignet waren.

Die Kriege mit imperialistischen Zielen haben das Gefühl der Zusammengehörigkeit unter den medizinischen Forschern und Ärzten der verschiedenen Nationen ebensowenig oder nur vorübergehend erkalten lassen wie die Kämpfe zwischen dem Konservatismus und den Vertretern der liberalen und sozialistischen Richtungen im Inlande. Politische Stürme im Wasserglas hat es immer gegeben. So mußte einmal aus einem Stralsunder „Ärztekränzchen", einer der Kollegialität und der Wissenschaft dienenden Vereinigung, nach einem politischen Streit zwischen einem demokratischen und einem adeligen Kollegen der demokratische Ruhestörer zwangsweise austreten. 1877 hält der Däne *Petersen* Deutschland vor, daß es unter einer heftigen „nationalen Exacerbation mit dem daran geknüpften menschenfeindlichen Militarismus" leidet. Überall, wo solcher Geist herrscht, muß notwendig „den kriegs-‚wissenschaftlichen' Mordapparaten zu viel, den heil-wissenschaftlichen philanthropischen Bestrebungen zu wenig eingeräumt werden".

Für die guten internationalen Beziehungen der Ärzte behalten die Auslandsreisen ihre alte Bedeutung, wenn sich auch nach *E. Heischkel* ihr Charakter im späteren 19. Jahrhundert gegenüber der alten Studien- und Bildungsreise ändert und nicht mehr so dicke Bände über die dabei gemachten Erfahrungen geschrieben werden wie früher.

Längerer Aufenthalt an berühmten Forschungsstätten bringt neue Anregungen in die Heimat. Ein Musterbeispiel dieser Art ist der Aufenthalt von *William Welch* (vgl. S. 114) in Deutschland von 1876 bis 1878. Bei seiner Abreise aus Amerika war er gerade 26 Jahre alt geworden. Er arbeitete in Straßburg unter *Waldeyer*, *Hoppe-Seyler* und *Fr. v. Recklinghausen*, in Leipzig unter *Otto Heubner*, *Ernst Wagner* und *Carl Ludwig*, in Breslau unter *Cohnheim*, überall mit wachen Augen sehend und bei aller Begeisterung für die Größe der deutschen Leistung kritisch beobachtend (*O. Temkin*; vgl. auch die S. 125 zitierten Erinnerungen von *Salomonsen*). 1884/85 arbeitete er wieder in Deutschland. Dieses Mal reizten ihn vor allem die Probleme der Bakteriologie. Damals waren seine Hauptlehrer der Hygieniker und Bakteriologe *Karl Flügge* (1847—1923) in Göttingen, der nach seiner Meinung unbedeutende *Wilhelm Frobenius* in München, der von 1881 bis 1886 am dortigen pathologischen Institut unter *Bollinger* als Assistent arbeitete und an den ihn *Koch* empfohlen hatte, *Carl Weigert* in Breslau und schließlich *Koch* selbst.

Wenn sich (nach *Shryock*) schon seit 1840 der deutsche Einfluß auf die amerikanische Medizin, die vorher fast ganz nach Paris ausgerichtet war, bemerkbar machte, so muß man doch in den Lehrjahren, die *Welch* an deutschen Forschungsstätten verbrachte, eine besonders bemerkenswerte Phase in dieser Entwicklung sehen. Dieser universelle Geist, der aus der Schule *Cohnheims* die von der morphologisch-statischen zur dynamischen Pathologie übergehende Richtung und aus Göttingen und Berlin die Kochsche Bakteriologie nach Hause brachte, wirkte als Lehrer an der Johns Hopkins Universität. *William Osler* führte dort 1889 den Unterricht am Krankenbett ein, den er als Unterrichtsmethode in Wien kennen und schätzen gelernt hatte. *Jakob da Costa* (1833—1908) hatte sie am Jefferson Medical College in Philadelphia zum erstenmal in Amerika schon um 1867 angewendet. *Shryock* schreibt der Johns Hopkins Universität einen „einzigartigen" Einfluß auf die ganze amerikanische Medizin zu und begründet diese These ausführlich und sachlich. Das Lebenswerk *William Welchs* war von grundlegender Bedeutung für diesen Einfluß.

Für die schwedische Chirurgie wurde eine Studienreise von Bedeutung, die der damals 28jährige, eben approbierte Arzt *John Berg* (1851–1931) aus Stockholm, mit einem Staatsstipendium versehen, im Jahre 1879 nach London, Wien, Prag, Leipzig, Halle, Berlin, München, Zürich, Bern, Basel, Straßburg, Paris und wieder nach London, Edinburgh und Glasgow machte. Alles, was an diesen Forschungsstätten Glanz und Namen hatte, nicht nur in der Chirurgie mit den vielen, damals noch mit ihr verbundenen Sonderfächern, sondern auch in ihren pathologisch-anatomischen Grundlagen, erschloß sich ihm in bunter Vielgestaltigkeit, ohne daß andere Gebiete der Heilkunde, z. B. die inneren Krankheiten, vernachlässigt wurden, in Vorlesungen, Krankenvorstellungen und praktischen Kursen am Lebenden und an der Leiche. Zwei Jahre später konnte *Berg* sich in Stockholm habilitieren. 1893 wurde er daselbst ordentlicher Professor der Chirurgie und Chef des berühmten Serafimerkrankenhauses. Wir zweifeln nicht daran, daß die Jugendeindrücke dieser Reise das Lebenswerk des „Neugestalters der schwedischen Chirurgie" nachhaltig beeinflußt haben. In Wien war man stärker als anderswo auf Vorlesungen und praktische Kurse für Ausländer eingestellt. Nach *Osler* waren die dortigen Vertreter der neuen Spezialfächer von den ausländischen Gästen besonders gesuchte Lehrer: die Dermatologen *Hebra, Karl Ludwig Sigmund* (1810—1883) und *J. Neumann*, die Ophthalmologen *Ferdinand Arlt* und *Eduard Jaeger*, die Laryngologen *Johann Schnitzler* (1835—1893) und *L. v. Schrötter*, die Otologen *Ignaz Gruber* (1803—1872) und *Adam Politzer.*

Wichtiger noch als die Studienreisen wurden für die guten internationalen Beziehungen der Ärzte als Etappen auf dem Wege zur Weltmedizin die zwischenstaatlichen wissenschaftlichen Kongresse.

Die Zusammenkünfte von Gesundheitskommissionen zur Seuchenbekämpfung erwähnten wir schon (vgl. S. 263). Der erste internationale allgemeine medizinische Kongreß trat 1867 auf Anregung des Direktors der Ecole préparatoire de médecine et de pharmacie in Bordeaux, *Henri Gintrac* (1820—1878), in Paris zusammen. Den Vorsitz führte der Pariser Professor der klinischen Medizin *Jean-Baptiste Bouillaud* (1796—1881). Schon vorher (1857) hatten sich die Spezialisten für Augenheilkunde in Brüssel getroffen. Die in den letzten Jahrzehnten des Jahrhunderts an Zahl schnell zunehmenden Tagungen trugen mit ihrem äußeren Glanz und mit den vielfältigen Aufgaben, die sie sich stellten, nicht wenig dazu bei, das Interesse der Öffentlichkeit an der Heilkunde, ihren Problemen und Erfolgen zu wecken und zu stärken. Als 1899 in Berlin der von *Ernst von Leyden* angeregte, von 2000 Teilnehmern besuchte, unter dem Vorsitz des Reichskanzlers *Fürst Hohenlohe* tagende „Internationale Kongreß zur Bekämpfung der Tuberkulose als Volkskrankheit" abgehalten wurde, war das nicht nur ein wissenschaftliches, sondern auch ein gesellschaftliches Ereignis ersten Ranges. Es erschienen Koryphäen der Wissenschaft aus allen Ländern der Welt. Auch Gemeinden, Versicherungsgesellschaften und Krankenkassen hatten Vertreter geschickt. Es gab Vorträge von Mitgliedern städtischer Behörden, und viele hervorragende Industrielle interessierten sich für die Errichtung von Heilstätten, weil sie erkannten, daß die Bekämpfung der Tuberkulose der arbeitenden Bevölkerung ein internationales Problem war, an dessen Lösung jeder mitarbeiten mußte. So berichtet *Ernst von Leyden* in seinen Lebenserinnerungen.

Die internationalen Kongresse zeigen unmittelbarer als vieles andere, daß die Medizin am Ende des 19. Jahrhunderts wirklich „Weltmedizin" geworden war. Dadurch wurde auch eine gewisse Gleichmäßigkeit in den Auffassungen über die Grundlagen der Heilkunde und im ärztlichen Denken und Leben in den verschiedenen Ländern erzielt.

In den medizinischen Schulen, Instituten und Krankenhäusern Japans (vgl. S. 2) und im Unterricht der auswärtigen und einheimischen Lehrer der Meiji-Zeit (der Zeit der

„Erleuchteten Regierung“, die ihren Namen von dieser Regierungsdevise des japanischen Kaisers *Mutsuhito*, 1868—1912, hat), spürt man ebenso wie in den großen Leistungen japanischer Ärzte und Forscher, die Schüler europäischer Meister waren, überall den europäischen, insbesondere den deutschen Einfluß. Zwei deutsche Sanitätsoffiziere, *Leopold Müller* (1824—1893) und *Theodor Eduard Hoffmann* (1837—1894) werden von *Kritzler-Kosch* als Pioniere des japanischen medizinischen Hochschulunterrichts gerühmt. Nach *Shryock* bleibt auch Amerika noch bis zum Ausgang des 19. Jahrhunderts in gewissem Grade vom Auslande abhängig.

In England war es eine wichtige Neuerung, als die vornehmsten ärztlichen Vereine Londons, die angesehensten der Bd. II, 1, S. 210 erwähnten Korporationen, das Royal College of physicians und das Royal College of surgeons, sich im Jahre 1884 zu gemeinsamen Prüfungen vereinigten und ein Diplom verliehen, das zur gemeinsamen Ausübung der Medizin und Chirurgie berechtigte. Das war der Bruch mit der verhängnisvollen traditionellen Trennung der beiden Disziplinen. Die Anforderungen, die seitdem für die Zulassung zu diesen Prüfungen an den Studiengang gestellt werden, und die Prüfungen selbst entsprachen in allem Wesentlichen den modernen deutschen Verhältnissen. Sie setzten eine gründliche theoretische und praktische Ausbildung in den naturwissenschaftlichen Hilfsdisziplinen und in allen modernen klinischen Fächern voraus. Die Examina waren in mehrere Abteilungen zerlegt; das erste, naturwissenschaftliche, sollte, wenn möglich, innerhalb des ersten Studienjahres, das zweite, der Anatomie und Physiologie gewidmete, sechs Monate später, und das dritte, klinische, mit zahlreichen Stationen frühestens wieder zwei Jahre später absolviert werden. Ähnlich hielten es dann auch die anderen Korporationen. Die Anforderungen waren bei diesen im Anfang manchmal weniger streng, aber im Laufe der Zeit wurde es nötig sie zu steigern, wenn die Schule nicht als Bildungsstätte zweiten Ranges erscheinen wollte; denn die Wahl seiner Schule stand dem Kandidaten frei.

Ein besonderes Ansehen verlieh dem englischen Arzt die Zugehörigkeit zu einer der genannten privilegierten Korporationen als member oder fellow. Sie konnte entweder durch eine besondere Prüfung, in der die wissenschaftliche Qualifikation die Hauptrolle zu spielen pflegte, oder durch freie Wahl erworben werden.

Zur Verleihung akademischer Grade blieben nach wie vor nur die Universitäten berechtigt. Die Anforderungen bei der Prüfung bewegten sich in ähnlichen Bahnen wie die der Korporationen, doch wurde auf die wissenschaftliche Vorbildung der Kandidaten besonders großer Wert gelegt. Das wird am hellsten durch die in Oxford und Dublin gestellte Forderung beleuchtet, daß die Bewerber um medizinische Grade bereits in der philosophischen Fakultät eine akademische Würde erworben haben, die etwa dem deutschen philosophischen Doktor entspricht. Andere Universitäten, wie London, betonten mehr die naturwissenschaftliche Vorbildung. Die Prüfung zum bachelor of medicine, der unserem approbierten Arzt entspricht, bildete, wie unser Staatsexamen, den Abschluß des Universitätsstudiums. Der bachelor ist die unerläßliche Voraussetzung zur Würde eines Dr. med., die von den Universitäten erst nach mehrjähriger praktischer Betätigung und nach Abfassung einer Dissertation bzw. Ablegung eines besonderen Examens verliehen zu werden pflegt.

Dadurch, daß dem Publikum der Wert der Ausbildung an den einzelnen Instituten und die Bedeutung der von ihnen ausgestellten Diplome wohl bekannt war, wurde der Arzt je nachdem, woher er kam, sehr verschieden taxiert. Der Konkurrenzkampf nötigte dazu, mit allen Mitteln nach einer möglichst angesehenen Schulung und Stellung zu streben. So hob sich seit der Mitte des vorigen Jahrhunderts das Niveau des Durchschnittsarztes trotz des althergebrachten Rahmens der Ausbildung in hohem Maße.

In Frankreich begann man seit der Dritten Republik die Organisation des Unterrichts- und Prüfungswesens über die Bd. II, 1, S. 68 geschilderten Verhältnisse weiter auszubauen. Neben den alten und neugegründeten Fakultäten, wie sie in Paris, Montpellier, Nancy und anderwärts bestanden, gab es nun sog. écoles de plein exercice und, entsprechend den früheren écoles secondaires, die écoles préparatoires. Die Fakultäten trugen staatlichen, die Schulen städtischen Charakter, alle waren aufs engste mit den Hospitälern der Stadt verbunden. Auf diesen Schulen konnte man ganz oder teilweise Medizin studieren und das Examen zum officier de santé ablegen, während das medizinische Doktordiplom, das, wie unsere staatliche Approbation, die Berechtigung zur vollen Ausübung der ärztlichen Praxis in sich schloß, nur an den Universitäten erworben werden konnte. Die Studienzeit wurde für den Doktor der Medizin auf fünf Jahre erhöht. Das erste Jahr diente den Naturwissenschaften, der Physik, Chemie und Biologie, das zweite und dritte Jahr der Anatomie und Physiologie. Schon im zweiten fakultativ, im dritten Jahr obligatorisch, begann der Besuch der Kliniken, der sich bis zum Schluß des Studiums erhielt, während die Nachmittagsstunden weiter den theoretischen Disziplinen gewidmet waren, so daß vieles, was man in Deutschland als Vorbereitung auf die Klinik betrachtete, parallel mit dem klinischen Unterricht betrieben wurde. Dadurch war der praktische Teil des Studiums stärker betont. Die Prüfungen, die seit dem Jahre 1878 über die Studienzeit in fünf Stationen verteilt wurden, stellten in Theorie und Praxis ähnliche Anforderungen wie in England. Als Besonderheit ist die für das Doktorat unerläßliche These anzusehen.

In Amerika ging es mit dem Unterricht besonders langsam voran. Hier fehlte (nach *Shryock*) der demokratischen Masse das Verständnis für die Besonderheit der höheren Ausbildung zu gehobenen Berufen. Es galt das „laissez faire" in weitestem Umfang. „Sollten alle religiösen Sekten geduldet werden, dann doch auch die medizinischen." Man war eher geneigt, die Ansätze zur Approbation durch medizinische Colleges sehr verschiedener Qualität abzuschaffen, als gediegene Prüfungen zur Voraussetzung der ärztlichen Praxis zu machen. Erst um das Jahr 1875 verloren diese Bestrebungen, nicht zuletzt unter dem Eindruck der großen neuen wissenschaftlichen Entdeckungen und ihres offenbaren praktischen Nutzens für die private und öffentliche Gesundheit, ihren Kredit. — „In der Folge führte ein Staat nach dem anderen entweder Prüfungskommissionen ein oder bezeichnete einzelne fortgeschrittene Lehranstalten als solche, deren Diplom ihre Inhaber zur Ausführung der Praxis berechtigten." Innerhalb der nächsten zwei Jahrzehnte richteten 20 Staaten staatliche Prüfungskommissionen ein, 14 beschränkten das Recht zur Praxis auf Graduierte, die von privilegierten Lehranstalten kamen (*Shryock*). 1895 war die Entwicklung (nach *Sigerist*) abgeschlossen. So gut wie alle Staaten hatten ihre Prüfungsbehörde.

In Österreich folgten der Auflösung der Lyceen (vgl. Bd. II, 1, S. 70), welche die Institution der Landärzte und Landchirurgen allmählich eingehen ließ, weitere Reformen. Sie trugen den Wünschen nach Vereinheitlichung des ärztlichen Standes wenigstens zum Teil Rechnung. Im Jahre 1848 wurde die Aufhebung des niederen Studiums der Landärzte ausgesprochen, der Unterricht für Chirurgen an den Universitäten zu Wien und Prag aufgehoben, die Auflösung der für sie bestehenden Sonderschulen in Aussicht gestellt. Aber die alten Spezialdiplome für Doktoren der Medizin, Chirurgie, Geburtshilfe und Augenheilkunde wurden erst 1872, 20 Jahre später als in Preußen (vgl. ebenda S. 210) beseitigt. Die gleichzeitig eingeführten neuen Prüfungsbestimmungen entsprachen, was den Prüfungsstoff angeht, im wesentlichen den weiter unten geschilderten deutschen. Eine Sonderheit bestand in einer Einrichtung, die *van Swieten* als Protomedikus eingeführt hatte, nämlich darin, daß die Vertreter des Staates bei den Prüfungen in der Fakultät mitwirkten, so daß diese Fakultätsprüfungen zugleich den Charakter von Staatsprüfungen hatten (freundliche Mitteilung von Frau *Erna Lesky*). Dadurch war mit dem Bestehen der ärztlichen Prüfung die Promotion zum Dr. med. verbunden. Die Anfertigung einer Dissertation erübrigte sich.

In Deutschland geschah der wichtigste Schritt zur Gestaltung der modernen ärztlichen Standesverhältnisse, als nach der Errichtung des Norddeutschen Bundes, der 1871 zum Deutschen Reich erweitert wurde, das medizinische Studien- und Prüfungswesen für ganz Deutschland einheitlich geregelt werden konnte. Ein Ministerialerlaß aus dem Jahre 1861 deutete den Umschwung an, den die Präponderanz der Naturwissenschaften auch im Prüfungswesen zur Folge hatte. Gleichzeitig erfüllte er eine Forderung der jungen Revolutionäre von 1848 (vgl. Bd. II, 1, S. 223). Das „Tentamen philosophicum" wurde in ein „Tentamen physicum" umgewandelt. Die Prüfungsfächer Logik und Psychologie wurden durch Anatomie und Physiologie ersetzt.

Mit der Einführung der Gewerbeordnung vom 21. Juni 1869 für den Norddeutschen Bund kam die unglückselige Kurierfreiheit, die den Patienten den Dilettanten und Pfuschern auslieferte und an deren Auswirkungen das Volk noch heute zu leiden hat. Die überlieferte eidliche Verpflichtung zur beruflichen Pflichttreue bei der Approbation des Arztes und Zahnarztes fiel (1869 bzw. 1873) für den „gewerbetreibenden" Mediziner fort. Nur die

Führung des Arzttitels wurde geschützt. Im gleichen Jahr erschien eine neue Prüfungsordnung. Sie gewann 1872 Geltung für das ganze Deutsche Reich. Die alte Verordnung, daß man vor der Staatsprüfung das Doktorexamen vor einer medizinischen Fakultät bestanden haben mußte, fiel fort. Die Regelung der Promotionsbedingungen blieb den Fakultäten überlassen. Erst durch die Vorschriften über die Prüfung als Arzt und die ärztliche Vorprüfung vom 2. Juni 1883 wurden Bestimmungen getroffen, nach denen die ältere Ärztegeneration unserer Tage noch ihre Studienzeit absolviert und die ärztliche Approbation erworben hat. Sie bilden die Grundlage der noch heute geltenden deutschen Prüfungsordnung, die sich von ihnen eigentlich nur durch die Verlängerung des Studiums und die Vermehrung der Prüfungsfächer unterscheidet, wie sie die Fortschritte der Medizin und die wachsende Bedeutung der Spezialdisziplinen im Rahmen der gesamten Heilkunde verlangen. Die Forderung des Reifezeugnisses eines humanistischen Gymnasiums zur Zulassung zum Studium der Medizin hatte viele Vorzüge gegenüber dem Verzicht auf die griechische Sprache und dem Begnügen mit geringen lateinischen Kenntnissen für den künftigen Arzt in den späteren Prüfungsordnungen von 1901 und 1907.

In der Zahnheilkunde vollzog sich als Folge ihrer S 257 ff. geschilderten Entwicklung zur Wissenschaft eine eindrucksvolle Wandlung in den Unterrichts- und Standesverhältnissen.

Das handwerkliche Chaos mußte aufhören. Unter dem Eindruck der Erkenntnis, daß die Behandlung der Zähne eine medizinisch-wissenschaftliche Ausbildung erfordert, wurde in Baltimore 1840 das erste „College of Dental Surgery", die erste Schule für Zahnheilkunde, gegründet (vgl. Bd. II, 1, S. 187). Nach Bestehen einer angemessenen Prüfung erhielt man als Absolvent der Schule ein Diplom von Ansehen; seit 1841 konnte man auch den Doktortitel erwerben. Ähnlich angesehene Schulen entstanden in Philadelphia und Cincinnati. Aber daneben wurden vielerorts auch Dentistenschulen von zum Teil minderer Qualität errichtet. Die von ihnen verliehenen Diplome und Titel waren dementsprechend von sehr verschiedenem Ansehen im Publikum. An den gediegenen Dentistenschulen erkannte man nicht selten die Notwendigkeit einer genügenden medizinischen Allgemeinbildung des Zahnarztes. Doch drang das nur langsam durch. Als 1852 ein Dentist für die Ausbildung der Zahnheilkundigen auf vollwertigen medizinischen Schulen eintrat, hielt ihm der prominente, selbst medizinisch ausgebildete Vertreter des Faches, *Amos Westcott*, ironisch entgegen, daß der, der so etwas empfähle, konsequenterweise nicht Zähne füllen, sondern die konstitutionellen Ursachen der Karies mit Aderlaß, Purgieren und Blutegeln behandeln müsse (*L. L. Schwartz*). Damals beherrschte noch die Humorallehre das Feld. An sich war der Vorschlag gesund, und bald wurde der von einem angesehenen College auf Grund eines ordentlichen Examens erteilte D.D.S. (Doctor of Dental Surgery) mit dem Zusatz „in Amerika approbiert" auch außerhalb Amerikas ein empfehlendes Zeichen der Ausbildung in der neuesten amerikanischen Technik.

1859 wurde (nach *Lufkin*, im Gegensatz zu dem l. c. nach *Strömgren* Gesagten) die große „American Dental Association" gegründet. Dadurch kam es zu einer Trennung von Spreu und Weizen. Ein Zeichen für die Erweiterung des zahnärztlichen Arbeitsfeldes war die Errichtung eines Lehrstuhls für „Mund- und verwandte Chirurgie" an der Pennsylvania Universität in Philadelphia.

In England erhielt das Royal College of Surgeons, zu dem viele angesehene und erfahrene „Zahnchirurgen" gehörten, im Jahre 1859 das Privileg, in der Zahnheilkunde zu prüfen und Diplome zu erteilen. In Frankreich wurde 1884 eine Ecole dentaire de France gegründet, nach deren erfolgreicher Absolvierung man ein Diplom erhielt.

Die einzelnen Etappen der Entwicklung der zahnärztlichen Ausbildung und Approbation in den deutschen Ländern schildern wir, von Preußen ausgehend, und knüpfen an das in Bd. II, 1, S. 69 u. 223 über die Prüfungsordnung von 1825 und die damaligen bunten Verhältnisse des ärztlichen Standes Gesagte an, müssen aber noch etwas weiter zurückgehen. 1725 wurde durch ein Edikt *Friedrich Wilhelm* I. an Stelle der bisherigen despektierlichen Bezeichnung „Zahnbrecher" der Titel „Zahnarzt" eingeführt. Doch blieben die „Zahnärzte" das, was sie vorher gewesen waren, Gewerbetreibende, die nicht praktizieren durften, ehe sie dazu „die Erlaubnis der Behörde nach voraufgegangener Prüfung ihrer Geschicklichkeit und ihres Verfahrens erhalten" hatten (*Kurt Opitz*).

Nach der Neuordnung der preußischen Gesundheitsgesetzgebung in den Jahren 1825/26 gingen die Zahnärzte aus den früher genannten Vollärzten und den Wundärzten erster und — häufiger — zweiter Klasse hervor. Sie mußten dazu den „nötigen Nachweis über die erlangten, einem Zahnarzt insbesondere nötigen technischen und mechanischen Fähigkeiten" beibringen. Approbierte Chirurgen konnten auch ohne diesen Nachweis alle Zahnoperationen vornehmen, durften aber nicht den Titel Zahnarzt führen oder sich als solchen ankündigen. Wer nicht als Arzt oder Chirurg vorgebildet war, mußte neben den spezifischen zahntechnischen Kenntnissen die „Reife für die Tertia eines Gymnasiums" und den „fleißigen Besuch der Vorlesungen über Anatomie, allgemeine und spezielle Chirurgie, Operationslehre, Arzneimittellehre und chirurgische Klinik" nachweisen. Gelegenheit, die entsprechenden Kenntnisse zu erwerben, hatte er auf den früher erwähnten Chirurgenschulen, und, als diese 1868 in Preußen aufgehoben wurden, an den Universitäten.

Die Bestimmungen wurden allmählich konkreter und strenger gefaßt. In einem Ministerialerlaß vom 29. April 1835, in dem zum erstenmal die Fachbezeichnung „Zahnheilkunde" auftaucht, wird von dem Prüfungskandidaten, der nicht Arzt oder Wundarzt ist, außer dem Nachweis über die bei einem approbierten praktischen Zahnarzt erlangten technischen Fähigkeiten in seinem Fach gefordert, daß er als Wundarzt drei Jahre „im Militär" gedient oder einen zweijährigen Kurs auf den genannten Chirurgenschulen mit Vorlesungen über „Anatomie, theoretisch-medizinische Institutionen, allgemeine und spezielle Chirurgie, Operationslehre, chirurgische Klinik und möglichst (!) über Zahnheilkunde" mitgemacht hat. Am 15. Juli 1836 wird die Prüfungsbehörde angewiesen, festzustellen, ob der Kandidat auch genügende Kenntnisse in der deutschen und lateinischen Sprache, in Geschichte, Geographie, Geometrie und Arithmetik hat.

In den 40er Jahren folgen bestimmte Abgrenzungen der Arbeitsgebiete. Nach Erlaß vom 3. Juli 1840 dürfen nur approbierte Zahnärzte, Ärzte und Wundärzte „zahnärztliche Operationen" vornehmen. Dazu wurde das Herausnehmen kranker Zähne und das Einsetzen künstlicher Gebisse und Zähne gerechnet. Daneben durften sie Zahnpulver, Tinkturen und anderes, was zur Behandlung der Zähne gehört, anfertigen und verkaufen. Durch einen Ministerialerlaß vom 6. September 1847 wurden die nichtapprobierten Zahnheilkundigen auf das Anfertigen künstlicher Zähne beschränkt. Sie durften die von ihnen angefertigten künstlichen Zähne nicht mehr selbst einsetzen. Es war nur konsequent, daß sie sich „Zahnkünstler" oder „Zahntechniker" nennen mußten.

Durch die Gewerbeordnung vom 21. Juni 1869 wurde wie für die Medizin auch für die Zahnheilkunde dem Pfuschertum Tür und Tor geöffnet. Wer sich nicht Zahnarzt oder Arzt nannte, konnte machen, was er wollte. Ein neuer Erlaß vom 25. September des gleichen Jahres brachte eine wesentliche Verbesserung der Ausbildung der Zahnärzte und der Prüfungsbestimmungen. Wie bei der Gesamtmedizin regelte die neue Verordnung bei der Zahnheilkunde die Verhältnisse einheitlich für den Bund und das Reich. Jetzt wurde die Primareife eines Gymnasiums oder einer „Realschule erster Ordnung" (später Realgymnasium genannt), ein zweijähriges zahnärztliches Universitätsstudium und der Nachweis praktischer Übungen in den technisch-zahnärztlichen Arbeiten verlangt. Bei der Prüfung in der Technik kam das „Füllen der Zähne" als neuer Prüfungsgegenstand dazu. Approbierte Ärzte, die die Bestallung als Zahnarzt erlangen wollten, wurden nur in zahnärztlichen Fächern geprüft.

Von da an blieb die theoretische Ausbildung des Zahnarztes mit der Universität verbunden. Die Anforderungen wurden weiter erhöht. Die Prüfungsordnung vom 5. Juli 1889 verlangte eine einjährige praktische Tätigkeit an einem zahnärztlichen Universitätsinstitut oder bei einem Zahnarzt und anschließend ein viersemestriges zahnärztliches Universitätsstudium. Wer nur die Primareife einer lateinlosen Oberrealschule hatte, mußte die dem Gymnasium bzw. Realgymnasium entsprechende Primareife im Lateinischen in einer Sonderprüfung nachweisen.

Diese neue Prüfungsordnung machte die Einrichtung von staatlichen, wissenschaftlich fundierten zahnärztlichen Lehrinstituten erforderlich. Sie brauchten längere Zeit zu ihrer Entstehung als private Institute, die sich der Ausbildung von Zahnärzten annahmen. Diesem Zweck diente neben ihren anderen Aufgaben die erste deutsche „Klinik für Zahn- und Mundkrankheiten", die der hervorragende Zahnarzt *Eduard Albrecht* (1823 bis 1883) in Berlin auf Anregung seines Freundes *Albrecht von Graefe* 1855 ins Leben rief.

In den Jahren 1862 und 1872 gab *Albrecht* über die in dieser Anstalt gemachten Erfahrungen und Erfolge Berichte heraus mit dem Ziel, daß „eine noch ziemlich vernachlässigte Specialität bei den Ärzten mehr Beachtung finden möchte". 1862 gründete der Zahnarzt *Jonas Bruck* (1813—1883) in Breslau die zweite derartige Klinik auf deutschem Boden. Beide waren hervorragend tüchtige Männer. Beide charakterisiert die Erkenntnis, daß die Zahnheilkunde ohne ein streng wissenschaftliches Fundament und ohne den Zusammenhang mit der gesamten Medizin nicht auskommen kann. *Albrecht* wurde 1861 Privatdozent und 1867 Professor der Zahnheilkunde. 1884 ging aus seiner privaten Schöpfung das Zahnärztliche Institut der Berliner Universität hervor. Sein Direktor wurde *Friedrich Busch* (vgl. S. 199). Im Wintersemester 1884/85 wurde in Leipzig ein zahnärztliches Universitätsinstitut eröffnet. Andere Universitäten folgten, und es konnte im 20. Jahrhundert nach der Prüfungsordnung vom 15. März 1909 auch die praktische Ausbildung des Zahnarztes an die Universitäten gebunden und in einer Weise geordnet werden, die der Ausbildung der „Vollmediziner" mit Vorprüfung und Hauptprüfung parallel ging, die gleiche Schulbildung wie bei diesen mit dem vollen Reifezeugnis verlangte und nach einem siebensemestrigen Studium große Anforderungen an die Kenntnisse in Anatomie, Pathologie, Innere Medizin, Chirurgie, Hautkrankheiten, Lues und Pharmakologie stellte, wie sie noch heute vom Zahnarzt verlangt werden.

Der Unterricht in der Heilkunde, der in der ersten Hälfte des 19. Jahrhunderts so viel zu wünschen übrig ließ, besserte sich bis zu seinem Ausgang in allen Ländern mehr oder weniger schnell. Von *Salomonsen* hört man in den 60er Jahren eindringliche Klagen über die primitiven anatomischen und physiologischen Institute der Kopenhagener Universität. Die Krankenhäuser ließen überall noch lange viel zu wünschen übrig. Auswärtige Ärzte haben auf ihren Reisen nicht immer einen guten Eindruck von den Hospitälern selbst angesehener Forschungszentralen bekommen, z. B. in Paris oder Edinburgh. *Koeberlé* operierte in Straßburg (1867) ohne Operationstisch, schlug nur die Gardinen der Betten zurück und vollzog in der Rückenlage der Patienten die „schwierigsten Bauchoperationen mit bewundernswerter Geschicklichkeit", wie der Gynäkologe *August Martin* (1847—1933) in seinen Lebenserinnerungen erzählt. 1861 konnte *Virchow* im Hinblick auf die große Sterblichkeit schreiben, es sei mehr Aufgabe der praktischen Medizin, die Hospitäler für Verwundete und Gebärende zu beseitigen, als zu erweitern. Erst 1870/71 entstand in der Reichshauptstadt das Krankenhaus Friedrichshain als erstes deutsches nach modernen Grundsätzen im Pavillonsystem erbautes großes Hospital. Mit den Universitätskliniken und wissenschaftlichen Instituten ging es im letzten Viertel des Jahrhunderts schneller vorwärts. Sie wurden in Anlage und Ausstattung den neuen wissenschaftlichen Forderungen angepaßt. Dabei spielte auch der soziale Gedanke eine Rolle. Die Patienten, die dem Unterricht dienten, sollten es in den Universitätskliniken gut haben. Der allgemeine wirtschaftliche Aufschwung ermöglichte in vielen Ländern die Bereitstellung entsprechender staatlicher und privater Mittel. Man kann es als ein Charakteristikum jener Zeit bezeichnen, daß die heute als selbstverständliche Pflicht des Staates erscheinende Förderung der Wissenschaft durch die Behörden damals erst richtig einsetzte.

Für die deutschen, speziell die preußischen Universitäten war es ein Glück, daß ihnen, wie schon erwähnt, in *Friedrich Althoff* der große Förderer erstand, der bei aller Selbstherrlichkeit ein feines Gefühl für die Berufung tüchtiger akademischer Lehrer, Ärzte und Forscher und für die Gestaltung ihrer Lehr- und Arbeitsstätten hatte. Die Spezialkliniken, die gewöhnlich zunächst in einem Privathaus etabliert wurden, hinkten etwas nach. In der Laryngologie mußten sich die Patienten, vor allem vor der Einführung des Kokains, sehr an die unangenehmen Prozeduren gewöhnen, denen sie von den lernbegierigen Kehlkopfspiegelschülern unterzogen und wofür sie bezahlt wurden. *John Berg* erzählt von seinen Übungen unter *v. Schrötter* in Wien (1879), daß dort eine alte Frau aus dem Armenhaus seit Jahr und Tag ihren Kehlkopf für die Spiegelübungen zur Verfügung gestellt, dabei die Anatomie und Pathologie dieses Organs und das Laryngoskopieren gelernt hatte und darin selbst unterrichtete. Ein junger Arzt übte an ihr die Polypenentfernung, indem er ein kleines Stück Fleisch an einem Draht befestigt in den Larynxventrikel brachte und dann rite „exstirpierte bzw. extrahierte". Das erinnert etwas an die „Madame Vogelsang", eine frühere Hebamme, die in den Zeiten des jungen *Virchow* an der Charité als kenntnisreiche pathologische Anatomin keine geringe Rolle spielte und von der *Pirogoff* (vgl. Bd. II, 1, S. 207) erzählt, daß er von ihr gegen Bezahlung die Erlaubnis erhielt, an Leichen zu operieren.

Der Universitätsunterricht war viel mehr als heute nach der Praxis ausgerichtet. Der Studierende kam direkt mit dem Kranken in Berührung und konnte auch, wie es der Arzt braucht, in psychischen Konnex mit ihm treten. Das Laboratorium spielte demgegenüber eine sekundäre Rolle. In Berlin hörte man nicht nur das *Liebreich*sche pharmakologische Kolleg, sondern erlernte auch in einem Kurs in der Hofapotheke die praktische Anfertigung der Rezeptur (*R. Bochalli*).

Die Sorge vieler praktischer Ärzte um eine zu einseitig naturwissenschaftliche Ausbildung des Nachwuchses auf den Universitäten (vgl. Bd. II, 1, S. 228) dauerte an. 1875 fordert *Marx*: „Anstatt den Medizinern das Mikroskop vor Allem zu empfehlen, sollte man darauf bedacht seyn, sie geistig sehen zu lehren." Aber auch große klinische Lehrer sprachen sich dafür aus, daß mit dem naturwissenschaftlichen Denken dem Arzte nicht Genüge getan sei, und lebten ihren Studenten beim Unterricht am Krankenbett das alte Idealbild des Arztes vor. Das ließe sich an vielen großen Ärztepersönlichkeiten zeigen, die als klinische Lehrer wirkten, wie etwa an *Liebermeister*, von dem uns sein dankbarer Schüler *E. Reinert* das Bild eines echt hippokratischen Arztes entwirft, der 1896 sein von höchstem Ethos erfülltes „Glaubensbekenntnis" ablegte. 1885 betont *Leyden* bei der Eröffnung der ersten medizinischen Universitätsklinik in Berlin, daß die Naturwissenschaft andere Wege geht als die Heilkunde. Sie verfolgen verschiedene Zwecke. Der Arzt will behandeln und helfen, die Naturwissenschaft Tatsachen darlegen und in die Entwicklung der Zusammenhänge eindringen. Ein Jahr später heißt es in einem Bericht des Krankenhauses des Wiener Bezirks Wieden, die Medizin sei nicht dazu da, Gelehrte zu ergötzen, sondern durch das Studium der Gesetze des Lebens und der Gesundheit eine Kunst zu bilden und fortzuentwickeln.

Manches kluge Wort mahnt zum Individualisieren am Krankenbett und zur Rücksicht auf die Psyche des Patienten in Vorträgen, Aufsätzen und Büchern über den Umgang mit Menschen, wahres Arzttum und ärztliche Pflichtenlehre von *Billroth*, *Wilhelm Mensinga* (1836—1910; unter dem Pseudonym *C. Hasse*), *Hugo von Ziemssen*, *Julius Pagel* (1851—1912) u. a. Die Begründung geht von verschiedenen Gesichtspunkten aus. Man erkennt bei den Verfassern den Unterschied zwischen Realisten und Idealisten. Auch die Einstellung des Arztes zur Religion wird gelegentlich behandelt, aber die Frage ist nicht mehr so aktuell wie früher (vgl. Bd. II, 1, S. 219). Toleranz und Dogmenfreiheit, Pflichttreue und aufopfernde Arbeit werden als Ausdruck echter ärztlicher Religiosität gewertet.

Das früher geschilderte unmittelbare Interesse des praktischen Arztes an der Wissenschaft und ihren Fortschritten (vgl. Bd. II, 1, S. 123) konnte so lange erhalten bleiben, als das Gesamtgebiet der Medizin für den einzelnen noch einigermaßen übersehbar, der Spezialismus noch in den Anfängen und die wirtschaftliche Lage des Arztes noch so war, daß er genug Geld für den Erwerb von wissenschaftlicher Literatur und genug Zeit hatte, sie zu lesen. Ein Zeugnis für das Bemühen der Praktiker, mit allem in Kontakt zu bleiben, sind die „Medizinischen

Lesegesellschaften". *Günter Mann* hat ihnen für Deutschland 1954 eine interessante Studie gewidmet. Was der praktische Arzt damals leistete, ohne daß viel davon in die Öffentlichkeit drang, beleuchtete (1941) *Johannes Steudel* durch die Veröffentlichung und Analyse von Briefen mecklenburgischer Ärzte. Man liest sie mit Bewunderung für die Allgemeinbildung, das gediegene Wissen, die kluge Erfahrung, das echte Arzttum und die warme Fürsorge für die Kranken, die aus ihnen spricht.

Es war sicher kein Nachteil, daß noch immer zahlreiche akademische Lehrer aus der Praxis kamen und noch mehr praktische Ärzte sich — zum Teil unter Beibehaltung der Allgemeinpraxis — den neuen Spezialfächern zuwandten. *Eduard Martin* (1809—1875) betrieb als Ordinarius der Geburtshilfe in Jena (1850—1858) neben seinem Lehramt allgemeine Land- und Stadtpraxis. *Walter Stoeckel* berichtet von dem hervorragenden Gynäkologen *Heinrich Fritsch* (1844—1915), der zuletzt den Lehrstuhl der Frauenheilkunde in Bonn innehatte, daß er als Assistent des Gynäkologen *Robert Olshausen* (1835—1915) in Halle als Dozent und a. o. Professor für Gynäkologie über ein Jahrzehnt auch als praktischer Arzt und sehr gesuchter und beliebter Hausarzt tätig war. Das wurde für sein klinisches Wirken von großer Bedeutung. Wir haben genug Beispiele ähnlicher Art angeführt und könnten sie reichlich ergänzen.

Dadurch wurde der Spezialismus vor Einseitigkeit bewahrt. Er hatte es überhaupt nicht leicht, sich durchzusetzen. Um 1870 berichtet der Professor der Chirurgie in St. Louis, *Louis Bauer*, daß der in den USA weit verbreitete Spezialismus von manchen als „Zwillingsbruder der Quacksalberei" angesehen wird. Das bezog sich hauptsächlich auf die Zahnärzte, und *Bauer* setzt einschränkend hinzu, daß die Abneigung der Ärzte gegen die Spezialisten in der Abnahme begriffen sei. Auch im breiten Publikum sind die Widerstände gegen den aufkommenden Spezialismus und die naturwissenschaftliche Medizin nicht zu verkennen. Ein wichtiges Motiv dieser Haltung lag in der Reaktion gegen das mechanistische Weltbild und den Lokalismus, bei dem die Rücksicht auf den Anteil der Psyche am kranken Geschehen fehlte. Sie fand ihren Ausdruck in einer der Romantik an der Schwelle des Jahrhunderts ähnlichen Stimmung. In Deutschland war *Julius Langbehn* (1851 bis 1907) mit seinem Buche „Rembrandt als Erzieher", das 1890 zum erstenmal erschien und bis 1946 84 Auflagen erlebte, ein besonders einflußreicher Vertreter dieser neuromantischen Einstellung zur Medizin seiner Zeit. Die Parallelen zur alten Romantik sind unverkennbar. Nach *Langbehns* Forderung muß die wissenschaftliche Heilkunde stets den ganzen Menschen im Auge haben. Sie darf die volkstümliche Medizin nicht ablehnen, sondern muß sie veredeln und vertiefen und psychische Heilmethoden anwenden. Vom Spezialismus muß der Arzt zum „Individuellen, Subjektiven, Menschlichen" kommen.

Es stellten sich der Entwicklung der modernen Medizin weitere weltanschaulich und aus anderen Motiven begründete Widerstände in den Weg, berechtigte und unberechtigte.

Wir denken hier nicht an die genügend bekannten Vorurteile der Spezies von Medizinern, denen Konservatismus und Bequemlichkeit den Blick für neues Denken und neue Entdeckungen trübten, sondern an das Publikum und den medizinischen Dilettantismus der Laien. Nur zu berechtigt war die Ablehnung der experimentellen Übertragung der Krankheit von Syphilitischen und Gonorrhoikern auf andere Menschen, zu der sich angesehene Ärzte durch ihren Wissensdrang verleiten ließen, und die Empörung über die Infizierung mit Lues, die bei der Schutzpockenimpfung durch Fahrlässigkeit vorkam, Versuche und Vergehen, die, wenn sie bekannt wurden, gerichtlich verfolgt und bestraft wurden (vgl. auch Bd. II, 1, S. 161f. und 229). In höchstem Maße unberechtigt waren dagegen die Einwände, die gegen das deutsche Reichsimpfgesetz vom 8. April 1874 erhoben wurden. Die Gründe, welche die Impfgegner während der drei Lesungen des Reichstages, die der Verabschiedung des Gesetzes vorausgingen, in die Debatte warfen, sind ein einzigartiges Dokument dafür, was medizinisches Halbwissen, menschliches Vorurteil, von Haus aus bestehende Abneigung und Mißtrauen gegen den ärztlichen Beruf und nicht zuletzt parteipolitische Einstellung geltend zu machen imstande sind, wenn es um den Versuch geht, segensreiche Fortschritte im Dienst der Volksgesundheit zu verhindern. Und wieviel gute Ratschläge, es besser zu machen, wurden von Laien gegeben! 26 Petitionen aus allen Teilen Deutschlands von sogenannten Gesundheitsvereinen und Listen mit Tausenden von Unterschriften wurden gegen den Gesetzesvorschlag eingereicht, aber nur ein Arzt war unter den Petenten.

Wie der Versuch am Menschen, so begegnete das Tierexperiment, dem auch mancher Arzt (vgl. z. B. Bd. II, 1, S. 228) nur eine beschränkte Bedeutung zuerkannte, in weiten Kreisen heftigem Widerstand. Die Königin *Viktoria* von England, die Queen, war durch die ,,unnötigen und schrecklichen Grausamkeiten in höchstem Grade schockiert" und erwartete von *Lister*, daß er sich in einer öffentlichen Erklärung gegen die ,,Vivisektion" aussprach. Er tat es nicht, sondern verteidigte das Tierexperiment, ohne Erfolg bei der Königin zu haben. Doch gelang es der Royal Commission des englischen Parlaments, nach einer Befragung von 47 hochangesehenen Forschern und Ärzten wenigstens das völlige Verbot der Versuche am Tier zu verhindern und unnötige Grausamkeiten dabei durch ein Gesetz von 1876 unter Strafe zu stellen. In Deutschland bemühte sich *Rudolf Heidenhain* in aufklärenden Broschüren, darunter einer, die im Auftrag des preußischen Kultusministers (1884) verfaßt war, die öffentlichen Vorurteile zu beseitigen. Er ließ auch die Gegner zu Worte kommen, schrieb mit größter Objektivität, für jeden Einsichtigen überzeugend mit reichem Beweismaterial für das, was die Menschheit dem Tierexperiment verdankt. Auch diese Broschüren sind wertvolle Dokumente der Zeit.

Der Einführung der Narkose begegneten in Schottland religiöse Bedenken, als *Simpson* sie zur Schmerzstillung bei der Geburt verwendete (vgl. Bd. II, 1, S. 168). Die Calvinisten und andere religiöse Richtungen machten geltend, daß Gott das Weib dazu verurteilt hätte, unter Schmerzen zu gebären. Aus sachlichen Gründen waren Ärzte Gegner der Chloroformbenutzung zur Schmerzbetäubung unter der Geburt, z. B. *Scanzoni*. Wie sich die Gegner auf die Bibel beriefen, so verteidigte *Simpson* seine Ansicht mit dem Hinweis, daß Gott selbst (laut 1. Mose 2, 21) Adam in einen betäubenden Schlaf versenkte, als er ihm die Rippe entfernte, aus der Eva geschaffen wurde. Der Streit ging einige Jahre weiter, bis die Queen 1853 ihr achtes Kind bekam und sich bei dessen Geburt mit der Anwendung der Narkose nach *Simpson* einverstanden erklärte (*Thomas E. Keys*). Von da an war die ,,narcose à la reine" akkreditiert.

Man sieht, in welchem Umfang weltanschauliche Überzeugungen noch immer geeignet waren (vgl. Bd. II, 1, S. 210), den Werdegang der Medizin zu beeinflussen. Gewiß konnten angesichts der großen Fortschritte der Naturwissenschaften mit ihren eklatanten Folgen für die Verhütung und Heilung von Krankheiten und die Erleichterung des alltäglichen Lebens viele volkstümliche Vorurteile nicht mehr bestehen. Nicht zum wenigsten gefördert durch die populären Aufklärungsvorträge, die *Virchow* und andere bedeutende Forscher und Ärzte hielten, entstand in weiten Kreisen ein geradezu begeistertes Interesse für das, was in der Medizin und den Naturwissenschaften vor sich ging, aber die früher geschilderten weltanschaulichen Kämpfe der 50er Jahre kamen nicht zur Ruhe, und wie früher blieben manche Versammlungen der deutschen Naturforscher und Ärzte dabei wichtige Kriegsschauplätze.

Auf den Tagungen in Karlsbad (1862) und Stettin (1863) kam es wieder zu heftigen Debatten um das Problem des Materialismus und Idealismus, um Glauben und Wissen. Auch der politische Einschlag zeigt sich, wenn *Virchow* in Stettin sagt: ,,Es muß sich Kirche und Staat daran gewöhnen, daß mit den Fortschritten der Naturwissenschaften gewisse Änderungen in unseren allgemeinen Vorstellungen und Voraussetzungen ... eintreten." Aber *Virchow* kennt auch die Grenzen der Naturwissenschaft. Das Bewußtsein und das ganze Seelenproblem gehört nicht in ihren Bereich. Durch *Darwins* Veröffentlichungen wurde neues Öl in die Flamme der Begeisterung und Empörung gegossen, als *Haeckel* in Stettin in seinem Vortrag: ,,Über die Entwicklungstheorie Darwins" zum erstenmal das Wort für die neue Lehre ergriff (vgl. auch S. 7 und 9). In diesem Zusammenhang ist es nicht uninteressant, daß in dem konservativen Schweden der materialistisch ausgerichtete Darwinismus besonders langsam vordrang. Hier war man mehr zum Idealismus geneigt. Die Erinnerung an *Linné* beherrschte noch die Biologie. Erst um 1870 gewann die neue Lehre an Terrain und erst in den 80er Jahren setzte sie sich mit dem aufkommenden Industrialismus, der neuen Technik, dem sichtlichen praktischen Nutzen der Naturwissenschaft und der damit verbundenen Neigung zum materialistischen Denken durch (*Sten Lindroth*). In Wien wandte sich eine Autorität wie *Hyrtl* in seiner Rektoratsrede vom Jahre 1864 und aus anderem feierlichem Anlaß gegen den Materialismus und bekannte sich zu einer gläubigen Weltanschauung. Damit verscherzte er sich (nach *J. Fischer*) die Sympathie der freisinnigen Bürgerschaft und der Studenten.

Den meisten Widerhall hat wohl — nicht nur in der Gelehrtenwelt — das Wort gefunden, das im Kampf der Meinungen um die letzten Rätsel des Naturgeschehens *Emil du Bois-Reymond* 1872 auf der Naturforscherversammlung in Leipzig prägte, als er „Über die Grenzen des Naturerkennens" sprach: Ignorabimus. „Wir werden es nie wissen, was Materie und Kraft sind und wie sie zu denken vermögen." Fünf Jahre später äußerte sich in München der Botaniker *C. v. Nägeli* etwas optimistischer: „Wir wissen und werden wissen." Aber auch er begründete diesen Anspruch mit soviel Klauseln, daß der Unterschied nicht groß war.

Die Zulassung der Frauen zum ärztlichen Beruf entwickelte sich in den Ländern mit einem geordneten Medizinalwesen verschieden schnell. Im Jahre 1848 wurde in Philadelphia „The Woman's Medical College of Pennsylvania" gegründet. Dieses College ist nach *R. H. Shryock* als die erste vollwertige Medizinschule für Frauen anzusehen, die die Geschichte kennt. 1849 promovierte die erste Ärztin in New York. In England, Schweden, Holland, Rußland und in der Schweiz kam es erst in den 70er Jahren zur Zulassung von Frauen zum medizinischen Studium mit folgender Approbation und eventueller Promotion. Von den Sondermedizinschulen für Frauen, von denen nur wenige erhalten blieben, fanden die staatlichen Behörden im Laufe der Zeit den Weg zum Anschluß der weiblichen Studierenden an die gewöhnlichen Medizinschulen und medizinischen Fakultäten. Das Vorangehen Amerikas auf diesem Wege erklärt *R. H. Shryock* aus der Eigenart der sozialen Stellung der amerikanischen Frau gegenüber den Verhältnissen im alten Europa.

In Deutschland zögerte man besonders lange. Hier wurde der Kampf um die Zulassung der Frauen zum ärztlichen Beruf als Teilerscheinung der Emanzipationsbestrebungen der Frau mit besonderer Heftigkeit geführt, am heftigsten im Lager der Mediziner und Philologen. Von völlig verschiedenen Grundsätzen gingen in Deutschland die bürgerlichen Liberalen und die Sozialisten aus, wenn sie um die Frau als Ärztin kämpften. Bei dem, was in den Reichstagsdebatten dafür und dagegen gesagt wurde, löste manches Heiterkeit aus, und im historischen Rückblick wirkt manches erheiternd, was damals ernst genommen wurde. Den einen gebot, den anderen verbot die Schamhaftigkeit die Betätigung der Frau am Seziertisch und im gemeinsamen Hörsaal mit männlichen Kollegen. Auch der Einfluß *Rousseaus* (vgl. Bd. II, 1, S. 76) machte sich noch bemerkbar. Bei der ablehnenden Stellung mancher Ärzte ist die Angst vor der Konkurrenz zu spüren. Uns scheint sie auch bei einer pflaumenweichen Resolution des deutschen Ärztetages vom 29. Juni 1898 mitgewirkt zu haben. Nicht ganz ein Jahr später, am 20. April 1899, läßt ein Bundesratsbeschluß die Frauen zum medizinischen und pharmazeutischen Staatsexamen zu, aber nur mit gewissen Verklausulierungen. Sie dürfen an der Universität nur hospitieren und brauchen dazu die besondere Erlaubnis des Kultusministers, des Rektors und der für die zu hörenden Vorlesungen und Übungen in Betracht kommenden Professoren. Erst im Wintersemester 1900/1901 werden an den badischen

Universitäten Freiburg und Heidelberg die ersten Studentinnen der Medizin rite immatrikuliert.

Von viel tiefer einschneidender Bedeutung als das Eintreten der Ärztin in die Praxis sollte für den Ärztestand die S. 7 geschilderte Einführung der Kranken- und Invaliditätsversicherung in den 80er Jahren werden.

Der Gedanke die weniger Gutgestellten, die Dienstboten, Handwerkergesellen wie später die Industriearbeiter in kranken Tagen durch eine Versicherung vor dem Ruin und vor dem Armenhaus, wo sie der Barmherzigkeit überlassen blieben, zu bewahren. war keineswegs neu. Seit dem 13. Jahrhundert gab es, wie *Alfons Fischer* für Deutschland ausführlich dargestellt hat — und in anderen Ländern war es sicher nicht anders —, Knappschafts- und Innungskassen und ähnliche Einrichtungen, die solchen Zwecken dienten. Im Laufe der Jahrhunderte änderte sich ihre Organisation mit der Änderung des sozialen Lebens. Seit dem 18. Jahrhundert bemühen sich besonders die Städte, diese Institutionen auf eine gesunde Basis zu stellen. So wurde z. B. 1791 in Karlsruhe von der Dienstherrschaft ein bestimmter Beitrag dafür erhoben, daß ihre Angestellten im Krankheitsfall in Hospitälern untergebracht werden konnten. 1795 veröffentlichte der Prager Arzt *Johannes Melitzsch* den Plan für eine ,,Gesundheitsassecuranzanstalt", welche schon verschiedene Berufsklassen mit verschiedenem Einkommen im Auge hatte, darunter Beamte, Handwerksmeister, Gesellen und Studierende. Im Gegensatz zum mittelalterlichen Zunftzwang war der Beitritt freiwillig gedacht.

Das 19. Jahrhundert setzte diese Bestrebungen fort, und als mit der Industrialisierung der Stand der Fabrikarbeiter in den Vordergrund trat, wurden für sie besonders viele neue Kassen gegründet. Zunächst fehlte noch aller Zwang und alle einheitliche Organisation. Erst seit dem Jahre 1845 begann man sich in den deutschen Ländern von Amts wegen für die Sache zu interessieren und die Kassen etwas zu beaufsichtigen. Doch war alles mehr die Angelegenheit der Gemeinden als des Staates. Sie konnten zwar einen gewissen Zwang zum Beitritt auf die Fabrikarbeiter, Gesellen und Hausangestellten ausüben, aber die Regelung blieb lokal. Das waren die Vorläufer unserer Ortskrankenkassen.

Daneben bildeten sich um die Mitte des Jahrhunderts sog. Gesundheitspflegevereine. Sie sicherten ihren Mitgliedern gegen bestimmte Beiträge ärztliche Hilfe, freie Medikamente und andere Unterstützungen im Falle der Krankheit. In ihnen hat man die Vorläufer unserer privaten Krankenversicherung zu sehen.

Das grundsätzlich Neue bei den deutschen staatlichen Versicherungen der 80er Jahre war eben die Beteiligung des Staates und der Zwang zur Beitragszahlung. In den Reichstagsdebatten um die einschlägigen Gesetze treten wieder, ähnlich wie beim Impfgesetz, heftige Gegner gegen die Entwürfe *Bismarcks* auf. Parteipolitische Gründe verschiedenster Art, die mit der Sache nichts zu tun hatten, führten dazu, das große soziale Werk zu verkennen, herabzusetzen und zu verzögern. Das Protokoll jener Debatten bildet kein Ruhmesblatt in der Geschichte der Beziehungen zwischen Politik und Medizin.

Wenn die Regierung erwartet hatte, daß die soziale Versicherung mit Dank und Zufriedenheit aufgenommen wurde, so sah sie sich bald enttäuscht. Das Problem war schwierig, die Zwangszahlung der Kassen- und Versicherungsbeiträge manchem schmerzlich. Vor allem hatte der Gesetzgeber über dem großen sozialen Werk die Interessen der Ärzte, die sich zuerst mit großer Begeisterung in den Dienst der guten Sache stellten, übersehen. Er hatte ihnen nicht den nötigen Einfluß auf die Verwaltung zugestanden und sie schließlich so in den Hintergrund gedrängt, daß Kämpfe unvermeidlich wurden, zumal man nach der Gewerbeordnung vom Jahre 1869 im Arzt einen Gewerbetreibenden sah und die Krankenkassenvorstände, die sich aus Vertretern der Arbeitgeber und Arbeitnehmer zusammensetzten, die materielle Seite der Beziehungen zwischen Kasse und Arzt einseitig in den Vordergrund schoben. Man übersah, daß ein von Existenzsorgen bedrückter Arzt seinem Beruf nur mit übermenschlichen Kräften gerecht werden kann und daß das Verhältnis zwischen Arzt und Patient immer ein individuelles und auf Vertrauen gestütztes ist. Die Gefahr der „Verstaatlichung des Patienten" wurde heraufbeschworen. Sie war um so größer, als durch das Interesse der sozialen Medizin für die Betreuung der Masse der einzelne zu kurz kommen konnte. Der Arzt war in Gefahr, in die Anonymität des staatlichen Angestellten zurückzutreten. Die dem Versicherten zu gewährende Hilfe war auf bestimmte Ärzte beschränkt, und diesen Ärzten wurde gegen ein Fixum, das der Leistung keineswegs entsprach, eine ungeheure Arbeitslast aufgewälzt. In den Händen dieser Ärzte kam die Tätigkeit oft auf eine Massenbehandlung heraus. Vieles durften sie nicht verordnen, weil es zu teuer war; die Patienten fühlten sich als Nummer und Kranke zweiter Klasse. Manche machten zu hohe Ansprüche. Der Gedanke an die zu erwartende Versorgung lähmte den Genesungswillen und die Arbeitsfreude. Überall herrschte Unzufriedenheit. Die Ärzte versuchten ohne Erfolg, bei den zuständigen Behörden eine Änderung durchzuführen. So entbrannte ein jahrzehntelanger Kampf zwischen den Krankenkassen und der Vertretung der Ärzteschaft. Er führte zu tieftraurigen Erscheinungen des ärztlichen Lebens; denn er verwickelte die Ärzte in parteipolitische Kämpfe und ließ sie stellenweise vor dem Mittel des Streiks nicht zurückschrecken, was dadurch einigermaßen verständlich wird, daß die Krankenkassen sich ihnen gegenüber in der Rolle der Arbeitgeber fühlten. In den 90er Jahren spitzte sich die Situation immer mehr zu.

Die aus der Revolution von 1848 geborene Tendenz zu einem Zusammenschluß aller deutschen Ärzte und zu einer gemeinsamen Standesvertretung war (vgl. Bd. II, 1, S. 282) mit der Unterdrückung der Revolution zusammengebrochen. Es folgten Jahre der Zurückhaltung und eines selten unterbrochenen resignierten Schweigens. Erst die Gründung des Deutschen Reiches wurde das Fundament, auf dem die große Einigung zustande kam. Im Jahre 1873 wurde der Deutsche Ärztevereinsbund gegründet. Die größten Verdienste um diese Gründung, um die er sich in unermüdlicher Arbeit bemühte, hatte der Dresdener Arzt *Hermann Eberhard Friedrich Richter* (1808—1876), ein durch Allgemeinbildung, ärztliches Ethos, vielseitiges wissenschaftliches Schrifttum und Organisationstalent ausgezeichneter Mann. Im ersten Jahrzehnt beschäftigte sich der Bund in der Hauptsache mit Fragen der Kollegialität und gegenseitigen Unterstützung in finanzieller Not. Aber er nahm auch schon vom ersten Tag seiner Existenz an die Beteiligung an allen Problemen der öffentlichen Gesundheitspflege in sein Programm auf. Die Regierung, die kein Aufsichtsrecht über die Ärzte besaß und ihnen nur gewisse Berufspflichten auferlegen konnte, fand in der freiwilligen Organisation des Bundes das Instrument, durch das sie ihren Einfluß auf das deutsche Gesundheitswesen, soweit der praktische Arzt dabei beteiligt war, am besten verwirklichen konnte. Nach dem demokratischen Prinzip der Abstimmung und Mehrheitsentscheidung beschäftigte sich der Bund in immer größerem Umfang mit Fragen, die nicht nur die Ärzte, sondern auch das ganze Volk angingen, nicht nur mit der auszuarbeitenden Standesordnung, welche schließlich für alle Mitglieder des Bundes verpflichtend wurde, und mit Fragen der Entlohnung und Hinterbliebenenfürsorge für die Kollegen, sondern auch mit der öffentlichen Hygiene und Hygienegesetzgebung und mit vielen anderen Problemen, bei denen sich die Zusammenarbeit des Bundes mit den Behörden als äußerst segensreich erwies.

Unter dem Eindruck der durch die Krankenkassengesetzgebung verursachten Mißstände wurde im Jahre 1900 dank der Energie des Leipziger Arztes *Hermann Hartmann* (1863—1923) als Kampforganisation der „Verband der Ärzte Deutschlands zur Wahrung ihrer wirtschaftlichen Interessen" gegründet. Man hat ihn später zu Ehren seines Gründers „Hartmannbund" genannt und nach mancherlei inneren Schwierigkeiten dem deutschen Ärztevereinsbund als wirtschaftliche Unterabteilung angegliedert. Solche Gründungen waren bitter nötig; denn mit der wirtschaftlichen Lage des Ärztestandes und seinem sozialen Ansehen ging es seit der Sozialversicherung und dem sich immer mehr zu einer Wohlfahrtseinrichtung auf Kosten der Ärzte gestaltenden Krankenkassenwesen stetig bergab. Im Milieu des Spezialismus und des verstaatlichten Patienten war kaum noch Platz für den guten alten Hausarzt, den persönliche Beziehungen mit der Familie verbanden. Seine Tage waren gezählt. Die Sicherheit, durch Zulassung zur Krankenkasse relativ schnell zu einem Existenzminimum zu kommen, und das große Einkommen einzelner „Kassenlöwen" hatte trotz aller Warnungen von berufener Seite einen Massenandrang zum Studium der Medizin zur Folge. Die Zahl der Ärzte stieg weit über den Bedarf. Der harte Kampf ums Dasein konnte charakterlich schwache Menschen in böse Konflikte bringen. Dadurch, daß im Laufe der Zeit fast alle deutschen Ärzte dem Deutschen Ärztevereinsbund beitraten und daß praktisch eine Berufsausübung ohne Zugehörigkeit zu ihm so gut wie unmöglich war, wurde der Bund allmählich die oberste Autorität in Fragen der ärztlichen Ethik und der Standesehre. Da es sich aber um eine freiwillige Organisation handelte, hatte er doch in vielen Fällen, in denen es zu Verstößen kam, nicht die Macht durchzugreifen. Es fehlte die staatsrechtliche Befugnis zur Bestrafung ärztlicher Vergehen, gegen die das Strafgesetz keine Handhabe bot und die doch im höchsten Grade verwerflich sein konnten. Freilich galt bei einzelnen Ärztevereinen manchmal auch etwas als „standesunwürdig", über das man nur den Kopf schütteln kann, z. B. die kollegiale Zusammenarbeit mit homöopathischen Ärzten.

Neben den Ehrengerichten der Organisation, denen man sich freiwillig unterwarf, waren staatsrechtliche Ehrengerichte nötig. Seit der Mitte des 19. Jahrhunderts hatten die Ärzte immer wieder den Wunsch nach einer solchen Einrichtung ausgesprochen. Daher kam es zur Bildung von Ärztekammern als öffentlich-rechtliche Körperschaften aller Ärzte eines Landes bzw. eines Bezirkes, denen die Ärzte entsprechend ihrem Niederlassungsort zwangsläufig angehörten. Die Mitglieder der einzelnen Kammer wurden gewählt. Die Kammer hatte das Recht, eine Umlage zu erheben. Sie war den Behörden gegenüber zu gutachtlichen Äußerungen in ärztlichen Fragen berechtigt und verpflichtet und konnte durch das von ihr eingesetzte Ehrengericht empfindliche Strafen verhängen, denen sich keiner zu entziehen vermochte.

Vor der Einführung der staatlichen Krankenversicherung war es selbstverständlich daß der Patient bestimmte, von wem er sich behandeln ließ. Das neue Gesetz ermächtigte die Kassen, ihre Mitglieder nur einem beschränkten Kreis von Ärzten zuzuführen. Mit vollem Recht wehrte sich die Ärzteschaft gegen diese Freiheitsbeschränkung kranker Sozialversicherter. Bald entbrannte der Kampf um die „freie Arztwahl" auf der ganzen Linie. Er überdauerte das Jahrhundert und brachte bis heute keinen Friedensschluß, der alle Beteiligten, Kranke, Ärzte und Kassen, zufrieden stellen konnte.

Es entsprach der demokratischen Einstellung der Zeit und dem zunehmenden Einfluß des sozialen Gedankens, daß sich auch innerhalb der Ärzteschaft eine soziale Umschichtung vollzog. *Carl Mettenheimer* (vgl. S. 190) macht in seinem posthum (1899) erschienenen „Viaticum", das er seinem Sohn widmete, darauf aufmerksam, daß wir „unaufhaltsam der Zweitheilung der Ärzte entgegengehen". Der eine Teil wird durch die hochgebildeten Ärzte repräsentiert, die vornehm über dem Patienten stehen, der andere durch die Ärzte für diejenigen Patienten, vor allem für die auf dem Lande, die den Arzt nicht wollen, der ihnen zu vornehm und zu gelehrt ist, sondern den vorziehen, der von Hause aus ihre Sitten und Gebräuche mitbringt, mit ihnen auch gesellig verkehrt und ihre Sprache und Umgangsformen versteht. *Mettenheimer* hat unter dieser zweiten Gruppe manche tüchtigen Ärzte kennengelernt. Man denkt unwillkürlich an den modernen Begriff des „volksverbundenen Arztes".

Die unglückliche Entwicklung der wirtschaftlichen Lage weiter Ärztekreise mit der ständigen Sorge um die materielle Existenz, die riesige Erweiterung des Wissensstoffes, den der praktische Arzt verarbeiten und am Krankenbett betätigen mußte, die Konzentration auf Einzelheiten, die der rapide fortschreitende Spezialismus vom Facharzt verlangte, alle diese Faktoren hatten einen Rückgang des Universalismus zur Folge, der in früheren besseren Zeiten viel zum Ansehen des Ärztestandes beigetragen hatte. Zwar kann man ihn noch in den Leistungen großer Geister bewundern, aber er ist seltener geworden.

Wir verweisen als Beispiele auf *Robert Remak*, dessen Verdienste um die Zellenlehre, die mikroskopische Anatomie des Nervensystems, die Entwicklungsgeschichte, die Elektrotherapie in der ersten Hälfte dieses Bandes geschildert wurden, auf den Pädiater *Philipp Biedert*, der auch ein guter Arzt für innere Krankheiten war, Staroperationen machte, den Uterus durch die Vagina exstirpierte, bei Mittelohrerkrankungen die Trepanation vornahm, mühsame chemische Untersuchungen anstellte und immer noch Zeit fand, seinen Neigungen zu leben (*A. Peiper* nach *Gorgen*), auf *Liebermeister* als Mathematiker, Physiker und Psychologen, vor allem auf *Rudolf Virchow*. Bei ihm denken wir nicht an den Universalismus seiner Pathologie und seines medizinischen Lehrgebäudes, an seine Tätigkeit als Sozialpolitiker und -hygieniker, sondern an das, was er außerhalb des unmittelbar heilkundlichen Gebietes erstrebt und geleistet hat, für die Anthropologie, Ethnologie und Urgeschichte, an seine Mitarbeit auf den Forschungsreisen des Archäologen *Schliemann*, den er in die Troas und nach Ägypten begleitete, und nicht zuletzt an den Medizinhistoriker *Virchow*. Der Breslauer Anatom *Carl Hasse* (1841—1922) schrieb 1882 eine Monographie über die Venus von Milo, in der er aus dem 1820 entdeckten Torso eine Rekonstruktion der klassisch schönen Statue und eine Deutung der Idee des antiken Schöpfers versuchte, nicht ohne scharf angegriffen zu werden.

Natürlich spricht bei allem neben der Zeitstimmung und dem Milieu die individuelle Begabung und der persönliche Interessenkreis mit. Der Physiologe *Th. W. Engelmann* schrieb schon als Gymnasiast „Beobachtungen über Infusorien" und veröffentlichte als 18jähriger Student eine Untersuchung zur Naturgeschichte der Infusionstiere (*R. Bochalli*). Mit vielen anderen bedeutenden Medizinern hat er die musikalische Begabung gemeinsam. *Alfred Kirstein* wurde, wie wir hörten, Maler. Zeichnerische Begabung und Humor, feines Einfühlen in die Psychologie des Kindes machten den Frankfurter Psychiater *Heinrich Hoffmann* (1809—1894) durch seinen „Struwwelpeter" unsterblich, jenes Kinderbuch mit den köstlichen Zeichnungen und Versen, das er Weihnachten 1844 für seinen Sohn verfaßte, und das noch immer wieder aufgelegt wird. Vom bayrischen Militärarzt wurde *Hermann von Lingg* (1820—1905) zum Dichter von Epen, lyrischen und dramatischen Werken, die zu ihrer Zeit großen Anklang fanden. Man spürt in ihnen oft die Erfahrung und das Wissen des Arztes durch. Der Erlanger Psychiater *Anton Bum* (1849—1903; erscheint in der Literatur auch als *Bumm*) war durch seine ungewöhnliche Sprachbegabung für die medizinhistorische Forschung prädestiniert. Er veröffentlichte wertvolle Quellenstudien zur Geschichte der Psychiatrie bei *Avicenna*, im Talmud, bei *Constantinus Africanus* und seiner arabischen Vorlage und über die Psychopathologie im Don Quichote bei Cervantes.

Für die Geschichte der Medizin war die zweite Hälfte des 19. Jahrhunderts im übrigen keine günstige Zeit. Im Tentamen philosophicum hatte der Student etwas von ihr wissen müssen (vgl. Bd. II, 1, S. 223). Seit an die Stelle dieser Prüfung das Physikum getreten war, brauchte er sich nicht mehr damit zu belasten. In ministeriellen Verfügungen der 60er Jahre wird als Hauptgrund für die Änderung neben dem geringen Interesse der jungen Mediziner an den in der philosophischen Fakultät zu absolvierenden Fächern und den schlechten im Philosophicum erzielten Examensresultaten der Zeitgewinn für die Vorbereitung auf die naturwissenschaftlichen Disziplinen angegeben, die Chemie, Physik, Botanik, Zoologie, Anatomie und Physiologie, die nunmehr verlangt werden. Die Medizingeschichte fällt jetzt mit der Logik und Psychologie in die Gruppe der nur „empfohlenen" Fächer. Ein Studienplan der Berliner medizinischen Fakultät empfiehlt, neben der allgemeinen

Medizingeschichte auch die Geschichte und Geographie der Volkskrankheiten zu hören und zwar im letzten, achten Studiensemester. Dafür dürfte der Einfluß von *August Hirsch* maßgebend gewesen sein, der 1863 sein Berliner Lehramt antrat. Das Angebot an medizinhistorischen Vorlesungen war an allen deutschen Universitäten nicht so gering, wie man bei dieser Sachlage erwarten sollte. Man ist überrascht, wie viele verschiedene Themen angekündigt wurden: Allgemeine Medizingeschichte und ausgewählte Kapitel aus ihr, Geschichte zahlreicher Spezialfächer, der Medizin verschiedener Nationen, dazu Biographie, Quellenkunde, Hilfswissenschaften, „Philosophie und Medizingeschichte" und vieles andere. Auch medizinhistorische Übungen fehlen nicht. Eine andere Frage ist die, ob dem Angebot die Nachfrage entsprach und wie weit die Dozenten für die medizinhistorische Lehrtätigkeit, die sie nebenamtlich betrieben, wirklich berufen waren. Sie muß offen bleiben. Im Jahre 1876 klagen *Billroth* und der ihm befreundete hannoversche Chirurg *Georg Fischer* (1836—1921), Verfasser einer wertvollen Studie zur „Chirurgie vor 100 Jahren", darüber, daß an den Universitäten viel zu wenig medizinhistorische Vorlesungen gehalten werden, und bezweifeln das nötige Interesse der Studierenden. Aber auch beim Lehrkörper war das Interesse trotz mancher schönen Worte nicht übermäßig groß. Wenn in der deutschen Prüfungsordnung vom 28. Mai 1901 dem Prüfer die Anweisung gegeben wird, „bei den einzelnen Prüfungsfächern ihre Geschichte nicht unberücksichtigt zu lassen", so ist das zwar ein Beweis für ein neuerwachtes Interesse für die Geschichte der Medizin, aber fast nicht mehr als eine symbolische Handlung; denn die Prüfer hatten in der Regel selbst nicht die nötigen Kenntnisse und die Studierenden nicht immer Gelegenheit, aus berufenem Munde ein gediegenes medizinhistorisches Kolleg zu hören. In einsamer Größe ragen einzelne Pioniere der kommenden modernen Periode der Medizingeschichte aus der zweiten Hälfte des 19. Jahrhunderts hervor, die, wie es akademischer Brauch ist, Lehre und Forschung miteinander vereinten.

Wir nennen von Deutschen noch einmal *Rudolf Virchow* mit seinen bedeutenden Arbeiten zur Geschichte des Aussatzes, der Krankenhäuser und Hospitäler, den vielseitigen *August Hirsch* mit seiner Geschichte der medizinischen Wissenschaften in Deutschland vom Jahre 1893, *Julius Pagel*, der ein neues Bild der mittelalterlichen Heilkunde erarbeitete, *Hermann Baas* (1838—1909) in Worms mit seiner Geschichte des ärztlichen Standes vom Jahre 1896. In Wien wirkte als Ordinarius der Medizingeschichte *Theodor Puschmann* (1844—1899), dessen Geschichte des medizinischen Unterrichts vom Jahre 1889 zu den Standardwerken seiner Zeit gehörte. Alle diese Männer kamen aus der ärztlichen Praxis. Dabei waren sie echte Historiker; denn sie wußten, daß nur das bestehen kann, was sich auf exakte Quellenstudien und philologische Akribie stützt. Das gibt ihrem Wirken die charakteristische Note. Sie schrieben pragmatische Geschichte, die aus der Vergangenheit lernen will, und strebten, wenn es auch nicht immer gelang, wie *Heinrich Haeser* (vgl. Bd. II, 1, S. 217) nach *Ranke*scher Objektivität. *Pagel* betont besonders das ärztliche Ethos. Die Medizingeschichte ist ihm Kulturgeschichte. Die Interpretation dessen, was man unter Kulturgeschichte zu verstehen hat, ist nicht immer die gleiche. Von *Hirsch*, der von der Seuchengeschichte herkommt, werden z. B. die Kultureinflüsse in der Hauptsache mit dem jeweiligen Stand der Naturbeobachtung und Naturwissenschaft identifiziert. Es wäre noch viel darüber zu sagen, wie sich in der Medizinhistoriographie dieser Männer der realistische Geist ihrer Zeit oft in einer eigenartigen Mischung mit ideengeschichtlichen Ansätzen zeigt, und auf manche medizinhistorische Darstellung im Ausland hinzuweisen z. B. auf die zweibändige Medizingeschichte des S. 188 genannten Pädiaters *Bouchut* vom Jahre 1873. In Amerika wiesen der hervorragende und durch sein unsterbliches Werk, die Gründung der größten medizinischen Bibliothek der Welt, die Surgeon-Generals Library, weltbekannte Militärchirurg *John Shaw Billings* (1838—1913) und *W ll am Welch* 1878 bzw. 1888 auf die vielseitige Bedeutung der Medizingeschichte hin. *Welch* fand 1889 in *Osler* und *Kelly* gleichgesinnte Geister, die mit ihm am Johns Hopkins Hospital einen historischen Klub gründeten.

Der Realismus der Zeit (vgl. S. 8) machte die Medizin, das ärztliche Leben und den kranken Menschen zu einem beliebten Vorwurf der schöngeistigen Literatur.

In Frankreich war *Emile Zola* der bekannteste Vertreter dieser Richtung. Wie er selbst sagt, stand er unter dem Einfluß von *Claude Bernard*, speziell seines programmatischen Buches: L'Introduction à l'étude de la médecine expérimentale, das zum erstenmal 1865 erschien, jener „klassischen Formulierung der medizinischen Denkweise, soweit sie kausalmechanischer Natur sein will" (*Bruno Wachsmuth*). Seine 1869 begonnene Romanreihe der Familie Rougon-Macquart, die seinen Namen berühmt machte und seine Leser teils begeisterte, teils mit Schrecken und Abscheu erfüllte, schloß *Zola* 1893 mit dem Arztroman „Dr. Pascal" ab. In diesen Bänden verwirklichte er die Grundsätze, die er 1880 in seiner Schrift mit dem charakteristischen Titel „Le Roman expérimental" unter dem Eindruck der Physiologie als Leitgedanken einer neuen Literatur aufstellen will: Der Mensch ist ein Geschöpf ohne Freiheit des Willens, verstrickt in die gleichen naturgesetzlichen Notwendigkeiten wie „der Stein auf der Straße". Vererbung und Milieu entscheiden. „Der metaphysische Mensch ist tot." Das Bild des Arztes Dr. Pascal entspricht nicht mehr ganz dem *Claude Bernard* nachgebildeten Ideal. Aus dem Erforscher physiologischer Gesetze, der von ihrer Anwendung auf den Menschen heilende Wirkungen erwartet, ist ein darwinistischer Fatalist geworden, der in weltanschauliche Konflikte kommt. In seinem Glauben an die Allmacht des natürlichen Lebens kommt derselbe Pascal, der alles getan hat, um den kranken Menschen mit den neuesten Methoden der wissenschaftlichen Medizin zu heilen und zu retten, zu der Überzeugung, daß es die größte Weisheit ist, „die Natur sich selbst entwickeln, die gefährlichen Elemente (die Krankheit) ausstoßen zu lassen". Die Aufgabe, den Schmerz, eine unnötige Grausamkeit der Natur, zu lindern, läßt er noch gelten, aber sonst fragt er sich, ob man es nicht besser (im Sinne *Darwins*) der Natur überläßt, eine bessere, gesunde, kräftige, vernünftige und höherstehende Menschheit zu entwickeln. Dieses *Zola*sche Arztbild ist nicht mehr von Stolz und Freude über die Leistungen der naturwissenschaftlichen Medizin getragen, sondern verdunkelt von weltanschaulichem Zwiespalt (*Wachsmuth*). Wie stimmt das zu den geschilderten Wandlungen des ärztlichen Denkens und zu dem allgemeinen Gefühl der Unsicherheit in der Gesellschaft des ausgehenden 19. Jahrhunderts!

Zola hat, wie bekannt, einen ungewöhnlichen Einfluß auf die Literatur seiner Zeit gehabt. Das ist verständlich. Der Arzt, dessen Beruf ihn mit dem ganzen praktischen Leben und durch die Sozialversicherung mit dem Alltag des kleinen Mannes verband, und die Heilkunde, die mit ihrer naturwissenschaftlichen Basis und dem Streit der Meinungen um deren Berechtigung so enge Beziehungen zum Weltanschaulichen hatte, mußte den Schriftsteller locken, dem es in seinen Romanen und Bühnenstücken um die Gesellschaft der Zeit und ihre Probleme ging. Der kranke Mensch wird ein Lieblingsthema in der schöngeistigen Literatur. Wir erinnern an die auf S. 8 genannten großen Poeten, an *Ibsen*, der mit seinem Bühnenstück „Gespenster" (1881) die Katastrophe des durch seinen Vater mit Lues verseuchten, unglücklichen Sohnes schildert, und an *Strindberg*, in dessen Roman „Das rote Zimmer" (1879) der naturwissenschaftlich eingestellte Dr. Borg bei einer eiskalten Berufsauffassung den an inneren Konflikten leidenden Arvid Falk, die Hauptgestalt des Buches, in eine Seelenkur nach alter Art nimmt.

Neben diesen großen Autoren müßten wir aus der Weltliteratur viele andere bekannte Namen nennen, wenn wir alle Dichter anführen wollten, die es in diesem Zusammenhang verdienten. Man findet das Nötige in den eingehenden Darstellungen von *Fritz Wittmann* (1936), *Bruno Wachsmuth* (1939) und *Gerhard Felske* (1950).

Der krasse Naturalismus mit seinem Wühlen in Krankheit, Jammer, von der Natur auferlegtem unerbittlichem Schicksal, mit seinen unerfreulichen ethischen Konflikten und seinen schlechten, geschäftstüchtigen Ärzten behielt — das zeigt die von den drei Autoren besprochene Literatur — keineswegs die Herrschaft. Schon ehe das Jahrhundert zu Ende geht, reden andere Dichter eine andere Sprache. Bei ihnen erscheint, wie in älteren Zeiten (vgl. Bd. II, 1, S. 229), die Krankheit in versöhnlichem Licht, der leidende Patient als heroischer Dulder, der gute Arzt als echter Helfer für Leib und Seele, der Wissenschaftler mit den großen Erfolgen, der echte

Menschenfreund und die eigene Not des ärztlichen Standes. Aus dem Buche von *Wittmann* gewinnt man den Eindruck, daß dieses erfreulichere Bild in der schöngeistigen Literatur des 20. Jahrhunderts zunächst überwiegt.

Rückblick und Ausblick auf die Entwicklung der Medizin in den letzten 50 Jahren

Im Jahre 1900 trat in Aachen die 72. Versammlung deutscher Naturforscher und Ärzte zusammen. Zahlreiche Größen der Wissenschaft waren anwesend, nicht nur aus Deutschland, sondern auch aus anderen Ländern. Hunderte von Teilnehmern erhoben sich ehrfurchtsvoll von den Sitzen, als der damals im 79. Lebensjahr stehende Altmeister *Rudolf Virchow* den großen Konzertsaal der Stadt betrat, in dem die Versammlung tagte. Es war eine unbewußte Huldigung vor dem Geist der Heilkunde des 19. Jahrhunderts, den der weltberühmte Pathologe repräsentierte. Dank und Stolz sprachen aus den Vorträgen, die den in diesem Bande geschilderten Errungenschaften der Vergangenheit galten, dazu ein berechtigter Optimismus beim Ausblick in die Zukunft, wie er auch in den anläßlich der Jahrhundertwende gehaltenen öffentlichen Reden zum Ausdruck gekommen war. Nur wenige, die tiefer sahen, ahnten die Schwere der kommenden innen- und außenpolitischen Auseinandersetzungen, die in der ersten Hälfte unseres Jahrhunderts so viel Gutes vernichten und so viel Elend über die Menschen bringen sollten.

Die erste Grundlage aller Fortschritte in der Krankheitsheilung und -verhütung war im 19. Jahrhundert die Anwendung der Naturwissenschaften und ihrer technischen Auswertung auf den Menschen gewesen. Das naturwissenschaftliche Weltbild der Zeit mit dem unerschütterlichen Glauben an die absolute Kausalität paßte zu der festen Überzeugung, daß die medizinische Forschung auf dieser Grundlage den richtigen Weg nicht verfehlen konnte. Der Vitalismus-Mechanismus-Streit, der seit der Mitte der 80er Jahre an Heftigkeit und Bedeutung zunahm, war geeignet, zu Zweifeln anzuregen, aber in der Praxis merkte man wenig davon. Zu den S. 19f. und 23 geschilderten Ergebnissen der theoretischen Physik brachten die beiden ersten Jahrzehnte des 20. Jahrhunderts die Quantentheorie *Max Plancks* (1858—1947), die Umwandlung von Radium in Helium durch *Ramsay*, die Relativitätstheorie von *Albert Einstein* (1879—1955), die neuen Atomtheorien von *Ernest Rutherford* (1871—1937) und *Niels Bohr* (geb. 1885). 1903 wurde das Ultramikroskop, am Anfang der 30er Jahre das Elektronenmikroskop geschaffen. Die von *v. Helmholtz* (vgl. S. 24) konstatierte Grenze für die Unterscheidung von Teilchen von weniger als $^1/_{5000}$ Millimeter Größe wurde mit den neuen Instrumenten überschritten. Die Durchforschung der lebendigen Substanz mit diesen Instrumenten und die Kolloidchemie schienen bis an die Grenze des Lebendigen und Anorganischen zu führen. Überall in der Natur, auch im äußerlich Festen, Starren, waren die Atome in ständiger Bewegung. Es entsteht ein neues physikalisches, durch und durch dynamisch erfaßtes Weltbild. So verwandt die in der unbelebten Natur herrschenden Kräfte mit denen der lebendigen erschienen, das Rätsel des Lebens konnte ihre physikalisch-chemische Erforschung nicht lösen. In aufsehenerregenden Versuchen an in der Entwicklung begriffenen Tieren fanden *Driesch*, *H. Spemann* u. a. (vgl. Bd. II, 1, S. 147 und oben S. 151f.) überzeugende Beweise für die Autonomie des Lebens, die sinnvolle Zweckbestimmtheit und Ganzbezogenheit des Einzelvorgangs als Charakteristikum des Organismus. Die neovitalistische Biologie wurde ein wichtiger Faktor im neuen ärztlichen Denken.

Überall tritt das Morphologisch-Statische hinter der Beschäftigung mit dem Werden der Form zurück. Der Ausbau der Gewebezüchtung (vgl. S. 54) durch

Alexis Carrel (1873—1944) u. a. ermöglicht die genaue Überwachung der Entstehung von Kern und Zelle, des Wachstums der Organe und auch der Geschwülste, z. B. mit neuen Einblicken in das Werden des Karzinoms. Die neuen Anschauungen über Plasma und Zellkern erschüttern die Zellularbiologie und -pathologie in ihren Grundfesten. Die Zelle verliert ihre Stellung als selbständiger Elementarorganismus. Sie geht mit ihrem Energiezentrum, dem Kern, in einer großen „synzitialen" Protoplasmamasse auf und wird zum Reizträger und -leiter im Verband des ganzen Körpers.

Anatomische Forschungen weisen allerfeinste Nervenfasern bis in die Zelle selbst nach. Aus physiologischen Untersuchungen scheint ein unmittelbarer trophischer und dystrophischer Einfluß des Nervensystems (vgl. S. 75) auf die Zellen hervorzugehen. Eine scharfe Trennung zwischen animalischer und vegetativer Funktion des Nervensystems scheint dagegen nicht zu bestehen. Auf Grund solcher Überlegungen erklären schließlich die Pathologen *Gustav Ricker* (1870—1948), *A. D. Speranskij* (geb. 1888), *H. H. Kalbfleisch* (1891—1948), *Heinrich Müller* (geb. 1884), der Anatom *Philipp Stöhr jr.* (geb. 1891) u. a. die *Virchow*sche Zellularbiologie und -pathologie für überlebt. An ihre Stelle soll die Relationspathologie *Rickers* bzw. die Neuralpathologie *Speranskijs* treten. Beide stellen das, was sich im Nervensystem abspielt, in den Vordergrund des krankhaften Geschehens. *Ricker* betont dabei die enge physiologische Beziehung (Relation) des Nervensystems zum Gewebe. Unter dem Einfluß des krankmachenden Reizes treten in diesen Beziehungen Veränderungen ein und als ihre Folge Zirkulationsstörungen in der Blutstrombahn, die den sichtbaren Grundvorgang jedes pathologischen Prozesses bilden. *Speranskij* definiert die Krankheit als „Reizbeantwortung des Organismus unter der Führung des Nervensystems, die zu einer neuen Form biologischer Phänomene führt, wie sie unter normalen Bedingungen nicht vorkommen".

Dieses Abrücken von der Zelle als ens morbi im Sinne *Virchows* und diese Auffassung des Organismus als einer mit dem Nervensystem zur Einheit verbundenen Protoplasmamasse vertrug sich auch nicht mit der lokalistischen Krankheitstheorie *Virchows*, die freilich, wie wir sahen (vgl. S. 114 f.), von dem Meister selbst auf die Dauer nicht so einseitig vertreten worden war, wie es oft dargestellt wird. Die neue Lehre stimmte besser zu der Vorstellung, daß am kranken Geschehen immer der ganze Organismus beteiligt ist. Dafür sprachen auch die neuen Einblicke in den Körperchemismus, die sich aus der fortschreitenden Endokrinologie und Serologie ergaben und mit den pathologischen Störungen der inneren Sekretion und den Toxinen im Serum die alte Humoralbiologie und -pathologie zu neuem Leben zu erwecken schienen. Die aus der praktischen Erfahrung entstandene und durch den Energetismus theoretisch gestützte Konstitutionspathologie und erst recht das neu erwachte Interesse für die Seele des kranken Menschen gingen in derselben Richtung. So entstand, im 19. Jahrhundert auf vielen Gebieten der Forschung und Praxis vorbereitet, als Leitidee der Medizin des 20. Jahrhunderts der Ruf nach Synthese, Ganzheitsbetrachtung und funktionellem Denken. Es war ein Triumph der Kraft über den Stoff.

Die pathologische Physiologie (vgl. hierzu S. 114 und 143) tritt in den Vordergrund der erfolgreichen gemeinsamen Arbeit des Klinikers am Krankenbett und des Theoretikers im Forschungsinstitut. Die Anatomen, Genetiker und Anthropologen wenden sich praktischen Problemen zu: der Rassenfrage und Vererbungslehre, der Geschlechtsbestimmung, dem Einfluß der Umwelt, Lebensweise und Beschäftigung auf die Konstitution des Menschen. Früher hatte der Anatom so gut wie ausschließlich an der Leiche und am starren mikroskopischen Präparat gearbeitet. Jetzt zieht ihn das lebende Objekt in seinen Bann. Im gemeinsamen Dienst an der praktischen

Medizin verwischen sich die Grenzen zwischen Anatomie und Physiologie, und die Physiologie verbindet sich nach den früher geschilderten Anfängen (vgl. S. 89ff.) immer mehr mit der Psychologie. Dadurch bekommt die praktische Heilkunde des 20. Jahrhunderts als charakteristischen Zug einen geisteswissenschaftlichen, philosophisch-psychologischen Einschlag. Aus dieser geistigen Atmosphäre mögen manche Übertreibungen hervorgegangen sein und hervorgehen, doch hat sich zweifellos der Gedanke bewährt, daß die Krankheit immer einen leibseelischen Organismus betrifft, und daß seelische Faktoren häufiger die primäre Krankheitsursache sind, als es die naturwissenschaftliche Heilkunde wahrhaben wollte, daß vieles durchaus Reale nicht mit „exakten" Methoden erfaßt werden kann, sondern der ärztlichen Erfahrung und Kunst überlassen bleiben muß. Das ist die Medizin des guten Arztes, die die Jahrtausende überdauert hat und die man mit dem Namen des *Hippokrates* verbindet. So hat man für die geschilderten Grundsätze und Eigentümlichkeiten der Heilkunde des 20. Jahrhunderts die Bezeichnung „Neohippokratismus" geprägt.

Und in der Tat! Mit hippokratischen Gedanken teilt die moderne Medizin die Lehre von der Konstitution, von den leib-seelischen Zusammenhängen, von der kosmischen Gebundenheit des Menschen und den ihn heimsuchenden Epidemien, von der „Geomedizin", von den Saison- und meteorotropen Krankheiten, von den Rhythmen im normalen und pathologischen Geschehen, seitdem man mit modernen Methoden die entsprechenden Veränderungen im Blutdruck, in der Pulsfrequenz, der Verteilung und chemischen Zusammensetzung des Blutes, der Lungenkapazität, die seelischen Stimmungsschwankungen inner- und außerhalb der Grenzen der Norm im Ablauf des Tages und der Nacht, den Einfluß der Barometerschwankungen, des Wassergehaltes der Luft und der Besonnung auf das Nervensystem und den Drüsenstoffwechsel festgestellt hat.

Die hippokratische Beobachtung vereint sich mit den naturwissenschaftlichen Methoden in der Ergründung neuer Krankheitsbilder mit Reminiszenzen an die Vergangenheit. Man denke an die Störungen des Basesäurengleichgewichtes und die Lehren des Chemiaters *de le Boë* von den sauren und alkalischen Schärfen des Blutes (vgl. Bd. I, S. 297), an die Rachitis (vgl. ebenda S. 308), den Skorbut (vgl. Bd. II, 1, S. 34) und die Avitaminosen, an die alten Beschreibungen des Asthmas, z. B. bei *van Helmont* (vgl. Bd. I, S. 298), und die moderne Allergie. Die Infektionskrankheiten gewannen ein neues Licht, als man neben dem Bazillus das Virus als häufige Ursache kennenlernte.

Die Errungenschaften des 19. Jahrhunderts ausbauend, stellen neue diagnostische Methoden vieles in den Schatten, was dieses geleistet hat. Aus dem Saitengalvanometer *Einthovens* (vgl. S. 170) entwickelt sich seit 1903 die feine Diagnostik der Herzkrankheiten durch das Kardiogramm, seit 1929, beginnend mit *Hans Berger* (1873—1941), das Eindringen in die Physiologie und Pathologie des Gehirns mit Hilfe des Enkephalogramms. Von weiteren charakteristischen Beispielen für die Fortschritte der Diagnose nennen wir: Die Verwertung des Blutbildes seit *Joseph Arneth* (geb. 1873) (1904), der Blutkörperchensenkungsgeschwindigkeit seit *Robin Fåhraeus*, (vgl. S. 164), des nach ihm benannten Wasser- und Konzentrationsversuchs von *Franz Volhard* (1872—1950) zur Nierenprüfung (1910), den weiteren Ausbau der serodiagnostischen Methoden, die Begründung der Röntgenuntersuchung des Magens und Darms mit der Kontrastmahlzeit (vgl. S. 168), der eine neue Ära der Röntgendiagnose einleitete, die Weiterentwicklung der zystoskopischen Technik, in der die Einführung der Chromozystoskopie durch *Fritz Voelcker* (1872—1955) (1906) der Nierendiagnostik neue Wege wies.

Zu den bedeutendsten Erfolgen der Therapie, die das 20. Jahrhundert auf dem Gebiet der inneren Medizin zu verzeichnen hat, darf man wohl die Großtaten rechnen, die die eng mit der Physiologie und der Klinik zusammenarbeitende experimentelle Pharmakologie vollbrachte. Wir erwähnen *Ehrlichs* Therapia magna sterilisans, die Behandlung der Syphilis mit Arsenpräparaten von *Paul Uhlenhuth* bis zu *Ehrlichs* Salvarsan (1910), die Bekämpfung der Schlafkrankheit mit Germanin (1917), die Einführung des Insulins in die Diabetestherapie (1921) durch die Amerikaner *Frederick Grant Banting* (1891—1941), *John James Richard MacLeod* (1876—1935) und *Charles Herbert Best* (geb. 1899), die Unmenge prompt wirkender Vitamine und Präparate aus endokrinen Drüsen, die Bekämpfung der Infektionen (1932) mit den Sulfonamiden nach *Gerhard Domagk* (geb. 1895) und den Antibiotica, deren therapeutische Wirkung *Sir Walter Fleming* (1881—1955) mit dem Penicillin in Versuchen entdeckte, die bis 1928 zurückgehen.

Die therapeutische Röntgenbestrahlung erstreckte sich im Laufe des 20. Jahrhunderts fast auf alle Gebiete der Medizin, seitdem *Leopold Freund* (vgl. S. 196) sie zum erstenmal in der Dermatologie angewendet und *Georg Perthes* (1869—1927) im Jahre 1903 die Röntgentiefentherapie eingeführt hatte. Daneben trat die Bekämpfung maligner Tumoren mit Radiumemanationen, die manche Operation ersetzte.

Der Ganzheitsgedanke förderte bewährte konservative Behandlungsweisen und stellte die physikalisch-diätetische Therapie in neues Licht. Man lernte, von neuem und vertieft, die Vorzüge einer sorgfältig ausgewählten und geregelten Diät kennen, der Rohkost, der salzarmen Ernährung, die große Wirksamkeit der fast zur Mode werdenden Luft- und Sonnenbäder, der künstlichen Höhensonne, der Leibesübungen, der Massage, der äußeren Wasserapplikation in allen Formen, der Trinkkuren mit Mineralwässern aller Art, der Ruhe-, Fasten- und Liegekuren und der heilenden Kräfte der Kurorte.

Einen besonders tiefen Einschnitt brachte die Erkenntnis der leib-seelischen Zusammenhänge in die Psychiatrie. Ein Blick auf den Beginn des 20. Jahrhunderts und auf unsere Zeit zeigt einen Unterschied wie Tag und Nacht. Damals herrschte (vgl. S. 216) — von Ausnahmen abgesehen — eine trostlose Resignation gegenüber den vermeintlich irreparablen Erkrankungen des Gehirns. Man begnügte sich mit Beruhigungsspritzen und -dauerbädern für die Geisteskranken und hatte vor allem die Sicherung der Gesunden vor etwaiger Bedrohung durch sie im Auge. Heute bemüht man sich dagegen um eine das Geistige der Erkrankung in mühsamer Einfühlung erfassende und oft erfolgreiche seelische Behandlung. In geeigneten Fällen erzielt man Erfolge mit der Schockbehandlung und sieht in gewissen Psychosen eine Indikation zur Leukotomie. Über diesen Eingriff sind die Akten freilich noch nicht geschlossen. Aber er zeigt auch, welche technischen Fortschritte die Chirurgie in den letzten Jahrzehnten gemacht hat und zu welch kühnen Operationen sie vorgedrungen ist, ebenso wenn sie sich der Exstirpation von Geschwülsten aus dem Gehirn, der Lungenchirurgie, der chirurgischen Behandlung der Lungentuberkulose und anderen Operationen an lebenswichtigen Organen zuwenden kann, an die sich wenige Jahrzehnte vorher niemand herangewagt hätte.

Die beiden Weltkriege stellten mit den grauenhaften Verletzungen durch Granaten und Sprengbomben, durch Phosphor, Brand und Ruinenverschüttung den Chirurgen vor schwierigere Aufgaben als je zuvor. So fand man neue Wege zu unerhört kunstvollen Eingriffen, um Menschenleben zu retten, neue, funktionstüchtige Glieder zu schaffen und entsetzliche Entstellungen durch geschickte kosmetische Plastiken zu beseitigen. Damit wuchs auch die chirurgische Behandlung von nicht durch den Krieg bedingten Krankheiten und angeborenen Mißbildungen. Man erkannte — und das ist nach dem von der Biologie Gesagten nicht überraschend —, was man der Natur alles zumuten kann und wieviel sie auszugleichen versteht. Durch Aufpflanzen von gesunder Hornhaut auf das Auge an Stelle der getrübten Hornhaut vermochte man Blinden das Sehen wiederzugeben. Auf operativem Wege brachte man die abgelöste Netzhaut wieder an ihren richtigen Platz.

Es gibt keinen besseren Beweis für die Existenzberechtigung und die großartige Entwicklung des Spezialistentums und Lokalismus in aller Ganzheitsbetrachtung, als die Möglichkeit und den Erfolg solcher Eingriffe. Die Beispiele ließen sich aus der Geschichte aller Sondergebiete der Heilkunde der letzten 50 Jahre hundertfach ergänzen. Und doch gehört der zunehmende Konservatismus und das Vertrauen auf die Heilkräfte der Natur ebenso zu den Charakteristika des hochstehenden Spezialistentums unserer Tage wie die Erkenntnis, daß viele lokale Beschwerden, wegen deren man früher operierte, durch Allgemeinbehandlung zu heilen sind.

Die Hygiene der letzten 50 Jahre erhält ihre Eigenart dadurch, daß sie neben der Verwertung der Ergebnisse der Naturwissenschaften noch mehr als am Ausgang des 19. Jahrhunderts die sozialen Faktoren und die durch die moderne Technik und ihren Einfluß auf Körper und Seele des Menschen aufgeworfenen Probleme mit in den Bereich ihrer Forschung zieht.

Mit der hippokratischen Einstellung war die Neigung verbunden, das reale Können der vergangenen Ärztegenerationen und die volksmedizinische Erfahrung der Jahrtausende auf ihren gesunden Kern und Nutzwert zu untersuchen. Das trug dazu bei, das Interesse für die Geschichte der Medizin zu beleben. Aber auch schon vor dieser Wandlung im ärztlichen Denken gewann die Geschichte der Medizin durch die Initiative eines Mannes eine angesehene Stellung im Rahmen der modernen Wissenschaft. Als ihr Neugründer ist *Karl Sudhoff* (1853—1938), erst praktischer Arzt in Hochdahl, seit 1905 Professor der Medizingeschichte und seit 1906 Direktor des von ihm gegründeten medizinhistorischen Instituts in Leipzig, in der ganzen wissenschaftlichen Welt ruhmreich bekannt.

Zu der großen Leistung der Medizin unseres Jahrhunderts steht die trotz aller preisenden Reden und Rundfunkansprachen nicht zu leugnende Verringerung des Ansehens des Arztes in weiten Kreisen des Volkes und das weitere Sinken seiner wirtschaftlichen Lage in einem merkwürdigen Gegensatz.

Die Menschheit kann auch für die Zukunft — das scheint uns aus der geschilderten historischen Entwicklung der Heilkunde hervorzugehen — dem Erfolg des Kampfes der Ärzte um die Gesundheit des Einzelnen und der Gesellschaft mit ruhigem Optimismus entgegensehen. Wir wollen hoffen, daß auch für den praktischen Arzt, für den wir unser Werk geschrieben haben, bessere Zeiten kommen.

Literaturverzeichnis[1])

Allgemeine Darstellungen zum Geist der Zeit
Allgemeine Medizingeschichte — Hilfsbücher

Breitner, Burghard: Vom Geist der Österreichischen Medizin. Wien 1948.
Goetz, Walter: Die geistige Struktur des Zeitalters. In: Liberalismus und Nationalismus. 1848—1890. Propyläen-Weltgeschichte Bd. 8. Berlin 1930, S. I—XXVI.
Goetz, Walter: Die geistige Bewegung im 19. Jahrhundert. Ebenda, S. 455—540.
Gruber, Georg B.: Einführung in Geschichte und Geist der Medizin[4]. Stuttgart 1952.
Guthrie, Douglas: Die Entwicklung der Heilkunde. Die Medizin im Wandel der Zeit. Zürich 1952.
Heuß, Theodor: Deutsche Gestalten. Studien zum 19. Jahrhundert. Stuttgart und Tübingen 1951.
Kißkalt, Karl: Theorie und Praxis der medizinischen Forschung[3]. Wiesbaden 1952.
Koch, Franz: Das deutsche Schrifttum von der Romantik bis zur Gegenwart. Handb. d. dtsch. Schrifttums Bd. III, Lief. I. Potsdam 1939.
Lain Entralgo, Pedro: Medicina e Historia. Madrid 1941.
Lain Entralgo, Pedro: Historia de la Medicina. Medicina moderna y contemporanea. Barcelona, Madrid, Valencia, Lisboa 1954.
Major, Ralph H.: A History of Medicine. 2 Bände. Springfield, Illinois (USA), Oxford (England), Toronto (Canada) 1954.
Meinecke, Friedrich: Vom geschichtlichen Sinn und vom Sinn der Geschichte. Leipzig 1939.
Meinecke, Friedrich: Aphorismen und Skizzen zur Geschichte. Leipzig 1942.
Quecke, Kurt: Medizin. In: Universitas Literarum. Handb. d. Wiss., Lieferung 4. (1954), S. 208—241.
Sarton, George: A Guide to the History of Science. Waltham, Mass. USA 1952.
Shryock, Richard Harrison: Die Entwicklung der modernen Medizin in ihrem Zusammenhang mit dem sozialen Aufbau und den Naturwissenschaften[2]. Stuttgart 1947.
Sigerist, H. E.: Krankheit und Zivilisation. Frankfurt/Main, Berlin 1952.
Sigerist, H. E.: Große Ärzte[3]. München 1954.
Sigerist, H. E.: Die Heilkunst im Dienste der Menschheit. Stuttgart 1954.
Singer, Charles: A short History of Medicine. Oxford 1928.
Sternberger, Dolf: Panorama der Ansichten vom 19. Jahrhundert. Hamburg 1946.

Philosophie und Psychologie

Dampier, William Cecil: A History of Science and its Relations to Philosophy and Religion. Cambridge 1948.
Hall, Stanley: Die Begründer der modernen Psychologie. Lotze, Fechner, Helmholtz, Wundt. Übers. und mit Anm. von Raymund Schmidt. Vorw. von Max Brahn. Leipzig 1948.
Kries, Johannes von: Autoergographie. Medizin der Gegenwart in Selbstdarstellungen (Hr. L. R. Grote) *4* (1925), S. 125—187.
Mittasch, Alwin: Von der Chemie zur Philosophie. Ausgew. Schriften u. Vorträge. Ulm 1948.
Müller, Otfried: Die Lehre vom Unbewußten in der deutschen Philosophie, dargestellt für Ärzte. München 1930.
Müller-Hegemann: Gegenwartsprobleme der medizinischen Psychologie. Ztschr. f. ärztl. Fortb. *46* (1952), S. 547—551.

---

[1]) Es gelten dieselben Grundsätze, wie sie Bd. II, 1, S. 231, Anm. 1 angegeben sind. Früher bereits genannte Bücher und Schriften werden nur dann erneut zitiert, wenn sie inzwischen in neuer Auflage erschienen sind.

Ribbert, Hugo: Über den Ursachenbegriff in der Medizin. Dtsch. Med. Wschr. *39* (1913), S. 1106—1109.
Temkin, Oswei: Metaphors of Human Biology. In Stauffer, C. (Her.): Science and Civilisation. Madison 1949 (Referat in Arch. Intern. Hist. Sciences) *3* (1950), S. 676.

Naturwissenschaft und Technik

Auerbach, Felix: Entwicklungsgeschichte der modernen Physik. Berlin 1923.
Binz, Arthur: Ursprung und Entwicklung der chemischen Industrie. Berlin 1910.
Buchner Hans u. *Martin Hahn:* Die Zymasegärung. München 1903.
Buess, Heinrich: Die Entwicklung der Gärungstheorie im 18. u. 19. Jahrhundert. Schweiz. Ztschr. f. Allg. Pathol. u. Bakteriol. *15* (1952), S. 102—127.
van d'Hoff, J. H.: Über die Entwicklung der exakten Naturwissenschaften im 19. Jahrhundert und die Beteiligung der deutschen Gelehrten an dieser Entwicklung. Hamburg 1900.
Laue, Max von: Geschichte der Physik[3]. Bonn 1950.
Lippmann, E. O. von: Zeittafeln zur Geschichte der organischen Chemie. Berlin 1921.
Mattauch, J.: Fünfzig Jahre Radioaktivität. Von Henry Becquerel bis Otto Hahn. Mainz 1948.
Schimank, Hans: Epochen der Naturforschung. Berlin 1930.
Walden, Paul: Geschichte der organischen Chemie seit 1880. Berlin 1941.
Willstätter, Richard: Aus meinem Leben. Weinheim (Bergstraße) 1949.

Biologische Disziplinen

Becker, Hermann: Retrograde und transneurale Degeneration der Neurone. Ak. d. Wiss. u. d. Lit. in Mainz. Abh. d. math.-naturw. Kl. 1952, Nr. 10. Wiesbaden 1952.
Bürker, Karl: Über den Werdegang der Physiologie etc. Nachr. d. Gießener Hochschulgesellschaft *11* (1936), H. 2.
Buess, Heinrich: Zur Frühgeschichte experimenteller Befruchtungsstudien, insbesondere der Mikropylenforschung. Gesnerus *2* (1945), S. 173—190.
Cowgill, George R.: Russel Henry Chittenden. Science *99* (1944), S. 116—118.
Gickelhorn, Josef: Bemerkungen zur Geschichte der Lehre von den spezifischen Energien. Lotos *71* (1923), S. 111—119.
Harmsen, Ernst: Zur Entdeckung des Glykogens vor 75 Jahren. Münch. med. Wschr. *79* (1932), S. 1075.
Hassler, R.: Zum Jubiläum des Hirnforscherpaares Oskar und Cécile Vogt. Dtsch. med. Wschr. *75* (1950), S. 556f.
Hintzsche, Erich: Gabriel Gustav Valentin (1810—1883). Versuch einer Bio- und Bibliographie. Bern 1953.
Karcher, J. und *H. Buess:* Geschichtliche Notizen zur Frage der Beteiligung des Nervus accessorius Willisii an der Stimmbildung. Folia Phoniatrica *3* (1951), S. 65—81.
Keller, Friedr.: Anton Schneider und die Geschichte der Karyokinese. Med. In. Diss. Freiburg/Brsg. 1926.
Landois, L.: Lehrbuch der Physiologie des Menschen mit besonderer Berücksichtigung der praktischen Medizin [26]. Bearbeitet von Heinz-Ulrich Rosemann. München-Berlin 1950.
Lieben, Fritz: Geschichte der physiologischen Chemie. Wien 1935.
Lubosch, Wilhelm: Geschichte der vergleichenden Anatomie. In: Handbuch der vergleichenden Anatomie der Wirbeltiere. Her. von Bolk, Göppert, Kallius, Lubosch. Bd. I. Berlin und Wien 1931, S. 3—76.
Luciani, Luigi: Physiologie des Menschen . . . ins Deutsche übertr. u. bearb. von Silvestro Baglioni . . . u. Hans Winterstein . . . mit einer Einführung von Max Verworn. 4 Bände. Jena 1905—1911.
Lusk, Graham: Nutrition. Clio medica. New York 1933.
Merkelbach, O.: Zur Entwicklung der Beobachtung der aktiven elektrischen Erscheinungen im tierischen und menschlichen Körper. In: Festschr. f. J. Brodbeck-Sandreuter. Basel 1942, S. 271—297.
Mühlmann, Wilhelm E.: Geschichte der Anthropologie. Bonn 1948.

Müller, Friedr. von: Die Entwicklung der Stoffwechsellehre und die Münchener Schule. Münch. med. Wschr. *80* (1933), S. 1656f.

Neuburger, Max: Die Anschauungen über den Mechanismus der spezifischen Ernährung (das Problem der Wahlanziehung). Leipzig und Wien 1900.

Pawlow, J. P.: Die höchste Nerventätigkeit (das Verhalten) von Tieren. Dtsch. Her. v. Volbarth[3]. München 1926.

Rosemann, R.: Zur Entdeckung des Glykogens vor 75 Jahren. Münch. med. Wschr. *79* (1932), S. 1367f.

Rothschuh, Karl E.: Entwicklungsgeschichte physiologischer Probleme in Tabellenform. München-Berlin 1952.

Rothschuh, Karl E.: Johannes Müller und Carl Ludwig. Ihre Bedeutung f. d. Entwicklung der modernen Physiologie. Dtsch. med. Wschr. *78* (1953), S. 71—74.

Rothschuh, Karl E.: Geschichte der Physiologie. Berlin, Göttingen, Heidelberg 1953.

Schleip, W.: August Weismanns Bedeutung für die Entwicklung der Zoologie und allgemeinen Biologie. Naturwissensch. *22* (1934), S. 33—41.

Thorndyke, Edward B.: Animal Intelligence: An Experimental Study of the Association Processes in Animals. New York 1911.

Tschermak-Seysenegg, E.: The rediscovery of Gregor Mendel's work. Journ. Heredity *42* (1951), S. 163—171.

Überdiek, Heinz: Der Anteil deutscher Forscher an der Lehre von der Lokalisation der Gehirnzentren. Med. In. Diss. Düsseldorf 1938.

Zirkle, Conway: The knowledge of heredity before 1900: bei Dunn, L. C. (editor): Genetics in the 20th Century. Essays on the Progress of genetics during its first 50 Years. New York 1951, S. 35—57.

Zirkle, Conway: Gregor Mendell (sic!) and his precursors. Isis *42* (1951), S. 97—104.

Pathologie

Aschoff, Ludwig: Rudolf Virchow. Wissenschaft und Weltgeltung. Hamburg 1940.

Bochalli, Richard: Laennec und Virchow. Unitäts- und Dualitätslehre der Tuberkulose. Ztschr. f. Tuberk. *87* (1941), S. 279—285.

Bochalli, Richard: Friedrich Martius und die Bedeutung seiner Konstitutionslehre, besonders für die Tuberkulose. Beitr. Klin. Tbk. *97* (1941), S. 28—33.

Bochalli, Richard: Die alte und die neue Lehre über den Beginn der Lungentuberkulose des Erwachsenen in kritisch-historischer Beleuchtung. Dtsch. Tuberkulose-Blatt *17* (1943), S. 97—105, 125—133.

Bochalli, Richard: Die Geschichte der Schwindsucht und der Lungentuberkulose von Hippokrates bis zur Gegenwart. Tabellarische Übersicht. Der Tuberkulosearzt *2* (1948), H. 7—9.

Bochalli, Richard: Rudolf Virchows Zellularpathologie und seine Stellung zur Tuberkulose. Naturw. Rundschau *1950*, H. 7, S. 315—318.

Diepgen, Paul: Die Lehre von der Entzündung. Von der Begründung der Zellularpathologie bis zum Aufkommen der Bakteriologie. Abh. d. Akad. d. Wiss. u. d. Lit. (Mainz) Math.-Nat. Kl. *1953, 3.*

Diepgen, Paul: Der kranke Mensch und die Krankheit in der Geschichte der Medizin. In: Adam, C. u. Friedr. Curtius: Individualpathologie. Jena 1939, S. 21—33.

Ernst, Paul: Virchows Cellularpathologie einst und jetzt. Virch. Arch. *235* (1921), S. 52—151.

Fischer, Walther: Die Krebsforschung in den letzten 100 Jahren. Jena 1947.

Fischer, Walther und *Georg B. Gruber:* Fünfzig Jahre Pathologie in Deutschland. Stuttgart 1949.

Froboese, C.: Rudolf Virchow. Stuttgart 1953.

Gruber, Georg B.: Frühgeschichte der pathologischen Anatomie in Göttingen. Schreibmaschinenmanuskript. Paul Diepgen zum 70. Geburtstag am 24. 11. 1948 gewidmet (erscheint demnächst in Sudhoffs Archiv).

Hamburger, Hartog Jakob: Osmotischer Druck und Ionenlehre in den medizinischen Wissenschaften. 3 Bände. Wiesbaden 1901—1904.

Hauser, Gustav: Autoergographie. Die Medizin der Gegenwart in Selbstdarstellungen (Her. L. R. Grote) *6* (1927), S. 141—204.

Löhlein, M.: Rudolf Virchow und die Entwicklung der ätiologischen Forschung. Virchows Arch. *235* (1921), S. 225—234.
Marchand, Felix: Rudolf Virchow als Pathologe. Gedächtnisrede. Leipzig u. München 1902.
Orth, Johannes: Die Verdienste Rudolf Virchows um die Lehre von der Tuberkulose. Dtsch. med. Wschr. *47* (1921), S. 1188—1191.
Pagel, Walter: Die Krankheitslehre der Phthise in den Phasen ihrer geschichtlichen Entwicklung. Beitr. Klin. Tbk. *66* (1927), S. 66—98.
Pagel, Walter: The speculative Basis of modern Pathology. Jahn, Virchow and the Philosophy of Pathology. Bull. Hist. Med. *18* (1945), S. 1—43.
Plaut, Alfred: Rudolf Virchow and today's Physicains and Scientists. Bull. Hist. Med. *27* (1953), S. 236—251.
Predöhl, August: Die Geschichte der Tuberkulose. Hamburg und Leipzig 1888.
Rijskjaer, A. H.: Af Tuberkulosens Historie. København 1948.
Rössle, Robert: Rudolf Virchows Vorlesung über allgemeine pathologische Anatomie und allgemeine Pathologie im Jahre 1852. Zur Erinnerung . . . nebst Bemerkungen über die wahre „Geschichte der Krankheit". Virch. Arch. *322* (1952), S. 233—239.
Unger, Hellmuth: Virchow. Ein Leben für die Forschung. (Roman) Hamburg 1953.
Wolff, Jakob: Die Lehre von der Krebskrankheit von den ältesten Zeiten bis zur Gegenwart. 3 Bände. Jena 1907, 1911, 1913. Zweite verbesserte Auflage des ersten Bandes. Jena 1929.

Bakteriologie, Serologie, Immunitätslehre

Belloni, Luigi: Una ricerche del contagio vivo agli albori dell' Ottocento. Gesnerus *8* (1951), S. 15—31.
Blittersdorf, Friedrich: Zur Geschichte der Serumkrankheit. Sudh. Arch. *36*, H. 2 (1952), S. 149—158.
Fischer, Isidor: Marc Aurel Plenciz. Wiener med. Wschr. *76* (1927), S. 735—738.
Gierke, Edgar von: Zur Einführung des Agar-Agars in die bakteriologische Technik. Ztrlbl. f. Bakteriol., Parasitenk. u. Infektionskr. *133* (1935), I. Abt., S. 273.
Gotfredsen, Edv.: Die nordische Medizin und ihre Rückwirkung auf Deutschland. Münch. med. Wschr. *87* (1940), S. 703.
Gruber, Georg B.: Robert Koch und Rudolf Virchow. Mitt. d. Universitätsbundes Göttingen *20* (1939), H. 1.
Handbuch der pathogenen Organismen, her. von W. Kolle, R. Kraus und P. Uhlenhuth. Jena, Berlin, Wien 1929/30.
Hasche-Klünder, Irmingard: Rudolf Virchow, Infektion und Infektionskrankheit, Bakteriologie und Pathologie. Centaurus *2* (1952), S. 205—250.
Heymann, Bruno: Robert Koch. I. Teil. 1843—1882. Leipzig 1932.
Kisskalt, Karl: Die Disposition des Darmes zu bakteriellen Erkrankungen in Abhängigkeit von Bakterienzahl und Schädigungsdosis. Arch. f. Hyg. u. Bakteriol. *101* (1929), S. 205—221.
Kisskalt, Karl: Die ersten Versuche zur experimentellen Übertragung von Infektionskrankheiten. Ztrlbl. f. Bakteriol., Parasitenk. u. Infektionskr. *130* (1933), I. Abt. (S. A. 8 Ss.)
Kolle, W. und *H. Hetsch:* Die experimentelle Bakteriologie und die Infektionskrankheiten[7]. 2 Bände. Berlin-Wien 1929.
Krug, Wilhelm: Die Widerlegung der Urzeugung im 19. Jahrhundert. Zahnmed. In.-Diss. Würzburg 1939.
Lagrange, Emile: Monsieur Roux. Bruxelles 1955. (Leider konnten wir dieses vorzügliche Buch im Text nicht mehr verwenden.)
Podach, E. F.: Zur Geschichte „gleichzeitiger unabhängiger" Entdeckungen: Pasteurella pestis (Bacillus pestis) Yersin. Schweiz. Med. Wschr. *82* (1952), S. 40f.
Schmidt, Hans: Die Entdeckung der Antitoxine durch Emil von Behring. Behring-Werke-Mitteilungen H. 24 (1952), S. 17—27.
Schönfeld, Walter: Zur Lehre vom Contagium animatum und den Vorläufern der Erreger des Trippers und der Syphillis bis zu ihrer Entdeckung. Arch. f. Dermatologie *187* (1948), S. 142—164.

Vallery-Radot, René: Louis Pasteur. Sein Leben und Werk. Freudenstadt 1948.
Wassermann, August: Hämolysine, Cytotoxine und Präzipitine. Sammlg. Klin. Vortr. N. F. Nr. 331 (Chirurgie Nr. 94). Leipzig 1902.
Zeiß, Heinz, und *Ernst Rodenwaldt:* Einführung in die Hygiene und Seuchenlehre[4]. Stuttgart 1942.

Diagnose und Therapie

Amelung, Walther: Dr. Georg Pingler. Ein hervorragender Hydro- und Klimatotherapeut in der Mitte des vorigen Jahrhunderts (1815—1892). Balneologe *4* (1937), S. 228—232.
Bernhard, Oscar: Zur Geschichte der Klima-Therapie und -Physiologie des Hochgebirges. Strahlentherapie *39* (1930), S. 201—212.
Bochalli, Richard: Das wissenschaftliche Werk Peter Dettweilers im Lichte neuzeitlicher Tuberkulosebehandlung. Beitr. Klin. Tbk. *89* (1937), S. 723—736.
Brüning, H.: Samuel Gottlieb Vogel „Vater des deutschen Seebades". Med. Mtschr. *6* (1952), S. 48—50.
Bruetsch, Walter L.: Julius Wagner-Jauregg. The History of Malaria Treatment of general Paralysis. Comment and Translation from the German. Americ. Journ. of Psychiatry *102* (1946), S. 577—582.
Brunn, Ludwig Walter von: Zur Geschichte der psychosomatischen Medizin. In: Krankheit und Kranksein. Her. F. Stracke und H. Schulte. Bremen 1952, S. 37—44.
Buess, Heinrich: Von Davaine zu Domagk. Pathogenese und Chemotherapie im Lichte der experimentellen Forschung der letzten 100 Jahre. Praxis. Schweiz. Rundschau f. Med. *40* (1951), S. 304—310.
Buess, Heinrich: Hermann Immermann (1838—1899) und der Umschwung im klinisch-therapeutischen Denken der Ärzte des 19. Jahrhunderts. Schweiz. med. Wschr. *79* (1949), S. 629f.
Cyriax, Edgar: On some points as regards priority in mechano-therapeutics. Janus *25* (1921), S. 230—237; *29* (1925), S. 1—6; *37* (1933), S. 271—274.
Ebstein, Erich: Über Milchkuren in älterer und neuerer Zeit. Med. Klinik *4* (1908), S. 1465 bis 1468.
Ebstein, Erich: Zur Entwicklung der intravenösen Injektionstherapie. Therap. Mon.Hefte *29* (1915), S. 211—215.
Ewer, Leopold: Geschichte der Gymnastik. In Neuburger-Pagels Handb. d. Gesch. d. Med. Bd. 3. Jena 1905, S. 341—354.
Freund, Leopold: Ein Beitrag zur Geschichte der Entstehung der Röntgentherapie. Wiener Beitr. z. Gesch. d. Med. *2* (Festschrift für Max Neuburger). Wien 1948, S. 144—151.
Gocht, H.: Lehrbuch der Röntgenuntersuchung etc. Stuttgart 1898.
Gotfredsen, Edv.: Træk af Blodtransfusionens Historie. Medicinisk Forum *4* (1951), Nr. 5.
Haberling, Wilhelm: J. G. Mezger, the founder of scientific massage. Med. Life *39* (1932), S. 191—207.
Kolle, Kurt: Psychotherapie. Forsch. u. Fortschr. *24* (1948), S. 219—223.
Lesky, Erna: Matthias Marenzellers Kampf für die Homöopathie in Österreich. Sudhoffs Arch. *38* (1954), S. 110—128.
Maluf, N. S. R.: History of Blood Transfusion. Journ. Hist. Med. etc. *9* (1954), S. 59—107.
Mettenheim, H. von: Vom Denken und Handeln der Badeärzte in den Jahren 1850—1898. Sudhoffs Arch. *36* (1943 bzw. 1952), S. 182—209.
Müller, Erich: Heinrich Lahmann und Ragnar Berg, M. Bircher-Benner und Max Gerson. Med. Klin. *26* (1930), S. 156—158.
Petersen, Julius: Hauptmomente in der geschichtlichen Entwicklung der medicinischen Therapie. Kopenhagen 1877.
Petry, Hannelore: Die Wiener Homöopathie 1842—1849. Med. In. Diss. Mainz 1954.
Rath, Gernot: Hundert Jahre klinische Thermometrie. Dtsch. med. Wschr. *77* (1952), S. 784—787.
Reinert, Emil: Zum Andenken an Carl von Liebermeister. Berliner Klin. Wschr. *39* (1902), S. 226—228, 249—251, 272—275, 294—296.
Roth, E.: Geschichtliches über Seereisen zu Kurzwecken. Ztschr. f. Balneol., Klimatol. u. Kurort-Hygiene *1* (1908), S. 334—336.

Rubner, Max: 50 Jahre Ernährungswissenschaft. Dtsch. med. Wschr. *50* (1924), S. 1699.

Schönfeld, W.: Die Haut als Ausgang der Behandlung, Verhütung und Erkennung fernöstlicher Leiden. Sudhoffs Arch. *36* (1943 bzw. 1952), S. 43—89.

Schönfeld, W.: „Morbi auxiliares et salutares" und ihre künstliche Einimpfung einst und jetzt. Dtsch. med. Wschr. *77* (1952), S. 841—844.

Schulz, Hugo: Rudolf Arndt und das Biologische Grundgesetz. Greifswald 1925.

Tischner, Rudolf: Geschichte der Homöopathie. Leipzig 1939.

Tischner, Rudolf: Virchow und die heutige Medizin. Allg. Homöop. Ztg. *198* (1953), Nr. 5/6.

Trendelenburg, Paul: Grundlagen der allgemeinen und speziellen Arzneiverordnung[7]; neubearbeitete Auflage. Hrsg. von Otto Krayer und Manfred Kiese. Berlin, Göttingen, Heidelberg 1952.

Turk, Hans: Ein Beitrag zur Geschichte der Eisentherapie bei Anämien. Med. In.-Diss. Marburg 1954.

Wagner, Hans-Joachim: Tier- oder Menschenblut. Beitr. z. Gesch. d. Bluttransfusion vorwiegend des 19. Jahrhunderts. Pro Medico *21* (1952), S. 469—475.

Wagner-Jauregg, Julius: Über Impfmalaria. Wiener Med. Wschr. *77* (1927), S. 753f.

Innere Medizin und Kinderheilkunde

Bäumler, Christian: Die Entwicklung der Medizin einst und jetzt. Tübingen u. Leipzig 1902.

Bókay, Johann (János) von: Geschichte der Kinderheilkunde. Berlin 1922.

Ebstein, Erich: Aus der Geschichte der Zuckerkrankheit mit besonderer Berücksichtigung der Bauchspeicheldrüse. Arch. f. Verdauungskrankh. *33* (1924), S. 215—226.

Faber, Knud: Strømninger i den nyere Tids Medicinske Klinik med saerligt Hensyn til Nosografien. København 1919.

Faber, Knud: Nosography in Modern Internal Medicine. Ann. Med. *4* (1922), S. 1—63.

Gasbarrini, Antonio: Le grandi Figure della Clinica Medica Italiana dell' ultimo Secolo. Riv. di Storia delle Science Mediche e Naturali *43* (1952), S. 1—46.

Görgen, Emil: Philipp Biedert und seine Bedeutung in der deutschen Pädiatrie. Med. In.-Diss. Düsseldorf 1939.

Heymann, Bruno: Über die Psittacose. Klin. Wschr. *9* (1930), S. 193—196.

His, Wilhelm jr.: Krankheiten des Stoffwechsels und der endokrinen Drüsen. Dtsch. med. Wschr. *50* (1924), S. 1716—1719.

Jacobi, Abraham: Die Kinderheilkunde in den Vereinigten Staaten. Arch. f. Kinderheilk. *60/61* (Baginsky-Festschr.) (1913), S. 413—426.

Katner, Wilhelm: Neuere Anschauungen über Wesen und Entstehung der Geschwürskrankheit. Forsch. u. Fortschr. *26* (1950), S. 257—261.

Kleinschmidt, Hans: Die Hirschsprungsche Krankheit. Ergebn. d. Inneren Medizin *9* (1912), S. 300—348.

Kraus, Friedrich: Die führenden Ideen der Klinik im letzten Halbjahrhundert. Dtsch. med. Wschr. *50* (1924), S. 1686—1688.

Meindl, Rudolf: Zur Geschichte der Zuckerharnruhr. Quellensammlung . . . Privatmanuskript in käuflichen Abzügen. München 1950. 91 Ss.

Noorden, Carl von: Magen und Darm. Dtsch. med. Wschr. *50* (1924), S. 1719—1721.

Peiper, Albrecht: Chronik der Kinderheilkunde[2]. Leipzig 1955.

Thannhauser, Siegfried Joseph: Die Probleme des Stoffwechsels im Wandel der Zeiten. Münch. med. Wschr. *75* (1928), S. 76—79.

Tieschner, Cl.: Psittacosis. Klin. Wschr. *9* (1930), S. 1511—1513.

Willius, Frederick A., und *Thomas J. Dry:* A History of the Heart and the Circulation. Philadelphia und London 1948.

Psychiatrie

Aschaffenburg, Gustav: Handbuch der Psychiatrie. Leipzig und Wien 1911.

Becker, Hermann: Das Experiment in der Neuropathologie. Ein kulturhistorischer Überblick. Wiener Ztschr. f. Nervenheilk. u. deren Grenzgeb. *6* (1953), H. 2/3.

Birnbaum, Karl: Geschichte der psychiatrischen Wissenschaft. Bumkes Handbuch der Geisteskrankheiten Bd. I, Allgem. Teil I. Berlin 1928, S. 11—49.

Bodamer, Joachim: Zur Phänomenologie des geschichtlichen Geistes in der Psychiatrie. Nervenarzt *19* (1948), S. 299—310.
Bodamer, Joachim: Zur Entstehung der Psychiatrie als Wissenschaft im 19. Jahrhundert. Fortschr. d. Neurologie-Psychiatrie *21* (1953), S. 511—534.
de Boor, Wolfgang: Psychiatrische Systematik. Ihre Entwicklung in Deutschland seit Kahlbaum. Berlin-Göttingen-Heidelberg 1954.
Bumke, Oswald: 50 Jahre Psychiatrie. Münch. med. Wschr. *72* (1925), S. 1141—1143.
Flügel, Fritz: 75 Jahre Psychiatrie. Dtsch. med. Wschr. *75* (1950), S. 1213—1216.
Gross, A.: Allgemeine Therapie der Psychosen. In: Aschaffenburgs Handb. d. Psychotherapie. Allgemeiner Teil. 4. Abt. Leipzig und Wien 1912, S. 49—208.
Hall, J. K., Gregory Zilboorg and *Henry A. Bunker:* One Hundred Years of American Psychiatry. New York 1944.
Kirchhoff, Theodor: Geschichte der Psychiatrie. Aschaffenburgs Handb. d. Psychiatrie. Allg. Teil 4. Abt. Leipzig und Wien 1912, S. 3—48.
Kraepelin, Emil: Psychiatrie[6]. 2 Bände. Leipzig 1899.
Kraepelin, Emil: Franz Nissl. Münch. med. Wschr. *66* (1919), S. 1058—1060.
Zilboorg, Gregory and *George W. Henry:* A History of Medical Psychology. New York 1941.

Chirurgie und Orthopädie

Anrep, B. von: Über die physiologische Wirkung des Cocains. Pflügers Arch. *21* (1880), S. 38—80.
Antipas, A.: Notes historiques sur les plaies du coeur. Scritti medici in onore del professore Mario Donati nel XXV anno di insegnamento (= Archivio Italiano di Chirurgia Bd. I). Bologna 1938, S. 91—98.
Aronson, Samuel: Geschichte der Lachgasnarkose. Kyklos *3* (1910), S. 183—257.
Bochalli, Richard: Das Leben und Wirken Ludolph Brauers. Med. Mtschr. *8* (1954), S. 689 bis 692.
Bottero, Aldo: La chirurgia del polmone attraverso i tempi. Milano 1945.
Braun, Heinrich: Zur Geschichte der örtlichen Betäubung. Chirurg *1* (1929), S. 462—466.
Brunn, Ludwig Walter von: Die Anfänge der hypnotischen Anästhesie. Dtsch. med. Wschr. *79* (1954), S. 336—340.
Brunn, Ruth von: Anästhesie. Ciba-Ztschr. Nr. 130/131 (Oktober 1952).
Brunn, Walter von: Wem verdankt die Welt die Erfindung und Einführung der Operation des Magenkrebses? Mitt. z. Gesch. d. Med. Naturw. u. Techn. *37* (1938), S. 314f.
Darmstaedter, Ernst: Zur Geschichte der Narkose und Anästhesie. In: Schmerz, Narkose, Anästhesie *4* (1931/32), S. 117—129.
Duncum, Barbara M.: The Development of Inhalation Anaesthesia. With Special Reference to the Years 1846—1900. Published for the Wellcome Historical Medical Museum by Geoffrey Cumberlege. London, New York, Toronto 1947.
Eiselsberg, A.: Die Geschichte der Magenoperationen. Wiener med. Wschr. *86* (1936), S. 3f., 36—39, 68—70, 94f., 122f.
Eufinger, Hartwig: Die Chirurgie, ihre Kliniken und Lehrer an der Christian-Albrechts-Universität zu Kiel im Wandel der Zeiten. Ein Beitrag zur Geschichte der Chirurgie an den deutschen Hochschulen. Kiel 1954.
Ewer, Leopold: Die Geschichte der Orthopädie. In: Neuburger-Pagels Handb. d. Gesch. d. Med. Bd. 3 Jena 1905, S. 307—326.
Frey, Emil K.: Geschichte der neuzeitlichen Thoraxchirurgie und ihre Bedeutung in der Heilkunde. Med. Klin. *47* (1952), S. 429—434, 461—463.
Garré, Carl und *H. Quincke:* Grundriß der Lungenchirurgie[2]. Jena 1912.
Guthrie, Douglas: Lord Lister. His Life and Doctrine. Edinburgh 1949.
Hildebrandt: Zur Geschichte der Lumbalanästhesie. Berl. Klin. Wschr. *43* (1906), S. 921 bis 922.
Hohmann, Georg: Ein Arzt erlebt seine Zeit. München 1954.
Iserloh, Werner: Beiträge zur Geschichte der Lungenchirurgie. Med. In. Diss. Düsseldorf 1938.

Keys, Thomas E.: The History of Surgical Anesthesia. With an Introductory Essay by Chauncey D. Leake. And a Concluding Chapter the Future of Anaesthesia by Noel A. Gillespie. New York 1945.

Koller, Karl: Historische Notiz über die ersten Anfänge der Lokalanästhesie. Wiener med. Wschr. *78* (1928), S. 601f.

Küster, Ernst: Geschichte der neueren deutschen Chirurgie. Stuttgart 1915.

Makowsky, Ludwig: 5 Jahrhunderte Chirurgie in Tübingen. Stuttgart 1950.

Maltz, Maxwell: Evolution of Plastic Surgery. New York 1946.

Mencke, Stephan: Zur Geschichte der Orthopädie. Mit einem Geleitwort von Georg Hohmann. München o. J. (1930).

Mistal, Otto: Die Vorläufer von Forlanini in der Pneumothoraxtherapie. Zürich und Leipzig 1929.

Rieh, Kurt: Der Anteil der Zahnheilkunde an der Ausbildung der Lokalanästhesie im 19. Jahrhundert. Zahnmed. In.-Diss. Berlin 1939.

Sachs, Ernest: The History and Development of Neurological Surgery. New York 1952.

Stein, Albert E.: Friedrich von Hessing und die deutsche Orthopädie. Ztschr. f. Orthopäd. Chir. *39* (1920), S. 9—26.

Temkin, Owsei: The Role of Surgery in the Rise of modern Medical Thought. Bull. Hist. Med. *25* (1951), S. 239—259.

Trendelenburg, Friedrich: Die ersten 25 Jahre der Deutschen Gesellschaft für Chirurgie. Ein Beitrag zur Geschichte der Chirurgie. Berlin 1923.

Valentin, B.: Orthopädie vor 100 Jahren. Stuttgart 1935.

Geburtshilfe und Frauenheilkunde

Bachmann, Sigrid: Psychische Faktoren als Ursache gynäkologischer Erkrankungen in der Medizin der ersten Hälfte des 19. Jahrhunderts. Med. In. Diss. Mainz 1953.

Diepgen, Paul: Emil Noeggerath und die Gynäkologie in der zweiten Hälfte des 19. Jahrhunderts. Sudhoffs Arch. *20* (1928), S. 198—232.

Diepgen, Paul: Die deutsche Medizin und Gynäkologie im Zeitalter der wissenschaftlichen Anfänge von Alfred Hegar (1852—1864). Dt. Med. Wschr. *56* (1930), S. 63—65, 108—110 (s. auch Diepgen: Medizin und Kultur. Stuttgart 1938, S. 283—295).

Fischer, Isidor: Historischer Rückblick über die Leistungen des XIX. Jahrhunderts auf dem Gebiet der Geburtshilfe und Gynäkologie. In: Halban-Seitz: Biologie und Pathologie des Weibes Bd. 8, Teil III. Berlin—Wien 1929, S. 1344—1522.

Dermatologie und Venerologie

Bloch, Iwan: Geschichte der Hautkrankheiten in der neueren Zeit. Neuburger-Pagels Handbuch d. Gesch. d. Med. Bd. 3, Jena 1905, S. 393—463.

Gans, Oscar: Zum 100. Geburtstag von Paul Gerson Unna. Hautarzt *1* (1950), S. 385 u. 386.

Hoffmann, Erich: 75 Jahre Erforschung und Klinik der Geschlechtskrankheiten. Dtsch. med. Wschr. *75* (1950), S. 1643—1646.

Schönfeld, W.: Beitrag der Naturwissenschaften und der allgemeinen Medizin zur Entwicklung der Dermatologie in der zweiten Hälfte des 19. Jahrhunderts. Med. Mtschr. (1950), S. 47—50.

Schönfeld, W.: Kurze Geschichte der Dermatologie und Venerologie und ihre kulturgeschichtliche Spiegelung. (= Heilkunde und Geisteswelt, Hrsg. Joh. Steudel, Bd. 6) Hannover-Kirchrode 1954.

Augenheilkunde

Hirschberg, Julius: Geschichte der Augenheilkunde. In: Graefe-Saemisch-Hess: Handbuch der gesamten Augenheilkunde, 2. Auflage, Bd. XIV, 1.—4. Abt. Leipzig 1911—1915, und Bd. XV, 1. u. 2. Abt. Berlin 1918.

Kisch, Bruno: Horner's Syndrome, an American Discovery. Bull. Hist. Med. *25* (1951), S. 284—288.

Kugelberg, Fredrik: Albrecht von Graefe och hans tid. Stockholm 1950.

Löhlein, Walther (Hrsg.): Zeitfragen der Augenheilkunde. Vorträge vom augenärztlichen Fortbildungskurs Berlin 1938. Stuttgart 1938.

Much, Viktor: Über Haftgläser I. Geschichtliches. Arch. f. Augenheilk. *105* (1932), S. 390 bis 414.
Rohr, M. von: Die Brille als optisches Instrument [3]). Leipzig 1921.
Schieck, Franz: Die Bedeutung der neueren Errungenschaften der Augenheilkunde für die Allgemeinmedizin. Dtsch. med. Wschr. *50* (1924), S. 1729f.

Hals,- Nasen-, Ohrenheilkunde

Küstner, Wilhelm: 100 Jahre Laryngologie. Zur Erinnerung an Manuel Garcia. Dtsch. Gesundheitswesen *9* (1954), S. 1301—1303.
Reuschert, E.: Friedrich Moritz Hill, der Reformator des deutschen Taubstummenunterrichts. Berlin 1905.
Schrötter, Hermann von: Klinik der Bronchoskopie. Jena 1906.
Stevenson, Scott R. u. *Douglas Guthrie:* A History of Oto-Laryngology. Edinburgh 1949.
Walther, Wilhelm: Die Geschichte der Labyrinthoperation. Med. In. Diss. Gießen 1922.

Zahnheilkunde

Caesar, Antonius: Die Einführung der Röntgenstrahlen als wissenschaftliches und diagnostisches Hilfsmittel in die deutsche Zahnheilkunde. Zahnmed. In. Diss. Frankfurt/M. 1953.
Deppert, Karl: Die experimentelle Zahnkariesforschung des 18. und 19. Jahrhunderts. Zahnmed. In. Diss. Frankfurt/M. 1954.
Euler, Hermann: Lebenserinnerungen eines Lehrers der Zahnheilkunde. München 1949.
Fudalla, G.: Die fokale Erkrankung des Körpers (Fokalinfektion). Stuttgart 1950.
Greve, Christian: Tabellarische Übersicht über die Geschichte der Zahnheilkunde. Dtsch. Zahn-, Mund- u. Kieferheilkunde *4* (1937), S. 801—817.
Greve, Christian: Zur Klinik und Geschichte der paradentalen Erkrankungen. Stoma *1* (1948), S. 49—54.
Greve, Christian: Vom Zahnheilhandwerk zur Zahnheilkunde. München 1952.
Junck, Heinz: Die Zähne in den deutschen Lehrbüchern der Pathologie von 1830—1855. Med. In. — Diss. Berlin 1938.
Lufkin, Arthur Ward: A History of Dentistry. Philadelphia 1948.

Gerichtliche Medizin

Chiodi, Vittorio: Ricordi di antica Ematologia Forense: Metodi Centenari per la Diagnosi specifica delle Macchie di Sangue. Riv. di Storia delle Scienze mediche e naturale *44* (1953), S. 207—212.
Janowsky, Victor: Die geschichtliche Entwicklung der gerichtlichen Medizin. Maschkas Handbuch der gerichtlichen Medizin Bd. I, Tübingen 1881, S. 3—32.
Kurella, Hans: Ces. Lombroso als Mensch und Forscher (= Grenzfragen d. Nerven- u. Seelenlebens H. 73). Wiesbaden 1910.
Placzek, S.: Geschichte der gerichtlichen Medizin. In Neuburger-Pagels Handb. d. Gesch. d. Med. Bd. 3. Jena 1905, S. 729—782.
Wagner, Hans-Joachim: Die Verwendung von Arsen zum Giftmord unter besonderer Berücksichtigung des Problems der arsenikhaltigen Friedhoferde. Pro Medico *21* (1952), S. 161—164.

Hygiene

Abel, R.: Öffentliches Gesundheitswesen und Medizinalverwaltung. Dtsch. med. Wschr. *50* (1924), S. 1696—1699.
Ackerknecht, Erwin H.: Maladies et Sociétés. (Arch. Intern. d'Hist. des Sciences *31* (1952), S. 309—319.
Augustin, Gisela: Hundert Jahre deutsche Gesundheitsverwaltung. Klin. Wschr. *12* (1933), S. 1777—1781.
Buess, Heinrich: Zur Geschichte des gewerblichen Merkurialismus. Dtsch. med. Wschr. *79* (1954), S. 858—862.
Diepgen, Paul: Geschichte der sozialen Medizin (= Staatsmedizinische Abhandlungen 1). Leipzig 1934.

Fischer, *Alfons:* Der Aufstieg der sozialen Hygiene. Sozialhyg. Mitt. *6* (1922), S. 1—4.

Fischer, *Alfons:* Einflüsse deutscher Philosophen auf das Gesundheitswesen. Sozialhyg. Mitt. *15* (1931), S. 40—44.

Fischer, *Alfons:* Über die Entwicklung der Bevölkerungs- und Gesundheitsstatistik in Deutschland vom 15. Jahrhundert bis zum Beginn der Reichsmedizinalstatistik. Med. Welt (1935), Nr. 34.

Froehner, *Reinhard:* Beitrag zur Geschichte der Trichinenschau. Berliner u. Münchener Tierärztliche Wochenschrift 1951, S. 120.

Gottstein: Die Entwicklung der Hygiene im letzten Vierteljahrhundert. Ztschr. f. Sozialwissensch. *12* (1909), S. 65—82.

Grotjahn, *Alfred:* Was ist und wozu treiben wir Sozialhygiene? Beilage z. „Hygienische Rundschau" *14* (1904), S. 1017—1031.

Köhler, *C.:* Rückblick auf die Entwicklung des öffentlichen Gesundheitswesens in den letzten 50 Jahren namentlich in Deutschland. Dt. Revue *36* (1911), S. 60—82.

McDonald, *J. C.:* The History of Quarantine in Britain during the 19th Century. Bull. Hist. Med. *25* (1951), S. 23—44.

Neuburger, *Max:* Zur Geschichte der Hygiene und prophylaktischen Medizin des Greisenalters. Wiener Klin. Wschr. *63* (1951), S. 797—801.

Primer, *Georg:* Entwicklung der Abortanlagen mit besonderer Berücksichtigung der Verhältnisse in Weilburg und Umgebung. Med. In. — Diss. Mainz 1950.

Das Reichsgesundheitsamt 1876—1926. Festschrift hrsg. vom Reichsgesundheitsamt aus Anlaß seines fünfzigjährigen Bestehens. Berlin 1926.

Roddis, *Louis H.:* James Lind Founder of nautical Medicine. New York 1950.

Rollsten, *John Davy:* Alcohol in Medical Practice 1832—1932. S. A. aus: The National Temperance Quaterly Spring-Nummer 1933.

Rosen, *George:* Public Health Problems in New York City during the Nineteenth Century. New York State Journ. of Medicine *50* (1950), S. 73—78.

Sand, *René:* Vers la médecine sociale. Paris-Liège 1948.

Das ärztliche Leben

Diepgen, *Paul:* Der Deutsche Ärztevereinsbund und seine Zeit bei der Gründung und heute. Dtsch. Ärztebl. *1931*, Nr. 18.

Ewing, *James:* Der Einfluß Virchows auf die medizinische Wissenschaft in Amerika. Virchows Arch. *235* (1921), S. 444—452.

Felske, *Gerhard:* Das Arztbild des französischen Gesellschaftsromans von Balzac bis Romains. Phil. In. Diss. Kiel 1950.

Flexner, *Simon* u. *James Thomas Flexner:* William Henry Flexner und das heroische Zeitalter der amerikanischen Medizin. Dtsch. Übers. von Lothar Tobias. Stuttgart 1948.

Graf, *Eduard:* Das ärztliche Vereinsweisen in Deutschland und der deutsche Ärztevereinsbund. Leipzig 1890.

Heinze, *O.:* Der deutsche Ärztevereinsbund und die ältesten Standesvertretungen in Deutschland von 1890—1912. Leipzig 1918.

Kock, *Wolfram:* John Bergs Utlandsresa 1879/80. Ett Bidrag till Kirurgiens Historia. Lychnos *1953*, S. 202—234.

Opitz, *Kurt:* Prüfungsordnungen für Ärzte und Zahnärzte . . . Auf Grund amtlichen Materials bearbeitet und erläutert. Dritte berichtigte und erweiterte Auflage. Berlin 1928.

Shryock, *Richard H.:* The Rise of Modern Scientific Medicine. University of Pennsylvania Bicentennial Conference. Philadelphia (1941), S. 55—64.

Shryock, *Richard H.:* The Interplay of Social and Internal Factors in the History of Modern Medicine. The Scientific Monthly *76* (1953), S. 221—230.

Shryock, *Richard H.:* The unique Influence of the Johns Hopkins University on American Medicine. Copenhagen 1953.

Steinmetz, *Ingeborg:* Ärztefreundschaften im 19. Jahrhundert. Med. In. — Diss. Mainz 1954.

Sudhoff, *Karl:* Rudolf Virchow und die deutschen Naturforscherversammlungen. Leipzig 1922.

Wachsmuth, *Bruno:* Der Arzt in der Dichtung unserer Zeit. Stuttgart 1939.

Wittmann, *Fritz:* Der Arzt im Spiegel der deutschen schöngeistigen Literatur seit dem Beginn des Naturalismus (= Abh. z. Gesch. d. Med. u. d. Naturw. H. 18). Berlin 1936.

Verzeichnis der Personennamen[1])

[1]) Vgl. hierzu die Bemerkung zum Personen- und Ortsnamenverzeichnis Bd. II, 1, S. 245. Auf das Verzeichnis der Ortsnamen muß in diesem letzten Band aus Raummangel verzichtet werden. Ziffern im Kursivdruck bedeuten wieder: Angabe der Geburts- und Sterbejahre auf der genannten Seite. Bei zahlreichen Autoren sind diese Daten schon in den beiden früheren Bänden angegeben.

Sachregister

FSC
www.fsc.org
MIX
Papier | Fördert gute Waldnutzung
FSC® C083411

Kolibri 360 GmbH
Ferdinand-Jühlke-Straße 7
99095 Erfurt, Deutschland
produktsicherheit@kolibri360.de